DES

MALADIES SIMULÉES

CORBEIL. — Typ. et stér. de CRÈTE FILS.

DES
MALADIES SIMULÉES

ET

DES MOYENS DE LES RECONNAITRE

LEÇONS

PROFESSÉES AU VAL-DE-GRACE

PAR

LE DOCTEUR EDM. BOISSEAU

MÉDECIN-MAJOR

Professeur agrégé à l'École impériale d'application de médecine militaire (Val-de-Grâce)

AVEC 15 FIGURES INTERCALÉES DANS LE TEXTE

PARIS

J. B. BAILLIÈRE ET FILS

LIBRAIRES DE L'ACADÉMIE IMPÉRIALE DE MÉDECINE

Rue Hautefeuille, 19, près le boulevard Saint-Germain

1870

A MONSIEUR MICHEL LÉVY

DIRECTEUR DE L'ÉCOLE IMPÉRIALE D'APPLICATION DE MÉDECINE MILITAIRE

(VAL-DE-GRACE)

MONSIEUR LE DIRECTEUR,

J'ai dû à votre bienveillance de professer, pendant le semestre d'été de 1869, un cours sur *les maladies simulées ;* vous m'avez ainsi donné l'occasion de mettre à profit les recherches que j'avais faites, et les observations que j'avais recueillies depuis un certain nombre d'années.

Le livre que je publie aujourd'hui est la reproduction de ces leçons, et je suis heureux de pouvoir vous remercier ici de votre sollicitude et de vos constants encouragements.

Bien que présentant un intérêt tout spécial pour le médecin militaire, l'étude des maladies simulées n'a pas été oubliée par les médecins légistes ; les travaux d'Ollivier (d'Angers), de Marc, de H. Bayard, sont venus s'ajouter à ceux de Percy, de Bégin, de Fallot, etc. En réunissant ces matériaux épars, et en y ajoutant le résultat de ma propre observation, j'ai cherché à faire, sans m'écarter du programme que j'avais à remplir, des leçons qui auraient pu s'adresser à de jeunes médecins civils presque aussi bien qu'à de futurs médecins militaires. Aussi, ce livre pourra, je l'espère du moins, être consulté non-seulement par mes confrères de l'armée chargés des opérations du recrutement et de la réforme, mais encore par les médecins attachés aux établissements industriels, aux grandes administrations, aux hôpitaux, aux prisons, et qui sont souvent appelés à résoudre de pareilles questions.

Veuillez me permettre, Monsieur le Directeur, de vous exposer en quelques mots la manière dont j'ai compris l'enseignement que vous avez bien voulu me confier. — Autrefois, privé des nombreux moyens d'investigation que la science moderne a mis à notre disposition, privé d'instruments tels que l'ophthalmoscope, le laryngoscope, qui nous permettent d'explorer des organes profonds, inaccessibles à nos sens, on ne pouvait apporter dans le diagnostic la même précision qu'aujourd'hui. Mon but principal a été précisément d'insister sur l'importance de ces nouvelles ressources, et de réduire à leur juste valeur tous ces moyens de surprise parfois ingénieux, souvent violents et même dangereux auxquels pendant longtemps on s'est adressé à peu près exclusivement.

Dans ces études sur la simulation, j'avais un double écueil à éviter : trop étendre ou trop restreindre les considérations pathologiques nécessaires pour donner une base solide au diagnostic différentiel des maladies réelles et des maladies simulées. J'ai toujours cherché à donner à chaque question des développements proportionnés à son importance, mais je ne saurais me flatter d'avoir réussi.

A côté de cet exposé théorique, j'ai multiplié les observations, les faits particuliers, indispensables lorsqu'il s'agit de simulations rares, propres à bien faire saisir la manière de procéder pour découvrir la fraude dans les cas que l'on observe plus fréquemment.

Tout en suivant dans ces leçons l'ordre anatomique, j'ai

parfois formé des groupes qui, au point de vue nosologique, ne sont pas irréprochables, mais qui m'ont permis de ne pas trop multiplier les divisions, et qui, au point de vue pratique, me paraissent se justifier parfaitement.

Enfin, j'ai placé en tête de ce volume deux chapitres, l'un : *Aperçu historique;* l'autre : *Essai bibliographique,* qui m'en ont paru l'introduction toute naturelle.

La crainte de voir ce livre consulté par des simulateurs ne saurait me faire hésiter à le publier, car en même temps qu'ils y trouveront indiqués les moyens de simuler, ils y apprendront qu'un médecin instruit est bien difficilement victime de la fraude la mieux combinée.

Si ce travail, Monsieur le Directeur, pour lequel je réclame toute votre indulgence, pouvait recevoir votre haute approbation, je serais bien largement récompensé de mes efforts.

Veuillez, Monsieur le Directeur, agréer l'assurance de mon profond respect.

Paris, 9 décembre 1869.

Edm. Boisseau.

DES

MALADIES SIMULÉES

INTRODUCTION

I. — APERÇU HISTORIQUE

Omnis homo mendax (1).

« L'homme n'est que déguisement,
« que mensonge, hypocrisie, et toutes
« ces dispositions si éloignées de la
« justice et de la raison ont une ra-
« cine naturelle dans son cœur (2). »

S'il est vrai que le premier homme qui vit souffrir son semblable dût chercher à le soulager, il n'est pas moins certain qu'à la vue des soins que l'on prodiguait aux malades, des égards dont on les entourait, des avantages que leur procurait parfois leur état de souffrance, l'idée de la simulation ne dut pas tarder à surgir.

Dans le rapide coup d'œil que nous allons jeter sur l'historique des maladies feintes, nous verrons qu'à mesure que les passions se sont développées, que les intérêts se sont multipliés, on a eu de plus en plus recours à la simulation, la ruse et le mensonge étant devenus malheureusement pour beaucoup de gens des moyens... presque licites pour parvenir à leur but.

(1) *Livre des Psaumes*, p. cxv, verset 2.
(2) Pascal, *Pensées*, art. 6, § 25.

E. BOISSEAU, Mal. sim.   1

Le premier fait de maladie simulée relaté dans les annales du monde se trouve dans la Genèse, et, ce qui ne surprendra peut-être pas beaucoup, une fille d'Ève en est l'auteur.

Lorsque Laban pénétra dans la tente de Rachel pour y chercher les idoles qui lui avaient été dérobées, celle-ci, dit l'Écriture, s'empressa de les cacher sous la litière d'un chameau et s'assit dessus. Pendant que Laban cherchait partout dans la tente sans rien trouver, elle lui dit : « Que mon sei-« gneur ne se fâche pas si je ne puis me lever maintenant « devant lui, parce que le mal qui est ordinaire aux femmes « vient de me prendre. »

Rachel rendit ainsi inutile cette recherche qu'il faisait avec tant de soin (1).

Les livres sacrés nous fournissent encore d'autres exemples de maladies simulées.

David, comme on le sait, pour se soustraire à la colère de Saül, se réfugia chez Achis roi de Geth, et, ne voulant pas être connu de son hôte, il simula non pas la folie, mais bien plutôt, ce me semble, l'épilepsie : « Il se contrefit le visage devant les Phili-tins, il se laissait tomber entre leurs mains, il se heurtait contre les poteaux de la porte, et la salive découlait sur sa barbe (2). »

Quelque incomplète qu'elle soit, cette description me paraît cependant suffisante pour justifier la supposition.

Amnon, fils de David, épris d'un amour coupable pour sa sœur Thamar, eut aussi recours à la simulation pour accomplir son criminel dessein : « Couchez-vous, lui dit Jonadab, sur votre lit, et, lorsque votre père viendra vous visiter, di-

(1) *Genèse*, chap. XXI, verset 35. Ait : « Ne irascetur dominus meus quod coràm te assurgere nequeo ; quia juxtà consuetudinem feminarum accidit mihi. » Sic delusa sollicitudo quærentis est.

(2) *Livre des Rois*, liv. I, chap. XXI, verset 13 : Et immutavit os suum, et collabebatur in manus eorum, et impingebat in ostia portæ, defluebantque salivæ ejus in barbam.

tes-lui : « Que ma sœur Thamar vienne, je vous prie, pour me donner à manger et qu'elle me prépare quelque chose que je reçoive de sa main. » Amnon se coucha donc et commença à faire le malade (1). »

Parmi les grands hommes de l'antiquité, il en est plusieurs qui n'ont pas dédaigné de simuler des maladies, et la folie semble avoir été, de leur part, l'objet d'une certaine préférence.

Si l'on en croit la tradition (2), Ulysse, ne pouvant se résoudre à quitter Pénélope, aurait contrefait l'insensé pour ne pas aller à la guerre de Troie. Le sage Ulysse aurait attelé ensemble un cheval et un bœuf et semé du sel au lieu de blé dans ses champs. Personne n'ignore le stratagème auquel eut recours Palamède pour découvrir la fraude.

Homère, il est vrai, ne laisse pas planer le moindre soupçon sur son héros (3), tandis qu'Ovide, se faisant l'écho de la tradition, met dans la bouche d'Ajax ces paroles pleines de courroux : « Doit-on me préférer celui qui a pris les armes le dernier et qui a feint la démence pour se soustraire à nos périls (4) ? »

Pour un motif plus noble, par amour pour sa patrie, Solon, un des sept sages, simula aussi la folie.

(1) *Livre des Rois*, chap. xiii, versets 5 et 6 : « Cuba super lectum tuum et languorem simula ; cùmque venerit pater tuus ut visitet te, dic ei : Venia', oro, Thamar, soror mea, ut det mihi cibum et faciat pulmentum ut comedam de manu ejus. — Accubuit itaque Amnon et quasi ægrotare cœpit. »

(2)   Sed thalamis nec velle nec posse carere
        Causaque fingendæ tu mihi mentis eras.
                    (Ovide.)

(3) « Utile videbatur Ulyssi, ut quidam poetæ tragici tradiderunt (nam apud Homerum optimum auctorem talis de Ulyssi nulla suspicio est) simulatione insaniæ militiam subterfugere. » (Cicéron, *De officiis*, lib. III, cap. xxvi.)

(4)   ..... Potiorque videbitur ille
        Ultima qui cœpit, detractavitque furore
        Militiam ficto ?
           (Ovide, *Métamorphoses*, liv. XIII, chap. i.)

Les Athéniens, après plusieurs entreprises infructueuses contre l'île de Salamine, patrie du législateur et que les Mégariens leur avaient enlevée, avaient décrété la peine de mort contre tout citoyen qui proposerait une nouvelle expédition. Solon fit alors répandre le bruit qu'il avait perdu la raison, et quelques jours après vint réciter sur la place publique une élégie qui ranima le courage des Athéniens. Le décret fut rapporté, une autre expédition résolue et couronnée de succès (1).

Enfin, tout le monde sait que Junius Brutus simula l'imbécillité pour échapper à la haine des Tarquins, et qu'il ne leva le masque qu'après l'outrage fait à Lucrèce (2).

Afin de pouvoir mettre à exécution ses projets ambitieux, Pisistrate employa aussi la ruse et le mensonge. Après s'être fait à lui-même plusieurs blessures insignifiantes, il se fit transporter encore tout ensanglanté sur la place publique, et vint dire au peuple que ses ennemis avaient attenté à sa vie, qu'il avait été victime de son zèle pour la république. De cette manière, il obtint pour sa sûreté personnelle des gardes dont il se servit ensuite pour subjuguer sa patrie (3).

Depuis bien longtemps, la paresse et le mensonge sont deux vices qui marchent parfaitement de concert. — Dans un de ses dialogues, dans le *Banquet*, Platon fait simuler le hoquet à Aristophane au moment où il doit donner la réplique à Pausanias.

L'adulation n'est pas non plus un vice nouveau. Il paraît que, pour complaire au maître dont la vue était très-faible, les courtisans de Denys de Syracuse feignaient de distinguer avec peine les petits objets (4).

---

(1) Plutarque, *Vie des hommes illustres.*

(2) Tite Live, liv. I : « J. Brutus juvenis longè alius ingenio quàm cujus simulationem induerat... Ex industriâ factus ad imitationem stultitiæ. »

(3) Hérodote, liv. I, chap. LIX.

(4) **Plutarque**, *De differentia inter adul. et amicum.*

D'après Plutarque, Aristote était affecté de bégaiement, et ses disciples se plaisaient à imiter son vice de prononciation :

Ἀριστοτέλης τὸν τραυλισμὸν ἀπομιμεῖσθαί φασι τῆς συνήθεις (1).

Le désir de se soustraire aux obligations du service militaire a été, de tout temps, un des plus puissants motifs de simulation. Les Grecs étaient, à l'égard des simulateurs, d'une sévérité excessive, puisque Charondas, le législateur de Thurium, supprima la peine de mort qui, avant lui, était encourue par ceux qui employaient la ruse pour ne pas aller à la guerre. Il les faisait exposer pendant trois jours en place publique, avec des habits de femme.

Les armées romaines aussi n'étaient pas composées uniquement de braves ; car César, racontant le blocus d'Uttique, et parlant d'une sortie dans laquelle les assiégés eurent un grand nombre de blessés, ajoute, à propos de ces derniers : *Omnes, discessu Curionis, multique præterea, per simulationem vulnerum, ex castris in oppidum propter timorem se recipiunt* (2).

Au commencement de l'empire romain, les mutilations volontaires étaient excessivement fréquentes.

Dans la vie d'Octave Auguste, Suétone parle d'un chevalier romain dont les biens et la personne furent vendus aux enchères parce qu'il avait coupé le pouce à ses deux fils pour les rendre impropres au service militaire : *Causâ detractandi sacramenti pollices amputâsset* (3).

Pour mettre un frein à ces mutilations, Constantin avait ordonné que ceux qui s'en rendraient coupables seraient marqués au fer rouge et conservés au service.

Valens et Valentinien non-seulement maintinrent cette loi, mais encore accrurent la pénalité.

(1) Plutarque, *Ibidem.*
(2) J. César, *De bello civili*, lib. II.
(3) Suétone, *Vie d'Octave Auguste*, lib. II.

C'est du reste, du nom de la mutilation la plus ordinaire, de l'amputation du pouce : *pollices trunci,* que vient notre mot : *poltron.*

Suétone, en racontant les nombreux complots dirigés contre la personne d'Octave Auguste, soulève, en passant, une question médico-légale qui, aujourd'hui encore, est loin d'être toujours facile à résoudre. On trouva, dit-il, une nuit, caché près du lit du futur empereur, un valet de l'armée d'Illyrie qui avait pénétré en trompant la vigilance des gardiens, et avait à sa ceinture un couteau de chasse. On ne sait pas, ajoute-t-il, si cet homme avait perdu la raison ou s'il feignait la démence, la torture ne lui ayant arraché aucun aveu : *Imposne mentis an simulata dementia incertum, nihil enim exprimi quæstione potuit* (1).

Toujours, d'après Suétone, Claude, une fois empereur, ayant prétendu qu'il avait simulé l'imbécillité sous Caligula, il parut un livre en grec intitulé : *La guérison des imbéciles,* et dans lequel on démontrait qu'il était impossible de feindre la folie, tranchant ainsi une question à laquelle, bien des siècles plus tard, le fondateur de la médecine légale, Zacchias, devait donner, sans être plus dans le vrai, une solution tout opposée (2).

En parcourant les poëtes latins, on trouve disséminées dans leurs œuvres un certain nombre d'anecdotes fort curieuses qui prouvent que, de leur temps déjà, les maladies simulées étaient loin d'être rares.

Lucilius, le plus ancien des satiriques latins, fait allusion dans deux vers à la mutilation volontaire d'un certain

---

(1) Suétone, *Vie d'Octave Auguste,* chap. xix.

(2) Suétone, *Vie de l'empereur Claude :* « Ac ne stultitiam quidem suam reticuit, simulatamque à se industrià, sub Caio, quòd aliter evasurus, perventurusque ad susceptam stationem non fuerit, quibusdam oratiunculis testatus est. Nec tamen persuasit, cùm intrà breve tempus, liber editus sit, cui index erat : Μωρῶν ἐπανάστασις ; argumentum autem stultitiam neminem fingere.

Zopyre, qui, pour servir Darius et reconquérir Babylone révoltée, se coupa le nez, les lèvres et les oreilles :

> Arripio et rostrum labiasque zopyriatim
> Percutio, dentesque adverzos discutio omnes (1).

La même idée se trouve reproduite dans un autre fragment du livre XXII :

> Zopyrion labias cædit utrinque secùs.

« Cet autre Zopyre se tranche les lèvres des deux côtés. »
Dans les épîtres d'Horace, nous n'avons glané que deux faits pouvant se rapporter à la simulation. Dans l'épître XVI, s'adressant à Quinctius, il lui dit : « Je tremble qu'à l'heure qu'il est, vous ne dissimuliez une fièvre latente : »

> Occultam febram sub tempus edendi
> Dissimules.

Puis il ajoute : « Les sots rendent leur mal incurable en le cachant par fausse honte : »

> Stultorum incurata pudor malus ulcera celat.

« Un modèle imparfait, dit encore notre poëte, égare les imitateurs. Si d'aventure je gagnais la jaunisse, mes gens se pâliraient à boire du cumin. O imitateurs ! troupeau d'esclaves, que de fois vos mouvements stériles ont excité mon humeur ou mes rires ! »

> Decipit exemplar vitiis imitabile, quòd si
> Pallerem casu, biberunt exsangue cuminum.
> O imitatores, servum pecus, ut mihi sæpè
> Bilem, sæpè jocum vestri movère tumultus (2) !

Ovide, dans l'*Art d'aimer*, en nous faisant connaître les ruses que l'amour peut suggérer, n'oublie pas les maladies simulées.

(1) Lucilius, liv. IX, n° 18.
(2) Horace, Épître XIX à Mécène.

« Que peut faire, dit-il, le gardien d'une femme, quand elle a, toutes les fois qu'il en est besoin, une amie soi-disant malade, laquelle lui cédera complaisamment son lit. »

> Quid faciat custos, ...
> . . . .
> Cum quoties opus est fallax ægrotet amica
> Et cedat lecto quamlibet ægra suo (1)?

Perse nous indique, dans la satire III, un singulier moyen de provoquer une conjonctivite, et auquel il eut lui-même souvent recours pendant son enfance :

> Sæpè oculos memini tingebam parvus olivo,
> Grandia si nollem morituri verba Catonis
> Dicere

« Souvent, il m'en souvient, dans mon enfance, j'humectais mes yeux avec du jus de l'olive, s'il m'arrivait de ne pas vouloir redire le sublime discours de Caton prêt à se tuer. »

Martial, le satirique par excellence, ne devait pas perdre si belle occasion d'exercer sa verve ; aussi nous a-t-il fourni une ample moisson.

L'épigramme 16 du livre II (*In Zoïlum ægrum se simulantem*) est consacrée à un certain Zoïle qui feint d'être malade uniquement pour étaler son luxe :

> Zoïlus ægrotat : faciunt hanc stragula febrem,
>   Si fuerit sanus, coccina quid facient ?
> Quid torus à Nilo, quid sindone cinctus olenti ?
>   Ostendit s'ultas quid nisi morbus opes ?
> Quid tibi cum medicis ? Dimitte Machaones omnes.
>   Vis fieri sanus ? stragula sume mea.

« Zoïle est malade, c'est son lit qui lui donne la fièvre ; s'il se portait bien, que deviendraient cet étalage de couvertures écarlates, ce lit de bois d'Égypte et ces draps parfumés, dans

---

(1) Ovide, *Art d'aimer*, chant III.

lesquels il s'enveloppe ? Tout son mal n'est-il pas dans cette
ridicule ostentation de ses richesses ? Qu'as-tu affaire de
médecins, Zoïle ? Chasse-moi tous ces Machaons. — Veux-
tu guérir ? Sers-toi de mes couvertures. »

L'épigramme 40, du même livre II, n'est pas moins intéressante :

> Uri Tongilius malè dicitur hemitritaeo
> Novi hominis mores. Esurit atque sitit.
>
> . . . .
>
> Omnes Tongilium medici jussère lavari.
> O stulti ! febrem creditis esse? Gula est (1).

« On prétend, mais à tort, que Tongilius est dévoré par
une hémitritée ; je connais le personnage, il a faim, il a soif.
Tous les médecins ont ordonné des délayants. Pauvres gens !
vous croyez qu'il a la fièvre ? C'est un glouton. »

Dans l'épigramme 86 du livre XI, il ne craint pas de se
répéter à propos d'un certain Parthénopée qui tousse terri-
blement :

> Leniat ut fauces medicus, quas aspera vexat
>   Assiduè tussis, Parthenopæe, tibi
> Mella dari, nucleosque jubet, dulcesque placentas
>   Et quidquid pueros non sinit esse truces.
> At tu non cessas totis tussire diebus.
>   Non est hæc tussis, Parthenopæe, gula est.

« Pour apaiser la toux qui te déchire la gorge, ton médecin te prescrit le miel et les pignons doux, des gâteaux su-
crés, enfin tout ce qui calme les enfants, et cependant tu
tousses sans cesse ; ce n'est pas là du rhume, Parthénopée,
c'est de la gourmandise ! »

Ce n'est pas d'aujourd'hui que les femmes abusent de la
délicatesse de leur système nerveux ; du temps de Martial
déjà, l'hystérie était fréquemment simulée.

---

(1) Martial, *Epig. De Tongilio morbum simulante*.

Dans l'épigramme 71 du XI° livre, Léda dit à son vieux
mari qu'elle est hystérique, qu'il lui faut un singulier remède ; elle pleure, elle gémit ; elle ne peut se résigner à
acheter si cher sa guérison, elle préfère mourir. Son mari la
conjure de vivre, de ne point sacrifier ses belles années ; il
lui permet de chercher ailleurs ce qu'il ne peut lui donner :

> Hystericam vetulo se dixerat esse marito
>   Et queritur se..... Leda necesse sibi ;
> Sed flens atque gemens, tanti negat esse salutem,
>   Seque refert potius proposuisse mori.
> Vir rogat ut vivet, virides ne deserat annos,
>   Et fieri quod jam non facit ipse sinit.

Comme maintenant aussi, il paraît qu'on n'allait pas aux
eaux thermales uniquement pour trouver un remède à ses
souffrances, car, dans une autre épigramme, nous trouvons
ces mots :

> Infelix, quid ages? ægram simulabis amicam ?
>
> . . . .
>   Quas igitur fraudes ingeniosa pares?
> Dicet et hystericam se forsitan altera mœcha
>   'n Sinuessano velle sedere lacu (1).

« Malheureuse, que vas-tu faire ? Inventeras-tu une amie
malade ?....

« A quelle tromperie vas-tu donc recourir ? Toute autre
se dirait hystérique et demanderait à se rendre aux eaux de
Sinuesse. »

Enfin, Martial nous raconte encore l'histoire d'un certain
Cœlius qui, pour ne pas être obligé de faire sa cour à plusieurs grands personnages, se mit à feindre la goutte et finit
par l'avoir réellement :

> Cœpit fingere Cœlius podagram
> Quam dùm vult nimis approbare veram,

---

(1) Martial, Livre XI, *Epig.* 7, *ad Paullam.*

Et sanas finit, obligatque plantas
Inceditque gradu laborioso
(Quantùm cura potest et ars doloris)
Desiit fingere Cœlius podagram (1).

« Cœlius se mit à feindre la goutte ; mais, en voulant trop prouver la réalité du mal, tandis qu'il frictionne ses pieds sains, les enveloppe de bandages, et qu'il marche péniblement (voyez ce que c'est que de si bien faire le malade), Cœlius cesse d'avoir besoin de feindre la goutte. »

Abandonnons maintenant le monde romain pour arriver au moyen âge.

Dans l'histoire de cette époque d'ignorance et de superstition, il nous serait facile de recueillir un nombre considérable de maladies simulées enfantées par le fanatisme.

Au temps des croisades, on envoyait une quenouille et un fuseau à ceux qui refusaient de prendre la croix : punition qui, soit dit en passant, serait plus que probablement bien insuffisante aujourd'hui pour ranimer le courage de nos jeunes poltrons.

Dans les temps modernes, les exemples célèbres de simulation sont tellement nombreux, que je devrai me contenter de signaler les plus remarquables.

Charles, duc de Bourbon, connétable de France, désirant passer à l'Empereur, feignit d'être malade pour ne pas rejoindre François Ier à Lyon (2).

Henri d'Albret, roi de Navarre, aïeul de Henri IV, fait prisonnier à Pavie avec François Ier, parvint à s'évader en recourant à la simulation. Il feignit une grave maladie, se mit au lit la tête enveloppée de bandages, et concerta son évasion avec un page : celui-ci prit dans le lit la place du roi, qui s'esquiva sous les habits du page (3).

(1) Martial, livre VII, *Epig.* 39 *De Cœlio.*
(2) Anquetil, *Histoire de France*, t. II, page 358, édition en 4 volumes par Burette. Paris, 1854.
(3) Mazas, *Histoire de France*, t. II, page 287.

Le duc de Northumberland, père de Hostpur, tomba *tout d'un coup* malade, à Berwick, pour ne pas assister à la bataille de Shrewsbury (1).

Le comte d'Essex, le favori d'Élisabeth, simula en vain une grave maladie pour exciter la compassion de l'impitoyable reine et échapper au dernier supplice (2).

Sir Walter Raleigh feignit la folie, et diverses autres maladies, pour prolonger son procès et pouvoir s'évader (3).

Le pape Jules III, si l'on en croit Robertson, ne voulant pas tenir un consistoire, aurait feint d'être malade, et, pour donner à sa maladie l'apparence de la vérité, il resta enfermé dans son appartement, changea complétement sa manière de vivre, et, enfin, fit si bien qu'il contracta une réelle maladie qui l'emporta en quelques jours (4).

Sixte-Quint, d'après ce que rapporte Gregorio Leti, ne serait parvenu à la tiare qu'en simulant une caducité précoce. Une fois élu, il se serait redressé fièrement, aurait rejeté ses béquilles et entonné le *Te Deum* d'une voix puissante (5).

Ibrahim feignit l'idiotisme pour éviter les funestes effets de la haine soupçonneuse de son frère Amurat IV (6).

Je ne saurais dire quel degré de confiance il est permis d'accorder à l'accusation dont Gustave-Adolphe est l'objet dans une histoire, d'origine anglaise, des dernières années de son règne. L'auteur, sans indiquer le motif de cette simulation, raconte que, dans une de ses dernières expéditions, le roi guerrier aurait prétendu avoir reçu une contusion à la jambe, et aurait montré, comme preuve du fait, une large tache rouge sur sa jambe et

(1) Hume, *Histoire d'Angleterre*, traduction de Campenon, t. III, p. 241.
(2) Id., *ibid.*, chap. XLIV.
(3) Id., *ibid.*, t. VII, p. 130.
(4) Robertson, *Histoire de Charles-Quint*, t. II, p. 385.
(5) P. Tempesti, *Vie de Sixte-Quint*. Roma, 1754.
(6) Lamartine, *Histoire de la Turquie*. VI.

une déchirure à la partie correspondante de sa botte (1).

Levasseur (2) raconte que, Louis XIII ayant cru être attaqué de vapeurs (*sic*), tous les courtisans, jusqu'aux bourgeois même, s'en disaient malades.

Il me paraît impossible de passer sous silence le fait si connu des courtisans de Louis XIV, qui, dignes successeurs de ceux de Denys de Syracuse, feignaient d'être atteints de la dégoûtante infirmité du roi-soleil. « On entend parler, dit Dionis, tous les jours, d'opérations qu'on en a fait à des personnes qui n'en paraissaient pas incommodées. C'est une maladie qui est devenue à la mode depuis celle du roi. Ceux qui avaient quelque petit suintement ou de simples hémorrhoïdes ne différaient pas à montrer leur derrière (*sic*) au chirurgien pour y faire des incisions. J'en ai connu plus de trente qui voulaient qu'on leur fît l'opération, et dont la folie était si grande qu'ils paraissaient fâchés lorsqu'on les assurait qu'il n'y avait point de nécessité de la faire (3). Les *Mémoires* de Saint-Simon nous apprennent en outre qu'ils ne manquaient pas de se purger les jours fixes où chaque mois le roi prenait médecine.

Comme exemples célèbres et plus récents de simulation, je citerai encore le régent d'Espagne, qui feignit une violente attaque de sa maladie habituelle pour gagner du temps et pouvoir mettre à exécution un de ses projets ; et le général Vandersmissen, qui prétexta, pendant plusieurs jours, une grave indisposition, afin que sa femme pût prolonger ses visites à la prison des Petits-Carmes au delà de l'heure accoutumée et favoriser ainsi son évasion (4).

(1) *Historical sketch of the last years of the reign of Gustavus IV, of Sweden*, p. 57.

(2) Levasseur, *Histoire de Louis XIII*, d'après Richerand, *Des erreurs populaires relatives à la médecine*, in-8. Paris, 1812, 2ᵉ édition, p. 206.

(3) Dionis, *Cours d'opérations de chirurgie*, 4ᵉ démonstration.

(4) Gavin, *On feigned and factitious diseases*. London, 1843. Introduction, p. IV.

Enfin, dans une étude récente sur Talleyrand, sir Henry Lytton Bulwer (1) rappelle qu'après le retour de l'îe d'Elbe de Napoléon et la brusque interruption du congrès de Vienne, l'habile diplomate fut *subitement* atteint d'une maladie du foie et se rendit aux eaux de Carlsbad pour y attendre que les événements se dessinassent avant de prendre une résolution.

C'est seulement à partir de la fin du seizième siècle que nous commençons à trouver quelques documents historiques un peu étendus et un peu précis sur les maladies simulées.

Dans son livre : *De medico politico*, Roderic à Castro raconte l'histoire d'une fameuse courtisane qui simula un avortement en répandant dans son lit du sang mélangé avec du lait, dans l'espoir de faire surseoir à son exécution, ce qu'elle ne put obtenir *nec prece, nec pretio*. Le même auteur rapporte aussi que, en 1588, lorsqu'il fut question d'envoyer une flotte contre les Anglais à Olisipone, les matelots et les soldats portugais se firent saigner pour ne pas partir, les uns par dégoût de la mer, les autres par la crainte de périr dans la bataille (2).

Il paraît du reste qu'à cette époque, les simulations étaient fort en vogue, si l'on en juge par l'exposition détaillée qu'Ambroise Paré nous a laissée : « des fourberies de ces « bélistres et méchans gueux qui contrefont estre malades, « afin que le monde, en ayant pitié, leur donne, et cepen- « dant n'ont aucun mal. Les uns s'enveloppent la teste « de quelque meschant drapeau, et se couchent dedans, « le fient en certains lieux où le monde passe, demandant « l'aumône avec une voix basse et tremblante, comme

____

(1) H. L. Bulwer, *Essai sur Talleyrand*, trad. par G. Perrot. Paris, 1868.
(2) Rodericus à Castro, *De medico politico*, lib. IV, cap. ix.

« ceux qui ont un commencement de fièvre, et ainsi
« contrefaisant estre bien malades, le monde en ayant
« pitié, leur donne. Les femmes feignent être grosses,
« voire prêtes d'accoucher, posant un oreiller de plumes
« sur le ventre, demandant du linge et autres choses né-
« cessaires pour leurs couches. Autres se disent ictériques et
« avoir la jaunisse, se barbouillant tout le visage, bras,
« jambes et poitrine avec de la suye délayée en eau ; mais
« telle imposture est aisée à découvrir, regardant seulement
« le blanc de leurs yeux..... Autres prennent une pance de
« mouton, l'appropriant sur le bas du ventre, disant estre
« rompus et grevez, et qu'il les convient tailler. Autres
« contrefont estre aveugles, sourds, impotents, cheminant à
« deux potences, au demeurant bons compagnons, etc. »

Il nous raconte encore l'imposture d'une bélitresse feignant avoir un chancre à la mamelle, et de son gueux simulant un ulcère, ce qui semblait être vrai par le moyen
d'une rate de bœuf qu'il posait le long et autour de sa
jambe ; l'histoire d'un certain maraud qui contrefaisait le
ladre, et ne savait autre mestier que de contrefaire ceux
qui sont travaillés du mal Saint-Fiacre, Saint-Jean et Saint-
Main, d'une grosse garce de Normandie qui feignait avoir
un serpent dans le ventre, et enfin d'une cagnardière feignant estre malade du mal Saint-Fiacre, et lui sortait du
cul (*sic*) un long et gros boyau fait par artifice, etc., etc. (1).

La mimique des maladies était une des sciences les plus
cultivées dans l'ancienne cour des Miracles. On divisait
en trois classes les mendiants qui s'y livraient : les malingreux, les francs-mitoux, les sabouleux. Les premiers
jouaient la faiblesse, l'épuisement et les syncopes ; les seconds, l'hydropisie ; les troisièmes, les convulsions et les plus
hideuses contorsions de l'épilepsie.

(1) Ambroise Paré, *Œuvres*, édition Malgaigne, t. II, chap. XXII, XXIII, XXIV.

Victor Hugo a décrit, en quelques lignes qui méritent d'être rapportées ici, les artifices de ces braves gens : c'était une espèce de faux soldat, un narquois, comme on le disait en argot, qui défaisait en sifflant un bandage de sa fausse blessure et qui dégourdissait son genou sain et vigoureux, emmaillotté depuis le matin dans mille ligatures. Au rebours, c'était un malingreux qui préparait avec de l'éclaire et du sang de bœuf sa jambe de Dieu du lendemain. Ailleurs, un jeune hubin prenait leçon d'épilepsie d'un vieux sabouleux qui lui enseignait l'art d'écumer en mâchant un morceau de savon. À côté, un hydropique se dégonflait en faisant boucher le nez à cinq ou six larronnesses (1).

La Fontaine a de même raconté des faits inouïs de simulation observés dans la classe indigente en Pologne (2).

Il serait difficile de faire exactement la part de la simulation dans les épidémies de démonopathie qui ont sévi pendant les quinzième, seizième et dix-septième siècles, mais il est bien certain que, soit par l'attrait de l'imitation, soit dans un but coupable, la fraude dut plus d'une fois présider aux contorsions des possédés. Wier ne doute pas que des misérables n'aient simulé la démonopathie ou n'aient ingéré sciemment des agents toxiques capables de déterminer l'explosion subite d'un délire momentané (3).

D'après Félix Plater, la choréomanie a été parfois aussi imitée par de pauvres gens pour inspirer la compassion et extorquer des aumônes (5). Pendant beaucoup trop longtemps, on n'a malheureusement pas su distinguer le malade de l'imposteur, et, comme tous ceux qui n'étaient pas reconnus possédés étaient considérés comme simulateurs,

(1) Victor Hugo, *Notre-Dame de Paris*, t. 1.
(2) *Chir. med. Abhandl.*, sect. 175, etc.
(3) Wier, *Opera omnia*, p. 321-322.
(4) Félix Plater, *Praxeos medicæ*, éd. in-4 Basileæ, 1736, tome I, p. 11.

on a dû bien certainement faire jouer à la fraude un trop
grand rôle. Aussi aujourd'hui, si l'on étudie avec soin les
descriptions qui nous ont été laissées, est-il impossible d'admettre l'opinion de Sauvages, qui range parmi les épilepsies
simulées les attaques convulsives survenues chez les jeunes
prophètes et sur les prophétesses des Cévennes, et qui place
encore, parmi les maladies feintes, le délire et les autres accidents nerveux observés sur les ursulines de Loudun (1).

Les archives de la Prusse pour 1793 rapportent qu'au
commencement du siècle dernier, il existait dans ce royaume
une bande de mendiants accusée de plusieurs meurtres, qui
avait pour habitude de pratiquer sur le corps de chaque candidat, à l'aide de la chaux et de l'eau-de-vie, un ulcère hor-
rible. Ceux qui n'avaient pas le courage de se soumettre à
cette opération jouaient les aveugles ou les muets, courant
les campagnes avec une sonnette à la main (2).

De nos jours, des faits à peu près semblables se passent
encore, et M. Trollope a pu écrire en 1840, en parlant
d'une troupe de mendiants qui encombraient l'entrée d'une
église en Normandie : « Combinez tout ce que l'imagination
« peut concevoir de plus hideux et de plus effroyable en fait
« de difformité et de mutilation, et je suis convaincu que vous
« n'aurez encore qu'une idée imparfaite de ce que j'ai vu (3). »

Les moralistes, les poètes, les romanciers ont trouvé, dans
la simulation des maladies, une mine féconde qu'ils n'ont
pas manqué d'exploiter.

Un semblable sujet ne devait pas échapper, on le devine,
à la plume de l'auteur de *Essais*. Montaigne nous a, en effet,
laissé un chapitre des plus intéressants portant pour titre :
De ne contrefaire la maladie. Après avoir narré, dans son

(1) Sauvages, *Nosologie méthodique*, t. II, p. 150 et suiv.
(2) Metzger, *Principes de médecine légale*, traduits par Ballard. Notes de
la page 214.
(3) Trollope, *Athenæum*, 1840, p. 457.

E. BOISSEAU, Mal. sim.   2

style inimitable, l'histoire du goutteux Cœlius de Martial, il
ajoute : « J'ai vu en quelque lieu d'Appian (1), ce me sem-
« ble, une pareille histoire d'un qui, voulant échapper aux
« proscriptions des triumvirs de Rome, pour se dérober de
« la connaissance de ceux qui le poursuivaient, se tenant ca-
« ché et travesti, y ajouta encore cette invention de contre-
« faire le borgne. Quand il vint à recouvrer un peu plus de
« liberté, et qu'il voulut défaire l'emplâtre qu'il avait long-
« temps porté sur son œil, il trouva que sa vue était effec-
« tuellement perdue sous ce masque.

« Les mères ont raison de tancer leurs enfants quand ils
« contrefont les borgnes, les boiteux, les bicles, et tels autres
« défauts de la personne : car, oultre ce que le corps, ainsi ten-
« dre, en peut recevoir un mauvais pli, je ne sais comment il
« semble que la Fortune se joue à nous prendre au mot ; et
« j'ai ouï réciter plusieurs exemples de gens devenus ma-
« lades ayant desseigné de feindre de l'être (2).

Dans le chapitre suivant : *des poulces*, Montaigne raconte
« encore que le sénat, du temps de la guerre italique, avait
« condamné Caïus Vatienus à la prison perpétuelle, et lui
« avait confisqué tous ses biens pour s'être à escient coupé
« la poulce de la main gauche pour s'exempter de ce voyage.»

Shakespeare a excellé dans l'art de transporter la simulation sur la scène, et, en ce point comme en tant d'autres, il
est resté un modèle. Dans une des immortelles tragédies du
grand poëte, Hamlet simule des accès maniaques, et, quand
le moment propice est venu, il détrompe lui-même ceux qui
croient à la réalité de sa folie :

> Lay not that flattering unction to thy soul,
> That not your trespass but my madness speaks.
> My pulse as yours, doth temperately keep time,
> And makes as heathful music.

(1) Appian, *Guerres civiles*, livre IV.
(2) Montaigne, *Essais*, liv. II, chap. xxv.

Dans le *Roi Lear*, Edgard feint aussi la folie, mais son émotion le trahit ; il ne peut retenir ses larmes :

My tears begin to take his part too much
They'll mar my counterfeiting.

« Mes larmes commencent à devenir trop abondantes, et elles font découvrir ma supercherie. »

Dans *Henri VI*, on trouve l'histoire plaisante d'un faux aveugle (1). Un homme est amené devant le roi et la famille royale, prétendant être né aveugle et avoir recouvré subitement la vue par l'intercession de saint Alban. Le duc de Glocester lui fait indiquer les différentes couleurs de ses vêtements, ce dont il s'acquitte très-exactement. Mais le duc Humphry, conservant des doutes sur sa véracité, tourne la question très-habilement contre lui en insistant sur ce point que, quand un homme est aveugle, il peut parfaitement bien distinguer les couleurs (au moyen du tact) ; mais que, s'il vient à recouvrer la vue, il pourrait se faire qu'il ne les reconnût pas. Le vagabond, s'étant laissé prendre au piége et se disant en outre paralysé, incapable de marcher, le duc appelle ses gens, et quelques coups de bâtons complètent le miracle.

Malgré l'anachronisme, qu'il me soit cependant permis de faire ici quelques emprunts à Walter Scott.

Dans *Peveril du Pic*, Fenella, chez laquelle on n'avait jamais soupçonné la fraude et qui se prétendait sourde et muette de naissance, se trahit elle-même en laissant apercevoir son émotion lorsqu'elle entend annoncer que Julien a été assassiné.

Il est assez curieux de voir indiqué, dans le même roman, le moyen de découvrir la simulation en provoquant

______

(1) Gordon Smith, *Principles of Forensic medicine*, p. 475 : « There is a very amusing lesson on this subject in Shakespeare's play of king Henri VI. »

une vive émotion et en constatant l'effet produit sur la circulation.

L'auteur de *Waverley* assistait à un marché de chevaux ; l'acheteur, homme versé dans la matière, n'avait reconnu aucun défaut à l'animal, et l'affaire allait se conclure quand un aveugle vint à passer. Quoique privé de la vue depuis sa naissance, cet homme faisait un petit commerce de bestiaux et de montres. Ayant parcouru le cheval des mains, il déclara qu'il était aveugle, ce qui fut trouvé vrai et n'excita pas une médiocre surprise. Interrogé sur les moyens à l'aide desquels il avait pu parvenir à la découverte de cette infirmité dont les clairvoyants ne s'étaient pas aperçus, il expliqua que, après avoir palpé les membres du cheval, il lui avait placé une main sur le cœur, tandis qu'il portait vivement l'autre devant les yeux, et que, n'ayant observé aucune variation dans les battements de cet organe, il en avait conclu que l'animal était aveugle (1).

Dans le siècle dernier, si l'on en juge par le nombre de publications dont elles furent l'objet, les maladies simulées devaient être fort communes. Nous ne ferons ici que citer les noms de **Fr. Hoffmann**, de **Haën**, **Monro**, **Sauvages**, **Vogel**, **Alberti**, **Valentini**, **Waldschmitt**, etc., un article spécial devant être consacré à la bibliographie.

Enfin, pendant les longues guerres de la République et de l'Empire, lorsque toute la jeunesse française était aux armées, mille raisons ont engagé les familles à tâcher de dérober quelques-uns de leurs membres à la conscription qui les engloutissait tous, en leur donnant ou en leur apprenant à feindre des infirmités qui les rendaient impropres au service (2), et l'art de simuler les maladies, dit Foderé, s'était tellement perfectionné, qu'il était devenu presque aussi dif-

----

(1) Walter Scott, *Peveril du Pic*, notes du chap. XLIX.
(2) Percy et Laurent, *Dictionnaire en 60 volumes*, vol. LI, art. SIMULATION

ficile de les distinguer, lorsqu'elles étaient feintes, que de les
guérir lorsqu'elles étaient réelles (1).

II. — ESSAI BIBLIOGRAPHIQUE

La simulation des maladies ne pouvait manquer de fixer
l'attention des médecins dès la plus haute antiquité. En cherchant avec soin dans les livres hippocratiques, on y trouve
un passage dans lequel il est bien évidemment fait allusion
aux maladies simulées. Dans le *Traité des airs, des eaux et
des lieux*, le vieillard de Cos, comparant les peuples de l'Asie
à ceux de l'Europe, après avoir constaté que les premiers
sont moins belliqueux que les seconds, ajoute : « La plus
« grande partie de l'Asie est soumise à des rois, et où les
« hommes ne sont pas maîtres de leurs personnes, ils s'in-
« quiètent non comment ils s'exerceront aux armes, mais
« *comment ils pourront paraître impropres au service mi-
« litaire* (2). »

Galien le premier a consacré un chapitre spécial à la simulation (3) ; il y passe rapidement en revue les maladies que
l'on cherchait le plus souvent à simuler de son temps, les
phlegmons, l'hémoptysie, l'hématémèse, la folie, les rhumatismes, etc., et il raconte en outre avec détails deux faits qui
prouvent toute sa sagacité.

La première observation est celle d'un grand de Rome qui
simula une violente colique pour ne pas se rendre à une as-

(1) Fodéré, *Médecine légale*, t. II, p. 452. Paris, 1813.
(2) Hippocrate. *Œuvres complètes*, éd. Littré, t. II, p. 63.
(3) Galenus, *Opera omnia*, t. XIX, p. I. Quomodò morbum simulantes
sint deprehendendi.

semblée et chez lequel il soupçonna la supercherie, lorsqu'il sut qu'il n'avait été exposé à aucune des causes habituelles de cette maladie et qu'il n'avait montré que fort peu d'empressement à demander des soins.

Le second fait est celui d'un esclave qui provoqua autour de son genou une vive inflammation à l'aide d'un emplâtre de thapsia, pour ne pas être obligé d'accompagner son maître en voyage, et ne pas se séparer d'une jeune femme dont il était épris. D'après l'aspect de la tuméfaction et la marche de la maladie, Galien n'hésita pas à conclure à la simulation.

En terminant ce chapitre, il insiste sur les divers caractères que peuvent présenter les douleurs réelles, et il engage les médecins à examiner, dans ces cas, avec le plus grand soin l'état général des prétendus malades : état qui, ordinairement, n'est pas en rapport avec les lésions locales.

De Galien, il nous faut, d'un seul bond, arriver à Ambroise Paré (1582), qui dans plusieurs chapitres nous fait connaître les grossières simulations qui se pratiquaient de son temps : « Ici, c'est une bélistresse feignant avoir un chancre à la mamelle ; son gueux simulant un ulcère qui semblait être vrai par le moyen d'une rate de bœuf qu'il posait le long et autour de sa jambe ; là un certain maraut qui contrefaisait le ladre ou ne savait autre mestier que de contrefaire ceux qui sont travaillés du mal Saint-Fiacre, Saint-Jean ; une grosse garce de Normandie qui feignait avoir un serpent dans le ventre, etc., etc. (1).

C'est à J. B. Silvaticus (1594) que nous devons la première monographie sur les maladies simulées. A la fin du seizième siècle, la médecine légale avait tellement peu d'existence propre qu'il se croit, tout d'abord, obligé d'établir ce premier point : C'est au médecin qu'il appartient de décou-

____

(1) Ambroise Paré, *Œuvres*, éd. Malgaigne, t. II, chap. XXII, XXIII, XXIV.

vrir la simulation des maladies : *morbum simulantes deprehendere ad medicum ipsum pertinet*. Après avoir divisé les
maladies simulées en trois classes : 1° maladies simulées
sans symptômes apparents, alléguées par l'individu (*morbi
verbis enuntiati*), 2° maladies provoquées (*morbi ex industrià excitati*), 3° maladies dissimulées (*morbi totis viri-
bus occultati*), et avoir donné d'excellents préceptes pour découvrir la fraude, il étudie successivement la simulation de
la folie, des douleurs, de la fièvre, des tumeurs, des hémoptysies, de l'empoisonnement, etc. (1).

Dans le traité : *De Relationibus medicorum*, Fortunatus
Fidelis consacre un long chapitre à la simulation des maladies. Le médecin, dit-il, doit, pour bien juger ces cas difficiles, posséder une vaste expérience et un grand bon sens :
communis ratio quam pauci exactam ac perfectam habent.
Il distingue les maladies simulées en trois classes : 1° celles qui
ne se traduisent que par les plaintes, les lamentations du patient (*languentium clamores et querimoniæ*) ; 2° celles qui
ont été provoquées (*arte excitati*) ; 3° enfin les maladies imitées
plus ou moins complétement dans leurs symptômes (*non ipsi
morbi, sed nonnulla signa morborum arte inducta*). Il donne
du reste à peu près les mêmes préceptes que Silvaticus pour
découvrir la fraude (2).

Pierre Pigray (1606) s'est aussi occupé, quelque peu, des
maladies simulées. « J'ai vu, dit-il, une femme qui se pré-
« senta au feu roi pour être touchée avec les malades (les
« anciens rois de France passaient pour faire des miracles),
« qui semblait avoir un chancre au tetin fort grand et de mau-
« vais aspect, le mieux simulé et contrefait qui se puisse voir.
« Mais, quand j'eus considéré la femme être jeune, assez

----

(1) J.-B. Silvaticus, *De iis qui morbum simulant deprehendendis liber*.
Mediolani, 1594.

(2) Fortunatus Fidelis, *De relationibus medicorum*, cap. ii : De dignoscendis
his qui morbum simulant.

« belle et bien formée, de bonne habitude et non cacochyme,
« je pensai qu'il y avait quelque simulation et tromperie
« dans son faict, sachant bien qu'un tel mal ne pouvait loger
« en un corps de telle nature ; ce voyant, je touche le mal,
« assez difficile à recognoître ; enfin je trouve que c'était un
« morceau de rate renversée et collée par le côté poli sur le
« tetin, qui rendait une matière séreuse et rougeâtre comme
« font les chancres. Je lui ôtai le chancre, puis le tetin de-
« meura beau, blanc et bien sain. » « Il se trouve, ajoute-
« t-il, plusieurs autres sortes d'impostures, outre celles que
« nous avons dites, comme les fainéants qui se disent être
« malades et qui ne le sont pas. Je me suis trouvé à la visi-
« tation de plusieurs, entre autres d'un homme qui faisait le
« sourd, le muet et le boiteux, et toutefois n'était ni l'un ni
« l'autre, mais il se contrefaisait si bien, qu'il nous était as-
« sez difficile d'en juger, principalement de la surdité. Enfin,
« par notre industrie, il fut découvert et la vérité connue, de
« laquelle nous fîmes rapport, et fut puni... Il y a plusieurs
« espèces de telles tromperies où les plus habiles peuvent être
« déçus (1). »

Nous arrivons enfin au réel fondateur de la médecine légale,
à Zacchias, qui, dans ses *Quæstiones medico-legales*, a traité
longuement le sujet qui nous occupe. Il étudie d'abord les
causes de simulation qu'il réduit à trois principales : *timor,
verecundia, lucrum*, comme l'avait déjà fait Silvaticus, puis
il indique les maladies dont la simulation est la plus facile
et par conséquent la plus fréquente, et donne, pour guider le
médecin dans la recherche de la fraude, des règles qui ont été,
pendant longtemps, servilement acceptées. Après avoir étudié séparément les maladies qui sont le plus souvent simulées : la folie, l'épilepsie, la fièvre, les douleurs rhumatis-

---

(1) P. Pigray, *Epitomé des préceptes de médecine et de chirurgie*, liv. VII,
chap. viii : Autres maladies auxquelles le chirurgien peut être appelé pour
rapporter.

males, les ulcères, etc., il termine par quelques considérations très-succinctes sur les maladies dissimulées (1).

Marc-Aurèle-Séverin 1646 (2), Fabrice d'Aquapendente 1687 (3), J. Bohn 1689 (4), Valentini 1701 (5), J. Fr. Zittmann 1706 (6), tous n'ont fait qu'effleurer cette partie de la médecine légale, et le premier travail consacré spécialement aux maladies simulées que nous devions signaler au dixhuitième siècle est dû à Fr. Hoffmann (7).

En 1711, fut soutenue à Erfurt, par Fr. Wilh. Steurlin, une thèse portant ce titre : *De œgroto mendace*. Ce travail, riche en citations, semble plutôt sorti de la plume d'un théologien que de celle d'un médecin ; l'auteur y discute gravement la question des possédés du démon et semble beaucoup plus préoccupé de la solution de cette question que des réels problèmes scientifiques.

Pendant le dernier siècle, un certain nombre de dissertations dans lesquelles se trouvent résumées les connaissances acquises à cette époque sur la simulation des maladies furent publiées principalement en Allemagne. Je me bornerai à citer les principales : 1728, C. F. Luther, *Dissertatio de morbis simulatis ac dissimulatis*, Erfurt. — 1728, Waldschmitt, *De morbis simulatis ac dissimulatis*, Kiloniæ. — 1769, R. A. Vogel, *Dissertatio de morborum simulatione*, Gœttingen. — 1769, Gansen, *Dissertatio de simulatis morbis et quomodò eos dignoscere liceat*, Gœttingen. — 1774, Baldinger, *Dissertatio de morbis simulatis*, Gœttingen. —

---

(1) Pauli Zacchiæ, Romani totius ecclesiastici proto-medici, *Quæstionum medico-legalium* tomus primus, 1657, lib. III, cap. ii ; De morborum simulatione.

(2) M. A. Severinus, *De efficaci medicinâ*, lib. II, chap. cxxxix.

(3) J. Bohnius, *De officio medici duplici*, in-4, p. 165.

(4) Fabricius ab Aquapendente, *Opera omnia*, c. cxxxix.

(5) Valentini, *Pandectæ medico-legales*. Frankf., in-4.

(6) J. Fr. Zittmann, *Medicina forensis*. Lipsiæ, 1706.

(7) Fr. Hoffmann, *De morbis fictis*. Halle, 1700.

1788, Neumann, *Dissertatio de morborum fictione*, Wittenb. — 1794, Schneider, *Dissertatio de morborum fictione*, Francfurt. — Je dois encore mentionner les auteurs de traités de médecine légale qui tous se sont occupés assez longuement des maladies simulées : Alberti (1), Teichmeyer (2), Ludwig (3), Kannengiesser (4), F. Faselius (5), Pyl (6), Plenck (7), Brendelius (8), Troppaneger (9), Fahner (10), Lentin (11), Schlegel (12), etc. Le livre de Metzger (1798) : *System der gerichtlichen Arzneiwissenschaft*, traduit en français par Ballard (1813), mérite une mention toute spéciale et est surtout précieux à cause des nombreuses annotations qui accompagnent chaque chapitre. Ces notes ajoutées par l'auteur lui-même sont remplies de faits intéressants. Enfin, pendant le dix-huitième siècle, les médecins qui composèrent des traités généraux de médecine, des nosologies, n'ont pas non plus passé sous silence les maladies simulées, et en particulier De Haën, Van Swieten, Sauvages, ont rapporté quelques faits que nous aurons plus tard l'occasion de rappeler.

En France, le premier traité de médecine légale que nous ayons possédé est celui de Fodéré dont la première édition parut en l'an VII avec ce titre : *Les lois éclairées par les sciences physiques ou traité de médecine légale et d'hygiène publique*. La simulation des maladies y forme un chapitre

(1) Alberti, *Systema jurisp. med. leg.* Halle, 1725.
(2) Teichmeyer, *Instit. medicinæ leg. vel forensis.* Iena, 1712.
(3) Ludwig, *Institutiones medicinæ forensis.* Lipsiæ, 1765.
(4) Kannengieser, *Institutiones medicinæ legalis.* Kiel, cap. v.
(5) F. Faselius, *Elementa medicinæ forensis.* Iena, 1767.
(6) Pyl, *Aufsaetze und beobachtungen aus der gerichtlichen Arzneiwissenschaft*, 8 vol. Berlin, 1783.
(7) Plenck, *Elementa medicinæ et chirurgiæ forensis.* Viennæ, 1781.
(8) Brendelius, *Medicina legalis sive forensis.* Hannover, 1785.
(9) Troppaneger, *Decisiones medicinæ forensis.* Dresde, 1733.
(10) Fahner, *Vollstandiges System der. ger. Arzn.* Stendal, 1795.
(11) Lentin, *Beiträge zur ausub. Arzneiw.* Leip., 1797.
(12) Schlegel, *Mat. für d. Saatsarzn.* Iena, 1800.

étendu contenant un certain nombre de faits intéressants observés par l'auteur et que nous ne pouvons que signaler en ce moment.

La *médecine légale et police médicale* de Mahon (1801) ne contient aucun aperçu nouveau sur la simulation ; des faits empruntés à Amb. Paré, Zacchias, De Haën, Sauvages, constituent à peu près en entier le chapitre qui lui est consacré.

Le *Cours de médecine légale théorique et pratique* de J.-J. Belloc (an IX) est assez riche, relativement à son peu d'étendue en observations sur les maladies simulées, et plusieurs faits tirés de la pratique particulière de l'auteur ne manquent pas d'intérêt.

En 1805 fut soutenue, à Paris, une thèse assez prétentieusement intitulée : *Exposé d'une nouvelle doctrine des maladies simulées*, par H.-B. Dehaussy-Robécourt, et qui ne m'a pas semblé justifier absolument son titre. La seule partie de ce travail qui présente quelque originalité est la classification. L'auteur divise les maladies simulées : 1° en maladies simulées de toute pièce, sans qu'il en existe aucune, uniquement par la narration de phénomènes pathologiques ; 2° en maladies exagérées : la simulation se bornant à l'exagération de symptômes réels ; 3° en maladies provoquées ; 4° en maladies réelles déterminées par des moyens que l'on voulait faire servir seulement à la simulation. Les préceptes généraux indiqués pour découvrir la fraude sont à peu de chose près ceux que donne Zacchias.

En 1808 fut présentée, à l'école de Paris, une autre thèse portant pour titre : *Dissertation sur les maladies simulées et sur les moyens de les découvrir*, par J. B. Létier. Ce travail ne contient absolument rien de digne d'être signalé, et n'est guère que la reproduction presque textuelle de la thèse précédente.

La même année, Gilbert publiait, dans l'*Encyclopédie méthodique*, un très-bon article sur les maladies simulées où il exposait avec détails les règles qui peuvent guider l'expert dans ces cas, et où il indiquait en quelques mots les qualités qu'il doit posséder : « Le médecin chargé des rapports de ce « genre a besoin des connaissances les plus étendues, d'un « coup d'œil sûr, d'une perspicacité particulière et d'une « grande habitude dans le diagnostic précis des maladies (1). »

En 1811, C.-H. Marc présentait à la Faculté de Paris, sous ce titre : *Dissertatio medica sistens fragmenta quædam de morborum simulatione*, une thèse dans laquelle, après Fortunatus Fidelis et Silvaticus, et non le premier comme on l'a prétendu, il établit la division si rationnelle des maladies simulées en simulées par imitation et simulées par provocation. Ce travail, très-court du reste, est consacré en grande partie à l'étude de la simulation de l'épilepsie.

La thèse de Daille intitulée : *Essai sur les maladies simulées* (Paris, 1818), ne contient guère qu'un assez bon article sur le viol prétexté, et la narration de quelques faits de simulation d'embarras gastrique. L'auteur conseille avec raison de comparer toujours les symptômes de la maladie suspecte à ceux de la maladie vraie, mais il applique lui-même fort mal ce sage précepte.

En 1810, parut le livre de Souville (2), en 1818, celui de Borie (3) et en 1820, celui de Moricheau-Beaupré (4). Dans ces trois ouvrages, les maladies simulées sont envisagées tout spécialement au point de vue de l'armée, et on y trouve un certain nombre de faits que nous aurons occasion d'utiliser.

---

(1) *Encyclopédie méthodique*, t. III, p. 429.

(2) Souville, *Examen des infirmités ou maladies qui peuvent exempter du service militaire ou nécessiter la réforme.* Paris, 1810.

(3) L. Borie, *Traité des maladies et infirmités qui doivent dispenser du service militaire.* Paris, 1818, section 4, p. 148.

(4) Moricheau-Beaupré, *Mémoire sur le choix des hommes propres au service militaire.* Paris, 1820.

Mais l'étude la plus complète de la simulation dans l'armée est celle que nous devons à Percy et Laurent (1). Riches de leur propre expérience, ces deux auteurs, ont composé un article infiniment supérieur à tous les précédents et dans lequel ont largement puisé tous les auteurs modernes de traités de médecine légale. Moi-même, je mettrai plus d'une fois à profit les excellentes observations qui y abondent, et je ne puis ici que signaler l'importance de ce travail sans m'y arrêter plus longuement. Dans le *Dictionnaire en 21 volumes*, Marc inséra en 1823, sous la rubrique *Déception*, un excellent article de généralités sur les maladies simulées dans lequel il donne les plus judicieux conseils sur la manière de procéder dans ces circonstances difficiles. Enfin dans le *Dictionnaire de médecine et de Chirurgie pratiques* (2), Bégin, à l'article *Réforme*, a traité assez longuement des maladies simulées et dissimulées, mais a peu ajouté aux idées émises par Percy et Laurent.

Coche (3) et Fallot (4) se sont occupés aussi d'une façon particulière de la simulation dans l'armée, et ont fait connaître des détails utiles et intéressants.

En 1823, Paris et Fonblanque (*medical jurisprudence*), en 1824, Smith Gordon (*Principles of forensic medicine*), ont consacré quelques pages aux maladies simulées ; Hennen (5), Hutchinson (6), Cheyne (7), H. Marshall (8),

(1) *Dictionnaire en 60 volumes.* Paris, 1821, tome LI, art. SIMULATION.

(2) Bégin, *Dictionnaire de médecine et de chirurgie pratiques.* Paris, 1800, tome XIV, page 159, art. RÉFORME.

(3) Coche, *De l'opération médicale du recrutement.* Paris, 1821.

(4) Fallot, *Mémorial de l'expert dans la visite de l'homme de guerre.* Bruxelles, 1829.

(5) Hennen, *Principles of military surgery*, 2ᵉ éd. London, 1818.

(6) Cheyne, *Medical report on the feigned diseases of soldiers.* (*Dublin hospital reports*, vol. IV).

(7) Hutchinson, *Pract. obs. on Surgery*, 2ᵉ éd. London, 1826.

(8) Marshall (H.), *Hints to young military officers.* London, 1828.

Kirckhoff (1), Isfordink (2), ont tous eu spécialement en vue la simulation dans l'armée.

Je signalerai encore deux thèses soutenues l'une à Strasbourg, en 1829, par Degousée, *Essai médico-légal sur les maladies simulées*, et l'autre à Paris, en 1844, par Goutt, portant pour titre : *Considérations sur la simulation des maladies dans les régiments*, et où l'on trouve quelques observations assez originales et l'indication de quelques procédés peu connus, employés pour provoquer ou imiter certaines maladies.

En 1835, Taufflieb (3), dans un concours pour le professorat, présenta à la Faculté de Strasbourg une très-bonne thèse sur les maladies simulées, dans laquelle les travaux allemands sont largement utilisés et qui est précieuse surtout, pour la partie bibliographique ; il y adopte les règles générales indiquées par Marc dans le *Dictionnaire en 21 volumes*.

Le 10 janvier 1840, dans la préface de son livre sur *la folie dans ses rapports avec les questions médico-judiciaires*, Marc écrivait : « Mon premier projet était de rattacher « ce livre à un ouvrage dont je m'occupe depuis longtemps « et de le faire paraître comme la seconde partie d'un traité « des maladies simulées, douteuses, exagérées et prétextées « qui est sur le point d'être terminé. »

Deux jours plus tard, Marc mourait subitement, et je ne sache pas que les nombreux matériaux qu'il avait dû accumuler aient jamais été utilisés. La chose est d'autant plus regrettable que ce livre aurait certainement comblé une lacune qui subsiste encore aujourd'hui.

Les auteurs de l'article : *Feigned diseases* dans *the Cy-*

1. Kirckhoff, *Hygiène militaire à l'usage des armées de terre*, 2e éd. Anvers, 1823.

(2) Isfordink, *Militarische Gesundheit Polizei*, etc. Vienne, 1827.

(3) Taufflieb, *Examen médico-légal des maladies simulées, dissimulées et imputées*. Strasbourg, 1835.

clopædia of medicine (Scott, Forbes et Marshall), ont bien
résumé l'état de la science sur ce point, et ont mis largement
à contribution le mémoire de Cheyne. Dans le *Copland
Dictionnary*, on ne trouve qu'une analyse de l'article de
l'*Encyclopédie*, et Ballingall (1) a condensé en quelques
pages les faits les plus importants relatifs aux maladies simulées.

En 1841 et 1843, Ollivier, d'Angers (2), publia deux excellents mémoires sur les maladies simulées. L'auteur adopte
la division en maladies simulées par imitation et par provocation ; il se montre très-médiocre partisan des règles générales proposées pour découvrir la fraude. Il pense que, dans
les détails de chaque cas particulier, on doit trouver un
enseignement plus profitable que dans l'exposé des préceptes
donnés par les auteurs de traités dogmatiques. Les règles
que l'on veut formuler sont trop vagues, trop générales,
selon Ollivier d'Angers, pour être toujours un guide suffisant
dans cette partie si délicate de la pratique. Je partage complétement cette manière de voir.

En 1843, parut à Londres le livre de Hector Gavin (3),
qui a dû exiger de nombreuses recherches, et qui présente
un résumé exact et complet de l'état de nos connaissances,
à cette époque, sur cette partie de la science.

Dans les *Annales d'hygiène*, ce travail a été, il me semble, jugé un peu trop sévèrement au moment de son apparition. « Nous espérions, dit l'auteur de cette critique, trouver
un livre riche de faits, d'observations propres à H. Gavin,
dans lequel il aurait exposé ses opinions, critiqué celles de

(1) G. Ballingall, *Outlines of military surgery*, 2e éd. Edinburgh, 1838.
Feigned and Factitious diseases, p. 521.

(2) Ollivier d'Angers, *Mémoire sur les maladies simulées* (*Annales d'hygiène publique et de médecine légale*, 1841, 1re série, t. XXV, p. 100, et
deuxième mémoire (*Ibidem* 1843, t. XXX, p. 352).

(3) H. Gavin, *On feigned and factitious diseases, chiefly of soldiers and
seamen*. London, 1843. 1 vol. in-8.

ses devanciers et, enfin, où il aurait déduit des règles pour rechercher et découvrir la fraude. II. Gavin a fait tout simplement un résumé des opinions des auteurs de toutes nations; les médecins français lui ont fourni une grande partie de son texte, et il a donné une grande place aux faits signalés par Percy et Laurent, Fodéré, Coche, etc. (1). »

Pour être juste, il faut faire remarquer que l'auteur, lorsqu'il composa ce livre, était encore sur les bancs de l'école, on ne saurait donc y trouver la trace de son expérience personnelle et le résultat de ses propres observations.

Les *Annales d'hygiène* de 1847 contiennent encore un Mémoire de II. Bayard sur les maladies simulées, dans lequel sont relatés quelques faits intéressants de blessures et de folie simulées (2).

Plusieurs thèses dues à des médecins militaires méritent une mention spéciale. En 1854, II. Bernard (3), présenta à la Faculté de Paris une excellente dissertation sur les maladies simulées contenant plusieurs chapitres excessivement intéressants ; je signalerai d'une façon toute particulière les pages consacrées au scorbut, aux blessures, aux phlegmons, aux maladies de la peau. La thèse de Tarneau (4) est un bon travail, peu riche en faits originaux, mais dans lequel la question est bien résumée.

Enfin la même année, G. Leuduger-Fortmorel (5) soutint à la Faculté de Paris une thèse intéressante dont les

---

(1) *Annales d'hygiène*, 1re série, tome XXXII.

(2) Bayard, *Mémoire sur les maladies simulées* (*Annales d'hygiène et de médecine légale*, 1re série, t. XXXVIII, page 217).

(3) II. Bernard, *Dissertation sur les maladies simulées*. Thèses de Paris, 1854.

(4) Tarneau, *Des maladies simulées les plus communes au point de vue du recrutement*. Thèses de Montpellier, 1855.

(5) Leuduger-Fortmorel, *Considérations pratiques sur l'opération du recrutement et quelques maladies simulées*. Thèses de Paris, 1855.

matériaux ont été en grande partie recueillis dans le service de M. le professeur Champouillon.

Pour être complet, je dois encore rappeler quelques leçons de M. Champouillon, recueillies par M. Sculfort et insérées dans la *Gazette des hôpitaux* de 1858, enfin des observations disséminées dans divers recueils (1).

Les auteurs modernes de Traités de médecine légale, Briand et Chaudé, H. Bayard, Devergie, Orfila, Taylor, Casper, etc., ont tous traité assez brièvement cette question de la simulation et ont peu ajouté à nos connaissances sur cette partie difficile et peu explorée de la médecine légale.

(1) *Annales d'hygiène publique et de médecine légale ; Annales médico-psychologiques; Recueil de mémoires de médecine et de chirurgie militaires; Archives belges de médecine militaire, Edinburgh medical and Surgical Journal, Casper's Vierteljahrschrift für gerichtliche und offentliche medizi. Allgemeine militärische arztl Zeitung,* etc.

PREMIÈRE LEÇON

DES MALADIES SIMULÉES EN GÉNÉRAL

De la simulation en général. — Définition au point de vue médico-légal. — Classifications de Silvaticus, de Fortunatus Fidelis, de Marc, de Dehaussy-Robécourt, de Moricheau-Beaupré, de Gavin, de l'auteur. — Des causes de la simulation en général et dans l'armée en particulier. — Des maladies le plus ordinairement simulées. — Des moyens de découvrir la fraude : peu d'utilité des préceptes généraux. — Le problème doit toujours se réduire à une question de diagnostic différentiel. — De l'emploi des moyens de surprise, des moyens violents ou dangereux, des anesthésiques : discussion et appréciation de leur valeur. — De la législation en matière de simulation.

MESSIEURS,

En médecine légale, on est convenu de ne pas restreindre la signification de ce mot *simulation* à son sens grammatical et de l'appliquer aux divers genres de fraude en matière de maladies. — C'est sous le nom de *maladies douteuses* que Metzger étudie cette partie de la *médecine judiciaire*, et il y aurait peut-être avantage à adopter cette dénomination.

Dans nos livres classiques de médecine légale, dans les traités de Devergie, d'Orfila, de Briand et Chaudé, on étudie, dans un même chapitre, successivement les maladies simulées proprement dites, les maladies dissimulées, prétextées et imputées. — Dans ces leçons, nous n'étudierons que les maladies simulées et dissimulées, laissant de côté les maladies prétextées et imputées, d'abord parce qu'elles sont tout à fait en dehors du programme que nous avons à remplir et en outre parce que leur existence, sinon au point de vue légal et moral, mais bien au point de vue médico-légal, ne me semble pas tout à fait justifiée. Pour ce qui est en particulier des maladies imputées, c'est-à-dire de celles que l'on attribue à autrui, si elles sont réelles, elles peuvent être rangées parmi les maladies dissimulées, cachées par l'individu qui en est atteint, et, si elles sont fausses, il n'y a plus dans l'imputation de maladie qu'une affaire de l'ordre moral, qu'une calomnie. — Quant aux maladies prétextées, les auteurs classiques ne sont même pas d'accord sur les faits que l'on doit grouper sous cette dénomination ; les uns voulant avec Orfila que toute maladie prétextée soit une maladie feinte, les autres admettant, avec Briand, que la maladie peut être feinte ou réelle. Si la maladie est feinte, elle rentre évidemment dans le groupe des maladies simulées proprement dites, car, d'une manière générale, il est permis de dire que toute maladie simulée est prétextée ; la simulation n'étant dans l'immense majorité des cas qu'un moyen employé pour parvenir à un but déterminé. — Lorsque la maladie est réelle, le médecin légiste peut être appelé à constater si, par sa nature et par son intensité, cette maladie peut justifier la demande du patient, en d'autres termes, si elle est suffisante pour faire accorder au malade les avantages qu'il réclame.

Nous ne nous occuperons donc que des maladies simulées proprement dites (*morbi ficti, simulati*) et des maladies dissimulées ou cachées (*morbi celati*).

Bien que les modes de simulation soient fort variés, un certain nombre de médecins qui se sont occupés tout spécialement de ces questions n'ont cru devoir adopter aucune classification. Zacchias, en particulier, étudie successivement les maladies simulées sans suivre aucun plan, aucun ordre particulier, et Percy et Laurent ont tout simplement adopté l'ordre alphabétique, qui dans un dictionnaire se présentait naturellement à l'esprit.

Tous les auteurs n'ont pas agi ainsi, et Marc, d'abord dans sa thèse inaugurale, puis dans l'article *Déception* du *Dictionnaire en 21 volumes*, divise les maladies simulées en maladies simulées dans leurs symptômes et en maladies simulées dans leurs causes. Les premières sont les *maladies imitées ou simulées par imitation ;* les secondes sont les *maladies provoquées ou simulées par provocation.*

Ollivier d'Angers (1) a approuvé et adopté cette distinction, et en ceci il a eu parfaitement raison ; mais en considérant Marc, comme l'auteur de cette classification, il s'est trompé, et il me sera facile de vous le démontrer.

Dans le livre de J.-B. Silvaticus, il est déjà question de maladies provoquées et imitées ; la distinction que cet auteur établit en : *morbi studio acquisiti* et *morbi arte excitati,* correspond en effet exactement à la division proposée par Marc ; et cette classification se trouve à peu près exactement reproduite dans le livre de Fortunatus Fidelis qui distingue les maladies simulées en : 1° *morbi ex industriâ excitati* et 2° *non morbi ipsi sed nonnulla signa arte inducta.*

Ces deux médecins légistes avaient encore établi un autre groupe de maladies simulées qu'ils désignaient sous cette rubrique : *Verbis enuntiati morbi* — ne se traduisant que par les plaintes et les cris des patients (*languentium clamores et querimoniæ*), et qui correspondent à ce que nous devons comprendre sous le nom de *maladies alléguées,* c'est-à-dire de maladies *accusées* par un individu, sans qu'il existe de phénomènes apparents pour les caractériser. — Outre les maladies imitées, provoquées et alléguées, il est encore d'autres modes de simulation. Une maladie réelle peut être exagérée dans ses symptômes, on peut aussi exagé-

(1) Ollivier d'Angers, *Annales d'hygiène et de médecine légale,* 1re série, t. XXV, p. 100.

rer les conséquences d'un accident, d'un traumatisme : Zacchias avait désigné ce genre de fraude sous le nom de *simulatio latens*, par opposition à la simulation complète d'une maladie : *simulatio aperta*. Enfin les lésions qui caractérisent une maladie réelle peuvent être aggravées volontairement ou simplement entretenues par des moyens artificiels.

Depuis le commencement de ce siècle, les classifications destinées à comprendre tous les modes de simulation n'ont pas manqué, et je devrai me contenter de vous signaler brièvement quelques-unes des plus importantes. Dehaussy-Robécourt admet quatre classes : 1° les *maladies simulées par narration de symptômes (alléguées)*; 2° *maladies exagérées*; 3° *maladies provoquées*; 4° *maladies réelles déterminées par des causes que l'on avait primitivement voulu faire servir à la simulation*.

Moricheau-Beaupré distingue les maladies simulées en : 1° *maladies simulées dépendant uniquement de la volonté*; 2° *maladies simulées et imitées volontairement avec des moyens artificiels, mais sans lésion d'organes ou de fonctions*; 3° *maladies simulées factices, et volontaires, imitées avec des moyens artificiels ayant déterminé des lésions d'organes et de fonctions*.

Enfin Gavin divise les maladies feintes (*feigned*) en quatre classes : 1° *fictitious diseases* (simulées proprement-dites, fictives), qu'il subdivise en : *pretended* (alléguées) et *simulated* (imitées) ; 2° *exaggerated diseases* ; 3° *factitious* (provoquées) ; 4° *aggravated diseases*.

Dans un travail sur la simulation, que j'ai publié dans le numéro d'avril 1869, des *Annales d'hygiène*, j'ai divisé les maladies simulées en deux grandes classes : celles dans lesquelles le simulateur n'emploie aucun moyen susceptible de déterminer une lésion quelconque, et celles dans lesquelles au contraire il a recours à des moyens artificiels susceptibles

de produire des lésions. Le tableau suivant résume cet essai
de classification :

Maladies simulées proprement dites : { Imitées. / Alléguées. / Exagérées.

Maladies simulées par provocation : { Provoquées proprement dites. / Aggravées. / Entretenues.

Il serait peut-être préférable de diviser la simulation en
deux classes suivant que la maladie est complétement ou
partiellement le fait de la fraude, et on aurait ainsi la classification suivante :

1° Simulation complète : { Maladies alléguées. / Maladies imitées. / Maladies provoquées.

2° Simulation partielle : { Maladies exagérées. / Maladies aggravées. / Maladies entretenues.

Enfin, on pourrait encore, en se plaçant tout spécialement au point de vue du diagnostic, les distinguer en : *maladies fausses comprenant les maladies alléguées et imitées,
et en maladies réelles, mais provoquées, aggravées, entretenues ou exagérées.*

Je ne voudrais pas insister plus longuement sur ces classifications, car aucune d'entre elles ne servira de base à l'é-
tude des maladies simulées que nous allons faire ensemble.
Quelle que serait celle que j'adopterais, elle m'exposerait
inévitablement à des longueurs et à des redites, une même
maladie pouvant, au point de vue de la simulation, rentrer
dans plusieurs des groupes que nous avons établis.

Pour éviter ces inconvénients, il me paraît bien plus simple de faire l'étude des maladies simulées en passant successivement en revue les affections des divers organes, des divers appareils de l'économie et en vous indiquant, à propos
de chacune d'elles, les divers genres de simulation dont elles

sont susceptibles. Puis, comme complément de cette étude, j'aurai le soin, toutes les fois qu'il y aura lieu, de vous parler de la dissimulation de ces mêmes maladies.

Le plan que j'ai l'intention d'adopter pour l'étude de chaque maladie simulée en particulier est bien simple ; après vous avoir brièvement exposé les diverses causes de simulation qui peuvent être spéciales à chaque maladie, celles qui font que la simulation en est rare ou fréquente, je vous indiquerai les moyens employés pour la simuler et enfin la manière dont vous devrez procéder pour découvrir la fraude.

Mais, avant d'entrer dans l'étude des maladies simulées en particulier, il ne sera pas, je crois, sans intérêt et sans utilité, de vous faire connaître : 1° les *causes principales de simulation* ; 2° les *modes de simulation le plus souvent employés*, et enfin 3° les *moyens généraux de découvrir la simulation*.

Les causes de simulation sont, vous le devinez, excessivement variées. — Le premier auteur d'une monographie sur les maladies simulées, J.-B. Silvaticus, avait cru pouvoir les ranger sous trois chefs principaux : la crainte, la honte et l'intérêt : *Reducuntur ad timorem, vel ad verecundiam, vel ad lucrum*.

D'après Marc, ces deux mots incivisme et immoralité comprennent à la rigueur tous les motifs qui peuvent porter à simuler. Toutefois, ajoute-t-il, en examinant ces motifs de plus près, on peut les grouper autour des huit chefs suivants : l'intérêt pécuniaire, l'ambition, la haine, la crainte, le chagrin, la paresse, l'amour et le fanatisme.

Il me paraît bien plus simple et plus **exact** de dire que toute passion à satisfaire, tout intérêt à servir peut, à un moment donné, devenir une cause de simulation. — Le mensonge est une arme dont les hommes ont toujours su user pour parvenir à leur but. — Dans une civilisation,

comme la nôtre, qui chaque jour se raffine, mais qui aussi
se déprave, il ne faudrait pas croire que les motifs de simulation disparaissent, ils ne font que se modifier. Il est un
vieux proverbe qui dit : Autres temps, autres mœurs, et on
peut dire tout aussi exactement autres temps, autres motifs
de simulation. Un certain nombre de circonstances spéciales
de notre vie sociale actuelle sont ainsi devenues des causes
fréquentes de tentatives de fraude. Qu'il me suffise de vous
rappeler que, dans les affaires d'assurances sur la vie, la dissimulation de maladies est un fait qui se reproduit fort souvent ; qu'il n'est aussi rien moins que rare de voir un individu désigné pour faire partie d'un jury, pour remplir une
des charges qui peuvent incomber à tout citoyen, alléguer,
prétexter une maladie quelconque pour se soustraire à ces
obligations, enfin qu'il arrive encore souvent dans les grandes
industries, dans certaines administrations, que des ouvriers,
des employés exagèrent les conséquences d'un accident pour
pouvoir obtenir soit des dommages-intérêts, soit des pensions.
— Je ne saurais vous indiquer ici tous les motifs de simulation qui peuvent se présenter dans la vie civile, et je me hâte
d'arriver à l'étude des causes de la simulation dans le milieu
social qu'il nous importe le plus de connaître.

Bien que l'armée soit fort loin, vous le voyez d'après
ce qui précède, d'avoir le monopole de la simulation, le
médecin militaire est certainement plus exposé que tout
autre à être trompé par ceux auxquels il est appelé à donner
des soins. — Il est un fait, cependant, que je m'empresse de
reconnaître, c'est que les maladies simulées paraissent être
aujourd'hui beaucoup moins nombreuses qu'autrefois dans
l'armée. Cet heureux résultat doit être attribué à ce que les
jeunes gens, un peu plus instruits en général que par le passé,
appréhendent moins la conscription, et aussi à la sollicitude
du commandement qui a su atténuer, dans la limite du possible, les rigueurs et les exigences du service militaire.

Les tentatives de simulation commencent dès le moment où il s'agit de reconnaître l'homme apte au service.

Suivant la manière dont le recrutement s'effectue, la simulation revêt des formes différentes dans les armées ; dans les pays où comme en France, en Italie, en Prusse, la conscription est le mode de recrutement le plus important, c'est la simulation proprement dite qui prédomine, tandis que dans les armées où comme en Angleterre le recrutement s'effectue au moyen d'engagements, c'est au contraire la dissimulation qu'on observe le plus souvent.

En France tous les militaires, on le sait, ne servent pas au même titre. Les uns, les plus nombreux, appelés par le sort, sont reconnus aptes au service devant le conseil de révision : ce sont les jeunes soldats. Les autres sont des engagés volontaires ; une troisième catégorie est formée des remplaçants et des substituants ; enfin une quatrième comprend les rengagés.

Suivant le titre auquel doit servir le militaire, la fraude se présente sous un aspect différent. Devant le conseil de révision, le jeune conscrit cherchera à simuler une maladie, il alléguera une infirmité ou provoquera une lésion quelconque ; tandis que l'engagé volontaire, le remplaçant, qui désirent entrer au service, feront au contraire tous leurs efforts pour dissimuler les infirmités dont ils peuvent être atteints.

Le jeune soldat enlevé à ses foyers et qui souvent ne se sentait appelé par aucune vocation au métier des armes n'a qu'un but : retourner à son village ; et, pour cela, il déploiera sinon une grande habileté, au moins une persévérance à toute épreuve. Bien qu'en France, la discipline soit aussi douce que possible, un dur noviciat attend le conscrit au régiment. Un changement radical dans la manière de vivre, une obéissance passive, des exercices pénibles et prolongés, etc., en voilà plus qu'il n'en faut pour faire comprendre sinon pour excuser le désir de se soustraire à cette nouvelle existence.

Arrivé au régiment, l'engagé volontaire ne tarde pas à perdre ses illusions et pense bientôt à dépouiller l'uniforme qu'il a tant convoité. Généralement citadin, un peu instruit, il est fertile en expédients, et c'est avec lui surtout que le médecin militaire doit se tenir sur ses gardes. Les remplaçants, une fois acceptés, n'ont pas, on le comprend, en ayant recours à la simulation, seulement pour but de se faire libérer du service, mais bien encore de devenir possesseurs du prix de leur remplacement sans l'avoir gagné.

Sous l'empire de la loi du 26 avril 1855, dite de la dotation de l'armée, alors que l'État, moyennant une somme fixée chaque année, se chargeait lui-même de pourvoir au remplacement du jeune conscrit, en réengageant les anciens soldats ou en acceptant directement des hommes qui recevaient une certaine prime pour prendre du service, on n'admettait que des individus bien évidemment aptes à entrer dans l'armée, et la fraude était bien difficile.

Aujourd'hui que la loi du 1er février 1868 nous a ramenés sur ce point au moins à la loi du 21 mars 1832, aujourd'hui que le jeune homme doit traiter directement avec son remplaçant, que le remplacement par voie administrative n'existe plus, aujourd'hui enfin que la traite des blancs subsiste encore après l'abolition de celle des noirs, nous nous trouvons en face d'hommes qui ont tout intérêt à nous tromper, et la plus grande attention n'est pas de trop si nous voulons échapper aux piéges qui nous sont tendus.

Il arrive assez souvent que des individus, lorsqu'ils se présentent à la visite du médecin pour être reconnus aptes au service, soit comme jeunes soldats, soit comme engagés volontaires, soit enfin comme remplaçants ou rengagés, ignorent qu'ils sont atteints de maladies qui les y rendent impropres. Nous ne devons jamais oublier cette possibilité de la *dissimulation par ignorance*, qui, au point de vue du recrutement de l'armée, n'aurait pas des conséquences moins graves que la dissimulation réelle, c'est-à-dire que s'il y avait fraude volontaire de la part des hommes soumis à notre examen.

L'âge et l'ancienneté de service des individus, à quelque titre qu'ils servent, ont une influence considérable sur la fréquence de la simulation. Ce n'est guère que pendant la première et la deuxième année du congé que les tentatives de fraude sont réellement sérieuses, que le militaire déploie une certaine ténacité. Plus tard, quand du reste il est convaincu que toute chance de succès est perdue, il ne songe plus à renouveler ses tentatives.

Il n'est pas jusqu'à la race qui n'exerce une influence. Certaines contrées en France fournissent, en tout temps, un nombre de simulateurs plus élevé que les autres : la Bretagne sur ce point mérite de figurer en première ligne ; mais les Bretons deviennent, il faut le dire, d'excellents soldats, après avoir échoué dans leurs coupables tentatives. Dans l'armée du Royaume-Uni, les Irlandais simulent plus souvent que les Écossais et surtout que les Anglais. Lorsque la conscription fut établie en Autriche, les jeunes soldats originaires de la Bohême présentèrent une proportion de simulateurs bien plus considérable que les conscrits provenant des autres parties de la monarchie.

Chacun apporte, dans sa manière de procéder, l'esprit qui caractérise sa race : le Breton, sa ténacité ; le Normand, sa finasserie ; le Gascon, son aplomb imperturbable, le Parisien une imagination féconde en ressources.

Il serait banal de faire remarquer que les corps d'élite, ceux de la Garde Impériale par exemple, fournissent infiniment moins de simulateurs que les autres troupes et que les corps spéciaux d'Afrique en particulier.

Dans la vie civile, on trouve, à tous les âges, à tous les

degrés de l'échelle sociale, des gens qui ne craignent pas de recourir à la simulation, et il n'en est pas autrement dans l'armée. Là, on trouve les motifs les plus futiles comme les plus graves de simulation, depuis les innocents subterfuges des enfants de troupe pour ne pas aller à l'école, jusqu'aux tentatives de fraude les plus opiniâtres du soldat qui veut à tout prix abandonner le régiment.

Dans les écoles militaires et tout spécialement à l'école de Saint-Cyr, les simulations sont, paraît-il, assez fréquentes, mais du reste sans aucune importance. Je me rappelle avoir lu certaine poésie, un peu libre, sur la vie intérieure de Saint-Cyr et dans laquelle sont exposées, tout au long, les ruses mises en usage pour obtenir une exemption, entrer à l'infirmerie ou y prolonger son séjour.

Rare, il faut le dire, chez les officiers, la simulation n'est cependant pas exceptionnelle. La position de l'officier étant tout autre que celle du soldat, les motifs de la fraude sont différents ; elle ne se présente pas sous le même aspect, mais n'en est pas moins réelle. En outre, il est des officiers qui se trompent eux-mêmes, car rien, n'est malheureusement plus fréquent, parmi eux, que l'hypochondrie, et l'on est parfois porté à considérer comme simulateurs, des malades que torture une affreuse nosomanie : fruit de l'inaction et de quelques fausses notions de médecine puisées dans certains livres qui n'ont de médical que le titre et qui forment le complément obligé du bagage de tout officier.

Au régiment chaque jour se présentent de nouveaux motifs de simulation pour le soldat paresseux. Se faire porter malade et obtenir une exemption quelconque du médecin est une industrie que pratiquent sur une vaste échelle un certain nombre d'hommes dans tous les régiments. Qu'il s'agisse d'un exercice, d'une revue, d'une marche militaire, d'une corvée quelconque, le même stratagème est employé. Pour les hommes punis en particulier, recourir à la simu-

lation est le seul moyen de se faire ouvrir les portes de la
salle de police, et ceux qui se trouvent dans ces conditions
ne sauraient être trop suspectés.

Dans les régiments, la mauvaise réputation du médecin
peut devenir un encouragement à la fraude ; si au contraire on vous considère comme un médecin instruit, un
bon observateur, on hésite beaucoup plus à tenter de vous
induire en erreur.

En Angleterre, les simulateurs de profession portent dans
l'armée de terre le nom de *malingerers*, tandis que dans
la marine, on les désigne sous celui de *skulkers*.

Si l'affection alléguée ou provoquée est tant soit peu grave,
le militaire est envoyé à l'hôpital, et là s'il trouve un médecin qui ne sache pas dévoiler la fraude, il pourra retirer
de plus grands avantages de sa supercherie.

D'abord en exagérant ses souffrances, en entretenant son
mal, il pourra rester plus longtemps à l'hôpital, et quoique
ce séjour n'ait rien de bien séduisant, pour certains paresseux, il est encore préférable à celui de la caserne. D'autres,
et ceux-là ont des raisons spéciales, les condamnés militaires,
font tous leurs efforts pour rester à l'hôpital, une fois qu'ils
ont pu y entrer : chez eux la fraude est traditionnelle.

Dans l'armée anglaise, ces amateurs passionnés de l'hôpital portent un nom spécial ; on les appelle *hospital birds*,
ce qui littéralement signifie oiseaux d'hôpital et qu'on pourrait rendre par la locution française un peu triviale, de
piliers d'hôpital.

Il est une époque revenant avec une périodicité invariable,
et à laquelle tous les malades de nos salles, à bien peu d'exceptions près, accusent une certaine aggravation dans leur
état. Un matin, on est tout surpris de trouver les visages
assombris, personne n'a dormi, on a perdu l'appétit, les
douleurs se sont ravivées. Dès le premier moment, on ne
s'explique pas cette recrudescence subite et générale, mais

bientôt tout s'éclaircit : la fin du mois est proche, et l'on va accorder des congés de convalescence. La chose est tellement vraie que, si le congé est accordé, tous les symptômes accusés la veille ont disparu le lendemain, la gaieté revient et la guérison est assurée. Enfin je dois vous signaler encore un motif de fraude ou au moins d'exagération d'une maladie réelle qui s'observe assez souvent dans les hôpitaux, et que nos confrères civils ont l'occasion de constater bien plus fréquemment que nous : c'est le désir d'être envoyé à une station thermale.

Tous les motifs de simulation que je vous ai indiqués, Messieurs, jusqu'à présent n'ont, en réalité, rien de bien sérieux, et quand même le médecin militaire serait dans ces cas parfois victime de la fraude, l'armée n'aurait guère à en souffrir.

Mais si, en temps de paix, les exemptions à la caserne, l'envoi à l'hôpital, voire même l'envoi en convalescence ou aux eaux minérales d'un faux malade n'ont pas d'inconvénients excessivement graves, il en est tout autrement en campagne ; et c'est alors qu'il faut savoir déployer une certaine sévérité. — Un médecin qui remplirait alors ses fonctions avec faiblesse ou avec complaisance serait coupable ; il faut savoir résister, dans une juste mesure, à toute demande qui ne serait pas motivée.

Le pantalon rouge ne transforme pas tous les soldats français en héros. Lorsqu'une grande guerre éclate, le nombre des simulations augmente immédiatement dans des proportions très-notables, et, en présence de l'ennemi, plus d'un, sentant son courage faiblir, songe à recourir à la fraude pour échapper au danger. Les mutilations volontaires, assez fréquentes autrefois en campagne, sont cependant devenues très rares aujourd'hui ; ainsi, pendant la campagne d'Italie de 1859, un seul homme du 15me de ligne s'est mutilé volontairement en se tirant un coup de pistolet dans le mollet.

Le plus souvent, les fraudes un peu sérieuses ont pour mobile un intérêt important; généralement on ne simule pas une maladie, on ne provoque pas une lésion un peu grave pour être envoyé à l'hôpital ou obtenir un congé de convalescence : la réforme est le but auquel on vise, et la ténacité, la persévérance que déploient certains individus pour réussir est parfois inouïe. — L'année dernière, j'ai eu dans mon service un militaire du 9ᵐᵉ de ligne, dont je vous rapporterai plus tard l'observation et qui pendant plus de 18 mois simula l'aphonie; convaincu trois fois de supercherie, il n'en renouvelait pas moins ses tentatives, et il ne renonça définitivement à sa fraude que lorsqu'il se vit menacé du conseil de guerre; il lui restait alors à peine deux ans de service à faire pour obtenir sa libération. L'exemple le plus remarquable que je connaisse dans ce genre est celui d'un militaire qui simulait, à la fois, l'idiotie, le mutisme, l'incontinence d'urine, le torticolis, et que M. Champouillon garda près d'une année au Val-de-Grâce avant de pouvoir le faire capituler.

Je dois vous rappeler ici qu'il n'est pas rare de rencontrer des individus atteints de maladies réelles qui cherchent à exagérer leurs souffrances ou leurs infirmités dans le but d'obtenir non plus seulement un congé de réforme, mais une gratification et même, s'il est possible, une pension de retraite. Vous serez encore exposés à rencontrer des maladies exagérées chez des officiers qui désirent se faire mettre en non-activité pour infirmités temporaires ou en réforme pour infirmités incurables.

Il est un genre de fraude qui, en campagne, n'est pas excessivement rare. — Un homme est blessé accidentellement en dehors du champ de bataille, il reçoit un coup de pied de cheval, une contusion quelconque, et vient réclamer des soins à l'ambulance, prétendant qu'il a reçu sa blessure à l'ennemi et cherchant à obtenir un certificat d'origine qui, non-seulement lui permettra de faire inscrire une blessure reçue à l'ennemi sur ses états de services, mais encore pourra, à un moment donné, l'autoriser à demander une pension de retraite pour infirmités. — S'il est possible de tromper au sujet de l'origine des infirmités, la fraude est bien difficile cependant en France, en matière de pensions de retraite. Pour établir la proposition, il ne faut pas moins de cinq médecins différents; outre le certificat d'origine, trois autres certificats sont nécessaires : 1° d'incurabilité, établi par le médecin traitant ; — 2° d'examen (visite) ; — 3° de vérification (contre-visite) ; ces deux derniers sont établis chacun par deux médecins différents. — Et encore, avant que la pension soit accordée, toutes ces pièces médicales doivent être soumises à l'approbation du conseil de santé des armées. — En Angleterre, autrefois au moins, l'admission à la retraite pour infirmités n'était pas entourée de garanties suffisantes, et il y a à peine 40 ans, chaque année le trésor anglais était, paraît-il, grevé de 30,000 livres sterling pour pensions de retraite accordées à des individus qui avaient simulé des infirmités (1). Je me plais à croire qu'aujourd'hui les formalités sont plus rigoureuses et que la fraude n'est plus aussi souvent couronnée de succès.

Dans tous les cas que nous avons supposés jusqu'à présent, la simulation n'était qu'un moyen de parvenir à un but bien déterminé, mais il est, il faut le dire, des individus qui simulent sans qu'aucun intérêt particulier les pousse à recourir à la fraude. On a voulu voir, dans ces simulations sans but, des symptômes d'aliénation mentale ; je ne nie nullement qu'il n'en soit ainsi dans un certain nombre de cas, mais il en est d'autres où il est absolument impossible d'invoquer cette excuse ; l'individu trompe, avec la conscience de sa fraude, uniquement pour avoir le plaisir de tromper.

(1) *Galignani's messenger*, 24 septembre 1829.

E. BOISSEAU, Mal. sim.   4

Le temps des grossières simulations est passé ; on ne simule plus, comme du temps d'Ambroise Paré, des ulcères en appliquant sur la jambe une rate de bœuf, des hémorrhoïdes en introduisant des portions d'intestin d'animaux dans le rectum, l'ictère en se barbouillant le corps avec de la suie délayée dans l'eau ; de semblables supercheries, même pour les yeux les moins exercés, n'auraient pas la moindre chance de succès.

Mais si la science a marché, si aujourd'hui nos moyens d'investigation sont plus nombreux et plus précis, si l'observation est plus rigoureuse, d'un autre côté l'industrie des simulateurs n'est pas restée en arrière, les moyens de fraude se sont perfectionnés, et les difficultés pour le médecin chargé de les découvrir n'ont fait qu'augmenter. Il faut bien que vous sachiez qu'il existe encore des individus qui font profession d'indiquer aux conscrits les moyens de se rendre impropres au service, qui leur apprennent à imiter ou à provoquer des maladies qui pourront les faire exempter. Dans les régiments, il existe, pour simuler les maladies, des recettes que les anciens soldats transmettent aux recrues et qui se perpétuent ainsi dans certains corps. Enfin dans les prisons militaires et en particulier dans les pénitenciers d'Afrique ces recettes sont réunies, passez-moi le mot, en corps de doctrine, et forment ce que les prisonniers désignent sous le nom expressif de « catéchisme de maquillage ».

Il est une infinité de circonstances qui font varier le mode de simulation. Tout d'abord doit entrer en ligne de compte le mobile de la simulation ; on cherchera à proportionner la gravité de la maladie simulée à l'importance du but à atteindre. Devant le conseil de révision, on alléguera une infirmité qui entraîne *à priori* l'exemption : l'épilepsie, la surdité, l'amaurose ; on ne reculera même pas devant une mutilation volontaire. Au régiment, pour obtenir l'exemption d'un service quelconque, pour être envoyé à l'hôpital ou à l'infirmerie on simulera une maladie aiguë, passagère, une indisposition de peu de gravité. Enfin, les simulateurs plus osés qui ne tendent à rien moins qu'à obtenir un congé de réforme ou même une pension de retraite chercheront à simuler une maladie ou infirmité chronique, grave, pouvant justifier leur demande.

L'homme qui veut vous tromper, s'il est un peu habile, tentera de feindre une maladie que les circonstances particulières dans lesquelles il s'est trouvé auront pu aider à développer ; il cherchera, autant que faire se pourra, à attribuer sa maladie à une cause plausible, à donner à sa fraude les apparences de la vérité ; enfin les moyens dont il a pu disposer, les conseils qu'il a pu recevoir, le milieu dans lequel il vit exerceront la plus grande influence sur le genre de simulations qu'il adoptera.

Généralement les maladies que l'on simule sont des maladies vulgaires, banales. S'il en est dont la simulation est facile, il en est d'autres, au contraire, qu'il est impossible de feindre. Les maladies qui, pour être simulées, n'exigent que de l'inertie et de la persévérance, sont adoptées bien plus souvent que celles qui exigent le concours permanent et actif de la volonté et de l'intelligence. Les maladies qui ne se révèlent à nous par aucun phénomène apparent, par aucun symptôme objectif, sont, on le devine, celles auxquelles les simulateurs accordent aussi la préférence.

A la caserne, l'un accusera une douleur très-vive dans les lombes, dans les membres inférieurs et simulera un lumbago, une sciatique qu'il attribuera à un refroidissement, aux fatigues d'une marche ; un autre se présentera avec une langue couverte d'un enduit blanchâtre après s'être frappé le coude contre la muraille pour accélérer son pouls, prétendra avoir perdu l'appétit et simulera ainsi un embarras gastrique ; un troisième s'introduira, dans l'œil, une poudre irritante quelconque, du tabac à priser par exemple, ou se lotionnera avec de l'urine, de l'eau de savon pour provoquer une conjonctivite ; un quatrième s'introduira entre le prépuce et le gland ou entre les lèvres du méat urinaire un morceau d'écorce de Garou, et provoquera ainsi une balano-posthite ou une uréthrite aiguë, etc.

Voilà quelques-uns des cas qui se présentent le plus souvent à l'observation du médecin de régiment et qui forment, pour ainsi dire, le fond de sa pratique journalière en fait de simulations.

Les moyens auxquels ont recours les simulateurs ne sont pas toujours aussi simples, et les maladies qu'ils allèguent, imitent ou provoquent sont parfois choisies parmi les plus graves et les plus dangereuses : ainsi on possède quelques faits de simulation de rage, de tétanos ; certains individus se sont introduits de petits cailloux dans la **vessie** pour se faire tailler, et enfin une femme, dont Lentin rapporte l'observation, se serait fait amputer le sein pour mettre fin à des douleurs intolérables dont elle *prétendait* que cet organe était le siége.

Parfois il arrive que les simulateurs dépassent le but qu'ils voulaient atteindre, qu'au lieu de provoquer une lésion légère, ils déterminent une infirmité grave : ainsi des ophthalmies entraînant une perte plus ou moins complète de la vision sont quelquefois survenues à la suite de l'emploi d'agents irritants, de caustiques qui devaient servir seulement à provoquer une légère conjonctivite ; des otites profondes et des accidents cérébraux mortels ont été la conséquence de l'introduction de corps étrangers dans le conduit auditif externe, etc.

Enfin, dans quelques circonstances, le simulateur peut être lui-même victime de sa propre supercherie et finir par être atteint en **réalité** de la maladie qu'il avait seulement l'intention de simuler. Les exemples de femmes devenues réellement hystériques, après avoir eu un certain nombre d'attaques simulées ne sont pas rares, et des auteurs dignes de foi (Metzger, Wilderg, etc.) ont observé des cas d'épilepsie réelle survenue à la suite d'accès simulés souvent répétés.

Mis en face d'une maladie douteuse, le médecin a toujours à résoudre un problème grave et difficile, une question délicate à trancher.

Zacchias, qui le premier a établi quelques règles, quelques préceptes, pour arriver à la découverte de la fraude, conseille d'avoir égard à cinq ordres de faits :

1° *Aux circonstances extérieures ;* 2° *au genre de la maladie ;* 3° *au peu d'empressement du malade à prendre des médicaments ;* 4° *aux phénomènes qui accompagnent la maladie,* et enfin 5° *à ceux qui la suivent.* Ces règles ont été pendant longtemps servilement acceptées ; les auteurs qui ont suivi Zacchias se sont le plus souvent bornés à commenter les préceptes qu'il avait posés.

Marc (1) établit dix règles, que Gavin a adoptées sans rappeler le nom de leur auteur, Orfila en indique onze et Casper, renchérissant encore, n'en donne pas moins de treize. Pour ma part, je crois qu'il est bien inutile de multiplier les préceptes, les règles générales.

Un examen attentif du prétendu malade, une observation consciencieuse, la comparaison des symptômes allégués ou présentés par le simulateur à ceux de la maladie qu'il feint d'avoir, doivent suffire pour faire découvrir la fraude. Un jugement droit au service de notions scientifiques bien nettes, bien précises, permettra le plus souvent de résoudre toutes les difficultés. Silvaticus avait déjà dit : *Morborum omnium et præsertim internorum signa certa pathognomonica antè omnia probè scire necesse est.*

Le docteur Cheyne n'a guère fait que le répéter lors-

---

(1) Marc, *Dictionnaire en 21 volumes.* T. VI, p. 370. Article DÉCEPTION.

qu'il a dit : « *It is obvious that the discovery ofit will be*
« *most readily made by those who are best physiologists*
« *and pathologists.* »

C'est avec beaucoup de raison que Metzger a proposé de
donner à cette partie de la médecine légale le nom *Séméioti-*
que judiciaire. Cette expression me semble très-heureusement choisie et mériterait certainement d'être acceptée :
toutes les questions que le médecin est appelé à résoudre
dans les cas de simulation, n'étant pas autre chose, en réalité, que des questions de diagnostic différentiel.

Et tout d'abord la première question que l'on doive se poser est celle-ci : La maladie existe-t-elle ? Cette première
partie du problème résolue, il s'agit de savoir, la maladie existant, si elle est exagérée, aggravée, entretenue, et en outre
si elle n'est pas due à des causes auxquelles le malade se
serait volontairement exposé : en d'autres termes, si elle n'a
pas été provoquée. La solution de ces diverses questions n'est
pas sans présenter de nombreuses difficultés.

Il est un premier point très-important que je dois vous indiquer immédiatement : un certain nombre de maladies *à*
priori ne peuvent être simulées, une pleurésie par exemple,
tandis que d'autres au contraire sont l'objet d'une préférence marquée précisément à cause de la facilité avec laquelle on peut les imiter ou les provoquer: la surdité,
l'aphonie, l'incontinence d'urine, la conjonctivite, etc.
Il y a même dans ce fait d'un grand nombre d'individus présentant à la fois et dans les mêmes circonstances les
mêmes lésions quelque chose qui peut mettre sur la voie de
la fraude : c'est ainsi qu'on a observé plus d'une fois de véritables *épidémies* de simulation d'épilepsie, d'amaurose,
d'héméralopie, etc.

Lorsque vous avez à donner votre opinion sur un cas suspect, il faut vous livrer à l'examen le plus complet, à l'observation la plus minutieuse.

Vous ne devez pas avoir seulement égard à l'état actuel du prétendu malade, aux symptômes morbides qu'il allègue ou qu'il présente, mais bien encore tâcher de vous renseigner sur l'époque du début de la maladie, les causes auxquelles elle est attribuée, sa marche, sa durée. Souvent vous apprendrez que l'individu est malade seulement depuis qu'il a un intérêt quelconque à simuler, souvent aussi vous ne pourrez trouver qu'une étiologie banale, insignifiante et même ridicule, enfin si le simulateur sait imiter plus ou moins exactement les symptômes de la maladie dont il se prétend atteint, il pourra être moins édifié sur sa marche habituelle, sur sa durée, et commettre sur ce point quelque erreur dont vous ne devrez pas manquer de tirer parti.

L'étude des phénomènes morbides allégués ou présentés nous fournit bien évidemment les éléments les plus importants pour parvenir à la découverte de la fraude. D'une manière générale je puis seulement vour dire ici que, s'il est dans certaines maladies des phénomènes que l'on peut imiter, il en est d'autres heureusement que la volonté et l'astuce du simulateur sont impuissantes à reproduire ou que l'imposteur au moins n'imite qu'incomplétement, qu'approximativement. Il est, par contre, certains phénomènes très-facilement imitables, même trop facilement imitables, la surdité par exemple, car le simulateur, pour prouver la réalité de sa maladie, les pousse jusqu'à l'exagération et vous aide ainsi à dévoiler la supercherie.

Tous les symptômes d'une maladie sont loin d'avoir la même valeur, le fait est banal, bien qu'il ne soit pas toujours assez mis en relief dans les traités classiques de pathologie. Dans une expertise sur une maladie douteuse, vous ne devez pas vous attacher à rechercher les symptômes qui n'ont absolument rien de pathognomonique, mais au contraire ceux qui appartiennent bien en propre à la maladie supposée, qui en sont la vraie caractéristique.

D'une façon générale, dans toute maladie suspecte, autant

les phénomènes objectifs méritent de confiance, autant les phénomènes subjectifs en méritent peu. La science moderne a mis à notre disposition des instruments de diagnostic qui peuvent nous rendre dans ces cas douteux d'immenses services ; qu'il me suffise de citer l'ophthalmoscope, le laryngoscope, l'otoscope, etc. Ces moyens d'investigation, en nous permettant de constater exactement l'état des organes dont les fonctions sont prétendues lésées, ont facilité dans un grand nombre de cas notre tâche ; mais, tout en reconnaissant les services qu'ils peuvent nous rendre, il ne faudrait cependant pas en exagérer l'importance, car ils pourraient parfois, si l'on s'adressait exclusivement à eux, nous induire en erreur. J'aurai plus tard l'occasion de revenir sur ce fait tout spécialement à propos des résultats fournis par l'ophthalmoscope, mais je dois vous dire immédiatement qu'il ne faut tenir compte que des lésions bien nettes, bien évidemments susceptibles d'entraîner des troubles fonctionnels notables. Lorsqu'on constate une lésion assez grave pour porter atteinte aux fonctions d'un organe, rien souvent n'est plus difficile que de savoir si l'individu soumis à notre observation n'exagère pas, si, en d'autres termes, l'altération fonctionnelle alléguée correspond bien à la lésion organique constatée.

Outre les instruments d'exploration que je viens de vous signaler, on a encore, dans ces dernières années, appliqué le sphygmographe à la constatation de l'épilepsie, des paralysies simulées ; les propriétés des prismes ont été utilisées pour découvrir la simulation de l'amaurose, etc. Il n'est pas jusqu'à des substances introduites récemment dans la thérapeutique qui n'aient été conseillées pour dévoiler certaines supercheries ; l'atropine, dans le cas de myopie supposée, la fève de Calabar dans le cas de mydriase provoquée artificiellement. Enfin, dans les éruptions cutanées provoquées, qu'il s'agisse d'affection du cuir chevelu pouvant simuler le favus, de pustules au menton pouvant simuler le sycosis, le microscope vous permettra de constater l'absence des parasites qui caractérisent ces maladies. Dans un cas d'hématémèse suspect, on pourrait encore distinguer, par l'examen microscopique, le sang humain du sang d'animal qui aurait pu être ingéré.

Sans rejeter le moins du monde les renseignements que l'on peut trouver dans les antécédents de l'individu, dans sa situation morale, les motifs qui ont pu le porter à simuler, nous devons, je crois, laisser un peu à l'arrière-plan tous les moyens extra-médicaux d'investigation. Nous ne devons, évidemment, nous priver d'aucune ressource, pourvu qu'elle soit licite ; mais, autant que faire se peut, il faut procéder uniquement avec les armes que la science met à notre disposition, et, dans l'immense majorité des cas, heureusement, elles sont suffisantes. Il ne nous appartient pas de chercher à arracher la vérité, à obtenir des aveux. Si parfois nous restons dans le doute, il ne faut pas craindre de l'avouer ; si la science est insuffisante pour nous éclairer, sans fausse honte nous devons avouer notre impuissance.

Lorsque vous interrogez un malade suspect, je vous conseille d'avoir soin, plus que dans tout autre cas, d'employer des expressions vulgaires pour être sûr de bien vous faire comprendre, et en outre de ne pas oublier d'adresser les questions de manière à ne pas faciliter les réponses. Il faut que vous sachiez aussi qu'un certain nombre de simulateurs ont étudié la maladie qu'ils cherchent à imiter, dans des livres scientifiques, et il leur arrive souvent d'employer des termes techniques ordinairement ignorés des individus étrangers à notre art. Enfin, je dois encore vous signaler certains malades qui par condescendance pour le médecin, par bonhomie, ont l'habitude de répondre toujours affirmativement aux questions que nous pouvons leur adresser : il est nécessaire d'être prévenu de ce fait pour éviter, dans certains cas, une méprise regrettable, pour ne pas considérer comme simulateur, un malade réel qui croit se rendre plus intéressant en ne nous contredisant jamais.

Certains fourbes, lorsqu'ils voient que leur fraude a peu de chances de succès, n'hésitent pas à feindre une autre maladie ; j'ai eu, il y a trois ans, dans mon service, un condamné, qui provoqua successivement des ulcérations sur le gland, une uréthrite, une conjonctivite, une éruption cutanée ; vous comprenez facilement que la succession de maladies aussi variées, survenues sans causes appréciables, doit rendre l'individu qui les présente plus que suspect.

Le malade qui se plaint toujours, qui ne trouve jamais d'expressions suffisantes pour exprimer ses souffrances, doit encore nous inspirer une certaine défiance, tout en n'oubliant pas qu'une douleur supportée sans la moindre plainte par un individu peut paraître intolérable à un autre, et que par conséquent il faut savoir tenir compte de la susceptibilité individuelle.

Zacchias, ainsi que je vous l'ai déjà dit, considérait dans ces cas suspects, comme un fait très-important, le peu d'empressement que met le malade à réclamer des soins et à prendre les médicaments qu'on lui prescrit. Je ne saurais vous conseiller d'accorder une grande valeur à cette considération, car rien n'est plus commun, vous le savez, que de rencontrer de réels malades qui ne mettent pas le moindre empressement à consulter le médecin et qui ont une répugnance invincible pour tout médicament, tandis que par contre il vous arrivera certainement plus d'une fois de trouver des simulateurs assez impudents pour réclamer vos soins avec la plus grande insistance et exécuter ponctuellement toutes vos prescriptions.

Pour faciliter la tâche du médecin, dans les cas de maladies simulées, il est d'une bonne pratique de réunir tous les individus suspects dans un service spécial, ainsi que cela se fait au Val-de-Grâce ; le simulateur sait qu'il va y être observé minutieusement, et il ose moins déployer ses moyens de fraude ; en outre, le personnel de ce service étant habitué à voir cette catégorie spéciale de malades, la surveillance y est plus active et aussi plus intelligente.

Je ne saurais trop vous recommander de ne jamais trancher ces questions de simulation avant d'avoir acquis une certitude, de ne jamais porter un jugement prématuré. Si vous procédiez autrement, vous vous exposeriez aux mécomptes les plus désagréables, aux erreurs les plus graves.

Foderé (1) et Cheyne (2) ont rapporté l'observation de deux individus qui furent considérés comme simulateurs et qui succombèrent avant qu'on eût reconnu la réalité de leur maladie. Je puis encore vous citer, à ce sujet, l'exemple d'un militaire qui, il y a une quinzaine d'années, fut envoyé comme simulateur du Val-de-Grâce aux compagnies de discipline, et qui un an plus tard revint y mourir d'une coxalgie.

Il est aussi une tendance des plus fâcheuses contre laquelle je dois vous prémunir : lorsque vous vous trouvez en face d'un cas difficile, embarrassant, d'un malade qui présente des phénomènes bizarres, insolites, je vous engage vivement à ne pas penser trop vite à la simulation ; si vous devez ne jamais oublier la possibilité de la fraude, il ne faut vous arrêter à cette idée que lorsque vous constatez quelque symptôme réellement suspect.

Lorsqu'après une observation minutieuse, attentive et prolongée, le doute subsiste dans votre esprit, si vous voulez éviter des mécomptes déplorables, vous n'avez qu'une conduite à tenir : parler en faveur de l'homme suspect ; mieux vaut se faire tromper dix fois que d'avoir à se reprocher la condamnation d'un homme dont on n'aurait pas su reconnaître le mal.

(1) Foderé, *Traité de médecine légale et d'hygiène publique*, t. II, p. 471.
(2) Cheyne, *Dublin hospital Reports*, vol. IV, p. 137.

Autrefois, on avait souvent, beaucoup trop souvent, recours à l'emploi des moyens douloureux, comme mode d'investigation dans ces cas douteux, et je dois m'expliquer avec vous sur ce point. En thèse générale, je crois qu'il faut repousser formellement l'emploi de tout moyen douloureux ; la question a été abolie ; ce n'est certes pas à nous de la rétablir. Il est cependant un cas dans lequel on me paraît autorisé à avoir recours à quelque médication un peu violente ; en présence d'une maladie très-suspecte, quand l'individu s'obstine, refuse de capituler, on peut, ce me semble, sans sortir des limites de ses attributions, recourir à un traitement énergique, douloureux même, pourvu toutefois que la médication employée soit une de celles qui seraient susceptibles d'amener la guérison, si la maladie était telle. Ainsi, un individu accuse une sciatique, on lui applique un, deux, trois vésicatoires, la médication est rationnelle, si la maladie était réelle ; s'il y a fraude, fatigué bientôt de ce traitement un peu douloureux, mais, somme toute, bien inoffensif, le simulateur ne tardera pas à capituler. Les ventouses dites « expulsives » d'un usage fréquent dans les hôpitaux, pour hâter la sortie de malades qui y prolongeraient indéfiniment leur séjour, me paraissent aussi un moyen dont l'emploi se justifie parfaitement. Personne non plus ne pourra contester que l'on ne soit autorisé à recourir aux inhalations de gaz irritants pour constater l'état de la sensibilité de la muqueuse nasale pendant une attaque suspecte d'épilepsie, ou bien encore à quelques épreuves douloureuses sur un individu qui se prétend atteint d'une paralysie complète et du mouvement et de la sensibilité d'un membre ou d'une partie quelconque du corps.

Quant aux moyens non-seulement douloureux, mais pouvant encore offrir quelques dangers, je n'hésite pas à les repousser d'une façon absolue. Pour découvrir, par exemple, la simulation de l'aphonie, on a conseillé d'avoir recours à l'inhalation de certains gaz irritants, le chlore en particulier, dans le but de déterminer l'éternument ou une toux sonore. Si l'action de ces gaz se bornait à la provocation de la toux, leur emploi se justifierait facilement, mais il n'en est pas ainsi. En employant les inhalations de chlore dans un cas d'aphonie suspecte, j'ai provoqué chez le simulateur une bronchite capillaire qui ne fut pas sans gravité. Depuis cette époque vous comprenez que j'ai absolument renoncé à l'emploi de pareils moyens.

Pour la même raison et *à fortiori*, les anesthésiques, le chloroforme en particulier, bien que pouvant rendre de réels services dans certaines maladies douteuses (aphonie, paralysies, contractures, bégayement, etc.), doivent être complétement rejetés.

Des chirurgiens dont on ne saurait contester ni la prudence ni l'habileté ont eu à déplorer des accidents mortels produits par ces agents, et je ne pense pas, malgré l'autorité d'un de nos maîtres, M. Sédillot, que le chloroforme pur et bien manié ne tue jamais.

L'emploi des anesthésiques présentant toujours des dangers, nous ne devons pas y recourir ; il ne saurait nous être permis d'exposer le moins du monde la vie d'un homme pour asseoir notre jugement. Quand bien même l'individu consentirait à ce qu'on les employât, les réclamerait, je ne me croirais pas encore autorisé à avoir recours à ce moyen d'investigation. Le médecin connaît le danger que court l'individu qu'il chloroformise, tandis que celui-ci l'ignore, et son consentement ne me paraîtrait pas encore suffisant pour mettre ma responsabilité à couvert.

Dans le *Dictionnaire encyclopédique* à l'article *Anesthésie considérée au point de vue médico-légal*, M. Tourdes, tout en rejetant en principe l'emploi du chloroforme comme moyen de diagnostic dans les maladies simulées, fait cependant quelques restrictions et admet l'emploi du chloro-

forme dans les cas où on n'aurait pas seulement pour but
la découverte de la fraude, mais encore l'intérêt du malade.

Le conseil de santé des armées dans son instruction du
2 avril 1862, sur les maladies ou infirmités qui rendent impropre au service militaire, autorise à recourir à l'emploi
des anesthésiques avec une extrême réserve, dans les hôpitaux militaires, sur des sujets incorporés et lorsqu'il s'agit
d'affections susceptibles d'entraîner la réforme. Malgré cette
autorisation limitée, il est vrai, mais qui, bien que restreinte, abrite cependant la responsabilité du médecin militaire, je n'oserais jamais, pour ma part, recourir à l'emploi
des anesthésiques, même dans les cas spécifiés par l'instruction du conseil de santé.

C'est avec beaucoup de raison que H. Bayard (1) a dit que
le médecin n'avait dans des cas pareils pas plus le droit de
se servir de l'éther ou du chloroforme que le magistrat
instructeur d'une affaire criminelle n'a le droit d'employer
l'ivresse alcoolique ou le narcotisme pour obtenir des révé-
lations de la part d'un prévenu ou d'un accusé. — Si, dans
une semblable circonstance, l'individu soumis à l'action
des anesthésiques venait à succomber, le médecin serait
certainement coupable d'homicide par imprudence, et par
conséquent passible des peines édictées par l'article 319 du
code pénal (2).

Si nous devons nous interdire l'emploi des anesthésiques, il n'en est pas de même de l'électricité qui peut nous
éclairer dans certains cas difficiles que j'aurai plus tard à
vous indiquer. Non-seulement elle peut nous rendre des

(1) H. Bayard, *Appréciation médico-légale de l'action de l'éther et du chloroforme* (*Annales d'hygiène et de médecine légale*, t. XLII, p. 209, 1849).

(2) Art. 319 du Code pénal : Quiconque par maladresse, *imprudence*, inat-
tention, négligence ou inobservation des règlements, aura commis involontairement un homicide ou en aura involontairement été la cause sera puni
d'un emprisonnement de trois mois à deux ans, et d'une amende de cinquante francs à six cents francs.

services comme moyen d'investigation, mais elle peut encore être utilisée comme moyen douloureux et inoffensif, pourvu qu'on l'emploie avec ménagement.

Enfin, lorsqu'en face d'un cas douteux, on a épuisé toutes les ressources que la science met à notre disposition, pour triompher de la résistance des simulateurs qui souvent hésitent à s'avouer vaincus, il faut suivant les individus savoir modifier sa manière de procéder. A la résistance opiniâtre du paysan qui puise toute sa force dans son inertie, il faut savoir opposer une ténacité qui le décourage, car il ne cédera que lorsqu'il sera bien convaincu d'avoir perdu absolument toute chance de réussite. Il faudra au contraire démontrer au citadin intelligent, par des preuves palpables, matérielles, que sa supercherie est évidente, en évitant toutefois de froisser son amour-propre vis-à-vis de ses camarades, ce qui pourrait retarder une capitulation pour laquelle il n'attend souvent qu'une occasion favorable.

Il est un certain nombre de ruses plus qu'autorisées qui peuvent amener rapidement la découverte de la fraude, et que par conséquent il est important de connaître.

Parfois les moyens les plus simples, les plus naïfs même, sont ceux qui réussissent le mieux ; ainsi on demandera à un faux sourd. « Depuis quand êtes-vous sourd ? » et il lui arrivera de répondre : « Depuis tant de temps. » A un individu simulant l'incontinence d'urine, on dira : « Je désirerais vous voir uriner demain matin, » et il conserve son urine pendant toute la nuit.

Les questions captieuses peuvent aussi être adressées parfois avec succès ; en faisant raconter au simulateur l'histoire de sa maladie, on lui demandera incidemment s'il n'a pas éprouvé quelques symptômes qui ne s'observent jamais dans la maladie qu'il allègue, et, voyant la confiance qu'il inspire, il se croira obligé de répondre affirmativement.

On peut encore auprès d'un malade suspect affirmer qu'on est certain d'obtenir une prompte guérison, qu'on possède un remède infaillible. On prescrit gravement : pilules avec *mica panis* ou potion avec *aqua fontis*, et assez souvent la guérison ne tarde pas à s'effectuer.

Cette manière d'agir m'a plusieurs fois procuré de réels succès, et ce moyen inoffensif a l'immense avantage de permettre au simulateur de capituler sans que son amour-propre soit froissé, sans même que l'entourage se doute de la fraude; tout se passe entre le médecin et le faux malade. Smith Gordon vante beaucoup dans son livre l'emploi de certain remède contre les maladies suspectes, qui était très-en vogue de son temps, au moins dans les hôpitaux militaires anglais. Cette panacée, qu'on avait décorée du nom de *mixture diabolique*, se composait d'aloès, d'assa fœtida et de gomme ammoniaque. On la donnait à petites doses répétées de manière à entretenir des nausées d'une façon continue, et ordinairement le faux malade ne tardait guère à se déclarer guéri.

On a encore conseillé, pour faire capituler le simulateur, de le menacer d'une opération en en exagérant la gravité; c'est là un subterfuge inoffensif auquel, dans un cas donné, il est, je crois, permis de recourir.

Un bon moyen pour découvrir la fraude consiste encore à faire observer l'individu à son insu et mieux encore à multiplier soi-même ses visites, à faire surtout deux visites coup sur coup; dans ce dernier cas, le simulateur, venant d'être examiné, se croit délivré de votre présence pour quelque temps et pense que le moment est opportun pour dépouiller le masque, au moins pendant quelques instants.

Les moyens de surprise abondent, mais ce n'est pas ici le lieu d'y insister. — Lorsque je vous parlerai de la simulation de la myopie, de la surdité, de l'ankylose, de l'incontinence d'urine en particulier, j'aurai soin de vous indiquer ceux qui sont susceptibles de nous rendre quelques services.

En terminant ces considérations générales sur la manière de découvrir la simulation, je me fais un devoir de vous recommander de ne jamais recourir à l'emploi de moyens rigoureux, disciplinaires, pour amener un simulateur à capituler; la diète, la prison, sont des moyens dont le médecin ne doit pas savoir user. — Si nous voulons ne pas compromettre la dignité de nos fonctions, nous devons toujours procéder avec calme, avec une certaine sévérité même, mais sans oublier un seul instant la gravité de la mission qui nous est confiée, sans nous écarter de notre rôle, qui doit rester purement médical, et en nous gardant bien d'empiéter sur celui du juge ou de l'autorité militaire.

Quelques mots enfin sur la législation militaire en ce qui concerne la simulation des maladies. En France, sous le premier empire, les mutilations devinrent à un moment excessivement nombreuses, et, en 1807, on créa les compagnies de pionniers qui devaient recevoir tous ceux qui se mutileraient et se rendraient volontairement impropres au service.

En Autriche, les simulateurs étaient autrefois au moins très-sévèrement punis. Dans certains cas, ils encouraient des châtiments corporels, dans d'autres, ils étaient condamnés à rester au service pendant toute leur vie (1).

Aujourd'hui en France, le jeune soldat, qui serend impropre au service, est passible des peines édictées par la loi du 21 mars 1832, et qui ont été confirmées par la loi du 1er février 1868. Les articles 41 et 42 de cette loi sont ainsi conçus.

« *Art*. 41. — Les jeunes gens appelés à faire partie du « contingent qui seront prévenus de s'être rendus im-

---

(1) J. Isfording, *Militärische Gesundheit Polizei*, etc. Wien, 1827.

E. Boisseau, Mal. Sim.   5

« propres au service militaire soit temporairement, soit d'une
« manière permanente, dans le but de se soustraire aux
« obligations imposées par la présente loi, seront déférés
« aux tribunaux par les conseils de révision, et, s'ils sont
« reconnus coupables, ils seront punis d'un emprisonne-
« ment d'un mois à un an. Seront également déférés aux
« tribunaux et punis de la même peine les jeunes soldats
« qui, dans l'intervalle de la clôture du contingent de leur
« canton, à leur mise en activité, se sont rendus coupables
« du même délit. A l'expiration de leur peine, les uns et
« les autres seront à la disposition du ministre de la guerre
« pour le temps que doit à l'État la classe dont ils font
« partie.

« *Art.* 42. — Ne comptera pas pour les années de service
« exigées par la présente loi, le temps passé dans l'état de
« détention en vertu d'un jugement. »

En outre, d'après l'article 270 du Code de justice militaire, les mêmes peines sont applicables aux tentatives des
délits prévus par l'article 41 de la loi du 1er février 1868.
Il n'existe pas de peine édictée par le code contre le soldat
qui simule une maladie après son incorporation. Mais, quand
la fraude est démontrée, le militaire peut être puni par le
chef de corps de deux mois de prison au maximum, ou traduit devant un conseil de discipline qui peut décider son
envoi aux bataillons d'Afrique.

Cependant la question de simulation se présente assez
souvent devant les conseils de guerre, mais d'une façon
indirecte, lorsqu'un militaire, accusé d'un délit quelconque,
feint la folie, et que la défense tend à le faire considérer
comme irresponsable de ses actes.

Il y a certainement à propos de la simulation une lacune
dans le code de justice militaire. — L'article 276 du code
pénal punit, d'un emprisonnement de six mois à deux ans,
les mendiants même invalides qui feignent des plaies ou in-

firmités ; si l'individu qui trompe la commisération publique est passible d'une peine grave, il me semble que le militaire qui cherche par la fraude à se soustraire aux obligations de son service ne doit pas être traité moins sévèrement.

DEUXIÈME LEÇON

DES NÉVROSES SIMULÉES

De la simulation de l'épilepsie. — Causes de la fréquence de cette simulation. — Indication des travaux les plus importants sur ce sujet. — Conditions dans lesquelles on observe l'épilepsie simulée chez les militaires. Fréquence des convulsions épileptiformes liées à l'alcoolisme. — Manière de procéder pour découvrir la fraude suivant que l'épilepsie est alléguée ou imitée. — Importance de l'étiologie. — Diagnostic de l'épilepsie réelle et de l'épilepsie simulée. — Tableau des signes différentiels. — De l'état des pupilles, de la sensibilité de la peau et des muqueuses en particulier. — Des caractères du pouls fournis par le sphygmographe. — Du chloroforme comme moyen de provoquer les attaques. — Des moyens de surprise, des moyens violents, des questions captieuses : Sauvages, Boerhaave, Percy, Mahon, Meyserey, Faliot, etc. — De l'influence de la simulation de l'épilepsie sur le simulateur.

MESSIEURS,

L'*épilepsie* était autrefois une des maladies que l'on simulait le plus souvent. Les raisons de cette préférence sont faciles à trouver : d'abord le rôle du simulateur se borne à imiter des attaques dont il peut, à volonté, augmenter les intervalles, la fraude, ainsi que l'a bien fait remarquer Tissot (1), n'exige qu'une représentation momentanée, et,

(1) Tissot, *OEuvres complètes.* Paris, 1770, t. VIII, *Traité de l'épilepsie,* chap. XXXVI, *Épilepsie feinte.*

après l'accès, il est permis de se porter à merveille. En outre, on est toujours plus porté à plaindre ceux qui sont atteints de cet affreux mal qu'à soupçonner l'artifice, et enfin, il faut bien le dire, la simulation ayant été plus d'une fois couronnée de succès, ce résultat n'a pu qu'encourager les imposteurs à renouveler de semblables tentatives.

Il me serait bien difficile de dire si aujourd'hui, comme du temps de De Haën (1), des jeunes filles feignent encore l'épilepsie pour se marier, si des moines paresseux en font autant pour se soustraire aux austérités du couvent; mais il est bien certain que des écoliers ont encore recours à cet artifice pour déserter la classe, des jeunes ouvriers pour abandonner l'atelier, des mendiants pour exciter la commisération publique, et des criminels pour éviter un châtiment. Les mendiants, en particulier, ont de tout temps eu souvent recours à la simulation de l'épilepsie. Ambroise Paré nous a longuement parlé des individus qui ne savaient aultre mestier que contrefaire ceux qui sont travaillés du mal Saint-Fiacre, Saint-Jean ; « ceux qui contrefont « le mal Sainct-Jean, dit-il, se font mettre des menottes aux « mains, se vaultrent et plongent dans la fange et mettent « du sang de quelque beste sur leur teste, disant qu'en se « débattant, ils se sont aussi blessés et meurtris, estant « tombés par terre, ils remuent les bras et les jambes, se « débattent de tout le corps, et mettent du savon en leur « bouche pour se faire escumer : ainsi que font les épilep- « tiques en leurs accès. » Dans l'ancienne cour des miracles où la mimique des maladies était une science fort cultivée, ceux qui imitaient les convulsions de l'épilepsie étaient désignés sous le nom de *sabouleux*, et, dans *Notre-Dame de Paris*, Victor Hugo décrivant les artifices de ces mendiants parle d'un jeune hubin prenant leçon d'épilepsie d'un

____

(1) **De Haën**, *Ratio medendi*, pars 5, cap. iv.

vieux sabouleux qui lui enseignait l'art d'écumer en mâchant du savon.

Les mendiants simulent encore parfois, à Paris même, des accès d'épilepsie, et, en terme d'argot, ces successeurs des sabouleux s'appellent les *batteurs de dig-dig*. Il y a quelques mois à peine, les journaux ont raconté le fait d'une femme et de son enfant qui furent surpris simulant, à deux heures d'intervalle, des accès d'épilepsie dans le même quartier; la femme fut arrêtée et avoua assez facilement qu'elle trouvait ordinairement, dans ce genre de fraude, des moyens d'existence pour elle et son enfant, son mari adonné à l'ivrognerie la laissant sans ressources. Les individus prévenus d'un délit, d'un crime quelconque, pour échapper au châtiment dont ils sont menacés, ont aussi souvent recours à la simulation de l'épilepsie. Esquirol (1) a raconté l'histoire d'un officier qui devait être traduit devant le tribunal révolutionnaire, et qui sauva sa vie précisément en simulant des attaques d'épilepsie. A Bicêtre, il se trouve presque toujours quelques accusés, suspects de simulation d'épilepsie, et qui sont envoyés dans cet hospice pour y être l'objet d'une observation toute spéciale.

Outre les chapitres consacrés par tous les auteurs de médecine légale à la simulation de l'épilepsie, je dois vous signaler quelques travaux spéciaux, et en particulier une dissertation de Sebacher (2), et la thèse inaugurale de Marc (3). Il existe dans la science un certain nombre de faits fort intéressants d'épilepsie douteuse ou simulée, qui ont été l'objet de rapports médico-légaux fort complets, et que vous pourrez toujours consulter avec fruit. Je vous signalerai tout spécialement un rapport du docteur Varéliaud (4), deux

(1) Esquirol, *Des maladies mentales.* Paris, 1838, t. I, p. 315.
(2) Sebacher, *Dissertatio de epilepsiâ simulatâ.* Lips., 1732.
(3) Marc, Thèses de Paris, 1811, introd., p. 28.
(4) Varéliaud, *Rapport sur un cas d'épilepsie chez un accusé (Annales d'hyg. et de méd. lég.,* 2ᵉ série, t. III, p. 426).

autres rapports d'Ollivier d'Angers (1), le premier, sur un individu qui simulait, à la fois, l'épilepsie, des hématémèses et une tumeur abdominale, et le second sur un homme qui simulait et l'épilepsie et une paraplégie, deux observations très-détaillées relatées dans la thèse de M. Sisteray (2). Enfin, vous trouverez, dans le mémoire de M. Aug. Voisin (3) *Sur l'emploi du sphygmographe dans l'épilepsie simulée*, l'histoire d'un mendiant fort habile et dont la fraude fut dévoilée par M. G. Labitte, médecin en chef de la maison de santé de Clermont (Oise).

Aujourd'hui, la simulation de l'épilepsie devient de plus en plus rare dans l'armée. — Pendant les guerres de la république et de l'empire, la fraude se pratiquait sur la plus vaste échelle ; c'était, disent Percy et Laurent, le grand refuge de ceux qui ne voulaient pas aller à la guerre ; parfois, sur 100 conscrits, il n'y en avait pas moins de 20 qui alléguaient l'épilepsie. D'après un relevé fait par Rayer (4), sur 7000 conscrits observés en 4 ans, 28 auraient été réformés pour ce motif, c'est-à-dire 4 sur 1000, tandis qu'en réalité, d'après des calculs faits sur le nombre total des conscrits en France pendant 23 ans (de 1831 à 1853), la proportion réelle ne serait que de 1, 64 sur 1000 (5). Sans chercher à vous donner un chiffre d'une précision aussi mathématique, je puis vous dire que, d'après les comptes rendus du recrutement, on n'a pas exempté, dans ces dernières années, plus de 1, 50 sur 1000 individus examinés, et on ne pourrait pas

(1) Ollivier d'Angers, *Annales d'hygiène et de médecine légale*, 1re série, t. XXV, p. 112, et t. XXX, p. 371.

(2) Sisteray, *Simulation de l'épilepsie aux points de vue de la pratique et de la médecine légale*. Thèses de Paris, 1867, n° 181.

(3) Aug. Voisin, *De l'épilepsie simulée et de son diagnostic par les caractères sphygmographiques du pouls (Annales d'hyg. et de méd. lég.*, 2e série, t. XXIX, p. 344).

(4) Rayer, *Journal des connaissances médico-chirurgicales*, janvier 1846.

(5) Boudin, *Traité de géographie médicale*. Paris, 1857, t. II, p. 419.

encore affirmer qu'on a totalement échappé à la fraude. Pour ma part, chargé, au Val-de-Grâce, depuis quatre ans, du service où sont toujours dirigés les malades suspects, je n'ai eu à constater que quatre cas d'épilepsie simulée sur un nombre considérable d'épilepsies réelles. Souvent, il m'est arrivé de recevoir, dans mes salles, des jeunes soldats qui, à la caserne, avaient eu des attaques convulsives et qui, maintenus à l'hôpital, en observation, pendant deux, trois mois, ne présentèrent jamais le moindre accident épileptiforme. Le début de leur maladie était généralement attribué à une cause puérile, et, découragés par le peu d'attention que l'on prêtait à leurs récits, ils ne tentaient même pas de renouveler leurs grossières simulations.

D'autres fois, on envoie à l'hôpital des hommes adonnés, depuis longtemps, à l'abus des liqueurs alcooliques ou venant de commettre coup sur coup de nombreux excès de boisson, et qui ont aussi présenté, à la caserne, des attaques convulsives réellement épileptiformes. Les buveurs d'absinthe sont spécialement affectés de cette forme d'intoxication, et les récentes expériences de M. Magnan (1) sur l'action comparative de l'alcool et de l'absinthe chez les animaux viennent confirmer, de la manière la plus probante, les résultats de l'observation clinique. Les convulsions des alcoolisés sont, quant à leur forme, identiques avec celles de l'épilepsie ; on peut même les considérer, avec Benoît (de Giromagny) (2), comme une variété étiologique de la maladie. Si l'on n'était pas prévenu de ce fait, on serait souvent exposé à considérer comme simulateurs des hommes qui ne sont que des victimes de l'alcool ; car, lorsqu'ils sont

(1) Magnan, *Sur l'alcoolisme, avec expériences comparatives sur l'action de l'alcool et de l'absinthe.* Communication à la Société de thérapeutique dans sa séance du 5 février 1869 (*Gazette médicale de Paris*, 1869, p. 482).

(2) Benoît (de Giromagny), *De l'abus des boissons alcooliques* (*Gazette médicale de Strasbourg*, 1865, p. 89).

séquestrés et mis dans l'impossibilité de se livrer à leurs excès habituels, le plus souvent ils ne présentent pas d'attaques. C'est là un fait fréquent qu'on ne saurait trop avoir présent à l'esprit. Dans un grand nombre de cas heureusement, ces accidents ont été précédés ou sont accompagnés par quelques autres symptômes de l'alcoolisme, du tremblement, des altérations variées de la sensibilité ou des fonctions intellectuelles, etc., et, en dirigeant dans ce sens les investigations, on peut y trouver les moyens d'arriver à un diagnostic précis.

L'individu qui veut simuler l'épilepsie cherche, vous le comprenez, à imiter une grande attaque, un accès complet, classique pour ainsi dire, il ne pense pas à imiter un accès incomplet, intermédiaire, s'accompagnant de phénomènes bizarres, insolites, et encore moins un simple vertige, une simple absence ; les contorsions les plus exagérées lui semblent bien autrement démonstratives. Pour ma part, je ne crois pas que l'on ait à craindre, comme le pense M. Aug. Voisin, la simulation de ces attaques d'épilepsie incomplètes, car c'est ordinairement dans les prisons, dans les hôpitaux, et surtout dans la rue, que les simulateurs ont appris à imiter l'épilepsie, en voyant des individus *tomber du haut mal ;* là ils ont vu de grandes attaques convulsives, et ils croiraient ne pas jouer suffisamment leur rôle s'ils se bornaient à imiter des formes moins accusées qu'ils n'ont, du reste, pas eu l'occasion d'observer, ou qui, à leurs yeux, n'ont pas la même signification. — Ordinairement, le simulateur se garde bien d'avoir une attaque devant le médecin ; il choisit de préférence le moment où il ne pourra être observé que par des personnes incapables d'apprécier la réalité de sa maladie ; l'épilepsie est donc le plus souvent *imitée* en notre absence, et simplement *alléguée* devant nous.

S'il ne nous est pas donné d'assister à une attaque en présence d'un cas suspect, nous ne restons cependant pas désarmés. En tâchant de reconstruire l'histoire de la maladie, en s'informant avec soin de son ancienneté, de ses causes, de sa marche, de la fréquence des attaques, des phénomènes qui les caractérisent, de leur durée, on peut parvenir à grouper un ensemble de renseignements qui, s'ils ne sont pas suffisants pour faire découvrir la vérité, n'en constituent pas moins de précieux documents qui pourront faciliter singulièrement la solution du problème. En outre, l'examen de l'habitus extérieur, de l'état intellectuel, l'exploration de toutes les fonctions de nutrition et de relation ne devront pas non plus être négligés, et pourront aussi fournir des signes qui sont loin d'être sans valeur.

Avant de vous faire le tableau comparatif des phénomènes qui se passent dans l'épilepsie réelle et dans l'épilepsie simulée ; avant, en d'autres termes, de vous faire le diagnostic différentiel de l'épilepsie vraie et de l'épilepsie fausse, il est donc indispensable que je vous indique avec détails les renseignements que vous pourrez puiser dans l'époque du début de la maladie, son étiologie et l'examen physique et moral de l'individu suspect.

Rarement le simulateur fait remonter le début de la maladie à son enfance, le plus souvent il indique une date assez récente ; ou bien l'invasion est antérieure à son entrée au service, et alors il prétend avoir tu, avoir caché son infirmité devant le conseil de révision, espérant se faire guérir dans les hôpitaux militaires ; ou bien on apprend que la maladie est survenue depuis que l'individu est incorporé, depuis qu'il a un intérêt quelconque à simuler, et sous l'influence d'une cause plus ou moins vraisemblable.

L'étiologie mérite une attention toute spéciale. Quoi qu'on ait pu dire de l'influence de l'hérédité, elle joue un rôle considérable dans la production de l'épilepsie, et je désire insister quelques instants sur ce point. La statistique a fourni, à ce sujet, les résultats les plus contradictoires :

ainsi MM. Bouchet et Cazauvielh (1) ont constaté l'influence de l'hérédité 31 fois sur 130 cas d'épilepsie ; Beau (2), 28 fois sur 273, et Leuret (3), seulement une fois sur 67. Il est bien évident, *à priori*, que tous ces auteurs n'ont pas compris l'influence de l'hérédité de la même façon ; Leuret, par exemple, qui a fourni la statistique de beaucoup la moins favorable, admet l'influence héréditaire seulement lorsque l'un des ascendants était lui-même épileptique, tandis que Beau, et surtout MM. Bouchet et Cazauvielh ont beaucoup étendu le cercle de l'hérédité. L'existence chez les parents d'une névrose, autre que l'épilepsie, de la chorée, de l'hystérie, d'un trouble grave du système nerveux, d'une forme quelconque d'aliénation mentale, si elle n'est pas suffisante pour déterminer chez le descendant l'apparition de l'épilepsie, peut au moins, d'après ces auteurs, constituer une prédisposition très-marquée à cette maladie. Pour ma part, je pense qu'il est impossible de nier qu'une cause déterminante quelconque, insuffisante pour produire la maladie chez un individu né de parents sains, pourra avoir ce fâcheux résultat chez un autre individu né de parents qui lui auront légué cette fatale prédisposition.

On ne devra pas non plus oublier l'influence incontestable des mariages consanguins : M. Jules Falret (4) a tout spécialement insisté sur l'influence que pouvaient avoir ces unions dans la production de l'épilepsie.

(1) Bouchet et Cazauvielh, *Archives générales de médecine*, t. IX, p. 513, 1825.

(2) Beau, *Recherches statistiques sur l'épilepsie* (*Archives gén. de médecine*, 1836, 2ᵉ série, t. X, p. 328).

(3) Leuret, *Recherches sur l'épilepsie* (*Archives générales de médecine*, 4ᵉ série, 1843, t. II, p. 32).

(4) Jules Falret, *De l'état mental des épileptiques* (*Archives générales de médecine*, 5ᵉ série, 1860, t. XVI, p. 661).

L'influence des émotions morales, et de la peur en particulier, comme causes déterminantes, a été, il faut le dire, singulièrement exagérée ; sans la mettre le moins du monde en doute, je crois avec Trousseau (1) qu'elle est loin d'être aussi commune qu'elle le paraît, quand on s'en rapporte aux malades ou à leur entourage. L'abus des plaisirs vénériens, la masturbation, la continence prolongée, un travail intellectuel exagéré ont bien encore été souvent allégués ; vous pourrez en tenir compte, le cas échéant, mais dans une mesure assez restreinte. Que l'on doive ou non, comme on tend à le faire aujourd'hui, éliminer du cadre de l'épilepsie tout ce qui dans les livres classiques est étudié sous le nom d'épilepsies sympathiques ou réflexes, d'épilepsies symptomatiques, il n'en est pas moins démontré qu'un certain nombre d'états pathologiques entraînent à leur suite des convulsions épileptiformes, déterminent des accès convulsifs présentant les plus grandes analogies avec l'accès type d'épilepsie, et vous devez toujours rechercher avec soin si le malade suspect n'est pas atteint du tænia, s'il n'est pas convalescent d'une fièvre grave, s'il n'est pas en puissance de syphilis, s'il ne présente pas de cicatrice adhérente du cuir chevelu, s'il n'est pas sous l'influence de l'intoxication alcoolique, de l'intoxication saturnine, et enfin si les convulsions ne seraient pas sous la dépendance d'une lésion organique des centres nerveux.

Lorsqu'on est édifié sur les antécédents de l'individu, sur les causes auxquelles il attribue sa maladie, il faut procéder à l'examen direct et explorer les fonctions physiques et intellectuelles du malade suspect.

Un ancien professeur de Montpellier, Dumas, qui prétendait pouvoir reconnaître l'existence des diverses maladies nerveuses rien que par l'examen du facies, avait assigné aux

(1) Trousseau, *Clinique médicale de l'Hôtel-Dieu*, t. II, p. 98. Paris, 1868.

épileptiques les caractères suivants : « Muscles de la face mobiles et disposés aux convulsions , sourcils abaissés, paupières rapprochées, yeux saillants, fixes, tendus, luisants, prunelles dirigées en sens contraire l'une de l'autre. » C'est là un tableau de fantaisie auquel je ne vous conseillerais pas d'accorder grande confiance. Le même médecin avait aussi cru remarquer que, dans presque toutes les épilepsies constitutionnelles, l'angle facial est inférieur à 80°, et s'abaisse quelquefois jusqu'à 70°. L'exactitude de ce fait n'a pas été confirmée, et, comme le dit Percy, les calculs géométriques et les mesures trigonométriques sont ici presque toujours en défaut.

Mais ce qui est plus certain, c'est que, chez l'épileptique réel, lorsque les accès se sont répétés un grand nombre de fois, le facies présente un aspect spécial qui, bien évidemment, ne se retrouve pas chez le simulateur. La physionomie de l'épileptique, a dit avec raison Percy, exprime la tristesse, la honte et l'hébétude tout à la fois ; les paupières, ordinairement abaissées, sont relevées difficilement, la tête est penchée en avant et légèrement inclinée, des rides prématurées sillonnent la face, les pupilles sont dilatées, la voix est rauque, les pommettes et les lèvres violacées, les veines jugulaires et temporales sont volumineuses, et enfin, suivant la remarque exacte d'un médecin militaire, Mouton (1), les incisives inférieures sont souvent usées obliquement sur leur face antérieure. La plupart de ces phénomènes trouvent leur explication dans la fréquente répétition des contractions musculaires pendant les attaques, et de l'hypérémie céphalique qui les accompagne. Il est encore un fait à noter, c'est l'existence de cicatrices plus ou moins étendues, plus ou moins nombreuses sur les parties saillantes de la face : pom-

(1) **Marc,** *Dictionnaire en 60 volumes,* t. XII. p. 539. art. ÉPILEPSIE SIMULÉE.

mettes, front, menton, et les traces plus ou moins apparentes de morsures sur les bords de la langue. La constatation de ces cicatrices est importante, mais il ne faudrait pas cependant leur accorder une trop grande valeur, car il est un certain nombre d'imposteurs qui se blessent volontairement afin de mieux nous tromper ; Fallot (1) en particulier a rapporté un fait de ce genre.

Enfin l'examen de l'état intellectuel ne devra pas être négligé : l'épilepsie, pour peu que les accès se répètent, n'est pas compatible avec l'intégrité de l'intelligence; comme on l'a fort bien dit, tout épileptique est un candidat à la folie : vous savez quelles formes diverses peut revêtir le délire lié à l'épilepsie depuis ces accès de manie si violents, ces impulsions irrésistibles, ces folies instantanées, jusqu'à l'affaiblissement progressif des facultés intellectuelles, et enfin la démence la plus complète.

Devant les conseils de révision, l'épilepsie, vous devez le supposer, est souvent alléguée ; dans ces cas, pour décider la question, on ne se base pas seulement sur l'examen direct de l'individu et sur les présomptions que peuvent fournir les renseignements qu'il ne manque pas de nous fournir sur ses antécédents; la loi exige en outre que l'individu qui se prétend épileptique, pour obtenir son exemption du service militaire, présente au conseil un certificat dit « de notoriété publique » constatant la réalité de la maladie, signé par les pères de trois jeunes conscrits ayant pris part, la même année et dans le même canton, au tirage au sort, et légalisé par le maire de la commune à laquelle il appartient (2). Tout

(1) Fallot, *Mémorial de l'expert*, p. 205.

(2) Art. 16 de la loi du 1er février 1868.... Les autres cas d'exemption ou de déduction seront jugés sur la production de documents authentiques, ou, à défaut de documents, sur des certificats signés de trois pères de famille domiciliés dans le même canton, dont les fils sont soumis à l'appel ou ont été appelés. — Ces certificats doivent en outre être signés et approuvés par le maire de la commune du réclamant.

autre certificat, même émanant d'un médecin, doit être considéré comme nul. — Lorsque, au moment où il se présente à la révision, le jeune conscrit ne fournit pas le certificat établi comme je viens de vous l'indiquer, il peut lui être accordé un délai de vingt jours pour se le procurer ; on ajourne à trois semaines la décision. — Cette manière de faire est du reste applicable à tous les individus qui allèguent des maladies ou infirmités dont la constatation n'est pas possible, séance tenante, au conseil de révision.

Jusqu'à présent, Messieurs, nous avons supposé que l'épilepsie était simplement alléguée, et que nous étions réduits, pour asseoir notre jugement, à aller puiser des renseignements dans l'histoire de la maladie et l'examen direct de l'individu suspect. — Maintenant, au contraire, nous allons nous supposer en face d'un individu cherchant à imiter un accès d'épilepsie ; en d'autres termes, de l'*épilepsie alléguée* nous allons passer à l'étude de l'*épilepsie imitée*.

Lorsque nous pouvons assister à l'attaque, la suivre attentivement dans toutes ses périodes, pourvu que nous connaissions bien les phénomènes qui caractérisent l'épilepsie convulsive réelle, il nous est généralement facile d'échapper à l'erreur, de ne pas être victime de la fraude. Je ne voudrais cependant pas que vous puissiez croire que l'erreur est impossible, que la découverte de la vérité est toujours facile ; d'excellents observateurs ont pu être trompés par d'habiles simulateurs : partout on cite le fait de ce soldat qui avait simulé l'épilepsie pour se faire exonérer du service militaire, que Royer-Collard avait considéré comme réellement malade, et qui, plus tard, à Charenton, avoua sa fraude à Bayle (1).

Esquirol (2) avait dit en parlant de la simulation de l'épi-

(1) Delasiauve, *Traité de l'épilepsie.* Paris, 1861, chap. vii, p. 536.
(2) Esquirol, *Des maladies mentales.* Paris, 1838.

lepsie, qu'un médecin ne saurait s'y méprendre, pourvu qu'il fût attentif, et cependant vous connaissez tous l'anecdocte que raconte Trousseau (1) et dans laquelle Esquirol lui-même n'échappa pas au piége qui lui était tendu. « Un jour, après sa visite à la maison de Charenton, nous nous entretenions, dit l'illustre auteur de la *Clinique de l'Hôtel-Dieu*, de ce sujet avec lui et M. Calmeil. Tout à coup M. Calmeil tombe sur le tapis dans de violentes convulsions. Esquirol, après un instant d'examen, se tourne de mon côté et dit : « Le pauvre garçon, « il est épileptique ! » A peine avait-il achevé sa phrase que M. Calmeil était debout, lui demandant s'il croyait encore qu'il fût possible de simuler l'épilepsie. » Ce fait ne saurait en réalité être invoqué pour démontrer que l'erreur est possible de la part de ceux même qui connaissent parfaitement l'épilepsie ; pour ma part, je suis bien convaincu qu'Esquirol ne se serait pas mépris s'il avait pu dominer son émotion et observer avec soin l'attaque simulée par M. Calmeil. Un médecin qui a écrit un livre fort estimé sur l'épilepsie, qui a étudié de la manière la plus complète cette maladie, M. Delasiauve pense cependant que quelques individus parviennent à reproduire si fidèlement les caractères saillants de la maladie, qu'à moins d'une extrême habitude le médecin peut lui-même être abusé. Force nous est donc d'admettre que la découverte de l'épilepsie simulée présente parfois des difficultés considérables, et que, pour se mettre à l'abri de l'erreur, il ne faut rien moins qu'une étude attentive, minutieuse de tous les phénomènes, de tous les signes qui peuvent servir à différencier l'épilepsie simulée de l'épilepsie réelle.

Il est dans l'attaque d'épilepsie des symptômes que l'on peut imiter, mais aussi il en est heureusement d'autres que la volonté et l'astuce du simulateur sont impuissantes à reproduire, et en réalité l'attaque feinte ne peut être qu'une

(1) Trousseau, *Clinique médicale de l'Hôtel-Dieu*, 2e éd., t. II, p. 42.

copie inexacte et incomplète de l'attaque réelle. On peut imiter
par exemple, avec plus ou moins d'habileté, les convulsions,
provoquer la congestion de la face en retenant sa respiration
le plus longtemps possible, ou même en s'appliquant un lien
étroit et très-serré à la base du cou, comprimer d'une façon
quelconque l'artère axillaire dans le creux de l'aisselle pour
rendre le pouls plus petit, plus faible qu'à l'état normal ; on
peut encore, ainsi que cela se pratiquait surtout dans les
siècles précédents, mâcher du savon pour imiter l'écume,
mastiquer de la racine de pyrèthre pour exciter la sécrétion de
la salive que l'on agite ensuite dans la bouche. Pour donner à
cette écume l'aspect sanguinolent, certains simulateurs se
mordent les lèvres ou la langue, d'autres, d'après J. Frank (1),
se contentent de mâcher quelques fruits, quelques baies
rouges. A côté de ces symptômes imitables, nous en trouvons une série d'autres que le simulateur ne saurait présenter : tels sont la pâleur initiale, l'état d'insensibilité de la
peau et des muqueuses, l'immobilité des pupilles, etc.

Nous allons comparer depuis le début d'une attaque jusqu'à
sa complète terminaison les phénomènes de l'épilepsie réelle
à ceux que l'on constate dans l'épilepsie simulée, pour que
vous saisissiez bien toutes les différences ; et, lorsque nous
aurons terminé cette étude, vous serez armés autant qu'il
est possible de l'être contre les tentatives de fraude.

Et tout d'abord, l'épileptique réel tombe partout indis-
tinctement, aussi bien dans les endroits dangereux qu'ailleurs.
Vous savez combien les accidents graves, mortels même, qui
se produisent au moment de la chute, sont fréquents ; chez le
simulateur, au contraire, la chute survient dans les endroits
où elle peut avoir lieu sans danger. Cette première remarque
acquiert dans certains cas une très-grande importance; il
s'est passé, il y a environ deux ans, dans mon service, un fait

_____

(1) J. Frank, *Pathologie interne*, t. III, p. 350. *De l'épilepsie simulée.*

qui vient parfaitement à l'appui de mon assertion. Malgré les observations des médecins de garde qui concluaient presque tous à la simulation, j'avais proposé pour la réforme un jeune soldat chez lequel, pour des raisons diverses, et qu'il serait trop long de vous exposer ici, l'épilepsie me paraissait exister bien réellement. Environ huit jours après que la réforme eût été prononcée, au moment où le malade allait nous quitter, c'est-à-dire alors qu'il n'avait plus aucun intérêt à nous tromper, il fut pris d'une attaque en descendant l'escalier en pierre qui conduit de l'hôpital à la chapelle. La tête vint se heurter violemment contre une des marches de cet escalier; on transporta le pauvre garçon à son lit où pendant plusieurs heures il resta plongé dans le coma, en même temps que l'on constatait un abondant écoulement sanguinolent par les deux conduits auditifs; une fracture du rocher était à craindre. Heureusement, les symptômes alarmants ne tardèrent pas à se dissiper, et quelques jours après cet homme put sortir de l'hôpital. Inutile de dire qu'après cet accident, les plus incrédules furent convaincus de la réalité de sa maladie.

Chez le vrai épileptique, les attaques se produisent à n'importe quel moment du jour ou de la nuit, tandis que très-généralement chez le simulateur, les attaques ne se produisent guère que quand il ne se croit pas observé ou lorsqu'il pense que l'accès aura le temps d'être terminé avant l'arrivée du médecin.

On peut trouver encore dans le mode de la chute certains indices qui ne sont pas sans valeur. L'épileptique réel tombe brusquement, pour ainsi dire avec la rapidité de la foudre : la projection du corps en avant est la règle générale, et les nombreuses cicatrices que l'on trouve sur la face sont précisément la preuve de la fréquence de ce mode de chute. Le simulateur tombe moins rapidement, moins brusquement, et en outre souvent il tombe latéralement en portant une

main en avant de façon à amortir autant que possible les
effets de la chute. Lorsque le simulateur se blesse involontairement, si on assiste au début de l'attaque, on pourra
remarquer sur son visage l'expression de la douleur :
Schobelt (1) rapporte qu'à l'aide de cet indice en particulier
il découvrit une fois la simulation.

Quelle que soit la valeur et la signification de l'aura, des
sensations diverses auxquelles on a donné ce nom, l'épileptique réel les accuse assez souvent, tandis que le simulateur,
ignorant l'existence de ce fait, ne le présente jamais.

Au moment de la chute dans l'épilepsie réelle, le malade
pousse ordinairement un cri unique, rauque plutôt qu'aigu ;
l'individu qui simule une attaque au contraire n'en pousse
aucun, ou bien il fait entendre des cris multiples et plus
aigus. J'ai eu l'occasion d'observer un militaire qui poussait
ainsi une série de cris aigus pendant toute la période des
convulsions ; tous les phénomènes qu'il présentait portaient
le cachet de la fraude, et, voyant qu'il ne parviendrait pas à
nous tromper, cet homme finit par avouer sa supercherie.
Vous savez qu'au moment de la chute, dans l'épilepsie réelle,
il se produit instantanément une décoloration complète de la
face qui, cela va sans dire, ne saurait exister chez le simulateur. Il serait donc de la plus haute importance de pouvoir
constater l'absence ou l'existence de cette pâleur initiale, mais
elle est tellement fugitive, que le plus souvent elle a déjà
disparu lorsque le médecin arrive près de l'individu suspect.

Tous les phénomènes dont je viens de vous entretenir
constituent ce qu'on peut appeler la période initiale de
l'attaque d'épilepsie : vous pourrez y trouver des éléments
importants de diagnostic différentiel, quand il vous sera
donné, ce qui est malheureusement rare, d'assister à l'attaque
dès son début.

(1) Schobelt, *Pyl's Repertorium*. Band III, s. 318.

Les indications fournies par les périodes suivantes méritent de fixer encore davantage votre attention, car ce sont celles que vous êtes appelés surtout à constater *de visu.*

Pendant la première période, *les convulsions toniques* sont prédominantes d'un côté, sinon exclusivement bornées à ce côté chez l'épileptique réel, et les muscles, en même temps qu'ils se roidissent, sont animés de frémissements fibrillaires. Dans l'attaque simulée, les convulsions toniques, au contraire, sont plus uniformément généralisées, et on n'observe pas les frémissements fibrillaires des muscles qui existent dans l'épilepsie vraie.

Les contractions toniques étant prédominantes d'un côté chez le malade réel, le sterno-mastoïdien du même côté en se contractant fléchit la tête sur l'épaule correspondante en dirigeant la face du côté opposé ; chez le simulateur, au contraire, les deux muscles sont contractés à la fois, et la tête est fléchie directement en avant.

Pendant cette période, la face se colore rapidement, à la pâleur initiale succède bien vite une coloration très-intense, le visage devient livide, tandis que, dans l'épilepsie simulée, la coloration, de quelle manière qu'elle ait été provoquée, est toujours moins prononcée.

Enfin, pendant cette même période, qui dure en général de dix à quarante secondes, les mouvements respiratoires restent complétement suspendus, des râles bruyants se produisent dans la poitrine, la suffocation paraît imminente. En même temps les mouvements du cœur se sont accélérés, le pouls est devenu petit, faible, précipité, la peau a conservé sa température normale. Dans l'attaque imitée, il en est tout autrement, les mouvements respiratoires ne restent pas complétement suspendus pendant cette période, on n'observe pas les mêmes phénomènes d'asphyxie menaçante, et les râles bruyants et pénibles que nous rencontrons dans l'attaque réelle ; le pouls est fréquent, développé, la peau est chaude, et se couvre d'une sueur abondante par suite de l'agitation factice du sujet.

Enfin, j'ajouterai encore qu'à cette période chez l'épileptique réel, la langue est très-rarement mordue, tandis que le simulateur, qui ignore cette particularité, se mord assez souvent la langue à ce moment de l'accès.

A la période suivante, les convulsions cloniques qui succèdent aux convulsions toniques sont, comme l'étaient ces dernières, prédominantes d'un côté. Dans l'attaque fausse, les convulsions cloniques, toujours très-intenses, même exagérées, sont aussi développées d'un côté que de l'autre.

Dans l'épilepsie réelle les paupières sont généralement un peu écartées, à demi fermées, et agitées souvent par un clignement incessant, les yeux roulant dans les orbites sont fixes par moments et ne laissent ordinairement apercevoir que la sclérotique ; chez le fourbe, les paupières sont le plus souvent closes, et autrefois on accordait une certaine valeur à ce signe ; si l'on veut écarter les paupières, on éprouve une résistance proportionnelle à la force que l'on déploie ; et alors on constate que l'individu se livre à des efforts très-manifestes pour imiter les mouvements convulsifs du globe oculaire.

Presque tous les livres classiques répètent que, pendant l'attaque d'épilepsie, les pupilles sont dilatées : ce fait, vrai dans le plus grand nombre des cas, n'est cependant pas sans exception ; parfois la pupille a ses dimensions normales, et présente même un certain degré de resserrement, mais ce qui ne manque jamais, c'est son immobilité absolue, son insensibilité à l'influence de la lumière. Lorsque l'attaque est simulée, la pupille ne présente bien évidemment aucune modification dans ses dimensions habituelles ; elle conserve sa sensibilité à la lumière, elle reste contractile. Dans un accès complet, dans une grande attaque, cette période des convulsions cloniques ne dure qu'une à deux minutes, tandis

que souvent le simulateur croit devoir la faire durer plus
longtemps. Lorsque chez l'épileptique réel la langue est
blessée à cette période, elle l'est ordinairement d'un seul
côté : chez le simulateur, quand cet organe est lésé, il l'est
le plus souvent des deux côtés. L'écume sanguinolente, qui
est loin du reste d'être constante dans l'épilepsie réelle, est
imitée souvent dans l'attaque simulée par l'agitation de la
salive dans la bouche soit avec du savon, de la racine de
pyrèthre et son mélange ave le sang provenant des morsures
volontaires de la langue et des gencives.

Dans cette période, la sensibilité de la peau et des muqueuses est complétement abolie ; il va sans dire que cette
sensibilité est conservée chez le simulateur. C'est là, vous le
comprenez, un fait capital, et, lorsque j'aurai terminé cet
exposé des signes différentiels de l'attaque réelle et de
l'attaque simulée, je vous indiquerai avec quelques détails
la manière de procéder pour constater l'état de la sensibilité.

Autrefois on accordait une très-grande importance au signe
suivant : pendant l'attaque réelle le pouce est fortement porté
dans l'adduction, fléchi dans le creux de la main et recouvert par les autres doigts ; si on l'étend, ce qui exige toujours
le développement d'une force assez considérable, il reste
étendu ; le pouce ne présente pas alors seulement de la roideur, mais il est encore agité de légères secousses convulsives ; tandis que, dans l'attaque simulée, souvent le poing est
fermé, le pouce étant fléchi par-dessus les autres doigts ; un
effort beaucoup moindre suffit pour l'étendre, et, au lieu de
le laisser dans cette position, le simulateur s'empresse de le
fléchir de nouveau, enfin, le doigt n'est pas agité de secousses
convulsives comme dans l'attaque vraie. Je ne voudrais pas
dénier toute signification à ces faits, mais je pense qu'autrefois on leur accordait une trop grande valeur, et qu'ils sont
bien loin d'être suffisants, comme on le supposait, pour
trancher la question dans un cas douteux.

A la fin de cette période des convulsions cloniques, la respiration devient large, bruyante, sonore; alors, mais alors seulement, la sueur devient abondante, fréquemment il y a émission involontaire des urines, moins souvent des matières fécales et plus rarement encore du sperme; tandis que dans l'épilepsie simulée la respiration ne présente pas ce même caractère d'ampleur, la sueur a commencé à se produire bien avant la fin des convulsions; rarement on constate l'émission des urines, des matières fécales, et jamais celle du sperme.

Plusieurs observateurs ont cherché à trouver quelques caractères différentiels de l'épilepsie réelle et de l'épilepsie simulée, dans la composition des urines; ces recherches n'ont abouti à aucun résultat susceptible d'être utilisé : les urines des épileptiques, dit M. Aug. Voisin, présentent des caractères qui n'ont rien de fixe, tantôt elles sont claires ou jumenteuses, tantôt, au contraire, elles renferment une grande quantité d'urates; la présence du sucre, quoi qu'on en ait dit, y est exceptionnelle.

A la fin des convulsions, la face se décolore successivement et redevient pâle; chez le simulateur, la face se décolore plus lentement et n'arrive jamais au même degré de pâleur.

Ordinairement la période de stertor ne dure que de trois à huit minutes, et est accompagnée d'un ronflement particulier, tandis que le simulateur la prolonge souvent outre mesure, et ne saurait imiter exactement la respiration stertoreuse; il dort bien en apparence, mais parfois on le surprend ouvrant les yeux et cherchant à connaître l'impression qu'il a produite. Ce n'est généralement qu'au bout de dix à trente minutes qu'a lieu le retour de la sensibilité, et que l'épileptique réel est dans la possibilité de répondre aux questions qu'on lui adresse; chez le simulateur la sensibilité n'a jamais été abolie, et souvent il répond bien plus promptement.

Après une attaque réelle, il persiste pendant quelques heures de l'hébétude, de la confusion dans les idées, de l'absence de la mémoire ; tandis qu'après ses gesticulations, le fourbe ne croit pas devoir prolonger la fraude aussi longtemps.

Enfin, il est un dernier phénomène qui se produit parfois à la suite des attaques réelles et qu'avait déjà signalé **Van Swieten**, c'est l'apparition de très-petites taches ecchymotiques sur le visage, le cou, la partie supérieure de la poitrine ; ce signe est loin d'être constant, mais, comme il ne saurait exister à la suite d'une attaque simulée, on devra ne pas négliger de le rechercher dans un cas douteux.

Diagnostic différentiel

DE L'ÉPILEPSIE RÉELLE.	DE L'ÉPILEPSIE SIMULÉE.
1° Le malade tombe partout indistinctement ;	1° La chute survient dans les endroits où elle peut avoir lieu sans danger ;
2° Les attaques se produisent à n'importe quel moment ;	2° Les attaques ne se produisent guère que lorsque le sujet ne se croit pas observé ;
3° Les malades sont parfois prévenus de leur chute par des sensations diverses, une aura ;	3° Le simulateur ordinairement n'accuse pas de semblables sensations ;
4° Les malades tombent avec la rapidité de la foudre, la projection en avant est la règle générale ;	4° La chute est ordinairement beaucoup moins brusque ; le simulateur tombe souvent sur le côté et de façon à amortir, autant que possible, les effets de la chute.
5° Cri initial unique, rauque plutôt qu'aigu ;	5° Pas de cri, ou bien cris multiples ;
6° Pâleur très-prononcée de la face au moment de la chute ;	6° La pâleur initiale n'existe jamais ;
7° Pendant la première période, les convulsions toniques sont prédominantes d'un côté, sinon exclusivement bornées à ce côté;	7° Les convulsions toniques ne présentent généralement pas ce caractère de prédominance d'un côté, elles sont plus uniformément généralisées ;
8° Tous les muscles, en se contractant, sont animés de frémissements fibrillaires ;	8° On n'observe pas de frémissements fibrillaires des muscles ;

9° Le muscle sterno-mastoïdien en se contractant fléchit la tête du malade sur l'épaule correspondant au côté le plus affecté en dirigeant la face du côté opposé ;

10° La face se colore rapidement, devient livide ;

11° Les mouvements respiratoires restent suspendus pendant la durée des convulsions toniques (10 à 40 secondes) ;

12° Râles bruyants et pénibles pendant l'interruption de la respiration. La suffocation paraît imminente ;

13° Mouvements du cœur très-rapides, pouls petit, faible, précipité ; peau à température normale ; pas de sueur ;

14° Langue très-rarement mordue à cette période;

15° Dans la deuxième période, les convulsions cloniques, bien que généralisées, sont plus violentes du côté où prédominaient les convulsions toniques ;

16° Paupières à demi fermées, agitées souvent par un clignement incessant ; yeux roulant dans les orbites, fixes par moments et ne laissant apercevoir le plus souvent que la sclérotique ;

17° Pupilles ordinairement dilatées, quelquefois normales et même resserrées, mais complétement insensibles à la lumière ;

18° Les convulsions cloniques durent de 1 à 2 minutes ;

19° Langue souvent blessée, dans cette période, et ordinairement d'un seul côté. Écume sanguinolente, pas constante ;

9° Les deux muscles sterno-mastoïdiens se contractant à la fois également, rien de semblable ne se produit ;

10° La coloration est toujours moins prononcée et quelquefois provoquée par l'application d'un lien très-étroit à la base du cou ;

11° Souvent, pendant la durée des convulsions toniques, les mouvements respiratoires ne restent pas complétement suspendus ;

12° Absence des râles. Impossibilité d'imiter l'imminence de suffocation ;

13° Pouls fréquent, développé ; peau chaude ; sueur abondante par suite de l'agitation factice du sujet ;

14° Langue souvent blessée à cette période ;

15° Les convulsions cloniques toujours très-intenses, même exagérées, sont aussi développées d'un côté que de l'autre ;

16° Yeux fermés, efforts visibles pour imiter les mouvements convulsifs du globe oculaire;

17° Pupilles ayant leurs dimensions normales et sensibles à la lumière ;

18° Souvent les convulsions cloniques durent plus longtemps ;

19° Langue blessée des deux côtés, quand elle l'est. Écume à la bouche provoquée par l'agitation de la salive, avec du savon, de la racine de pyrèthre, etc. ;

20° Sensibilité cutanée et des muqueuses complétement abolie ;

21° Pouce fléchi dans le creux de la main, recouvert par les autres doigts ; si on l'étend, il reste étendu ; le pouce ne présente pas seulement de la roideur, mais encore des secousses convulsives ;

22° A la fin de la période convulsive, la respiration devient large, bruyante, sonore ; seulement alors sueur abondante, ordinairement émission involontaire des urines, parfois aussi des matières fécales, plus rarement du sperme ;

23° La face se décolore successivement et redevient pâle ;

24° La période de stupeur dure de 3 à 8 minutes. Ronflement particulier pendant la période de stertor.

25° Retour de la sensibilité et possibilité de répondre aux questions au bout de 10 à 30 minutes ;

26° Pendant quelques heures et même davantage, hébétude, confusion dans les idées, absence de la mémoire ;

27° Après les attaques apparaissent assez souvent des taches ecchymotiques sur le front, le cou, la poitrine.

20° Sensibilité de la peau et des muqueuses conservée ;

21° Souvent le poing est fermé et le pouce fléchi par-dessus ; si on l'étend, l'individu s'empresse de le fléchir ; pas de secousses convulsives dans ce doigt ;

22° La respiration n'a pas le même caractère d'ampleur ; la sueur a déjà commencé ; ordinairement pas d'émission des urines ou des matières fécales ; jamais émission de sperme.

23° La face se décolore plus lentement et n'arrive jamais au même degré de pâleur ;

24° La période de stupeur est souvent prolongée outre mesure ; le ronflement ordinairement fait défaut ;

25° Souvent retour bien plus prompt de l'intelligence ;

26° Le simulateur ne croit pas devoir prolonger la fraude aussi longtemps ;

27° Jamais de taches ecchymotiques après les attaques.

Tous ces caractères différentiels sont loin, je vous l'ai déjà fait pressentir, d'avoir la même importance : lorsque vous vous trouvez en présence d'un épileptique suspect, vous devez tâcher d'en constater le plus grand nombre possible ; mais il en est quelques-uns dont la signification est considérable, qu'il faut rechercher avec soin, et sur lesquels je crois devoir insister d'une façon toute spéciale : ces caractères sont ceux que l'on tire de l'étude du pouls, de l'état de la contractilité des pupilles, de la sensibilité de la peau et des muqueuses.

Les caractères du pouls de l'épileptique ont été analysés avec beaucoup de soin par M. Aug. Voisin (1), qui
a le premier pensé à appliquer le sphygmographe à cette
étude. Il résulte de ces recherches que les tracés obtenus
chez un épileptique réel, à la fin de l'attaque et même pendant une heure, une heure et demie après la fin des convulsions, sont caractérisés par des courbes très-prononcées, puis
par des lignes ascendantes d'une grande hauteur, et un dicrotisme très-marqué (*fig*. 1). Lorsqu'on prend le tracé chez

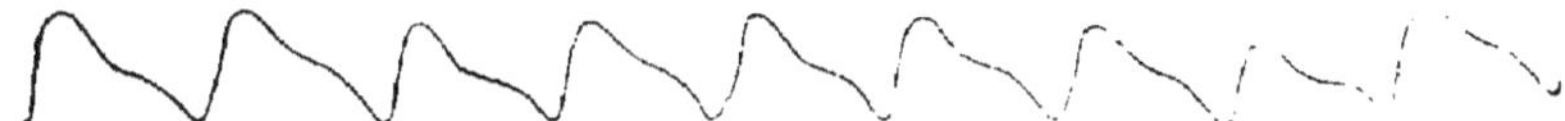

Fig. 1. — Tracé sphygmographique pris chez un épileptique réel, 25 minutes
après le début d'une attaque convulsive, pendant le sommeil consécutif.

un épileptique ou chez un homme sain, qui vient de se livrer
à une course rapide, ou à quelques efforts violents, on obtient
des tracés qui n'ont absolument rien de comparable avec le
précédent (*fig*. 2 et 3). Que l'épileptique présente des at

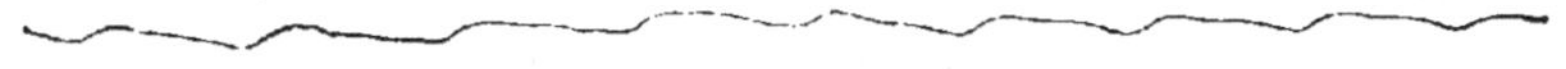

Fig. 2. — Tracé sphygmographique pris chez un individu sain, après une
course rapide.

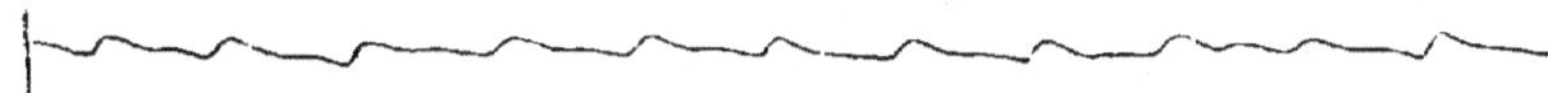

Fig. 3. — Tracé sphygmographique pris chez un épileptique réel aussitôt
après une course rapide.

taques convulsives ou de simples vertiges, le tracé présente,
d'après M. Aug. Voisin, les mêmes caractères. J'ai eu l'occasion d'appliquer ou de faire appliquer le sphygmographe
chez plusieurs épileptiques à la fin d'attaques, et j'ai recueilli
des tracés se rapprochant beaucoup de ceux que cet habile

(1) Aug. Voisin, *loc. cit.*, p. 318.

médecin a reproduits dans son Mémoire. Une seule fois, il a pu appliquer le sphygmographe après une attaque simulée, et il a constaté qu'après ce faux accès, les courbes formées par le tracé (*fig.* 4) étaient moins élevées que celles obtenues chez le même individu avant l'attaque (*fig.* 5), c'est-à-dire qu'il

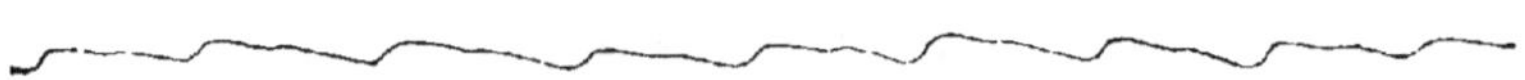

Fig. 4. — Tracé sphygmographique pris quatre minutes après le début d'une attaque simulée.

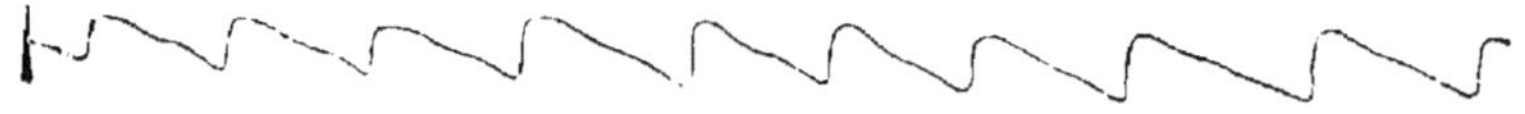

Fig. 5. — Tracé sphygmographique pris chez un simulateur, à jeun, avant les attaques.

s'était produit chez lui juste l'inverse de ce qui se passe chez l'épileptique réel. Vouloir tirer des conclusions de ce fait me semble un peu prématuré. Avant de pouvoir faire de ce signe différentiel une sorte de critérium, comme le voudrait M. Aug. Voisin, il faut que les expériences se multiplient. Quoi qu'il en soit, aujourd'hui les observateurs ne manqueront pas de renouveler ces curieuses observations, et la science doit être reconnaissante à M. Aug. Voisin de cette heureuse application du sphygmographe.

Je vous ai déjà indiqué comme un excellent signe différentiel l'état de sensibilité des pupilles à la lumière ; je désire y revenir d'une manière spéciale. L'absence de contractilité de la pupille bien constatée est un fait d'une très-grande importance ; ce signe complétement soustrait à la volonté et à l'astuce du simulateur, lorsqu'il existe, a la plus grande valeur, et, sans vous inquiéter des dimensions de la pupille, qui, je vous l'ai déjà dit, sont variables dans l'attaque réelle, vous devez vous attacher seulement à constater l'immobilité de la pupille sous l'influence de la lumière solaire, ou d'une lumière artificielle. Pendant la pé-

riode convulsive , les globes oculaires sont convulsés en
haut, et il peut être fort difficile, parfois même impossible,
de constater à cette période l'état des pupilles ; comme l'absence de contractilité persiste pendant la période de stertor,
dans ces cas, il vous faudra tout simplement ne chercher à
constater l'état de la pupille qu'à ce moment, c'est-à-dire
lorsque les yeux ne seront plus portés en haut, ni agités de
mouvements convulsifs.

L'état de la sensibilité de la peau et des muqueuses doit
encore fixer votre attention d'une manière toute spéciale.
Les moyens proposés pour faire cette constatation sont en
nombre réellement inouï ; on dirait qu'à une certaine époque,
les médecins se sont ingéniés à mettre en pratique les
épreuves les plus douloureuses, les plus barbares. Je ne vous
les indiquerai certainement pas toutes ; voici quelques-unes
de celles auxquelles on a eu le plus souvent recours : Fielitz
avait proposé une sonde aiguë, spéciale, pour constater l'état
de la sensibilité cutanée ; Fodéré et Percy conseillaient le cautère actuel; Kirchkoff (1), la cire à cacheter en fusion ; Weber (2), une forte bastonnade, De Haën, la projection d'eau
froide sur la tête ; on a encore eu recours à la fustigation
avec des orties. Pour explorer la sensibilité de la muqueuse
nasale, on a vanté l'emploi de diverses substances sternutatoires, l'introduction d'un chalumeau dans les narines (Troppaneger) ; on a encore proposé de faire brûler sous le nez de
la laine, des plumes, d'insuffler dans les narines de la fumée
de tabac, de faire respirer certains gaz irritants : l'acide sulfureux, l'ammoniaque en particulier. Enfin, on a cherché à
constater l'état de la sensibilité de la muqueuse buccale et
pharyngienne, en introduisant dans la bouche des substances
âcres ou douées d'une saveur désagréable, et, pour apprécier

(1) Kirchkoff, *Hygiène militaire à l'usage des armées de terre*, 2e édit.
Anvers, 1823, p. 25.
(2) Weber, *Onomat. med. Prakt*, ad vocem *Epilepsia*.

celle de la muqueuse conjonctivale, on a été jusqu'à conseiller de faire pénétrer dans l'œil du piment, du poivre de Cayenne, quelques gouttes d'eau-de-vie (1) : ce qui déterminerait une douleur atroce si la sensibilité était conservée, et aurait en outre, pour résultat inévitable, de provoquer une conjonctivité très-intense. Vous vous rappelez ce que je vous ai dit de l'emploi des moyens douloureux en général, et vous savez combien je vous ai recommandé d'éviter tous ces moyens dangereux, qui ressemblent plutôt à une torture qu'à un moyen de traitement ou d'investigation ; il faut donc bannir complétement tous ces procédés violents. Les raisons que je vous ai données sont certainement suffisantes pour que l'on renonce à leur emploi, mais il est un fait qui ne peut ici que nous engager encore davantage à les abandonner : un certain nombre d'individus sont capables de résister aux épreuves les plus douloureuses, de rester impassibles au milieu des épreuves les plus violentes, et, par conséquent, on ne saurait tirer aucune conclusion du résultat négatif de l'expérience. De Haën a, en particulier, rapporté l'observation d'une femme qui portait les cicatrices de trois brûlures considérables, qu'un chirurgien lui avait faites pour découvrir s'il y avait fraude, sans que cela eût pu la forcer à se démasquer ; ce ne fut que plus tard, étant détenue pour meurtre, qu'elle avoua sa fraude. Lorsque vous voudrez constater l'état de la sensibilité cutanée, je vous engage à vous borner à de simples piqûres d'épingle, à des pincements un peu énergiques, à la projection d'eau froide sur la poitrine ; pour constater l'état de la muqueuse pituitaire, à faire respirer des vapeurs d'acide sulfureux, produit par la combustion d'une allumette, ou, mieux encore, des vapeurs d'ammoniaque, en évitant, dans ce dernier cas, de prolonger l'expérience, ce qui pourrait déterminer une inflammation plus ou moins

(1) G. Ballingall, *Outlines of military surgery*, 2ᵉ édit. Edinburgh, 1838, p. 529.

vive de la muqueuse de Schneider. Ces expériences d'exploration de la sensibilité demandent à être faites avec le plus grand soin, et, en cas de doute, il ne faut pas hésiter à les renouveler, en observant attentivement si l'impression de la douleur ne se traduit pas sur le visage, et surtout s'il ne se produit pas de mouvements réflexes.

L'épileptique simulateur, ne présentant généralement d'attaques que lorsqu'il sait être observé seulement par des personnes incapables de constater la réalité de son mal, on a pensé, il y a déjà longtemps, à rechercher s'il n'existerait pas certaines substances dont l'action sur l'organisme serait susceptible de provoquer les attaques chez un épileptique réel. Une substance semblable étant trouvée, le diagnostic différentiel de l'épilepsie réelle et de l'épilepsie simulée deviendrait infiniment plus facile.

Marc (1) parvint à déterminer des accès d'épilepsie chez trois malades en leur mettant sous les narines des morceaux d'assa fœtida ; ce moyen, qui avait été mis plusieurs fois en usage par des médecins allemands, échoua complétement entre les mains d'Hébréard, médecin de Bicêtre, et il est, depuis longtemps, tombé, à juste titre, je crois, dans le plus complet oubli. Le chloroforme, presque aussitôt après sa découverte, a été proposé comme moyen de diagnostic pour différencier l'épilepsie réelle de l'épilepsie simulée. Dès 1847, M. Moreau (de Tours) (2) expérimenta, dans ce but spécial, cet agent à l'hospice de Bicêtre, et détermina chez deux épileptiques des accès très-intenses après quelques inspirations. L'année suivante, un médecin militaire, Fix (3), prétendit que l'on pouvait toujours, à l'aide du chloroforme, déterminer à volonté des accès convulsifs chez l'épileptique réel, tandis que,

(1) Marc, *Dictionnaire en 60 volumes*, art. ÉPILEPSIE SIMULÉE, t. XII, p. 540.
(2) Moreau (de Tours), *Union médicale*, 1847 , p. 603.
(3) Fix, *Emploi du chloroforme dans les maladies simulées* (*Union médicale*, 1848, p. 8).

chez le simulateur, ce même agent faisait tout simplement
naître l'hyposthénisation. Ces expériences ont été renouvelées par des médecins belges et hollandais, qui sont loin d'a-
voir obtenu des résultats aussi nets. Tosquinet (1), Decaisne (2), ont prétendu avoir réussi très-facilement à provoquer des attaques, tandis que Kums (3), autre médecin belge,
qui, *trouvant ce moyen fort inoffensif*, s'est empressé de
saisir toutes les occasions qui se sont présentées pour l'expé-
rimenter, a obtenu des résultats qui ne viennent pas à l'appui
« des conclusions trop absolues de ses prédécesseurs ». D'autres
médecins ont aussi obtenu des résultats négatifs chez de
réels épileptiques. Un médecin hollandais, Quarin-Willemier (4), en particulier, a rapporté trois observations dans
lesquelles il ne se produisit pas d'attaques. Je vous ai déjà
formulé nettement, dans la première leçon, mon opinion
sur l'emploi du chloroforme dans les maladies suspectes en
général. Dans le cas qui nous occupe, vous devez le rejeter,
non-seulement parce que son usage est dangereux, mais encore parce que les services qu'il peut rendre sont au moins
douteux.

Je suis assez médiocre partisan des moyens de surprise,
mais cependant, lorsque vous n'aurez pas pu assister à
une ou plusieurs attaques, lorsque l'individu qui les alléguera vous paraîtra suspect, lorsqu'enfin, pour des raisons
quelconques, vous vous croirez autorisé à soupçonner la
fraude, vous pourrez parfois recourir à la ruse, et retirer quelque avantage de subterfuges qu'il vous sera

(1) Tosquinet, *Archives belges de médecine militaire*, nov.-déc. 1851,
p. 438.

(2) Decaisne, *Ibid.*, oct.-nov. 1852, p. 331.

(3) Kums, *De l'inspiration du chloroforme comme moyen de constater
l'existence de l'épilepsie (ibid.*, 1853, t. XII, p. 21).

(4) Quarin-Willemier, *Archives belges de médecine militaire*, t. XII, p. 25,
1853. Extrait de *Repertorium Tydschrift voor de Geneeskunde in af haren
Omvang*. 1852.

facile de varier suivant les circonstances. Les auteurs ont relaté plusieurs faits dans lesquels de semblables moyens ont pu amener rapidement la découverte de la vérité ; je vais vous les rapporter aussi brièvement que possible.

Sauvages (1), ayant conçu quelques soupçons de simulation chez une jeune fille qui imitait, *à s'y méprendre*, les accès d'épilepsie, demanda à la malade si pendant son accès elle ne sentait pas une douleur qui se portait du bras à l'épaule, et de l'épaule à la cuisse, du côté opposé. La jeune fille crut devoir répondre affirmativement, et cette déclaration démasqua son imposture.

Vaidy parvint à dévoiler la supercherie en disant devant un jeune soldat, soupçonné de simulation, qu'ordinairement dans l'épilepsie, les accès avaient toujours lieu le matin. Le conscrit se laissa prendre au piége et ne manqua plus de tomber à l'heure indiquée.

On a encore tiré parti des menaces d'opérations plus ou moins graves. Boerhaave (2) découvrit la fraude chez un jeune homme en le menaçant de lui faire appliquer un fer ardent sur le gros orteil : aussitôt le fourbe revint à lui, et n'eut plus d'accès. Percy réussit de la même façon à faire capituler un jeune soldat en faisant apporter par un maréchal un fer à cheval, rougi à blanc : lorsque le bruit du tablier de cuir, battant sur les jambes, annonça l'approche du maréchal, le fourbe prit la fuite.

Il m'est encore impossible de passer sous silence l'observation si connue du chirurgien-major Bottin qu'ont rapportée Percy et Laurent (3) En présence d'un jeune villageois qui simulait assez mal une attaque, ce chirurgien dit aux personnes qui l'entouraient : « Bon, Messieurs, il y a long-

---

(1) Boissier de Sauvages, *Nosologia methodica*, classis IV, t. I, p. 582, *Spasmi universales* : *Epilepsia simulata*.

(2) Boerhaave, *Prælectiones academicæ : De morbis nervorum*, p. 806-807.

(3) Percy et Laurent, *Dict. en 60 vol.*, t. IX, *art.* SIMULATION, p. 357.

E. BOISSEAU, *Mal. sim.*   7

« temps que je cherche cette occasion ; vous savez qu'Hip-
« pocrate a dit que les eunuques ne sont sujets ni à la goutte
« ni à l'épilepsie, et il nous faut, en conséquence, châtrer
« cet homme. En lui enlevant les testicules, nous le gué-
« rirons probablement vite : qu'on m'apporte mes bistouris,
« des aiguilles, du fil, des pincettes, du feu ; dépêchons-
« nous de terminer avant que son accès soit passé, et il sera
« bien étonné, quand il s'éveillera, de ne plus trouver les
« marques de sa virilité. » Le villageois ne se soucia point
du traitement, avoua la fraude, et demanda pardon. Mahon (1)
a rapporté aussi le fait très-connu d'un mendiant dont la
simulation fut découverte par un subterfuge analogue au
précédent. « On prépara, près de l'endroit où il demeurait,
un lit de paille où l'on put le jeter au moment où l'accès le
saisirait, afin qu'il ne se fît pas de mal ; l'accès vint, on plaça
le drôle sur le lit ; mais, dès qu'il y fut, on mit le feu aux
quatre coins, et alors il s'enfuit comme un éclair. »

Dans un cas douteux, le hasard vient quelquefois à notre
aide ; Meyserey (2), par exemple, raconte qu'il découvrit
ainsi la fraude chez un individu qui ne put dissimuler, pendant une attaque, la douleur que lui occasionna du bouillon
très-chaud tombé fortuitement sur son pied. Enfin, pour terminer cette petite revue anecdotique, je vous citerai encore
le fait suivant : O'Reilly (3), chirurgien anglais, assistant à
une attaque d'épilepsie, après avoir posé la main sur la poitrine du prétendu malade comme pour s'assurer si le cœur
battait encore, dit aux personnes qui l'entouraient : « C'est
« fini, portez ce cadavre au dépôt des morts. » L'imposteur se
releva aussitôt ; depuis lors, il n'eut plus jamais d'attaques.

Il me reste à vous indiquer encore quelques moyens de
surprise, quelques ruses, bien inoffensives, et que, pour ma

(1) Mahon, *Traité de médecine légale*, t. I, p. 348.
(2) Meyserey, *La médecine d'armée*. Paris, 1754, t. I, p. 111.
(3) Fallot, *Mémorial de l'expert*, p. 204.

part, j'ai eu l'occasion d'employer avec succès. On peut promettre au malade suspect une guérison certaine, lui affirmer que l'on possède un remède infaillible qui doit inévitablement s'opposer au retour des attaques. On peut encore demander à l'individu soupçonné de simulation s'il se rappelle ce qui se passe pendant l'attaque. Ce piége, en apparence grossier, est cependant un de ceux auxquels le simulateur ne sait toujours pas échapper. Pour être complet, je dois vous dire qu'on a proposé le séjour dans les quartiers des asiles spécialement affectés aux épileptiques, comme un moyen propre à faire capituler les simulateurs les plus obstinés qui, malgré les preuves les plus démonstratives de leur fraude, ne veulent pas s'avouer vaincus. Dans un cas donné, cette dernière ressource pourrait être utilisée.

L'individu qui simule des attaques d'épilepsie devient parfois victime de sa propre supercherie, des attaques simulées peuvent devenir réelles, lorsque les tentatives de fraude se prolongent. Plusieurs faits de ce genre ont été rapportés par des auteurs dont la bonne foi et l'autorité ne sauraient être mises en doute. De Haën, Wildberg (1) ont relaté chacun un cas pareil, et Metzger (2) a aussi observé le même fait chez une femme qui, « après avoir joué longtemps « l'épileptique dans la maison de correction où elle était « renfermée, devint vraiment épileptique. » Enfin, dans son livre sur *la simulation de la folie*, Laurent (de Marseille) (3) parle encore d'un cas semblable qui lui a été communiqué par M. Prosper Lucas : Il s'agit d'un repris de justice, jeune effronté qui avait longtemps joué l'épilepsie ; les accès de commande avaient fini par devenir réels, et il demandait sans détour ni vergogne *qu'on le débarrassât de cette fin de la farce.*

(1) Wildberg, *Magazin für die gerichtliche Arzneiwissenschaft.* 1831, p. 293.
(2) Metzger, *loc. cit.*, notes de la page 215.
(3) Laurent (de Marseille,, *Étude médico-légale sur la simulation de la folie.* In-8., Paris, 1866, p. 374.

TROISIÈME LEÇON

DES NÉVROSES SIMULÉES (suite).

De la dissimulation de l'épilepsie. — Ce genre de fraude très-fréquent a été cependant peu étudié. — De l'épilepsie dissimulée dans l'armée, en particulier par les remplaçants — Manière de procéder pour découvrir l'existence de la maladie. — Simulation de la chorée, au moyen âge, dans les temps modernes. — Simulation de l'hystérie, de la catalepsie. — Du somnambulisme. — De la démonomanie.

Simulation de la rage. — Du tétanos.

Messieurs,

Tous les auteurs qui se sont occupés de médecine légale, et de maladies simulées en particulier, ont traité assez longuement de la simulation de l'épilepsie, et ils ont, au contraire, à peine fait mention de la *dissimulation* de cette maladie, qui est cependant bien plus fréquente. Vous comprenez facilement qu'il doit en être ainsi, car il est d'un intérêt immense, et pour l'individu malade et pour sa famille, de pouvoir cacher, dissimuler une semblable affection. Tant quelle ne s'est pas traduite par des accès complets, de grandes attaques survenues publiquement, il est facile de la dissimuler et même, dans les cas où elle s'est manifestée devant un certain nombre de témoins, on cherche encore à en nier la réalité, à attribuer les convulsions à des causes variées, insignifiantes, à donner aux accès un nom qui permette d'éloigner l'idée d'épilepsie, à cacher, enfin, par tous les subterfuges possibles l'existence de cette maladie. Souvent, l'épilepsie consiste seulement en simples vertiges, en simples absences, ou en accès plus ou moins incomplets, intermédiaires, s'accompagnant de phénomènes insolites ou bien encore en accès ne se produisant que la nuit ; ces formes d'épilepsie larvée, que M. Morel (de Saint-Yon) (1) a étudiées avec un soin tout spécial, ne sont malheureusement pas rares; fréquemment, elles sont ignorées du malade et de la famille, et même méconnues du médecin. Lorsque le malade connaît son affection, il lui est ordinairement facile, dans un cas semblable, de la dissimuler. Ce sont ces formes d'épilepsie, si variées, si légères en apparence, qui souvent portent les atteintes les plus graves aux facultés intellectuelles, et lorsque je m'occuperai avec vous de l'aliénation mentale, et de la folie épileptique en particulier, j'aurai soin de vous parler avec quelques détails du rôle considérable que joue l'épilepsie dans l'accomplissement de ces crimes atroces, inexplicables, commis instantanément, absolument sans mobile, et qui laissent leur auteur complétement indifférent, et insouciant après les avoir accomplis.

Dans l'armée, il est une catégorie d'hommes qui ont tout spécialement intérêt à dissimuler l'épilepsie; ce sont les remplaçants, car, une fois reconnus aptes au service, ils pourront faire valoir leur infirmité pour obtenir un congé de réforme. Cette coupable spéculation n'est pas excessivement rare; j'ai, en ce moment, dans mon service un homme qui se trouve précisément dans de semblables conditions, il se prétend épileptique, et il a remplacé son frère, espérant bien ne pas être conservé au service. La loi n'a pas prévu ce genre de fraude qui mériterait cependant une sévère répression.

Pour découvrir la vérité dans le cas d'épilepsie dissimulée, il faut s'enquérir avec le plus grand soin des antécédents du

____

(1) Morel (de Saint-Yon). *Études cliniques sur les maladies mentales.* 1853, t. II, p. 304.

malade en s'adressant plutôt à des personnes étrangères à sa famille qu'aux parents eux-mêmes qui pourraient avoir intérêt à vous induire en erreur ; il faut, en outre, examiner l'habitus extérieur, explorer les facultés intellectuelles. Souvent on apprend ainsi que l'individu a commis, plus d'une fois, des actes bizarres, évidemment inconscients. — Enfin, s'il est accusé d'un crime, d'un délit quelconque, on peut encore trouver précisément dans l'étude des circonstances du crime, du délit lui-même, des indices de la maladie. Il est bien inutile de dire que, quand le médecin a été témoin d'une attaque, a assisté à un accès, la question est bien près d'être résolue.

Outre l'épilepsie, d'autres névroses convulsives peuvent aussi être simulées. La *chorée* en particulier mérite à ce point de vue une mention spéciale. Je ne ferai que vous rappeler pour mémoire ces chorées épidémiques du moyen âge, où la fraude joua certainement un grand rôle, et que Hecker (1) a parfaitement étudiées : « Des troupes de vagabonds, dit-il, spécialement dans les environs d'Aix-la-Chapelle et de Cologne, parfaitement initiés aux gestes et aux convulsions des malades, en faisaient métier et parcouraient le pays pour chercher des aventures. » Au milieu du siècle dernier, la simulation de la danse de Saint-Guy était encore, à ce qu'il paraît, en grande faveur parmi certains fanatiques. Il n'y a pas longtemps, dit Lieutaud (2), qu'elle se montra au milieu de Paris, et elle y serait encore si les ordres du roi ne l'avaient fait cesser, car elle est plus du ressort de la police que de celui de la médecine. J. Frank (3) rapporte, d'après De Meza,

(1) J. F. C. Hecker, *Mémoire sur la chorée épidémique du moyen âge*, traduit par F. Dubois de Berlin (*Annales d'hyg. et de méd. lég.*, 1re série, t. XII, p. 312).

(2) Lieutaud, *Précis de médecine pratique*. Paris, 1761, t. I, p. 212.

(3) J. Frank, *Pathologie interne*, t. III, p. 328. *Chorée simulée.*

auteur d'un livre sur le Tarentulisme, qu'en Italie, les mendiants et les hommes des basses classes de la société, ainsi que les vierges, condamnées par vœu au célibat, simulaient quelquefois des convulsions choréiques qu'ils attribuaient à la morsure de la tarentule. Fortunatus Fidelis (1) avait déjà eu l'occasion d'observer des faits analogues.

La chorée est encore parfois simulée de notre temps. Cette maladie sévissant principalement sur les enfants, c'est surtout chez les individus de cet âge que l'on pourra en observer la simulation. A l'hôpital des enfants, dans le service de M. H. Roger, on a eu l'occasion de constater quelques faits de ce genre, et dans l'article *Chorée* du *Nouveau dictionnaire de médecine et de chirurgie pratiques*, M. Jules Simon (2) a rapporté très-brièvement l'observation d'une jeune fille qui paraissait offrir quelque chose d'insolite dans l'intensité et la direction de ses convulsions, et dont la physionomie était anormale ; on la surveilla attentivement, et bientôt on s'aperçut qu'elle cessait son rôle aussitôt qu'elle ne se croyait plus observée.

Dans l'armée, la simulation de cette maladie est infiniment rare. Vous trouverez dans le *Journal de médecine militaire* de 1783 un mémoire portant pour titre : *Histoire d'une maladie épidémique convulsive*, où l'auteur Jussi (3) rapporte plusieurs faits d'affections choréiques observées dans un régiment de dragons, et dont il attribue la production à l'influence de l'imitation, en écartant peut-être à tort toute idée de simulation. Je vous indiquerai aussi une observation de chorée assez maladroitement simulée rapportée par M. Merchie (4), et dans laquelle l'intimidation suffit pour obtenir

---

(1) Fortunatus Fidelis, *De relation. med.*, lib. II, § 2, c. 1.

(2) J. Simon, *Nouveau dict. de méd. et de chir. pratiques*. Paris, 1867, t. VII, p. 547, article CHORÉE.

(3) Jussi, *Journal de médecine militaire*. 1783, t. II, p. 53.

(4) Merchie, *Archives belges de médecine militaire*. 1850, t. V, p. 116.

l'aveu de la fraude. Enfin, je vous rapporterai, avec un peu plus de détails, un cas de chorée simulée, observé par Fallot (1). Un soldat suisse, condamné à recevoir des coups de bâton, fut saisi, au moment même de l'exécution, de convulsions violentes. En conséquence, elle fut suspendue et le coupable reconduit en prison. Là, les convulsions continuèrent à paraître ; tout ce qui pouvait rappeler l'idée de la peine les excitait incontinent. Remise lui en fut faite, et, au bout de quelques semaines de détention, il revint au corps. Peu de temps après sa rentrée, il parut atteint de la danse de Saint-Guy, et dirigé sur l'hôpital. Sauf un peu d'exagération peut-être dans les contorsions, l'infirmité était admirablement imitée ; le malade ne cessait de déplorer son malheur et demandait instamment des médicaments pour se guérir.—Tout, commémoratifs, symptômes, semblait déposer en faveur de la réalité de la maladie, et sa réforme allait être demandée, quand un peu d'indiscrétion dans ses propos éveilla des soupçons. On s'avisa alors de lui faire narrer ce qu'il éprouvait, et lui suggérant des réponses absurdes, on acquit bientôt la conviction de la fraude. Fallot apprit plus tard qu'un médecin de ses parents lui avait fait naître l'idée, et indiqué les moyens de jouer le convulsionnaire ; mais, tout habile qu'il s'était montré d'ailleurs, il n'avait pas prévu le cas où on lui ferait faire l'historique de ses sensations. Le simulateur n'attendit pas son reste, et déserta de l'hôpital pendant la nuit.

Pour dévoiler la fraude, Vogel (2) a conseillé d'observer l'individu pendant son sommeil ; s'il dort tranquillement, dit-il, et si tous ses membres sont dans un repos complet, il n'y a pas de doute que l'on ait affaire à un imposteur ; car, chez les malades véritablement affectés de chorée, les membres éprouvent constamment de légers mou-

<hr>

(1) Fallot, *Mémorial de l'expert*, p. 208.
(2) Vogel, *Dissertatio de morbis simulatis*. Gœttingen, 1769.

vements spasmodiques, même pendant le sommeil le plus
profond. Ce moyen n'a pas toute la valeur que lui accordait
Vogel, car, dans la chorée réelle, ainsi que le fait remarquer
Axenfeld, les mouvements se suspendent presque toujours
d'une manière complète sous l'influence du sommeil. —
Fahner (1) a proposé un moyen qui n'est pas non plus à l'abri
de toute objection : Donnez, dit-il, à boire au prétendu malade, s'il vide son verre tranquillement, son imposture est
découverte ; car, dans la véritable chorée, le malade ne peut
point boire à moins qu'on ne lui tienne le verre, ou, s'il boit,
c'est avec la plus grande difficulté, et après avoir essayé inutilement un grand nombre de fois d'approcher le verre de
ses lèvres, et, dans ce cas, il le vide d'un trait. — C'est avec
raison que Taufflieb (2) fait remarquer qu'un imposteur
parfaitement instruit des symptômes de la véritable chorée
pourrait jouer son rôle d'une manière assez complète pour faire
tourner à son avantage l'expérience conseillée par Fahner.
Le moyen le plus simple et le plus sûr pour découvrir la
fraude consiste encore à soumettre le malade suspect à une
surveillance attentive, prolongée et surtout s'exerçant à son
insu.

Bien que l'*hystérie* soit infiniment plus fréquente chez la
femme que chez l'homme, son existence chez ce dernier
n'est cependant plus guère contestée. Déjà Frédéric Hoffmann (3) ne la mettait pas en doute ; parmi les auteurs modernes, Forget (4), Sandras (5) Axenfeld (6) en particulier
ont admis que le sexe masculin ne mettait pas à l'abri de

(1) Fahner, *Op. cit.*, t. I, p. 263.
(2) Taufflieb, *Examen médico-légal des maladies simulées*, p. 20.
(3) Fr. Hoffmann, *Opera*, t. III, sect. I, cap. III : *De malo hysterico*.
(4) Forget, *Recherches cliniques sur les névroses. De l'hystérie* [vapeurs,
maux de nerfs (Gaz. méd. de Paris, 1847, p. 918).]
(5) Sandras, *Traité pratique des maladies nerveuses*. Paris, 1851, t. I,
p. 170.
(6) Axenfeld, *Des névroses*, 1 vol. in-8. Paris, 1863, p. 639.

cette maladie, et Briquet (1), dans un livre consacré spécialement à l'étude de l'hystérie, prétend même qu'elle n'est que vingt fois moins fréquente chez l'homme que chez la femme. Sans admettre une semblable proportion, qui est bien évidemment fort exagérée, on doit cependant reconnaître que l'hystérie n'est pas une affection exclusive à la femme, et qu'on peut exceptionnellement la rencontrer chez l'homme.

C'est à ce titre que je crois devoir vous parler très-brièvement de la simulation de cette maladie. Je ne vous décrirai pas les phénomènes qui caractérisent les attaques convulsives d'hystérie, vous les connaissez sans doute, vous avez certainement eu occasion de les observer, et les notions que vous possédez sur cette maladie vous suffiraient pour distinguer une attaque fausse d'une attaque réelle. Quoique dans l'hystérie la sensibilité et les fonctions intellectuelles soient loin d'être abolies comme dans l'épilepsie, quelques épreuves un peu douloureuses, des aspersions d'eau froide, l'emploi de l'électricité, la menace de quelque opération, de quelque châtiment, pourront parfois couper court brusquement à une attaque simulée.

Je dois ici vous rappeler un fait très-curieux et qu'il faut savoir interpréter ; lorsque, dans une salle d'hôpital, une hystérique a des attaques, fort souvent ses voisines, pour peu qu'elles y soient prédisposées, ne tardent pas à présenter identiquement les mêmes phénomènes, et bientôt on observe une véritable *épidémie* d'hystérie : ici, pour expliquer l'extension, la propagation de la maladie, à moins de raisons toutes particulières pouvant faire naître des soupçons, nous devons invoquer l'influence de l'imitation et écarter l'idée de simulation. Il faut que vous sachiez encore que l'hystérie est assez souvent simulée par des femmes réellement atteintes de cette maladie, et alors il peut arriver que l'attaque si-

(1) A. Briquet, *Traité clinique et thérapeutique de l'hystérie.* Paris, 1859, in-8.

mulée, fausse au début, devienne réelle à la fin. Par
contre, il est hors de doute que les malades ont une certaine
influence sur la production des attaques, qu'elles conservent
sur leur accès un certain empire. « Elles peuvent, dit
« Sandras (1), dissimuler leur maladie, jusqu'à un certain
« point arrêter leurs convulsions par une volonté ferme, les
« suspendre pour un certain temps. Des malades d'une
« bonne foi non douteuse, ajoute-t-il, me l'ont souvent
« garanti. »

La *catalepsie* qui, par son étiologie surtout, a des liens
étroits avec l'hystérie, qui pour plusieurs auteurs ne serait
même qu'une forme d'hystérie à convulsions toniques, a été
aussi plus d'une fois simulée. Zacchias rapporte avoir
connu une Sicilienne qui, lorsqu'elle se trouvait dans une
église, feignait d'être en extase et jouait parfaitement son
rôle. Elle se tenait debout, les bras étendus en forme de
croix, les paupières immobiles, les yeux fixes, et elle restait
dans cette position une heure et même davantage, paraissant
se soulever dans son ravissement, changeant plusieurs fois
de couleur au visage, perdant connaissance et la reprenant à
volonté. Le peuple, dit Zacchias, s'empressait autour d'elle,
s'imaginant qu'elle était inspirée, animée du souffle divin ;
ce qui, ajoute-t-il, me faisait rire de pitié, et cette femme
sans doute encore davantage.

De pareilles supercheries tendent de plus en plus à disparaître, et l'exemple le plus récent de simulation de catalepsie que je connaisse est emprunté à des journaux espa-
gnols (2). Il s'agit d'un condamné à mort, Antonio Peres,
qui, au moment d'entrer en chapelle, tomba dans un état ca-
taleptique dont ne purent le tirer les moyens ordinairement
employés dans ces cas, même le cautère actuel, et dans cet

(1) Sandras, *Op. cit.*, t. I, p. 182.
(2) *Union médicale*, année 1852, p. 31.

état on lui donna l'extrême-onction. Néanmoins il fut porté sur le lieu du supplice, et il venait d'être placé sur la fatale chaise, lorsque, voyant qu'il n'y avait plus rien à espérer, il se mit à crier et à demander qu'on le confessât, en avouant qu'il avait simulé, et ajoutant que la cautérisation était un si grand supplice que, un bouton de feu de plus, et il eût crié.

La sensibilité étant abolie dans la catalepsie réelle, les moyens douloureux peuvent rendre des services, car tous les simulateurs n'ont pas la même énergie que le condamné dont je viens de vous rappeler l'histoire : De Haën, Foderé et Schmetzer (1) ont du reste rapporté chacun une observation où leur emploi suffit pour faire découvrir la fraude. — En outre, les fonctions intellectuelles étant aussi anéanties dans l'attaque réelle de catalepsie, on pourra faire à haute voix quelques menaces, parler de châtiment, d'opération et observer l'impression produite sur le visage. — Enfin, et c'est là le signe le plus important, vous ne devez pas oublier que dans cette maladie les membres conservent, pendant toute la durée de l'attaque, la position qu'ils ont prise au commencement, et qu'ils restent dans la position qu'on peut leur faire prendre, quelque gênante et même quelque douloureuse qu'elle puisse être. Le simulateur ne saurait conserver pendant longtemps une semblable position.

Marx, dans son traité : *De Spasmis*, parle d'une femme de Londres qui simulait la catalepsie et ont la fraude fut découverte, parce qu'elle gardait son avant-bras fléchi après qu'on y avait suspendu un poids ; Fahner (2) attachait aussi une grande valeur à ce moyen, il pensait que les véritables cataleptiques n'opposent pas de résistance aux efforts que l'on peut faire pour mouvoir leurs membres. Cette assertion

(1) Schmetzer, *Ueber die wegen Befreiung vom militairdienst vorgeschützten Krankheiten und deren Entdeckungsmittel.* Tübingen, 1829.
(2) Fahner, *Op. cit.*, B. I., S. 263.

paraît être démentie par les observations de Georget et de
Calmeil (1), et par conséquent, employé comme moyen diagnostic, ce procédé pourrait vous induire en erreur.

La catalepsie se trouve chez quelques individus, ainsi que
l'a observé Sauvages, réunie à un autre état particulier du
système nerveux, qui doit nous occuper aussi quelques instants au point de vue de la simulation, le *somnambulisme*
ou *noctambulisme*. Joseph Frank (2), dans les quelques
lignes qu'il consacre au somnambulisme simulé, recommande,
bien inutilement au moins, de ne pas regarder comme somnambules tous ceux qui marchent la nuit. « En effet, ajoute-
« t-il, combien malheureusement n'en contiennent pas toutes
« villes, surtout celles où existent des universités ; on ne
« manque pas non plus de faux somnambules produits surtout
« par des amours clandestins. » A ce titre, on pourrait faire
aussi des voleurs de nuit autant de faux somnambules. Un
auteur qui a bien étudié cette question du somnambulisme et
auquel on a souvent fait des emprunts, Hoffbauër (3) pense
que cette maladie peut être simulée : 1° pour exécuter sous
son prétexte ce qu'on ne pourrait ou n'oserait pas faire
autrement ; 2° pour se soustraire à une punition méritée par
une action accomplie en apparence dans un accès ; 3° pour
exciter la commisération publique. Les soldats ont aussi parfois simulé le somnambulisme pour obtenir leur réforme ; ainsi
Weickard, en particulier, rapporte qu'un soldat qui voulait
se faire passer pour somnambule grimpait souvent sur les
arbres ou sur les murailles les yeux fermés, et qu'il continua
ce manége jusqu'à ce qu'il eût obtenu son congé.

Le somnambule, comme l'a dit Ray (4), est un homme

(1) Calmeil, *Dictionnaire de médecine en 30 volumes*, t. VI, p. 481.
(2) J. Frank, *Pathologie interne*, t. III, p. 56.
(3) Hoffbauër, *Médecine légale relative aux aliénés et aux sourds-muets*,
trad. par Chambeyron. Paris, 1827, chap. IV, *Du somnambulisme*, p. 172.
(4) Ray, *Medical jurisprudence of Insanity*, p. 358.

qui rêve et est capable de mettre ses rêves à exécution. Chez le somnambule réel, que les yeux soient ouverts ou fermés, la vision est abolie; l'individu ne se guide pas avec le sens de la vue, et Fodéré (1), qui a insisté en particulier sur ce point, déclare que l'on doit considérer comme simulateur tout individu qui évite un obstacle, que l'on oppose exprès à sa marche.

Dans un cas de somnambulisme suspect, M. Champouillon a utilisé ce fait de l'abolition de la vue pour dévoiler la fraude : pendant que le faux somnambule pérégrinait, il fit substituer à son lit une baignoire remplie d'eau froide ; lorsque le fourbe revint, il se garda bien de tomber dans la baignoire, et alla se coucher dans un lit voisin.

Le somnambule n'agit qu'à l'aide de ses souvenirs, tout ce qu'il fait, il l'accomplit sans le secours de la vue : un cordonnier qui simulait le somnambulisme, pour pouvoir mendier, renonça à sa supercherie lorsqu'on lui proposa de lui bander les yeux pour constater s'il serait encore en état d'exécuter les actions qui jusqu'alors avaient excité la surprise.

Ce fait a été rapporté par Richerz et Krüga dans leur traduction du livre de L. A. Muratori (2).

Tous les sens, chez le somnambule, ne sont pas abolis comme celui de la vue; l'ouïe présente des altérations variables suivant les individus, tandis que le sens du toucher paraît en général conservé et même exalté : c'est lui, dit M. Lélut (3), qui vient en aide à l'individu dans ses promenades périlleuses.

Le somnambule réel exécute ordinairement pendant son accès ce qu'il a longuement prémédité, ce qui fait l'objet de ses préoccupations, et c'est précisément en se basant sur ce fait que Richerz et Krüga pensèrent à la simulation;

(1) Fodéré, *Traité d'hygiène publique et de médecine légale*, t. 1, p. 315.
(2) L. A. Muratori, *Della forza fantasia umana*. Venezia, 1766.
(3) Lélut, *Mémoire sur le sommeil et le somnambulisme*. Paris, 1852.

l'homme qu'ils furent chargés d'observer « répétait pen-
« dant ses accès tout ce qu'il avait fait dans la journée ; il
« recommençait d'abord tout ce qu'il avait fait jusqu'au mo-
« ment de l'accès, puis continuait ce qu'il était en train de
« faire à l'instant où celui-ci l'avait pris. »

Les réels somnambules perdent très-généralement le souvenir de ce qu'ils ont fait, ils ne se rappellent ordinairement
absolument rien : c'est en s'appuyant sur ce caractère du somnambulisme que M. Renaut du Motey soupçonna la fraude
chez un jeune frère novice des Écoles chrétiennes, qui imitait
les accès avec une grande habileté et qui, quand sa supercherie fut dévoilée, eut encore l'audace de simuler dans la
chapelle une guérison miraculeuse (1). Sandras et Bourguignon (2) rapportent l'histoire d'une femme observée dans
le service de Briquet, qui simulait des attaques d'hystérie
et des accès de somnambulisme. Sur sa demande, on la ma-
gnétisa, ou plutôt on fit quelques passes insignifiantes, et
l'attaque cessa immédiatement. Pour être bien certain de
la supercherie, le lendemain, pendant un nouvel accès, on dit
à haute voix qu'on allait la magnétiser en se plaçant derrière elle ; on s'abstint de tout mouvement, et l'accès ne s'en
termina pas moins brusquement.

Il peut arriver, ainsi que du reste Hoffbauër en rapporte
un exemple, qu'un somnambule réel simule un accès pour
trouver dans ce fait une excuse à un crime ou à un délit.
Mais il faut ajouter qu'en pareille occurrence, le diagnostic
différentiel doit être d'autant plus difficile que, comme chez
la femme hystérique, un accès simulé au début pourra fort
bien être devenu réel à la fin.

Autrefois, il était fréquent de voir certains fourbes se
prétendre *possédés du démon*, et, la superstition aidant, ils

(1) Renaut du Motey, *Archives cliniques des maladies mentales et nerveuses.*
1861, t. I, p. 73.
(2) Sandras et Bourguignon, *Maladies nerveuses*, t. I, p. 232.

exploitaient ainsi la crédulité des sots. Au siècle dernier, on eut encore l'occasion de constater de semblables supercheries, et de Haën en particulier, trop éclairé pour se laisser tromper, guérissait infailliblement ces prétendus possédés par une vigoureuse fustigation. On trouve relatée partout l'histoire d'une femme Marthe Brossier qui, vers la fin du seizième siècle, simula pendant longtemps avec succès la démonomanie, et qui fut l'objet d'une consultation médico-légale restée célèbre : « cette femme, dit Prévost (1), « s'étant échauffée l'imagination par la lecture de différents « livres de diableries, et surtout par celui du diable de Laon, « reproduisait les divers sauts et mouvements qu'on prétend « que font les possédés. Son père profita de cette occasion « pour gagner de l'argent en la menant de ville en ville. « A Angers, on l'avait présentée à l'évêque Miron pour être « exorcisée. Ce prélat commence par ordonner qu'on ne lui « donne pendant quelques jours que de l'eau bénite pour « boisson, de quoi elle n'est ni changée ni émue ; quelques « jours après, il lui fait apporter de l'eau commune non bé- « nite, en un bénitier. Lors Marthe, voyant un bénitier, se « couche, se débat et fait ses grimaces ordinaires, puis le « sieur évêque lui dit qu'il avait un morceau de la vraie « croix, prend une clef de fer, l'enveloppe dignement en un « taffetas, en façon de relique, l'offre à baiser à Marthe, et « sur-le-champ elle commence à faire ses diableries. Peu « après, l'évêque dit qu'on apporte son grand livre d'exor- « cismes, se fait apporter un Virgile, commence à dire : « *arma virumque cano* ; lors Marthe, pensant être les pa- « roles de l'exorcisme, tombe à terre et se tourmente du « mieux qu'elle peut. La feintise découverte, l'évêque la « renvoya à Orléans, on lui brûla sous le nez d'un parfum « indiqué par le livre : « *Flagellum dæmonum ad fugan-*

____

(1) Prévost, *Principes de jurisprudence*, p. 269 et suivantes.

« *dos et fumigandos dæmones* (mélange de soufre, d'assa
« fœtida, de galbanum, de rue, etc.). Elle cria bien haut :
« Pardonnez-moi, j'étouffe, il s'en est allé. »

« Cette malheureuse trompa un grand nombre de per-
« sonnes de tous états par où elle passa. A Paris, par ordre
« du roi, du parlement et de l'évêque, elle fut visitée et
« examinée par les plus célèbres médecins, Marescot, Hel-
« lain, Riolan, Duret. Après plusieurs expériences, un exa-
« men réfléchi, interrogations faites en grec, en latin, etc.,
« les médecins dirent qu'il y avait bien des choses feintes,
« peu de maladie, rien du tout du démon : *Nihil à dæmone,*
« *multa ficta, à morbo pauca.* »

J'ai encore à vous parler d'une simulation qui pourra
vous paraître bien invraisemblable, bien incroyable, de la
simulation de la rage.

Inutile de vous dire qu'une fraude aussi impudente n'a
jamais été couronnée de succès et qu'il a été facile de découvrir la supercherie. Je vous en rapporterai seulement
deux exemples qui suffiront pour vous démontrer combien
une semblable simulation est un mauvais choix de la part des
imposteurs.

Percy et Laurent ont relaté le fait suivant : « Un jeune
« homme se présente au conseil de révision, sa figure est
« grimacière, son œil distrait, son nez ensanglanté, sa bouche
« entr'ouverte et tous ses traits décomposés. On lui de-
« mande ce qu'il a, il répond, en poussant sur ses lèvres de
« la salive qu'il fait écumer, qu'il a été mordu par un chien
« et qu'il se sent lui-même l'envie de mordre. A ces mots le
« jury se disperse ; le capitaine de recrutement reste seul et
« met l'épée à la main prêt à percer le prétendu hydro-
« phobe, s'il vient à se jeter sur lui. Le drôle se radoucit et
« promet de ne faire de mal à personne. On revient et on
« l'interroge. Il dit : qu'allant il y a quinze jours à la foire
« avec plusieurs marchands merciers comme lui, il a été

« mordu par un petit chien qu'il avait agacé en passant et
« frappé de son bâton. Il montra sa main droite sur laquelle
« on voyait deux petites brûlures toutes récentes faites avec
« de la poudre à canon. C'était, ajoutait-il, la troisième fois
« qu'on les lui brûlait ainsi, et cependant il n'y avait ni rou-
« geur ni enflure. On voulut le mettre à l'hospice, mais les
« sœurs épouvantées ne voulurent point le recevoir. Il avait
« d'ailleurs le projet d'aller à Saint-Hubert aussitôt qu'on
« l'aurait réformé. Ce mot éclaira le jury. Alors les méde-
« cins tentèrent diverses épreuves avec l'eau, le miroir et
« dont les résultats firent soupçonner la fraude. Mais ce qui
« réussit le mieux, ce fut la menace qu'on lui fit de l'étouffer
« entre deux matelas pour le mettre hors d'état de nuire. Cette
« menace produisit son effet, et aussitôt il avoua sa feinte que
« plusieurs raisons avaient déjà fait soupçonner (1). »

Orfila (2) rapporte cet autre fait qui mérite aussi d'être
rappelé brièvement : « Il y a environ trois ans, dit-il, qu'un
« charlatan qui prétendait guérir la rage, parvint à faire
« nommer une commission de professeurs de la Faculté de
« médecine pour examiner l'efficacité de l'arcane de son in-
« vention : on imagine bien que l'occasion de faire des expé-
« riences ne tarda pas à se présenter ; un drôle qui était son
« complice simule la rage, on l'amène à l'hôpital de la Cha-
« rité, mais on veut examiner le breuvage qui jouit de la
« propriété de guérir miraculeusement la rage, on reconnaît
« qu'il contient de l'ail, du vinaigre, etc. Aussitôt on prépare
« une composition analogue avec l'*assa fœtida*, du vinaigre,
« de l'extrait de quinquina, de l'absinthe, etc., et on l'admi-
« nistre adroitement le lendemain au lieu de donner celle du
« prétendu guérisseur. Le simulateur, après avoir fait mille
« grimaces, sembla éprouver du bien-être et ne tarda pas à

(1) Percy et Laurent, *Dictionnaire des sciences médicales*, art. SIMULATION,
t. LI, p. 353.
(2) Orfila, *Traité de médecine légale*, 3e édit. 1836, t. I, p. 415.

« être guéri. Fier du succès qu'il crut avoir obtenu, le médi-
« castre ne savait comment exprimer sa joie, lorsque l'au-
« torité jugea convenable d'en arrêter les élans en le faisant
« enfermer ainsi que son complice. *Discite moniti.* »

Enfin, *la simulation du tétanos* a aussi été tentée et sans
plus de succès ; l'imposteur en pareil cas, vous le devinez,
n'a pu qu'être ridicule.

Beck (1) rapporte l'histoire d'un mendiant qui à l'hôpital
Saint-Barthélemy à Londres chercha à imiter un tétanos
généralisé. Abernethy, chirurgien de cet hôpital, découvrit
la fraude en ayant recours au subterfuge suivant : il fit observer en présence du malade qu'un clignotement continu
des paupières était un symptôme qui ne manquait pas de se
produire dans la dernière période de cette maladie. Le fourbe
se laissa prendre au piége et ne tarda pas à présenter un clignotement très-manifeste des paupières. Ce cas est, je crois,
unique, mais s'il s'en produisait d'autres, on ne saurait éprouver de difficultés à dévoiler la supercherie, le relâchement
musculaire ne tarderait pas à se produire, l'homme le plus
décidé ne pourrait longtemps soutenir son rôle.

(1) Beck, *Elements of medical jurisprudence*, 1 vol. in-8. London, 1830,
p. 19.

QUATRIÈME LEÇON

DES NÉVROSES SIMULÉES (suite).

De la simulation de la folie. — Faits célèbres de simulation dans l'antiquité. — Travaux à consulter sur ce sujet. — Des causes de simulation de la folie en général et dans l'armée en particulier. — Des modes de simulation : par imitation, par provocation.
    Qu'est-ce que la folie? — Définitions de Baillarger, Pitcarn, Moreau (de Tours), Groos, Walter, Henke, Broussais, Esquirol. — Où finit la raison, où commence la folie?
    Diagnostic différentiel général de la folie réelle et de la folie simulée. — Importance des antécédents, du mode d'invasion, de la marche des phénomènes. — De l'étiologie en particulier. — Étude de la physionomie, des gestes, des attitudes, des paroles, des écrits. — Des signes tirés de l'état des fonctions de nutrition et de relation.

MESSIEURS,

Les faits célèbres de simulation de la folie abondent dans l'antiquité, et plusieurs des hommes dont l'histoire nous a conservé le nom ont, pour des motifs variés, eu recours à ce genre de fraude ; qu'il me suffise ici de vous citer David, Ulysse, Solon, Brutus.

Tant que l'aliénation mentale fut considérée comme une punition céleste, un effet de la colère divine, on ne songea pas à en faire l'étude scientifique et à apprécier les phénomènes qui en caractérisent les diverses formes.

Zacchias, qui écrivait vers le milieu du dix-septième siècle, put encore dire que rien n'était plus facile et plus fréquent que la simulation de la folie, et que par contre rien n'était plus difficile que la découverte de la fraude (1). Aujourd'hui, il n'en est plus ainsi, l'expression symptomatique de l'aliénation mentale est parfaitement connue, et non-seulement on peut dire, avec Georget (2), qu'un individu qui n'aurait pas étudié les fous ne pourrait pas tromper un médecin qui connaîtrait bien cette maladie, mais on peut, je crois, ajouter que le simulateur le plus habile, le plus exercé parviendrait difficilement à induire en erreur un médecin familiarisé avec la pathologie mentale.

Depuis Pinel (3), il n'est guère d'auteur ayant écrit sur la folie qui, incidemment au moins, n'ait parlé de la simulation de cette maladie ; je vous rappellerai en particulier les noms de Fodéré(4), Esquirol (5), Hoffbaüer (6), Marc (7), Bucknill(8), Griesinger (9), Casper (10), etc. Vous trouverez en outre de nombreuses observations de folie simulée dans divers recueils : les *Annales médico-psychologiques*, les *Archives cliniques des maladies mentales*, le *Vierteljarschrift für gerichtliche medizin* de Casper, l'*Allgemeine Zeitschrift für Psychiatrie*, *the Asylum journal of mental science*, etc.

(1) **Nullus** morbus ferè est qui faciliùs et frequentiùs simulari soleat quam insania, nullus item qui difficiliùs possit deprehendi.

(2) **Georget**, *Dictionnaire en 30 volumes*, t. XIII, p. 251, art. FOLIE.

(3) **Pinel**, *Traité médico-philosophique sur l'aliénation mentale ou la manie*. Paris, an IX, in-8, p. 297, chap. xxii : *Manie simulée ; moyens de la reconnaître*.

(4) **Fodéré**, *Étude médico-légale sur les diverses espèces de folie vraie, simulée*, etc., in-8. Strasbourg, 1832, p. 231.

(5) **Esquirol**, *des Maladies mentales considérées sous les rapports hygiénique, médical et médico-légal*. 2 vol. in-8. Paris, 1838.

(6) **Hoffbaüer**, *Médecine légale relative aux aliénés et aux sourds-muets*, traduit par Chambeyron. In-8. Paris, 1827.

(7) **Marc**, *de la Folie considérée dans ses rapports avec les questions médico-judiciaires*. 2 vol. in-8. Paris, 1840.

(8) **Bucknill** and Tuke, *A Manual of psychological medicine*. London, 1858, in-8.

(9) **Griesinger**, *Traité des maladies mentales*, traduit par Doumic. Paris, 1865. In-8, p. 143.

(10) **Casper**, *Traité pratique de médecine légale* Paris, 1862, t. I, p. 308.

Enfin, je vous signalerai tout spécialement une étude médico-légale sur la simulation de la folie par M. Laurent (de Marseille) (1), où sont consignées les observations les plus importantes, et où vous trouverez les meilleures indications pour vous guider dans ces cas difficiles.

Les *causes de simulation* de la folie sont fort nombreuses. Parmi ces motifs, on doit placer en première ligne l'intention de se soustraire à une punition, à un châtiment; rien n'est plus fréquent que de voir des individus accusés de crimes, ou de délits quelconques, chercher à feindre l'aliénation mentale pour se faire considérer comme irresponsables de l'acte qui leur est imputé, et échapper à la peine qu'ils ont encourue; assez souvent aussi la simulation a pour but de faire annuler des contrats, des achats. Certains individus, mal intentionnés, feignent parfois la folie pour faire condamner l'auteur d'une violence quelconque (coups sur la tête, émotions vives). D'autres fois c'est une jeune fille qui, soit pour faire disparaître les obstacles qui s'opposent à son union avec la personne qu'elle aime, soit, au contraire, pour faire rompre un mariage qui ne lui convient pas, a recours à la simulation de l'aliénation mentale; d'autres fois, encore, l'amitié a pu suggérer la même pensée : on a ainsi rapporté le fait d'une jeune fille qui, par affection pour sa sœur aliénée, simula la folie de cette sœur pour ne pas se séparer d'elle (2).

Enfin, il paraît qu'il n'est pas rare de voir d'anciens aliénés guéris se prendre à regretter le séjour de l'asile, et feindre la folie pour y retourner.

Dans l'armée, la simulation de l'aliénation peut être tentée dans le but d'obtenir, soit l'exemption, soit la réforme; des prisonniers de guerre ont aussi eu plus d'une fois recours à cette supercherie pour favoriser leur évasion ; mais,

(1) Laurent (de Marseille), *Étude médico-légale sur la simulation de la folie.* In-8. Paris, 1866.

(2) *Archives cliniques des maladies mentales*, t. I, p. 229.

de même que dans la société civile, la fraude se rencontre surtout chez ceux qui, accusés d'un crime ou d'un délit quelconque, cherchent à se soustraire aux conséquences d'un jugement. C'est donc au conseil de guerre que se présentent ordinairement ces cas suspects d'aliénation mentale.

Le *mode de simulation* le plus fréquent est la simulation *par imitation* : l'individu qui veut feindre la folie cherche à en imiter une des formes ; d'autres fois le simulateur se contente d'alléguer des accès de folie intermittente plus ou moins prolongés, ou seulement une folie transitoire, instantanée, passagère, qui l'a privé pour un moment très-court de l'usage de la raison ; nous aurons plus tard à nous expliquer sur la valeur que peuvent avoir ces allégations. Enfin, vous savez que plusieurs substances toxiques sont susceptibles de troubler les facultés intellectuelles, et on n'a pas manqué d'en faire usage, dans un but coupable, pour provoquer, à un moment donné, des phénomènes cérébraux, et se faire considérer comme irresponsable d'actes commis pendant cette aliénation mentale passagère et volontairement, artificiellement provoquée.

Autrefois la mandragore était, paraît-il, souvent employée : on dit même que le Vieux de la montagne enivrait avec cette substance les fanatiques auxquels il faisait exécuter les crimes les plus épouvantables. Vous connaissez tous les curieux effets du haschich ; vous n'ignorez pas non plus les phénomènes cérébraux particuliers que peuvent déterminer la belladone, l'opium et l'alcool ; mais, parmi ces substances, la dernière seule est encore d'un usage fréquent pour déterminer un état d'excitation cérébrale anormal, devant servir d'excuse à un acte de violence quelconque. Aussi l'ivresse volontairement provoquée sera-t-elle de notre part l'objet de considérations spéciales.

Avant d'entamer cette étude de la simulation de la folie, il me paraît indispensable de définir et de limiter, s'il est possible, ce qu'on doit entendre par aliénation mentale.

Les définitions abondent, et vous allez voir cependant que cette richesse n'est qu'apparente. Parmi ces définitions, il en est qui ne sont en réalité que des figures de rhétorique. La folie, a dit M. Baillarger, est une grande infortune qui s'ignore. La folie, ont dit Pitcarn et Moreau (de Tours), est le songe de celui qui veille. Ces images peuvent satisfaire un homme du monde, mais la science a besoin d'un langage plus précis. D'autres définitions, enfantées par des psychologistes allemands, me semblent vraiment incompréhensibles ; jugez-en plutôt : Les maladies mentales sont celles qui résultent du concours malheureux d'une négation psychique et d'une affirmation corporelle (Groos). On reconnaît une maladie psychique lorsque l'une des trois principales facultés de l'intelligence devient si prépondérante que l'indifférence est détruite (Walter).

La folie est cet état de la conscience qui ne permet pas de distinguer le subjectif de l'objectif, les sentiments intérieurs des impressions extérieures (Henke) (1).

Enfin, je vous citerai encore une définition qui ne définit absolument rien, et qui est cependant sortie de la plume de l'illustre fondateur de la doctrine physiologique, du médecin qui a ramené la science dans la voie positive de l'observation. La folie, a dit Broussais (2), est la cessation du mode d'action du cerveau, qui, dans l'état normal, est le régulateur de la conduite des hommes, et auquel tient cette faculté que l'on appelle la raison. Il me semble difficile de se payer davantage de mots.

Esquirol définit ainsi la folie : une affection cérébrale, ordinairement chronique, sans fièvre, caractérisée par des troubles de la sensibilité, de l'intelligence et de la volonté. Si

(1) Lisle, *Lettres sur la folie.* Paris, 1856, p. 24.
(2) Broussais, *de l'Irritation et de la Folie.* 2ᵉ édition. Paris, 1839, t. II, p. 333.

l'on ajoute, avec Marcé, que, dans la folie, le malade n'a pas conscience de son état, qu'il méconnaît son délire, ou que sa volonté est impuissante pour le maîtriser, on a la définition la moins incomplète et la plus acceptable. Du reste, tenter de donner une définition absolument exacte et complète est à peu près chose impossible; ainsi que l'a fort bien dit M. Calmeil, on ne définit pas plus la folie que la raison, on peut la peindre, mais on ne la définit pas.

Une question, dont la solution nous importe au plus haut degré, et qui se présente tout naturellement, est celle-ci : Quelles sont les limites de la folie ? en d'autres termes, où finit la raison, où commence la folie ? M. Devergie (1) a publié sur ce sujet un mémoire fort intéressant auquel je me propose de faire plus d'un emprunt.

Souvent les facultés intellectuelles parvenues à leur apogée sont bien près de s'altérer, en d'autres termes, le génie semble constituer une prédisposition à la folie. *Nullum magnum ingenium sine mixturâ dementiæ*, avait dit Sénèque ; Napoléon a rendu cette pensée d'une façon un peu triviale en disant : Entre un homme de génie et un fou, souvent il y a à peine l'épaisseur d'une pièce de six liards ; et un moraliste, qui a bien dit autant d'erreurs que de vérités, Larochefoucauld, a encore exprimé le même fait dans cette maxime : la plus subtile folie se fait souvent de la plus subtile sagesse. Parmi les hommes de génie, il en est, il faut le reconnaître, qui ont parfois des idées vraiment insensées ; par exemple quelle différence établir, a dit Leuret (2), entre cette femme traitée par Esquirol qui se faisait appeler la mère Saint-Église et disait tenir dans son ventre un concile d'évêques, et

____

(1) Devergie, *Où finit la raison, où commence la folie? Au point de vue de la criminalité de l'action dans la folie transitoire homicide* (Bull. de l'Académie de médecine, 1858, *Annales d'hyg. et de méd. légale*, 1859, 2e série, t. XI, p. 398).
(2) Leuret, *Fragments philosophiques sur la folie*, p. 42.

Descartes qui regarde la glande pinéale comme un miroir dans lequel vient se réfléchir l'image des corps extérieurs. Suivant le temps, suivant les idées qui gouvernent une société, on a pu apprécier fort différemment l'état intellectuel des individus. Je vous citerai rapidement quelques faits à l'appui de cette assertion : Hippocrate, mandé par les habitants d'Abdère qui prétendaient Démocrite atteint d'aliénation, ne tarda pas à s'apercevoir que ce philosophe n'était rien moins que fou, et que les Abdéritains avaient certainement beaucoup plus que lui besoin de prendre de l'ellébore. Aux Indes on considère comme des êtres supérieurs, inspirés de la divinité, les fakirs qui se livrent dans les temples aux plus atroces contorsions, chez nous ils passeraient à bon droit pour des aliénés ; quand Galilée découvrit la rotation de la terre autour du soleil, le saint-office le déclara insensé et la postérité l'a rangé, à juste titre, parmi les hommes de génie. Suivant le degré d'instruction, une idée ridicule, absurde, sera un signe de folie chez l'un, et le résultat de l'ignorance chez un autre. Ainsi que l'a fait remarquer Haslam (1), un paysan illettré qui prétendrait aller à cheval en Amérique pourrait être sain d'esprit, tandis qu'un navigateur qui aurait une pareille idée serait aliéné.

Jean-Jacques Rousseau a écrit que l'état de réflexion était un état contre nature, que l'homme qui méditait était un être dépravé ; au lieu de cette boutade misanthropique, il faut dire que nous ne raisonnons juste que par suite d'efforts cérébraux, d'attention. Pour la formation d'une idée, un travail cérébral est nécessaire comme un travail musculaire pour la production d'un mouvement; chez l'aliéné, ce travail ne se produit pas, soit parce que comme chez le maniaque les impressions sont trop fugitives, soit parce que comme chez le

(1) Haslam, *Considérations on the moral management of insane persons.* London, 1817.

monomane, l'individu obsédé par une idée fixe est absorbé par elle, soit enfin comme chez le dément parce que, les facultés étant anéanties, il n'y a plus ni sensation ni entendement.

Dans les cas que nous venons de supposer, le doute ne saurait exister, l'aliénation mentale ne saurait être contestée, tout homme raisonnable pourra apprécier l'insanité d'esprit ; mais il est, dans le monde, un certain nombre d'individus qui sont bien difficiles à classer, qui présentent un état intellectuel se trouvant sur les confins de la raison et de la folie, dont, comme l'a dit Lélut, la folie est encore de la raison, et la raison déjà de la folie. On trouve dans cette catégorie ces êtres bizarres, excentriques, originaux, fantasques, ces hommes souvent issus de parents aliénés que Trélat (1) a si bien étudiés sous le nom de fous lucides, ces individus atteints de monomanie raisonnante, de ce que les Anglais ont appelé : *moral insanity* (Prichard) ; on peut y faire encore rentrer ces hommes violents, emportés, qui ne savent pas se maîtriser, et mettre de freins à leurs passions, à leurs mauvais penchants.

Il existe une certaine classe d'individus dont les facultés intellectuelles, loin d'être amoindries, sont au contraire souvent pleines d'activité, mais qui présentent des hallucinations et que plusieurs médecins ont, bien à tort, de la tendance à ranger parmi les aliénés. Lélut (2), dans deux livres fort intéressants : *l'Amulette de Pascal* et *le Démon de Socrate*, en arrive à conclure que ces deux philosophes, qui présentèrent en effet des hallucinations, ne sauraient être mis au nombre des insensés. Si l'on n'adoptait pas cette manière de voir, on devrait faire autant de fous des plus grands penseurs de l'humanité : Archimède, Pythagore, Démocrite, Malebranche, etc.

(1) Trélat, *de la Folie lucide*. In-8. Paris, 1861.
(2) Lélut, *l'Amulette de Pascal*, 1846. — *Du Démon de Socrate*. 2ᵉ édit. Paris, 1856.

Il faut admettre que l'existence d'hallucinations est compatible avec l'intégrité de la raison. L'individu ne saurait être considéré comme aliéné, s'il apprécie le cas qu'il doit faire de l'hallucination, s'il reconnait franchement la fausseté de son idée fixe, et surtout s'il le prouve par ses actes. C'est précisément dans les actes qui sont le résultat des idées plus ou moins influencées par les hallucinations que nous devons chercher un criterium, et l'on peut dire tout simplement que doit être regardé comme fou l'homme qui se conduit autrement que tout le monde dans les choses ordinaires de la vie. Cependant il est des cas où ce mode d'appréciation pourrait exposer à l'erreur, un avare par exemple qui se prive de tout à côté de son trésor commet bien un acte que la raison réprouve, mais ne saurait pas pour cela être toujours tenu pour aliéné.

Dans ces cas douteux, il faut comparer l'homme avec lui-même, comparer sa manière d'être actuelle avec ce qu'il était auparavant, et, suivant que son caractère, ses habitudes, sa manière d'être se seront ou non modifiés, on pourra établir qu'il y a ou non aliénation mentale. La chronicité de la situation ou sa date plus ou moins récente deviendront ainsi un élément très-utile d'appréciation.

Ces préliminaires un peu longs, mais qui m'ont paru nécessaires, étant établis, nous allons maintenant nous supposer en présence d'un individu suspect d'aliénation, et chercher à résoudre les questions suivantes : L'individu est-il aliéné? Les symptômes d'aliénation qu'il présente sont-ils réels ou simulés?

Ce diagnostic différentiel général terminé, il nous faudra, pour compléter notre tâche, rechercher les formes d'aliénation auxquelles le simulateur accorde la préférence, quels sont dans ces formes les phénomènes qu'il peut imiter et quels sont ceux qu'il ne peut reproduire, en d'autres termes, j'aurai à vous faire connaître les indices de fraude que l'on peut trouver dans la forme d'aliénation adoptée par le simulateur.

Pour vous édifier sur la situation d'un individu suspect de simulation, vous devez tout d'abord aller puiser des renseignements dans ses antécédents, c'est-à-dire rechercher les causes d'aliénation auxquelles il a pu être soumis et tâcher de reconstruire l'histoire de sa maladie depuis son début jusqu'au moment où vous l'observez ; c'est là ce qu'on pourrait appeler l'*examen indirect*. L'*examen direct*, c'est-à-dire la constatation des signes que peut fournir l'habitus extérieur, l'exploration méthodique des facultés morales et intellectuelles, l'observation des troubles que peuvent présenter les diverses fonctions de l'organisme, vous fournira ensuite les données les plus importantes et les plus nombreuses pour arriver à la découverte de la vérité.

Dans le rapide coup d'œil que je me propose de jeter avec vous sur l'*étiologie* de l'aliénation mentale, je suivrai la classification de Marcé. Dans son excellent livre (1), ce regretté médecin a divisé les causes de la folie en causes prédisposantes générales ou individuelles et en causes occasionnelles, morales ou physiques, ces dernières se subdivisant elles-mêmes en locales, générales, physiologiques et spécifiques.

L'influence des causes prédisposantes générales (civilisation, idées religieuses, événements politiques) est trop vague, trop mal établie pour que je doive y insister ici. Parmi les causes prédisposantes individuelles, il en est une dont l'importance est considérable, et que vous devrez toujours rechercher avec le plus grand soin, je veux parler de l'influence héréditaire. Elle domine, a dit Marcé, la pathogénie des maladies mentales, et, dans sa classification basée sur

______

(1) **Marcé,** *Traité pratique des maladies mentales.* Paris, 1862, p. 94.

l'étiologie, M. Morel (de Saint-Yon) a établi une classe particulière considérable de folies héréditaires. L'hérédité double, c'est-à-dire celle qui provient à la fois du père et de la mère est la plus grave. L'hérédité provenant de la mère semble être plus fâcheuse que celle qui provient du père. Sur 453 cas, M. Baillarger a constaté 217 fois l'influence de la mère et 182 fois celle du père. L'hérédité peut être encore collatérale, les antécédents peuvent ne se retrouver que chez un oncle, un cousin de l'aliéné, enfin la maladie peut épargner une génération, se transmettre du petit-fils au grand-père, laissant le père indemne.

Il est certaines formes de folie qui se perpétuent dans les mêmes familles, et qui souvent surviennent chez les divers membres absolument au même âge : la tendance au suicide, la dipsomanie par exemple. Pour ce qui est des autres formes de folie, elles peuvent se transmettre directement de l'ascendant au descendant, mais elles peuvent aussi toutes s'engendrer réciproquement.

Je dois encore vous signaler l'influence incontestable de l'existence de névroses chez les parents : hystérie, épilepsie, comme cause prédisposante d'aliénation chez les enfants. Les habitudes alcooliques des parents ont souvent la plus fâcheuse influence sur le développement intellectuel des descendants ; sur 56 idiots ou imbéciles, Moreau (de Tours) a constaté 18 fois une semblable cause ; enfin on a encore noté les effets désastreux que peut avoir l'ivresse chez la mère et surtout chez le père au moment de la conception. Je me bornerai à vous rappeler le rôle, bien étudié dans ces dernières années, des mariages consanguins : l'idiotie, l'imbécillité sont trop souvent le partage des enfants qui naissent de ces unions.

L'âge et le sexe ne présentent pas au point de vue qui nous intéresse de considérations bien spéciales. Le célibat semble avoir une influence très-marquée. Dans les asiles

d'aliénés on trouve 61, 80 célibataires sur 100, tandis que dans
la population libre, on n'en trouve que 36, 76 sur 100 (1). Les
causes morales jouent un rôle considérable dans le développement de la folie : Parchappe (2) et Guislain (3) ont constaté
leur action environ dans les deux tiers des cas. Il ne faut
pas non plus oublier l'imitation dont l'action était si grande
dans les épidémies de démonopathies et qui doit être aussi
invoquée pour expliquer ces suicides multiples qui se produisent parfois successivement et de la même façon dans un
court espace de temps.

On s'est beaucoup occupé dans ces vingt dernières années
de l'influence de l'emprisonnement cellulaire ; il résulte des
travaux de MM. Lélut (4) et Sauze (5) que le nombre des aliénés est bien plus considérable parmi les criminels que dans
la population libre, mais il ne faudrait pas attribuer cette
plus forte proportion au séjour dans la prison cellulaire ; la
plupart des détenus dont la folie est constatée à la prison, ou
étaient aliénés avant leur incarcération, ou étaient singulièrement prédisposés à le devenir. Sur 44 aliénés rencontrés
dans une population de 2,400 détenus, M. Sauze n'en a
trouvé que trois qui semblassent être devenus fous par le
fait de l'emprisonnement.

Parmi les causes physiques locales, nous trouvons d'abord
celles qui agissent directement sur la tête, les coups, les
chutes sur cette partie du corps ; Marcé a constaté deux fois
le début de la paralysie générale après un accident semblable, et moi-même j'ai observé un fait du même genre. Parmi
les causes locales éloignées agissant par sympathie, par

(1) Marcé, *Op. cit.*, p. 118.
(2) Parchappe, *Annales méd.-psychol.* 1839 et 1843, p. 358.
(3) Guislain, *Leçons sur les phrenopathies.* Gand, 1852, t. II, p. 4.
(4) Lélut, *Annales médico-psychologiques.* 1844, p. 73.
(5) Sauze, *Recherches sur la folie pénitentiaire* (**Annales médico-psychologiques**, t. XXI, p. 28).

action réflexe, je vous signalerai en particulier les maladies cardiaques, dont les effets ont été étudiés par Saucerotte (1).

Parmi les causes générales, on ne saurait contester l'influence de l'épuisement produit par des pertes séminales abondantes (2), par la masturbation. La fièvre typhoïde (3) peut entraîner des troubles intellectuels variés; les hallucinations dans le cours de la maladie ne sont pas rares; pendant la convalescence, on a observé un certain affaiblissement intellectuel, et on a encore noté l'apparition d'un délire maniaque s'accompagnant d'idées ambitieuses. Chez des sujets épuisés par des fièvres palustres rebelles, on a constaté une forme spéciale d'aliénation, la stupidité, qui, d'après Etoc-Demazy (4), aurait pour cause un certain degré d'œdème cérébral.

Enfin M. Delasiauve (5) a étudié d'une façon particulière l'influence du choléra sur les fonctions intellectuelles et a observé des cas de manie aiguë et de monomanie ambitieuse; ces accidents qui surviennent pendant la convalescence ont une issue généralement rapide et heureuse.

Quant aux causes physiologiques, menstruation, âge critique, grossesse, accouchement, lactation, comme elles sont toutes spéciales à la femme, je n'ai pas à vous en indiquer ici l'importance.

Parmi les causes spécifiques, l'influence de la syphilis est hors de doute, et vous trouverez sur ce point des observations fort intéressantes dans les livres de MM. Gros et Lancereaux (6) et de M. Zambaco (7) sur les affections nerveuses syphilitiques.

(1) Saucerotte, *Annales médico-psychologiques*, t. IV, p. 172.
(2) Lisle, *des Pertes séminales involontaires et de leur influence sur la production de la folie*. (*Bull. de l'Acad. de méd.* 1851, t. XVI, p. 647).
(3) Thore, *Annales médico-psychologiques*, t. XIV. 1850, p. 595.
(4) Etoc-Demazy, *de la Stupidité considérée chez les aliénés*. 1838, p. 41-42.
(5) Delasiauve, *Annales médico-psychologiques*. 1849, p. 331.
(6) Gros et Lancereaux, *des Affections nerveuses syphilitiques*. 1861, p. 128.
(7) Zambaco, *des Affections nerveuses syphilitiques*. 1862.

Le haschich, l'opium la belladone, peuvent déterminer des délires variés que vous connaissez ; dans ces derniers temps l'usage du tabac a été accusé en particulier par Jolly (1) d'être une cause déterminante de paralysie générale, mais il n'y a rien de bien établi sur ce point.

De toutes ces substances toxiques, celle qui exerce les plus fâcheux effets, celle qui détermine les accidents les plus nombreux, c'est l'alcool ; dans l'armée en particulier, on peut dire, sans être taxé d'exagération, que sept aliénés sur dix ont perdu la raison au cabaret ; l'alcoolisme se présente dans nos services sous toutes ses formes. Enfin, je terminerai cette rapide revue en vous rappelant les accidents cérébraux bien connus qui se produisent dans l'intoxication par le plomb et par le mercure.

Lorsque vous rechercherez les causes qui ont pu contribuer au développement de la folie chez l'individu soumis à votre observation, vous ne devrez pas oublier que le plus souvent elles sont multiples, mais qu'il en est toujours une dont l'action a été prédominante et qui a dû imprimer son cachet à la forme d'aliénation mentale que présente votre malade.

Pour résumer en quelques mots les influences variées qui peuvent amener des troubles de l'intelligence, je ne saurais mieux faire que de vous répéter ces paroles de Griesinger : « tous les troubles profonds de la nutrition, toutes les circon- « stances qui surexcitent le système nerveux, qui favorisent « la congestion de l'encéphale, qui ont pour résultat de dé- « velopper ou de fixer la constitution nerveuse, peuvent être « des causes de folie. »

Dans un cas d'aliénation suspecte, avant de se livrer à l'examen direct de l'individu, il est de la plus haute impor-

---

(1) Jolly, *Études hygiéniques et médicales sur le tabac* (*Bull. de l'Académie de médecine*, 21 février 1835, t. XXX, p. 423).

tance de s'enquérir de l'ancienneté des troubles intellectuels, de la manière dont ils ont débuté. Souvent il vous arrivera d'apprendre que l'aliénation mentale n'a commencé
à se manifester qu'à partir du moment où l'individu a eu
quelque motif particulier pour simuler et qu'elle a débuté
brusquement sans prodromes. Dans l'immense majorité des
cas, l'explosion d'un délire réel est précédée par des phénomènes prodromiques qui ont une durée plus ou moins longue
et qui constituent pour ainsi dire la période d'incubation de
la folie ; les habitudes se modifient, le caractère change, l'individu accomplit des actes bizarres, il devient, sans motif,
emporté, violent, lui-même souvent il a conscience des
changements qui s'opèrent dans sa personne, et il fait tous
ses efforts pour dissimuler sa situation. Chez l'individu qui
simule, au contraire, l'apparition des désordres intellectuels
est rapide, presque subite ; ce fait en particulier mit
MM. Blanche et Motet sur la voie de la vérité, lorsqu'ils
furent appelés à formuler leur opinion sur l'état mental
d'un homme, qui, sans avoir antérieurement présenté le
moindre trouble mental, fut presque subitement atteint de
délire de persécutions avec hallucinations, et dont je vous
exposerai plus loin l'histoire qui est intéressante à plus d'un
titre. Il faudra aussi vous informer exactement de l'intérêt que l'individu peut avoir à simuler, du mobile qui
peut le porter à recourir à la fraude, et, s'il s'agit d'un criminel, vous devrez chercher à savoir de quelle manière l'acte
a été commis, si le méfait est unique ou multiple, s'il a été
accompli d'autres fois par le même individu, si, en l'exécutant,
il paraît avoir suivi un plan arrêté à l'avance, si après l'accomplissement de l'acte criminel il a cherché à se soustraire
à la justice, enfin, si après son arrestation il a raconté les circonstances du fait, s'il a alors manifesté une certaine émotion,
du regret, du repentir.

Autant le criminel s'entoure de précautions pour ne pas

être soupçonné ou découvert, autant, au contraire, l'aliéné se cache peu lorsqu'il commet un acte criminel ; le mobile qui·l'a poussé est nul (dément, paralytique), ou insignifiant (lypémaniaque, monomane), il a agi sans avoir conscience de ses actes ou bien a cédé à des sollicitations imaginaires ; le crime une fois commis, il ne se rappelle rien, ou se déclare prêt à recommencer ; les remords et le repentir lui sont choses inconnues. Dans des cas semblables, vous pourrez demander communication des diverses pièces qui composent le dossier et trouver dans ces documents d'utiles renseignements sur les diverses circonstances de l'acte criminel. L'*examen direct* de l'aliéné suspect comporte l'étude de la physionomie, des gestes et attitudes, des paroles, des écrits, et enfin l'exploration des diverses fonctions de relation et de nutrition.

L'examen attentif de la physionomie peut, à lui seul, fournir au médecin exercé des signes de la plus haute valeur. Chaque forme d'aliénation entraîne avec elle un aspect spécial de la physionomie, le visage revêt, comme on l'a dit, un masque particulier (1). Reproduire fidèlement l'aspect du maniaque, du lypémaniaque, du dément est chose fort difficile, et le simulateur ne parvient souvent qu'à imiter très-imparfaitement l'expression vraiment caractéristique du facies dans ces types de l'aliénation mentale. Chez l'individu qui feint la folie, on observe surtout un contraste choquant entre le regard et l'aspect général de la physionomie, le plus souvent la discordance est facile à saisir. Les attitudes, les gestes tout spéciaux dans certaines formes d'aliénation sont aussi souvent mal imités, ou exagérés et ne concordent pas non plus avec l'aspect de la physionomie ; enfin les sentiments qu'expriment les paroles et ceux qui se reflètent sur le visage présentent le même désaccord. Rendre exacte-

(1) Laurent, *Physionomie chez les aliénés* (*Annales médico-psychologiques.* 1863, t. I, p. 181-363.)

ment les attitudes, les mouvements, l'expression mobile de
la physionomie d'un halluciné exige aussi un talent d'imitation qu'il est rare de rencontrer chez le simulateur ; l'individu qui présente des hallucinations de l'ouïe tend l'oreille,
parle seul, répond à des interlocuteurs invisibles, leur fait
des gestes ; celui qui présente des hallucinations de la vue ne
fixe jamais les personnes qui lui parlent, paraît absorbé par
d'autres préoccupations et suit des yeux les objets, les individus qu'il croit voir.

Rien de plus important, vous le comprenez, que l'étude
de la parole chez l'aliéné suspect, que son interrogatoire,
lorsque toutefois le simulateur n'a pas adopté une forme de
folie, telle que la mélancolie avec stupeur, la stupidité par
exemple, qui lui permet de ne pas répondre à nos sollicitations.

Quand l'individu parle ou consent à parler, en même
temps que vous vous livrez à l'interrogatoire, pour vous
édifier sur l'état de ses facultés intellectuelles, vous pouvez
constater la rapidité, la lenteur, l'hésitation des réponses,
la répétition d'une ou plusieurs syllabes, le bredouillement,
enfin tout ce que je pourrais appeler les défauts physiques
de son langage.

Lorsqu'on interroge un aliéné, il faut, ainsi que l'a dit
Guislain (1) dans un langage imagé et plein de vérité,
savoir percuter l'entendement, porter la sonde dans le ré-
ceptacle des idées, explorer le pouls moral. Il faut demander
des renseignements aux idées, au raisonnement, au jugement, au calcul, il faut laisser parler l'imagination, s'adresser à la volonté, à l'attention. Vous ne demanderez pas tout
d'abord à un aliéné, comme on a l'habitude de le faire avec
les malades ordinaires : D'où souffrez-vous ? où avez-vous
mal ? le plus souvent il vous répondrait : Je ne suis pas ma-

_____

(1) Guislain, *Leçons sur les phrénopathies*, 3 vol. Gand, 1852, t. I, p. 35.

lade, je ne sais pourquoi on m'a amené ici. On doit tout simplement commencer par lui adresser quelques questions sur les choses ordinaires de la vie qui lui sont familières, lui demander son nom, son âge, sa profession, etc., et arriver ainsi d'une manière détournée à l'objet de son délire. Le plus souvent l'aliéné est peu communicatif, on est obligé de provoquer ses réponses, il donne difficilement des explications, il livre avec répugnance les idées qui l'obsèdent. Le simulateur, au contraire, s'empresse de fournir tous les renseignements possibles sur son délire.

Jamais un aliéné ne reconnaît qu'il est fou, le simulateur croit bien faire en agissant autrement, il répète à qui veut l'entendre qu'il a perdu la tête, il indique les causes de son délire, va parfois même jusqu'à en donner le nom. Rien de semblable ne s'observe chez l'aliéné réel qui, n'ayant pas conscience de son état, considère comme réelles toutes ses fausses sensations, toutes ses fausses idées, et est par conséquent tout à fait incapable d'apprécier sa propre situation mentale.

Le simulateur assez osé pour prétendre qu'il n'est pas fou, que c'est à tort qu'il est considéré comme tel, se rencontre rarement; celui qui feint la folie en parlant ainsi aurait trop peur d'être pris au mot.

Lorsqu'on interroge un aliéné suspect, il faut lui faire des questions nombreuses, un peu précipitées, afin de ne pas lui laisser le temps de préparer sa réponse, ou bien, lorsqu'on est parvenu à le faire causer, le laisser continuer seul de manière à bien se rendre compte de l'enchaînement de ses idées, et de lui faire exhiber le tableau complet de sa simulation.

Pendant cet examen, quelque fondés que puissent être nos soupçons, il ne faut jamais les laisser apercevoir, sembler, au contraire, être la dupe de tous les discours du simulateur. Dans le monde, on a, vous le savez, les idées les plus fausses sur l'aliénation mentale, on s'imagine qu'un fou est incapable de faire une réponse raisonnable, et l'individu qui cherche à nous tromper croit mieux prouver la réalité de sa folie en répondant toujours de la manière la plus absurde ; dans ce seul fait on peut trouver des indices précieux de la fraude. L'aliéné réel n'est jamais privé de certaines idées de cause, de substance, d'être, de temps, de distance ; si vous demandez à un aliéné : Quel âge avez-vous? il pourra vous répondre : J'ai un jour, comme j'ai six mille ans, ou je suis mort; sa réponse sera fausse, mais elle se rapportera toujours à l'ordre d'idées dans lequel rentre votre question ; à cette même demande il ne répondra jamais par une phrase n'ayant aucun rapport avec elle.

La perte plus ou moins complète de la mémoire est un fait fréquent dans l'aliénation mentale (1), et le simulateur ne manque pas de vouloir le mettre à profit (2). Parfois, il se rappelle certains faits, tandis qu'il prétend en avoir oublié d'autres qui se sont passés à la même époque : les soupçons de fraude sont alors plus qu'autorisés ; en outre, il est des individus qui répondent exactement à toutes les questions et qui se mettent à divaguer seulement lorsque l'on vient à parler des actes qui leur sont reprochés : ceux-ci doivent être considérés comme plus que suspects. Je dois encore vous signaler certains faits, qu'on observe pendant que l'on interroge les aliénés ; l'individu dont les facultés intellectuelles sont affaiblies, qui présente un certain degré de démence, souvent répète la phrase qu'on vient de lui adresser avant de répondre, ou bien il regarde les personnes qui l'entourent et semble leur demander de lui venir en aide ; chez ces individus, on obtient des réponses beaucoup plus justes au commencement de l'interrogatoire qu'à la fin, chez eux l'intelligence affaiblie a bientôt épuisé ses ressour-

(1) J. Fabret, *Dict. encyclop.*, t. III, p. 725, art. AMNÉSIE.
(2) Pelman, *Zeitschrift für Psychiatrie*, t. XXI, p. 101. 1864.

ces ; enfin, une question faite en vain à voix basse est assez
souvent suivie d'une réponse lorsqu'on élève la voix, lorsqu'on sollicite plus vivement leur attention : ce sont là
autant de petits détails que le simulateur ignore et dont
vous pourrez dans certains cas tirer un utile parti.

Pendant cet interrogatoire, vous devrez encore chercher
à constater l'émotivité de l'individu, vous rendre compte
de la manière dont le moral réagit sous l'influence d'exci-
tations diverses.

L'écriture est souvent un moyen excellent de découvrir
la forme de délire d'un aliéné (1), et c'est une ressource qui
pourra vous rendre aussi de grands services dans un cas
suspect. Le plus souvent, l'aliéné qui écrit s'empresse d'exposer longuement ses idées délirantes, il met sa folie bien
plus à découvert dans ses écrits que dans ses paroles ; il
peut aussi parfaitement écrire quelque chose de raisonnable,
et on aurait tort de conclure de ce fait à la non-existence de
l'aliénation. Le simulateur, au contraire, divaguera au moins
autant dans ses écrits que dans ses paroles, il se croira obligé
de n'écrire que des mots incorrects, et sans suite ; il crain-
drait de ne plus passer pour fou, s'il construisait quelques
phrases ; et, en exagérant, en faussant même la manière d'être
habituelle de l'aliéné, il contribuera à faire découvrir sa
fraude.

Jusqu'à présent, Messieurs, je ne vous ai parlé que des
signes fournis par l'habitus extérieur de l'individu suspect,
et des moyens d'apprécier l'état de ses facultés intellectuelles ; pour compléter l'examen direct, il me reste à vous
faire connaître les troubles qui ne manquent pas de se
produire chez l'aliéné réel dans les diverses fonctions de
relation et de nutrition ; à côté des phénomènes psychiques,

(1) Marcé, *de la Valeur des écrits au point de vue de la séméiologie et de
la médecine légale (Congrès médico-chirurgical de Rouen*, p. 189, et *Ann.
d'hyg. publique et de médecine légale*, 1864, t. XXI, p. 579.)

je dois vous signaler les phénomènes somatiques qui accompagnent un grand nombre de formes d'aliénation mentales. — Pendant longtemps cet ordre de faits a été totalement négligé, pendant longtemps on n'a voulu voir dans la folie qu'une maladie psychique, mais aujourd'hui on est heureusement sorti de cette erreur, on sait que les phénomènes d'ordre organique jouent un rôle considérable dans l'expression symptomatique de l'aliénation mentale, et au point de vue spécial de nos études, au point de vue de la simulation, la connaissance de ces symptômes, fort difficiles sinon impossibles à reproduire, acquiert une extrême importance.

Nous allons passer rapidement en revue les altérations que peuvent présenter chez l'aliéné les diverses fonctions de l'économie : la sensibilité, la motilité, la digestion, la circulation, la respiration et les sécrétions.

La sensibilité peut être exaltée, diminuée ou pervertie (1). L'hyperesthésie se rencontre surtout dans les folies hystérique, hypochondriaque ; l'anesthésie chez les mélancoliques, les stupides en particulier. Ces modifications de la sensibilité ne s'observent pas généralement chez le simulateur, et s'il cherchait à les imiter, le plus souvent la fraude serait facile à dévoiler. — Rien n'est plus fréquent que les perversions de la sensibilité générale, et surtout celles de la sensibilité sensoriale ; les illusions d'une part, les hallucinations de l'autre, sont des phénomènes dont la simulation est fort difficile ; en vous parlant de la physionomie des attitudes et des réponses des aliénés, je vous ai indiqué les moyens de distinguer, dans ces cas, le fourbe du malade réel. — Dans un grand nombre de maladies mentales, on observe des troubles vraiment caractéristiques de la motilité que le simulateur ignore ou qu'il reproduit très-incomplétement et

(1) V. **Marcé**, *Des altérations de la sensibilité*. Thèse d'agrégation. Paris, 1860.

très-inexactement : qu'il me suffise de vous rappeler l'agitation continue, les mouvements désordonnés du maniaque, les tics du dément, les frémissements, le tremblement, l'affaiblissement musculaires qui s'observent dans la paralysie générale, l'alcoolisme, la démence, l'inertie absolue du mélancolique stupide, etc.

Les fonctions digestives sont rarement normales dans l'aliénation ; l'appétit, généralement perdu ou au moins diminué pendant la période prodromique, devient plus tard dans certaines formes, dans la manie, mais surtout dans la démence, d'une intensité extrême, le malade est insatiable, sa voracité est extrême, les fonctions de nutrition semblent résumer tout son individu. — Chez certains aliénés, le sens du goût est tellement perverti qu'ils mangent leurs excréments, boivent leurs urines ; j'ai eu dans mon service un imbécile, effréné masturbateur, qui mangait avec délices les cataplasmes, et toutes les ordures qu'il pouvait ramasser ; une semblable perversion du goût est certes bien peu compatible avec l'intégrité de la raison. — Dans les formes dépressives de l'aliénation, dans les formes lypémaniaques, souvent les malades refusent obstinément de prendre aucun aliment, parce qu'ils craignent d'être empoisonnés, ou bien parce qu'ils sont décidés à se laisser mourir de faim. Chez le simulateur, le refus d'aliments n'est, on le comprend, qu'illusoire ; s'il les refuse publiquement, il fait tous ses efforts pour s'en procurer en cachette.

Esquirol avait déjà remarqué que même l'aliéné qui se nourrit bien perd de son poids, et M. Cesare Lombroso, médecin en chef du Manicome de Pavie (1), a pensé à utiliser ce fait comme moyen de diagnostic différentiel dans les cas suspects. D'après cet habile aliéniste, le minimum du

(1) **Cesare Lombroso**, *la Medicina legale delle alienazione mentali studiata col metodo experimentale* (*Extrait dans les Annales médico-psychologiques*, 1866, 4ᵉ série, t. VIII, p. 309).

poids mis en rapport avec la taille a été observé dans la démence chronique, puis dans la mélancolie ; viennent ensuite les monomaniaques, les paralytiques, les maniaques.

Lorsque le délire, quel qu'il soit, disparaît, il y a toujours une augmentation appréciable du poids du corps, et l'absence de cet accroissement pourrait bien faire soupçonner la fraude. Un poids considérable en rapport avec la stature peut faire penser immédiatement, dès la première visite, qu'on n'a pas affaire à un réel aliéné ; M. Cesare Lombroso a pu reconnaître ainsi la simulation chez un galérien présentant 1^m,60 de taille, et ne pesant pas moins de 80 kilogrammes. Cet homme simulait la manie avec mutisme.

Le pouls présente suivant les formes d'aliénation des caractères variés (1) ; très-fréquent chez les hallucinés, rapide, mais très-variable chez les maniaques, il est parfois excessivement petit, presque imperceptible chez les mélancoliques. Il est donc utile de faire avec soin l'étude du pouls dans chaque cas en particulier ; mais le docteur Rush (2), qui prétend avoir pu distinguer une folie simulée d'une folie réelle, en observant la rapidité relative du pouls dans les deux cas, a certainement exagéré la valeur de ce caractère différentiel.

La respiration et la calorification subissent ordinairement, suivant la forme d'aliénation, des modifications analogues à celles qui se produisent dans la circulation (3) ; cependant il est important de vous faire remarquer que, si la respiration se ralentit, si les extrémités se refroidissent dans la mélancolie, pendant un accès de manie, le thermomètre ne dépasse pas la température normale.

(1) Leuret et Mitivié, *de la Fréquence du pouls chez les aliénés.* 1832, p. 75. — Guillaud, *des Périodes et du rôle du pouls dans l'aliénation mentale.* Thèses de Paris, 1858.

(2) Rush (Benj.), *Med. inquiries and Obs. upon the diseases of the mind.* Philadelphia, 1812.

(3) Jacobi (Max), *Sammlungen für die Heilkunde der Gemüthskrankheiten.* — Elberf, 1822-38. In-8, 3 vol.

Enfin, les sécrétions présentent chez les aliénés quelques altérations assez curieuses; chez les déments, les stupides, souvent on constate un ptyalisme très-abondant, que le simulateur ne reproduit jamais qu'imparfaitement. Les urines des aliénés, étudiées par Sutherland et Rigby (1) en Angleterre, par Michéa (2) en France, ne présentent pas, suivant les formes d'aliénation, de caractères assez constants, pour que j'aie à y insister ici.

Dans l'aliénation mentale, pourvu que la maladie dure depuis un certain temps, la peau du malade est généralement sèche, aride, l'épiderme prend une coloration jaunâtre, et on a encore noté une certaine odeur spéciale, qu'exhale souvent le corps des aliénés et à laquelle le docteur Knight (3), à tort sans doute, attribue une grande importance pour la découverte de la simulation.

(1) Sutherland and Rigby, *Analyses of the urine of insane patients in Saint Luke's hospital*, 1844.

(2) Michéa, *Comptes rendus de l'Académie des sciences*. 1851, t. XXXIII, p. 669.

(3) Knight, *Obs. on the causes, symptoms and treatment of insanity of the mind*. In-8. London, 1827.

CINQUIÈME LEÇON

DES NÉVROSES SIMULÉES

(SUITE ET FIN).

Des formes principales d'aliénation mentale. — Des formes le plus souvent
simulées. — Simulation de symptômes appartenant à plusieurs formes. —
Changement brusque des symptômes simulés. — Simulation de la manie.
— De l'ivresse. — De la lypémanie. — De la nostalgie.

Des monomanies. — De la folie transitoire en particulier. — Simulation de
monomanie en général. — Du délire de persécution : observations. — De
monomanie ambitieuse. — De monomanie religieuse. — D'érotomanie.

Simulation de l'imbécillité, de la démence. — Exagération d'une imbécillité réelle. — Moyens variés pour découvrir la fraude : questions captieuses,
intimidation, emploi de la douche, de la camisole, de moyens douloureux, des
narcotiques, des anesthésiques. — Utilité de l'observation de l'individu suspect dans un asile d'aliénés, de la séquestration.

Simulation de la folie par d'anciens aliénés, par de réels aliénés, par des imbéciles. — *De la dissimulation de la folie.* — Des formes de folie susceptibles d'être dissimulées. — Des interrogatoires, manière de procéder. — De
l'importance des écrits. — Moyens divers pour constater si le délire a cessé.
— *De la folie méconnue ou ignorée.* — Conséquences graves qui peuvent en
résulter. — Dangers de la simulation prolongée de la folie.

MESSIEURS,

Dans la précédente leçon, j'ai envisagé la simulation de la
folie au point de vue général ; je dois maintenant vous indiquer les formes de la maladie que l'on imite le plus souvent, et les phénomènes particuliers qui, dans chaque cas,
pourront vous aider à dévoiler la supercherie.

Pour vous donner un tableau complet, il est nécessaire de
grouper les diverses formes d'aliénation, de vous faire un
essai de classification symptomatologique de la folie. On a

tenté des classifications psychologiques, anatomo-pathologiques, étiologiques ; les unes sont insuffisantes et peu médicales, les autres à peu près impossibles, au moins dans l'état actuel de la science, et aujourd'hui la symptomatologie est encore la seule base généralement admise pour la classification des maladies mentales.

TABLEAU DES FORMES PRINCIPALES DE LA FOLIE.

1° États congénitaux. — Imbécillité. — Idiotie. — Crétinisme.

2° Folies simples ou vésanies pures.

Formes excitantes.
- Excitation maniaque (manie raisonnante).
- Manie aiguë.
- Manie sur-aiguë ou délire aigu.
- Manie chronique ou rémittente.

Formes dépressives.
- Dépression mélancolique.
- Mélancolie proprement dite.
- Mélancolie avec stupeur.

Forme obscurative.
- Stupidité.

Formes systématisées (monomanies).
- Intellectuelles.
- Sensoriales.
- Impulsives.

Formes destructives.
- Démence primitive simple.
- Démence consécutive à une folie simple.

3° Folies associées entre elles.
- Manie et mélancolie (folie circulaire).
- Monomanie et démence.
- Mélancolie et démence.
- Manie et démence (démence agitée).

4° Folies mixtes ou associées à d'autres névroses.
- Folie névrosique ou hypochondriaque.
- Folie hystérique.
- Folie choréique.
- Folie épileptique.

5° Folies compliquées ou organiques proprement dites.
- Folie par intoxication (alcool, plomb, mercure).
- Folie par cachexie (pellagre).
- Folie symptomatique de lésions organiques locales.
- Paralysie générale progressive.

Parmi ces nombreuses formes, il en est un certain nombre qui, *à priori*, ne sauraient être l'objet d'une simulation. Toutes les folies du cinquième groupe, les folies organiques proprement dites, échappent évidemment à toute tentative de fraude. Les formes qui ne demandent que de l'inertie, qui ne nécessitent pas le concours permanent de la volonté, et une certaine activité physique, sont celles auxquelles les simulateurs accordent la préférence : ainsi l'imbécillité, la démence d'une part, les formes dépressives, mélancoliques d'autre part, sont celles que l'on cherche le plus souvent à imiter. Il est rare de voir simuler une forme systématisée quelconque, une monomanie, et encore plus rare un accès de manie aiguë. Le simulateur qui, le plus souvent, n'a pas eu l'occasion de bien observer la manière d'être des aliénés suivant la forme de la maladie dont ils sont atteints, les imite mal, ou bien reproduit inexactement la forme qu'il a l'intention de copier, ou bien encore présente une forme de son invention qui n'a pas son analogue dans le cadre des maladies mentales. Fréquemment·aussi il mélange des symptômes appartenant à des formes diverses, et qu'on ne trouve pas réunis habituellement chez le même individu. Chez un simulateur dont M. Ladreit de Lacharrière (1) a publié, il y a quelques années, l'observation, un fait semblable devint un des principaux indices de la fraude : cet homme, qui se faisait appeler le *régénérateur*, présentait à la fois des idées ambitieuses, et des idées de religiosité qui ordinairement ne se trouvent pas associées.

D'autres fois, dans les asiles en particulier, le simulateur, lorsqu'il a pu observer pendant quelque temps des aliénés, n'hésite pas à changer brusquement de forme de folie, espérant mieux démontrer la réalité de sa maladie, en reprodui-

____

(1) Ladreit de Lacharrière, *Etude médico-légale sur un cas de simulation de folie pendant plus de trois mois* (*Archives générales de médecine*, 6ᵉ série, t. VII, p. 257).

sant un des types qu'il a pu étudier à loisir; ce changement
complet et rapide est à lui seul un indice presque certain de
la fraude. Enfin il est un petit nombre de simulateurs, qui,
pour se rendre encore plus intéressants, ajoutent une autre
maladie à l'aliénation mentale, et tout spécialement la mutité,
la surdi-mutité, la cécité, la paralysie, l'épilepsie, etc.

Nous allons maintenant passer successivement en revue
les diverses formes de folie simple, qui sont susceptibles de
simulation en vous indiquant rapidement, dans chaque cas,
les caractères qui permettent de différencier ces formes,
lorsqu'elles sont réelles et lorsqu'elles sont simulées.

La *manie*, qui, pour les gens du monde, représente le type
des maladies mentales, est cependant assez rarement simulée. — Vous avez tous vu des maniaques au milieu de leurs
accès, vous savez combien est grande leur agitation, combien leurs mouvements sont désordonnés ; cette suractivité
persiste aussi bien le jour que la nuit; chez eux le sommeil
est nul, souvent la sensibilité abolie et c'est pendant une,
deux, trois semaines que persiste un semblable état. —
Le simulateur le plus décidé, le plus énergique, ne saurait
soutenir aussi longtemps un pareil rôle, le plus souvent
ceux qui tentent de simuler de pareils accès ne tardent pas
à succomber au sommeil et ne présentent pas dans leur
agitation la même énergie, la même spontanéité que le
maniaque réel. — Le simulateur ne saurait non plus imiter
le facies animé, vultueux, le regard fixe étincelant que
présente le maniaque réel; chez ce dernier, les idées se succèdent avec une rapidité inouïe, sans ordre, il est impossible
de suivre le malade au milieu de son flux de paroles ; il y a,
selon l'expression adoptée par les Allemands, une vraie
fuite des idées (*Ideenflucht*). Lorsque vous lui adressez
une question pendant une période de calme relatif, parfois
il fait une réponse juste et prend thème de votre demande
pour se livrer à des divagations sans fin et avec une volu-

bilité sans égale. Le simulateur, au contraire, se montre hésitant, il se répète, fait toujours des réponses absurdes et est bien loin de parler avec la même véhémence, la même rapidité. — On a encore signalé chez le maniaque, lorsque la maladie se prolonge, un amaigrissement notable et une odeur spéciale, qui ne se produiraient pas évidemment dans le cas de simulation.

Une seule fois j'ai eu l'occasion d'observer un accès de manie simulée. Il s'agissait d'un jeune chasseur à pied qui, étant en permission, s'était attardé de quelques jours et n'avait rien imaginé de mieux que de simuler la folie pour tâcher d'esquiver la punition qu'il avait encourue. — Dès le premier jour, je fus fixé sur son compte ; le contraste le plus choquant existait entre ses paroles et l'expression de sa physionomie, l'agitation, les discours incohérents cessaient aussitôt qu'il ne se croyait plus observé, et dès la première nuit il ne put résister au sommeil et s'endormit profondément. — Je lui conseillai de céder, mais il n'en persista pas moins à jouer son rôle, et pendant près de trois mois il continua à déraisonner, à gambader d'une façon ridicule. — Il ne céda qu'en présence de son père en pleurant et en demandant pardon de son incartade (1).

(1) Depuis que cette leçon est rédigée, j'ai observé un nouveau cas de manie simulée. — Le 23 juin 1869, entrait au Val-de-Grâce le nommé M..., chasseur au 18ᵐᵉ bataillon, comme atteint d'aliénation mentale suspecte. Lorsqu'à la visite du 24 au matin, je le vis pour la première fois, je le trouvai très-agité, parlant avec une grande volubilité et répondant d'une façon absurde à toutes les questions qu'on lui adressait. J'appris que la veille M... avait pendant plusieurs heures crié, vociféré dans sa cellule, mais qu'il s'était calmé vers le soir et qu'il avait dormi jusqu'au matin. Par le fait d'un singulier hasard, j'avais déjà, il y a environ 6 ans, connu ce militaire à l'hôpital de Rome où il était entré pour un accès de delirium tremens, et en 1865, il avait, paraît-il, fait un assez long séjour à l'asile d'Armentières, motivé probablement par des accidents analogues. Les antécédents, il faut l'avouer, étaient bien peu de nature à faire penser à la simulation.

Il était très-important de connaître les faits qui avaient précédé l'entrée de ce militaire au Val-de-Grâce, et mon collègue, M. Chambé, médecin-major

Le délire passager produit par l'ivresse, pourvu qu'il
ne dépasse pas certaines limites, présente plus d'une ana-

du bataillon, voulut bien me fournir les renseignements suivants : M..., maître
de boxe, venait d'être privé de ses fonctions et puni de salle de police à cause
de sa mauvaise conduite, lorsque, le 29 juin, il commença à se livrer à une
série d'actes excentriques, déraisonnables. Mis en cellule, il continua à s'a-
giter, se mit à dépaver son cachot, à creuser un trou qui devait lui servir
de sépulture, et, continuant ses divagations, il les entremêlait souvent d'im-
précations contre les médecins qui l'avaient soigné à Rome et à Armentières
et qui, disait-il, avaient cherché à l'empoisonner. Lorsqu'on lui remettait sa
gamelle, il triturait sa soupe entre ses doigts, y ajoutait des excréments et
prétendait fabriquer ainsi un remède supérieur à celui que pourraient faire
tous les docteurs réunis, mais il n'en prenait pas. Vers le soir, la fatigue
s'emparait de lui, il se couchait sur son lit et dormait d'un profond sommeil
jusqu'au lendemain ; dès le jour il recommençait ses vociférations. Lorsque
je possédai ces renseignements, il me fut impossible de ne pas soupçonner la
fraude, et j'engageai M... à cesser sa comédie. Il continua encore pendant
quelques jours à crier, à s'agiter; mais, voyant que mon opinion était parfaitement arrêtée sur son compte, il se décida un matin à capituler et reconnut
qu'il avait cherché à me tromper en promettant que dorénavant je n'aurais
plus à me plaindre de lui. Je le fis alors placer dans une salle commune où
pendant douze jours je n'eus en effet rien à lui reprocher, et le 11 juillet
je signai son billet de sortie. Lorsqu'il arriva à sa caserne, il était parfaitement calme et dit à M. Chambé qu'il n'avait fait le fou que pour sortir de
prison et échapper ainsi aux punitions qui lui restaient à subir ; il s'engagea
en même temps à faire son service et à se bien conduire. Le 26 juillet, il se
présente de nouveau à la visite de M. Chambé, le prie de parler en sa
faveur et de lui faire obtenir une permission pour aller voir sa mère. La
permission lui fut accordée, mais le même jour une punition qu'il encourut
la fit suspendre, et immédiatement l'agitation, les propos incohérents re-
commencèrent. Le 28 juillet, pour la seconde fois, il fut envoyé au Val-de-
Grâce ; je le vis le soir même, il était assez calme, je ne crus pas devoir
prendre aucune précaution spéciale et je le laissai libre dans sa cellule. Vers
le soir, l'agitation cessa complétement et il dormit tranquillement jusqu'au
matin. Vers 5 heures, il commença à vociférer, à s'agiter, parvint à arracher
un des guichets, brisa les vitres et les grillages de sa cellule et se mit avec
ardeur à démolir la cloison. Lorsque, vers 7 heures, j'arrivai accompagné des
médecins stagiaires et des infirmiers du service, il avait déjà fait une assez
large brèche à la cloison, nous menaça et nous injuria tous. Je lui fis alors
appliquer la camisole, et lorsqu'il fut solidement fixé dans son lit, il se calma
immédiatement, se mit à pleurer et me demanda pardon de tout ce qu'il
venait de faire. Pendant la journée et la nuit il fut calme, et le lendemain
matin je le renvoyais à son corps avec une note détaillée et le diagnostic :

logie avec l'état cérébral du maniaque, et je crois devoir vous en dire ici quelques mots. — L'*ivresse* peut être imitée ou volontairement provoquée, elle peut encore être simplement exagérée, ou bien alléguée pour servir d'excuse à une faute quelconque. — Dans ce dernier cas, c'est à celui qui l'allègue d'en prouver la réalité : *Ebrius non præsumitur*, a dit Farinacius (1), *onus probandi incumbit alleganti.*

Pour pouvoir apprécier la valeur des allégations de l'intéressé, il faut s'informer avec soin non-seulement de la qualité et de la quantité des boissons qu'il a ingérées, mais encore de la plus ou moins grande habitude qu'il a de consommer des liqueurs alcooliques.

Certains individus présentent très-rapidement, dans l'ivresse, une hésitation marquée de la parole, *leur langue s'épaissit*, bien avant que leur raison soit notablement troublée ; il ne faudrait pas par conséquent mesurer l'intensité de l'ivresse au degré d'embarras de la parole.

L'imitation des phénomènes de l'ivresse est chose assez facile, et on peut citer certains acteurs qui reproduisent à

manie simulée. Mis en cellule à son arrivée, il brisa les carreaux, mit ses vêtements en lambeaux, se couvrit la figure d'excréments. On fut obligé de l'attacher, et, dès qu'il fut réduit à l'impuissance, il se calma. Le lendemain on le fait sortir de la cellule, on le fait coucher dans la chambre avec ses camarades, il y passe la nuit tranquillement, mais le matin il recommence à proférer ses cris et ses injures. Jamais il n'oublie le respect qu'il doit à ses chefs, il les reconnaît tous et prend toujours en leur présence l'attitude militaire. Quelques jours plus tard, M..., prévenu d'outrages envers ses supérieurs et de bris de clôtures, est par ordre du commandant de la place transféré à la prison du Cherche-Midi. Là, il recommence encore à contrefaire l'insensé et pour la troisième fois il est envoyé au Val-de-Grâce. Voulant éviter une scène semblable à celle dont j'ai parlé plus haut, je lui fis mettre immédiatement la camisole, et pendant deux jours M..., changeant de tactique, refusa de répondre à mes questions. Le troisième jour, voyant que ce silence obstiné n'aboutirait à aucun résultat, il se décida à parler et me promit de ne plus renouveler ses tentatives de fraude. Aujourd'hui M... est encore détenu au Cherche-Midi, et il me paraît impossible que le conseil de guerre devant lequel il est traduit ne le considère pas comme responsable de ses actes.

(1) Farinacius, *Quæstiones*, 93, n° 23.

merveille l'allure titubante, la parole embarrassée de l'homme ivre. Un comédien, cité par Marc Juliet remplissait, à ce qu'il paraît, à ravir un rôle semblable dans les *Visitandines* de Picard. — Quel que soit le talent du simulateur, je ne crois pas cependant qu'il soit possible de tromper un observateur un peu attentif.

La *lypémanie*, dont je ne saurais vous décrire toutes les formes, depuis la simple dépression mélancolique jusqu'à la mélancolie avec stupeur et la stupidité proprement dite, est bien plus aisée à imiter que les formes maniaques ; mais le rôle est difficile à soutenir. Chez le lypémaniaque réel, pourvu que la maladie se prolonge, les troubles physiques ne tardent pas à s'ajouter aux troubles intellectuels, le lypémaniaque se nourrit mal, parfois même il refuse totalement les aliments, son sommeil est nul ou souvent troublé par des craintes imaginaires, il est tourmenté par des illusions, par des hallucinations : ce sont là tout autant de phénomènes que le simulateur ignore ou reproduit avec inexactitude. Aussi, dans un cas de lypémanie suspecte, une observation un peu prolongée ne pourrait manquer de mettre sur la voie de la vérité.

Il est une forme de mélancolie qui était autrefois extrêmement fréquente dans l'armée et dont la simulation était aussi loin d'être rare : je veux vous parler de la *nostalgie*. — D'après Percy et Laurent, cette maladie pendant les guerres de la république et de l'empire a fait périr un grand nombre de soldats, et il résulte d'une statistique citée par le docteur Andrew Combe (1), que, de 1820 à 1826, l'armée y a vu encore succomber 97 soldats.

Cette maladie, au moins portée à un tel degré, est infiniment plus rare aujourd'hui, et le soldat qui chercherait à la simuler ne saurait tromper un médecin attentif.

(1) Andrew Combe, *Principles of physiology*, p. 363.

Rien en effet n'est plus facile que de distinguer le vrai
nostalgique du faux ; le premier reste taciturne, indifférent
à tout ce qui l'entoure, très-peu communicatif, il ne parle
pas de sa tristesse, et, lorsqu'on lui promet de le renvoyer
dans son pays, craignant toujours de voir son espoir déçu,
c'est à peine s'il ose manifester sa joie ; si on ne lui accorde
pas un congé, l'appétit se perd, la santé s'altère, et il tombe
dans le marasme. Le simulateur, au contraire, parle volontiers des siens et exprime hautement le désir de les voir ;
de plus, on n'observe jamais chez lui les troubles de la santé
générale, qui ne manquent pas de se produire chez le vrai
nostalgique.

Avant de vous parler des *monomanies* au point de vue
de la simulation, il me paraît nécessaire de bien nous entendre sur la signification qu'il faut attacher à cette expression. Si l'on veut comprendre, sous ce terme, les folies caractérisées par une seule et unique idée délirante, les facultés
intellectuelles restant du reste totalement indemnes, le cercle
des monomanies doit être singulièrement restreint. — On
a souvent rapporté, après Zacchias, l'histoire de ce monomane, qui put dans un asile d'aliénés exposer de la manière la plus judicieuse à un visiteur la forme de folie, que
présentait chaque insensé, et qui allait laisser la meilleure
opinion de sa personne, lorsque, passant devant un homme
triste et pensif, il dit à l'étranger : « En voilà un qui a de
singulières idées, il prétend qu'il est le Saint-Esprit ; si
cela était, je le saurais bien, car je suis Dieu le Père. » —
Des délires aussi restreints, aussi limités, sont fort rares ; le
plus souvent, en même temps que l'aliéné présente une idée
fixe, prédominante, on peut constater un certain degré
d'excitation, ou de dépression anormale. — En outre, le
fait seul de l'existence d'une fausse conception peut par
une série de raisonnements entraîner le monomane à commettre des actes, qui en apparence n'ont pas le moindre

lien avec son idée dominante. — Un éminent jurisconsulte anglais, lord Brougham, a, avec raison, comparé le cerveau du monomane à un bassin rempli d'eau au fond duquel s'est déposée une couche de vase ; si on vient, dit-il, à agiter l'eau contenue dans ce bassin, une partie de la vase qui est au fond vient bien à la surface, mais elle trouble auparavant la totalité du liquide ; il en est de même pour le cerveau du monomane, une fausse conception ne trouble pas seulement une portion de son intelligence, mais exerce sa fâcheuse influence sur toutes ses pensées, sur toutes ses déterminations. L'expression de délire partiel proposée par Ferrus, et surtout celle de folie systématisée adoptée par M. Morel, me semblent bien préférables à celle de monomanie.

On a divisé et on divise encore les *monomanies* en *intellectuelles, sensoriales* et *instinctives* ou *impulsives.* — Les monomanies intellectuelles pourraient être multipliées à l'infini si l'on voulait donner un nom spécial à tous les délires caractérisés par l'existence d'une idée fixe, prédominante, d'une fausse conception quelconque ; mais agir ainsi serait baser des distinctions sur des faits d'importance totalement secondaire : les manifestations extérieures du délire sont trop variables pour pouvoir servir de point de départ à une classification. — En outre, les monomanies intellectuelles s'accompagnant bien souvent d'hallucinations, les monomanies sensoriales forment une division au moins artificielle.

Quant aux monomanies instinctives, impulsives, ce ne sont le plus souvent que des folies entées sur des névroses : épilepsie, hystérie, hypochondrie ; ce sont ces formes d'aliénation que M. Morel a parfaitement étudiées sous le nom de folies mixtes, que M. Delasiauve a désignées sous le nom de pseudo-monomanies, et qu'on a encore assez justement appelées des *délires partiels diffus.* C'est dans ces pseudo-monomanies que l'on doit ranger ces monomanies incendiaire, suicide, homicide, qui le plus souvent s'observent chez des

individus affectés depuis un temps variable d'une névrose
grave, d'épilepsie en particulier (1), qui a porté les plus graves atteintes à leur intelligence.

C'est chez eux qu'on observe ces impulsions aveugles, irrésistibles qui les portent à accomplir les crimes les plus atroces
sans leur laisser le moindre souvenir; pendant quelques
instants l'individu agit d'une façon inconsciente; une force
fatale, irrésistible, l'entraîne et, aussitôt l'acte achevé, quand
on lui apprend les terribles conséquences de sa folie, on peut
constater chez lui les manifestations les moins douteuses du
regret et du repentir. — Ces accès de folie passagère, instantanée, ne ressemblent pas du tout à ce qui se passe chez le
vrai monomane qui, convaincu de la réalité de ses fausses
conceptions, en arrive à commettre un crime après l'avoir
longuement préparé et qui, après sa perpétration, non-seulement ne manifeste pas le moindre regret, mais ose même
parfois s'en glorifier.

Qu'il s'agisse d'un monomane ou d'un pseudo-monomane,
pour apprécier exactement la situation mentale des individus, il faut, dans ces cas surtout, recueillir tous les renseignements possibles sur leurs antécédents, rechercher avec
soin l'influence héréditaire qui joue si souvent le plus grand
rôle dans la production de ces délires partiels.

Rien de plus facile que d'alléguer une folie instantanée,
transitoire, une impulsion irrésistible pour se faire considérer comme irresponsable d'un acte criminel, et, lorsque nous
sommes appelés à donner notre avis, nous ne saurions trop
scruter la vie antérieure de l'inculpé, trop bien étudier les
circonstances de l'acte criminel lui-même avant de formuler
une opinion. Lorsque nous ne trouvons ni antécédents héréditaires, ni existence antérieure d'une névrose ou de troubles intellectuels quelconques, il est vraiment impossible

____

(1) Morel, *Épilepsie larvée* (*Gazette hebdomadaire*. 1860, p. 773.)

d'admettre la réalité de cette folie instantanée ; une semblable doctrine ne tendrait à rien moins qu'à confondre passion et aliénation mentale, et de là à excuser tous les crimes, il n'y aurait qu'un pas.

La *simulation de la monomanie* est loin d'être facile : d'une manière générale, le monomane réel s'anime si on le contredit, si on cherche à lui démontrer la fausseté de ses conceptions, il réfute avec énergie les objections qu'on lui adresse, il s'irrite si on le traite de fou ; le simulateur, au contraire, se borne à faire connaître son délire, mais ne soutient pas ses opinions avec le même entrain, la même animation, et il serait certainement beaucoup moins sensible à l'imputation de folie. — Les actes répréhensibles auxquels se livre le vrai monomane sont inspirés par des mobiles absurdes ou insignifiants, tandis que le fourbe a précisément pour but en simulant, de trouver dans sa folie une excuse à un acte coupable accompli pour satisfaire une passion quelconque : le mobile qui le fait agir n'est pas, comme chez le monomane réel, en disproportion flagrante avec le délit.

Parmi les monomanies, il en est qui sont adoptées avec une certaine préférence par les simulateurs. Le *délire de persécutions* en particulier a été plus d'une fois imité par les imposteurs. Vous connaissez tous cette forme curieuse de délire que M. Lasègue (1) a le premier bien décrite. Casper (2) a rapporté l'observation d'un criminel qui simulait assez maladroitement cette forme de délire. Lorsqu'on lui demandait quelle était la nature de sa conception délirante, il répondait : Je souffre de manie de persécution. Cette expression, ajoute l'éminent médecin légiste de Berlin, prise dans la nomenclature scientifique, a été retenue par l'individu qui la répète sans se douter qu'elle devient pour lui un indice

(1) Ch. Lasègue, *du Délire de persécutions* (*Archives générales de médecine*. 1852, 4e série, t. XXVIII, p. 129).
(2) Casper, *Traité de médecine légale*, t. I, page 291.

de simulation préparée. Je dois à l'extrême obligeance de
MM. Blanche et Motet, la communication d'un rapport fort
intéressant sur un individu qui simulait précisément le délire de persécutions et que je vous demande la permission
de vous rapporter ici :

« G. menuisier vivant en concubinage, le 5 janvier 1868
essaye d'incendier son atelier et accuse sa femme légitime de
cette coupable tentative. Bientôt des soupçons s'élèvent contre lui. Il est conduit devant le commissaire de police, et ses
réponses sont celles d'un homme dont la raison est parfaitement saine.

« Envoyé au dépôt de la préfecture de police, il ne tarde
pas à présenter de l'agitation, de l'incohérence dans ses paroles. Conduit alors à l'Hôtel-Dieu, il est transféré le 10 janvier 1868 à l'asile Sainte-Anne.

« Le 23 janvier, disent MM. Blanche et Motet, nous faisons
notre première visite à G..., nous arrivons dans la salle où il
se trouve sans être annoncés et sans qu'il puisse se douter que
c'est lui que nous venons voir. Il est debout, marchant lentement le long de la muraille, se servant de sa main gauche
pour se guider en suivant le mur, semblant de la main droite
chercher à écarter un obstacle, le regard fixe, la tête immobile, ayant l'apparence d'un aveugle qui s'avance en tâtonnant. — Nous nous approchons, sans lui adresser la parole,
il murmure à voix basse ; quand nous sommes près de lui,
nous distinguons ce qu'il dit : Ah ! les coquins d'avoués, de
médecins, les misérables, ils ne finiront donc pas de me
frapper sur la tête, de m'enfoncer des clous, les voyez-vous ?
et, tout en murmurant, il marche, il semble ne pas s'apercevoir qu'il y a là des personnes qui l'écoutent.

« Après quelques instants, nous lui demandons s'il n'est
pas G. François, où il est, pourquoi et depuis combien de
temps il y est ; il nous répond qu'il ne sait pas son nom, qu'il
ne sait pas où il est, qu'on lui a dit qu'il était à Genève, qu'il

ne sait pas pourquoi on l'y a amené. Il est quelquefois un
peu lent à répondre, comme s'il méditait sur la réponse qu'il
va faire, il entremêle ses réponses de plaintes contre les misérables qui le torturent ; nous avons beau insister, nous ne
pouvons obtenir qu'il nous donne aucuns renseignements
exacts sur ses antécédents, sur sa profession, sur les circonstances dans lesquelles il a été arrêté, il nous dit seulement
qu'il est marié, séparé depuis longtemps de sa femme, qu'il
était garçon jardinier à la barrière du Trône, et que c'e-t là
qu'on est venu le chercher pour le conduire à Genève.

« Nous revoyons G... le 30 janvier, il a la même attitude,
la même démarche. — Il reproduit ses mêmes réponses, ses
mêmes plaintes.

« Nous examinons ses yeux, les pupilles sont extrêmement
dilatées : on a instillé la veille une goutte de solution de sulfate d'atropine pour les étudier à l'ophthalmoscope ; dans le
champ de la pupille de l'œil gauche, dans la chambre postérieure, derrière l'iris, nous voyons un lambeau de capsule du
cristallin qui est détaché et qui flotte. On ne peut expliquer
ce fait que par une opération pratiquée sur l'œil au moyen
d'une aiguille et qui aura blessé la capsule, en en détachant
une portion.

« Interrogé à cet égard, G... répond qu'il ne sait pas, qu'on
le frappe sur la tête, qu'il n'y voit pas ; une fois, cependant,
il nous dit *qu'il s'est enfoncé une aiguille dans l'œil.*

« Après cette seconde visite nous pensons que G... simule
la folie, parce que nous retrouvons dans ses réponses les
mêmes caractères qui nous avaient déjà frappés, comme s'ex-
cluant les uns les autres, et comme appartenant à des formes
d'aliénation mentale qui ne peuvent se trouver réunies, à ce
degré, chez le même individu, de même que son attitude
et ses gestes ne sont pas ceux des malades atteints réellement soit de l'une, soit de l'autre de ces diverses formes.

« **Le 6 février 1868, nous retournons à Sainte-Anne et**

nous apprenons que, depuis notre précédente visite, G… s'est montré plus agité, qu'il a passé des nuits sans sommeil, s'agenouillant sur son lit, qu'il s'est frappé la tête à coups de poings, en menaçant de se tuer si on ne finissait pas de le tourmenter, que, voyant le peu d'émotion causée par ses menaces, il a cessé de se frapper, et a repris avec son calme habituel le cours de ses récriminations et de ses plaintes.

« Il se montre plus irrité de nos questions, y fait les mêmes réponses d'un ton qui semble signifier que nous savons tout ce qu'il veut nous répondre, et qu'il préfère ne pas s'exposer à des contradictions dont on pourrait se servir contre lui.

« Nous n'insistons pas et nous ne laissons deviner ni par nos réflexions ni par nos gestes que nous soupçonnons G… de nous tromper, et que nous ne sommes pas dupes de la comédie qu'il joue.

« Nous nous applaudissions de notre réserve lorsqu'à notre quatrième visite, le 21 février, nous sommes informés que, depuis notre précédente entrevue, G… a été très agité, qu'il a refusé momentanément de manger, qu'il a brisé un verre avec ses dents, qu'il a saisi une chaise qu'il brandissait au-dessus de sa tête comme pour écarter ses ennemis, et enfin que, dans la nuit de 16, il a simulé une tentative de suicide. Il avait caché dans sa poche un couteau dont il s'était servi à son repas, et, pendant la nuit, il avait tordu ce couteau et l'avait caché dans son lit, après l'avoir teint de sang qu'il s'était procuré en s'égratignant l'intérieur du nez. On l'avait examiné des pieds à la tête le lendemain matin, et on n'avait trouvé aucune écorchure sur son corps.

« En arrivant auprès de lui, ce jour 11 février, nous remarquons qu'il tient une de ses mains devant sa figure de manière à pouvoir regarder sans qu'on s'en aperçoive, et, malgré cette précaution, nous saisissons un mouvement de ses yeux du côté où il entend que l'on vient. — Quand on l'invite à regarder en face, il regarde à droite et à gauche, jamais dans la direction qu'on lui indique ; il fuit le regard, il veut évidemment soustraire son visage à notre examen.

« Interrogé, il se souvient aujourd'hui de son nom, en prétendant qu'on le lui a dit le matin ; il se plaint moins d'être frappé, d'être maltraité, nous ne lui parlons pas avec intention de sa tentative simulée de suicide et de ses actes de violence.

« Le 12 mars, nous trouvons G... assis dans le jardin ; il a toujours le même aspect, la tête penchée de manière à ce qu'on ne puisse pas voir la direction de ses yeux ; il nous répond qu'il va mieux ; il nie avoir jamais dit qu'on le frappait sur la tête ; il nous dit qu'il est à l'hôpital, il nous donne son prénom, mais pas son nom ; il prétend qu'il se rappelle son prénom parce qu'on lui lui a dit le matin.

« Cette fois, il nous répond qu'il demeure rue de Charenton, qu'il est menuisier. Il nie nous avoir jamais dit qu'il était garçon jardinier et que l'endroit où il se trouvait actuellement était Genève. Il persiste à dire qu'il ne sait pas pourquoi on l'a arrêté ; il se plaint vivement de sa femme qui a été la cause de tous ses malheurs. Il nous affirme qu'il vivait seul, qu'il n'avait pas de femme chez lui ; enfin il se défend de nous avoir jamais dit que les médecins et les avoués le persécutaient.

« Notons immédiatement les changements qui se sont opérés dans l'état apparent de la mémoire de G... et ce retour à la précision des souvenirs sur certains faits et sur certains noms tellement liés aux premiers, qu'il est impossible d'admettre que les souvenirs ou l'oubli ne soit pas le même pour les uns et les autres.

« Notons également les dénégations de G... touchant les propos qu'il nous a tenus dans nos précédentes visites, comme s'il avait le projet de se montrer moins malade qu'il ne l'aurait été ; et en ceci éclate encore la simulation, car si G... avait éprouvé en effet les phénomènes morbides qu'il

prétendait ressentir, et si ces phénomènes avaient disparu
après avoir également existé, G... se les rappellerait, et les
apprécierait comme symptômes d'une maladie dont il était
atteint et qui serait en voie de guérison. C'est ainsi que les
choses se passent chez les vrais aliénés, et la guérison est précisément marquée par la netteté des souvenirs, pour tout ce
qui a trait aux symptômes qu'ils ont éprouvés pendant leur
maladie et qu'ils apprécient sainement en même temps qu'ils
se les rappellent lorsqu'ils sont guéris.

« Enfin, dans une dernière visite le 19 avril, G... exprime
encore plus énergiquement son impatience de quitter la maison où il est ; il a toujours la même attitude, et on surprend
un regard jeté à la dérobée du côté de la porte qui s'ouvre,
il dit qu'il va très-bien, qu'il n'a jamais été malade ; toujours fidèle au même système, il ajoute qu'on ne lui ôtera
jamais de l'idée qu'on lui tapait sur la tête pour le rendre
aveugle, et il se lamente sur son sort misérable à son âge.

« Il renouvelle les mêmes réponses inexactes sur la durée
de son séjour dans l'asile ; il prétend ne se souvenir de rien,
ni des motifs pour lesquels on l'a arrêté, ni de son passage à
l'Hôtel-Dieu ; il dit qu'on l'a rendu aveugle en lui versant
quelque chose dans les yeux ; il nie qu'on l'ait jamais frappé,
qu'il ait des ennemis ; si on insistait, il finirait probablement par se laisser aller à des aveux, mais il lutte encore, il
semble prêt à laisser s'échapper la vérité et il la retient : il
commence évidemment à être fatigué du rôle qu'il joue, de
la vie qu'il mène ; il est presque vaincu, il pleure, et nous le
quittons avec une impression très-pénible : G... est d'ailleurs
en très-bon état de santé physique. Depuis qu'il a renoncé
peu à peu aux manifestations par lesquelles il voulait prouver le trouble de sa raison, depuis qu'il ne se prive plus ni
de sommeil ni de nourriture, G... a repris l'aspect de la santé.
Traduit devant la cour d'assises de la Seine, G... a été condamné à 10 ans de travaux forcés (Code pénal, art. 434). »

Parmi les idées délirantes que les simulateurs adoptent avec
une certaine préférence, je vous indiquerai encore les *idées
de grandeur*, les *idées ambitieuses* d'une part, et les *idées de
religiosité* de l'autre. — Vous trouverez, dans le *Traité de médecine légale* de Casper, une observation fort intéressante de
monomanie ambitieuse simulée (Obs., n° 160); et une autre
non moins curieuse d'aliénation simulée, avec prédominance
d'idées religieuses, inscrite sous cette rubrique : La visionnaire
Charlotte-Louise Glaser (Obs., n° 171). — Le simulateur
dont M. Ladreit de Lacharrière a rapporté, en 1866, l'histoire
dans les *Archives de médecine*, et dont je vous ai déjà parlé,
simula successivement un délire des grandeurs et des idées
de religiosité. — Je me borne à vous signaler ces faits ; dans
des cas analogues, les préceptes généraux que je vous ai indiqués vous permettraient de découvrir la fraude.

On a encore parlé de la simulation d'une autre forme
monomaniaque, de la *simulation de l'érotomanie ;* vous
trouverez, dans le livre de M. Legrand du Saulle (1), un
parallèle du faux et du vrai érotomane qui n'est guère que la
reproduction un peu abrégée de celui que l'on trouve dans le
livre de Marc (2), et dont je puis vous rappeler les traits principaux : le véritable érotomane ne confie qu'avec une extrême
réserve la cause de son chagrin, le faux érotomane au contraire en parle facilement ; chez le premier aucune diversion
ne saurait effacer entièrement l'empreinte de la mélancolie,
chez le second la tristesse s'oublie aisément dans les distrac-
tions ; chez l'un enfin l'amaigrissement, la pâleur, l'altération
des traits, le manque d'appétit, le défaut de sommeil se pro-
noncent de jour en jour davantage, chez l'autre on n'observe
absolument rien de semblable, et, sans être un Érasistrate, on
peut remarquer chez le vrai érotomane un changement sou-
dain du pouls à l'approche de l'objet chéri, déjà même en

(1) Legrand du Saulle, *De la Folie devant les tribunaux*. Paris, 1864, p. 584.
(2) Marc, *de la Folie*, etc., t. II, p. 218.

prononçant son nom, tandis que chez le simulateur on n'observe, dans les mêmes circonstances, aucune différence dans la circulation.

La *démence*, c'est-à-dire l'affaiblissement plus ou moins prononcé des facultés intellectuelles, est certainement la forme d'aliénation le plus souvent simulée. Dans le monde, on n'établit pas de distinction entre les déments et les imbéciles ; on englobe ces individus dans un même groupe, ce sont des faibles d'esprit, et souvent l'individu qui croit simuler l'imbécillité ne présente en réalité qu'une copie plus ou moins exacte de la démence. Rien de plus facile que d'établir le diagnostic entre l'imbécillité et la démence, outre les vices de conformation que peut présenter le crâne de l'individu atteint d'imbécillité, son facies spécial, il suffit de remonter aux antécédents, et l'on apprendra que, chez l'imbécile, les facultés intellectuelles ont subi dès l'enfance un arrêt de développement, tandis que le dément a joui de facultés intellectuelles normales dont la destruction successive est survenue depuis un temps plus ou moins long. La démence est fort rarement primitive, le plus souvent elle n'est que la terminaison d'une autre variété de folie, elle est, comme on l'a fort bien dit, le confluent auquel viennent aboutir les diverses formes d'aliénation mentale. Par conséquent, en face d'un cas suspect, il faut tout d'abord nous enquérir avec soin des antécédents de l'individu, et si nous apprenons que sans cause appréciable cet individu, après avoir donné des preuves répétées de l'intégrité de sa raison, a présenté brusquement un affaiblissement intellectuel très-prononcé, l'hésitation ne sera plus guère permise, nous aurons presque acquis la démonstration de la fraude.

En vous parlant, d'une manière générale, des signes que l'on peut trouver dans les réponses de l'aliéné suspect, je vous ai indiqué certains faits spéciaux au dément et que vous devez, le cas échéant, mettre à profit. Enfin lorsque la démence est réelle, l'affaiblissement intellectuel va progressivement en s'accroissant, les facultés s'obcurcissent de plus en plus, le malade rit et pleure sans motifs ; aux lésions de l'intelligence s'ajoutent les lésions physiques, la paralysie arrive, le malade devient gâteux et s'achemine plus ou moins rapidement vers la terminaison fatale. Il va sans dire que, chez le simulateur, l'affaiblissement intellectuel arrive immédiatement à son apogée, et que l'état de démence reste stationnaire tant que persiste la fraude.

Dans le cas où nous sommes privés de renseignements sur les antécédents de l'individu, les difficultés augmentent, mais elles ne sont cependant pas insurmontables. Simuler *l'imbécillité* est loin d'être une chose aussi facile qu'on pourrait le supposer ; bien calquer la physionomie, le sourire niais de l'imbécile suppose un talent de mimique qui ne se rencontre pas souvent et un pareil rôle serait bien difficile à soutenir ; une observation attentive et prolongée doit donc suffire pour permettre de trancher la question.

Ce genre de simulation est certainement celui que nous observons le plus souvent chez les militaires qui parfois même ajoutent à l'imbécillité, le mutisme. L'année dernière, j'ai eu à fournir un rapport dans un cas semblable ; il s'agissait d'un jeune artilleur traduit devant le conseil de guerre pour désertion à l'intérieur ; ses gestes, ses attitudes, sa démarche étaient grotesques ; à toutes les questions qu'on lui adressait, il répondait de la façon la plus absurde. Le contraste le plus choquant existait entre ses paroles et l'expression de sa physionomie. Devant le conseil de guerre, il refusa d'abord de parler, mais, voyant que cette manière de faire ne lui concilierait pas l'indulgence de ses juges, il se décida à répondre très-nettement à toutes les questions qu'on lui adressa. Il fut condamné à deux années d'emprisonnement.

Parfois le problème se complique, il peut arriver que des individus dont l'intelligence est peu développée cherchent à exagérer leur faiblesse intellectuelle pour se faire déclarer irresponsables de leurs actes; le défenseur ne manque pas de chercher à disculper de cette façon son client, à le faire bénéficier de l'article 64 du code pénal, et il n'est pas toujours aisé d'apprécier exactement le degré d'intelligence de l'individu et par conséquent d'établir son degré de responsabilité.

Lorsque les résultats fournis par l'examen direct et les antécédents de l'aliéné suspect ne paraissent pas suffisants pour résoudre la question, on a conseillé un certain nombre de moyens supplémentaires d'investigation.

Dans certains cas, on a réussi à dévoiler la fraude, en parlant devant le simulateur du genre de folie qu'il simule, et en signalant tel ou tel symptôme qu'il ne présente pas et que cependant il devrait présenter; plus d'une fois le fourbe n'a pas su éviter le piége et a suivi docilement les faux conseils qu'on lui avait donnés. Les questions captieuses ont pu aboutir au même résultat. L'intimidation a pu rendre aussi de réels services : Fodéré (1) eut ainsi recours une fois avec succès à la menace de l'application d'un fer rouge chez une jeune fille qui simulait des accès maniaques.

Quant à l'emploi de moyens douloureux, de la douche en particulier, il faut en user avec modération. Employée avec ménagement, elle est inoffensive et pourra vous aider à faire capituler des simulateurs obstinés : j'y ai eu recours avec succès chez plusieurs individus qui simulaient à la fois l'imbécillité et le mutisme. Les moyens plus violents, l'application de la camisole malgré la résistance du sujet, comme l'a fait Fallot (2), des cautérisations multiples, comme l'ont fait Brachet, Faivre et Briessy (3) sur un individu simulant la dé-

---

(1) Fodéré, *Traité d'Hygiène publique et de médecine légale*, t. II, p. 461.

(2) Fallot, *Mémorial de l'expert*, p. 200.

(3) Marc, *de la Folie dans ses rapports avec les questions judiciaires*, t. I, p. 361.

mence avec mutisme sont des procédés que l'on doit repousser tout aussi bien que la fustigation, conseillée par Zacchias. Dunlop (1) a mieux fait encore : il a proposé de placer l'individu suspect sur une chaise fixée à un arbre de roue auquel on imprime un mouvement rapide de rotation : des nausées, un malaise atroce, des syncopes sont rapidement la conséquence de ce supplice. De pareilles tortures, qui semblent renouvelées de l'inquisition, ne sauraient nous inspirer aujourd'hui que la plus profonde répugnance.

Un médecin italien, Monteggia (2), dans un cas embarrassant, songea à employer l'opium à haute dose, ce moyen lui réussit; il est probable, ainsi que le pense M. Laurent (de Marseille), que le simulateur céda seulement lorsqu'il éprouva des symptômes d'empoisonnement et que, l'instinct de la conservation l'emportant, il préféra cesser sa fraude pour pouvoir demander du secours. *In vino veritas*, dit un vieil adage ; il est certain que l'ivresse, en privant le simulateur plus ou moins complétement de sa volonté, pourrait rendre des services dans ces cas suspects. M. Morel a rapporté, en particulier, l'histoire d'un vaurien qui simula successivement une manie furieuse et la *surdi-mutité*, et dont la fraude fut dévoilée un jour *qu'il s'était oublié* au point de s'enivrer.

On a aussi conseillé, pour annuler la volonté, et permettre d'apprécier l'état réel des facultés intellectuelles, l'emploi du haschich et des anesthésiques. Le haschich n'est pas susceptible de rendre des services, car pendant son action l'individu conserve la conscience des désordres qui se passent en lui, il reste encore maître de sa volonté. L'éthérisation, conseillée pour la première fois en 1854 comme moyen de diagnostic par M. Morel (3), a bien pu rendre

(1) Beck, *Medical jurisprudence*, Dunlop's edition.
(2) Marc, *loc. cit.*, t. I, p. 438.
(3) Morel, *de l'Ethérisation dans la folie au point de vue du diagnostic et de la médecine légale* (*Arch. gén. de méd.*, 2e série, t. III, p. 129, 1854).

des services dans certains cas d'imbécillité avec ou sans mutisme. Vous vous rappelez ce que je vous ai dit de l'emploi des anesthésiques en général : je vous ai conseillé de ne jamais y avoir recours, et par conséquent je n'ai pas à discuter ici leur importance comme moyen de diagnostic différentiel de l'aliénation réelle et simulée.

Il ne faudrait pas du reste s'exagérer les services que peuvent rendre ces agents. Dans leur manuel de médecine psychologique, Bucknill et Tuke s'expriment ainsi à ce sujet. « En France, le chloroforme a été récemment mis en usage dans le but de discerner la folie réelle de la folie simulée, d'après cette supposition que, durant l'intoxication produite par cet agent, un véritable insensé continuera de délirer sur les sujets de ses conceptions erronées, tandis qu'une personne feignant la folie sera vaincue par son influence, ce qui permettra de découvrir ainsi sa supercherie. Nous doutons de l'un et l'autre de ces résultats. En tout cas, nous avons vérifié, *par des expériences réitérées*, qu'un véritable maniaque, sous l'effet du chloroforme, administré à un degré tel que le coma était imminent, peut parfois, par l'action transitoire de cette substance, devenir raisonnable et tranquille. » Toutefois si, ne partageant pas mon avis, vous croyiez, dans un cas donné, pouvoir recourir aux anesthésiques, l'éther serait préférable au chloroforme, non pas parce qu'il présente moins de dangers, mais bien parce qu'il procure une excitation plus grande, et détermine une loquacité plus prononcée que le chloroforme.

Il me reste à vous indiquer quelques autres procédés beaucoup plus inoffensifs et qui pourront vous rendre les plus grands services. Autant que possible, il faut que l'observation de l'individu suspect ait lieu dans un asile d'aliénés : la surveillance s'y exerce d'une façon plus active, plus intelligente et, en outre, le séjour prolongé du faux malade au milieu des aliénés, surtout si on le place parmi les plus agités, pourra bien hâter sa capitulation.

Dans un cas de lypémanie suspecte, si l'individu refuse des aliments, rien ne s'oppose à ce que vous le séquestriez de manière à l'empêcher de s'en procurer en cachette et, sans pousser trop loin l'expérience, vous pourrez ainsi obtenir des aveux.

Il est très-important d'observer l'individu souvent, et à son insu ; c'est surtout dans ces cas d'aliénation suspecte que des visites inopinées, faites coup sur coup, peuvent permettre de surprendre le faux malade en flagrant délit de simulation. Enfin, lorsque l'individu s'obstine, on a conseillé, avec raison, de ne pas laisser apercevoir ses soupçons, de paraître au contraire croire à la réalité de la maladie, et bien souvent le simulateur, voyant la confiance qu'il inspire, se relâche, dépouille le masque, au moins pour quelques instants, et ne tarde pas ainsi à donner lui-même des preuves de la fraude.

Malgré le soin que j'ai mis à vous indiquer tous les faits importants susceptibles de vous guider dans la recherche de la simulation de la folie, je n'ai nullement la prétention de vous avoir fourni les éléments nécessaires pour trancher toujours et rapidement les difficultés. Pour apprécier la réalité de l'aliénation mentale, nous ne possédons malheureusement pas de criterium infaillible, et ce n'est que dans l'observation prolongée des aliénés, et une étude toute spéciale de ce genre de malades que l'on peut puiser les ressources nécessaires pour résoudre de semblables problèmes.

D'anciens aliénés peuvent aussi chercher à feindre la folie, et les difficultés ne font alors que s'accroître pour dévoiler la fraude.

Lorsque chez un individu, ayant présenté antérieurement des troubles intellectuels bien réels, on constate des symptômes suspects d'aliénation mentale, il faut, avant de prononcer le mot simulation, s'assurer que l'individu est bien

guéri de sa première atteinte de folie, et, pour s'édifier sur
ce point, on devra avoir égard à la forme d'aliénation qu'il
a présentée, aux causes de cette maladie, à sa durée ; on devra
en outre s'informer de l'époque à laquelle remonte la préten
due guérison, et ne pas oublier qu'au lieu d'une guérison
absolue, ou même d'un intervalle lucide, le malade peut bien
avoir présenté seulement une période de rémission pendant
laquelle le retour à la raison n'était qu'apparent et où le
délire persistait à l'état latent.

Les réels aliénés peuvent aussi parfois simuler la folie ; il
va sans dire que de semblables tentatives ne s'observent que
chez les individus atteints de délires partiels, dont les facultés intellectuelles n'ont pas subi des atteintes profondes :
MM. Vingtrinier (1), Griesinger et Baillarger (2), Campagne (3), ont tous cité des faits à l'appui de cette opinion. La
constatation du fait de simulation, dit Griesinger, n'est nullement une preuve certaine que l'individu jouisse de toute sa
raison.

Dans une de ses annotations au livre de Griesinger,
M. Baillarger rapporte le fait d'un homme dont l'état mental
était douteux et qui, après avoir entendu, pendant deux heures, son avocat plaider pour lui la question de folie, fit des
tentatives de simulation. « Ces tentatives, dit M. Baillarger,
« à mon avis ne prouvaient rien contre la réalité de l'alié-
« nation. Un homme peut avoir une véritable monomanie dont
« il n'a pas conscience et simuler dans un intérêt particulier
« une folie qu'il n'a pas. »

M. Campagne a, de son côté, rapporté l'observation d'un
monomane raisonnant, qui simulait ainsi des formes variées
de folie, chaque fois qu'il était appelé à subir la visite de

(1) Vingtrinier, *des Aliénés dans les prisons et devant la justice* (*Annales
d'hyg. et de méd. légale*, 1re série, t. XLVIII, p. 198).
(2) Griesinger, *Traité des maladies mentales*, p. 144.
(3) Campagne, *Traité de la manie raisonnante*. Paris, 1869, p. 395.

magistrats. M. Baillarger range aussi, parmi les tentatives
de simulation, ces accès d'agitation qu'on observe chez certains hypochondriaques, accès pendant lesquels ils crient,
font des gestes bizarres ou se frappent eux-mêmes.

Il n'est pas rare non plus de voir, dans les asiles, de réels
aliénés imiter certains symptômes qu'ils observent chez
leurs compagnons, alléguer des hallucinations, pour tromper, dérouter le médecin ; de semblables fraudes sont généralement faciles à dévoiler.

Enfin on a rapporté plusieurs faits de simulation de suicide
chez des fous réels. Esquirol en particulier a relaté deux observations de monomanie suicide simulée par de réels aliénés (1). Dans la première, il s'agit d'une jeune fille qui parlait sans cesse de se tuer, elle faisait mille tentatives sans en
effectuer aucune. Un vieil oncle chez qui elle demeurait, im-
portuné de menaces si souvent réitérées, lui propose une
promenade à la campagne, la conduit près d'une mare et
fait mine de se déshabiller : « Allons, ma nièce, lui dit-il,
jette- toi dans l'eau, je m'y jetterai ensuite ; tu hais tant la
vie qu'il faut en finir. » Il la presse, la pousse même ; après
une assez longue lutte, la demoiselle déclare qu'elle ne veut
pas se noyer et qu'elle ne parlera plus de se tuer ; elle
a tenu parole.

Dans la seconde, il s'agit d'une dame de vingt-sept ans, qui,
entre autres mille extravagances, feignit plusieurs tentatives
de suicide. Lorsqu'elle fut confiée aux soins d'Esquirol,
depuis six mois elle ne voulait plus porter que des habits
d'homme. Après qu'elle fut couchée, on enleva ses habits,
auxquels on substitua des vêtements de femme. Le lendemain
matin, la dame réclame ses habits d'homme qu'on lui refuse,
alors elle s'élance de son lit, menace les personnes qui la
servent, pousse des hurlements, se roule par terre. Esquirol

____

(1) Esquirol, *des Maladies mentales*, t. 1, p. 571.

arrive ; la malade, en le voyant, se frappe fortement la tête contre le plancher, en répétant : « Je veux me tuer. — Eh bien ! Madame, lui dit-il, tuez-vous, ce sera une mauvaise tête de moins, votre mari sera délivré d'un grand tourment ; quant à moi, cela m'est indifférent. » A peine avait-il prononcé ces paroles d'un ton imposant, que la dame se lève, s'habille, et depuis, bien qu'elle soit restée avec la raison altérée, elle ne fit plus la moindre menace de se tuer.

Les monomanes qui simulent les tentatives de suicide ont toujours soin d'être aperçus, pour qu'on vienne à leur secours, ou bien ils prennent leurs précautions pour ne se faire aucun mal ; tandis que ceux qui, au contraire, ont réellement l'intention de se suicider, cachent avec le plus grand soin leur funeste dessein et recherchent la solitude pour exécuter leur projet

La faiblesse intellectuelle congénitale, l'imbécillité, n'exclut nullement la ruse, et il n'est pas très-rare de voir des individus, dont l'intelligence est fort peu développée, chercher à simuler, fort maladroitement, il est vrai, une forme quelconque d'aliénation mentale ; d'autres, ainsi que je vous l'ai déjà dit, se contentent de chercher à exagérer leur imbécillité. M. Billod (1), dans un rapport sur un cas de ce genre a, avec beaucoup d'à propos, comparé les ruses grossières des pauvres d'esprit qui cherchent à nous tromper, à la prudence de l'autruche qui se croit abritée contre les coups du chasseur, lorsqu'elle a sa tête cachée sous son aile.

Je dois à mon ami, M. Magnan, l'observation suivante d'aliénation simulée ainsi par un individu atteint d'un certain degré d'imbécillité :

« H. V... avait été clerc d'huissier, mais chargé plus particulièrement des commissions ; il avait détourné à plusieurs reprises des sommes insignifiantes. Il devient militaire, et, au bout d'un an environ, il quitte tout à coup son régiment,

(1) Billod, *Annales médico-psychologiques*, 1851.

vagabonde pendant plusieurs jours et se fait arrêter dans un village à la suite d'un vol commis dans une église de divers objets de peu de valeur. Il est conduit à la préfecture de police où M. Lassègue délivre le certificat suivant : H. V..., déserteur, arrêté pour vol dans les églises, a donné au dépôt des signes d'aliénation avec menaces et tentatives de suicide. Il est possible que cette aliénation soit simulée, mais le prévenu ne saurait être maintenu en prison, et il y a profit pour l'examen à ce qu'il soit placé dans un asile d'aliénés.

« A son arrivée au bureau d'admission de Sainte-Anne, H. V... est un peu taciturne, vit à l'écart, mais paraît insouciant, reste indifférent aux agaceries des autres malades. Il ne répond qu'à quelques questions, lentement, toutefois avec assez d'exactitude.

« Après plusieurs interrogatoires, il raconte qu'il a quitté le régiment parce qu'il avait peur de la guerre et qu'il ne voulait pas être frappé par une balle à la tête ou à la poitrine ; il a volé, dit-il, pour se procurer un peu d'argent, parce qu'il n'avait plus le sou ; il a jeté sa tunique pour ne pas être reconnu. Il est bon de remarquer qu'il avait conservé plusieurs autres parties facilement reconnaissables de son uniforme, le pantalon, les souliers, la veste, les guêtres, la chemise, le caleçon matriculés.

« Pendant son séjour au bureau d'admission (5 mois environ), il refuse de manger à plusieurs reprises, surtout au commencement, il veut mourir, dit-il, il voudrait être sorti pour se faire écraser par le chemin de fer ; il prétend avoir essayé déjà de se laisser mourir de faim. Dès que l'on insiste, il prend quelque nourriture, et l'on s'aperçoit, en outre, qu'il mange avec voracité des morceaux de pain qu'il dérobe d'une façon assez maladroite. Il fait plusieurs tentatives d'évasion, mais toujours sans combinaisons intelligentes.

« Il a présenté à plusieurs reprises une agitation maniaque particulière, il criait, sautait, faisait des gestes extravagants, étendait les bras, proférait des menaces sans que sa physionomie ou son regard fussent en rapport avec ce désordre des mouvements et cette colère apparente. (Pas d'hallucinations, pas de délire vrai, pas d'état passionnel.)

« L'agitation maniaque ou la dépression mélancolique avec refus d'aliments étaient survenus plus particulièrement après des interrogatoires subis par H. V... devant des médecins chargés de l'examiner ou devant le conseil de guerre. La durée de ces accès était courte en général, et, du reste, le sommeil est toujours resté calme et paisible, la santé excellente.

« Il a fait, à la fin, quelques aveux : il voulait, disait-il, passer pour fou et ne pas être condamné. H. V..., quoique ayant simulé la folie, est atteint réellement de débilité mentale. Tous les actes de sa vie concourent à montrer la faiblesse de sa raison et de sa volonté :

« 1° Il n'a jamais pu faire un travail régulier ;

« 2° Sa désertion n'était nullement motivée ; rien ne pouvait expliquer sa crainte d'une guerre, d'un danger de la mort ;

« 3° Ses combinaisons en toutes circonstances, soit pendant sa fuite où il conserve la plupart de ses effets matriculés, soit dans la perpétration de ses vols, soit dans ses différents actes au bureau d'admission, ont toujours été fort maladroites ;

« 4° Le peu de persévérance, de ténacité dans la simulation de la folie, la gaucherie même de la plupart de ses essais de manie ou de mélancolie, son indifférence sur sa situation et son insouciance en face des inculpations les plus graves, tout vient à l'appui de l'existence chez cet individu d'un certain degré d'imbécillité. »

Il me reste, Messieurs , à vous parler de la *dissimulation de la folie*. Ainsi que l'a fait remarquer Georget (1), l'aliénation mentale peut être dissimulée par le malade

____

(1) **Georget,** *Dict. en 21 vol.,* t. IX, p. 272, art. Folie.

lui-même ou par autrui : « on dissimule, dit-il, l'aliénation
mentale lorsqu'on a intérêt à cacher qu'un individu est ou a
été fou, soit pour obtenir ou faire valider des engagements,
des conventions, des contrats, des dispositions testamentai-
res, et pour lui conserver l'autorité ou le pouvoir dont il est
revêtu, etc., d'autres fois, au contraire, c'est l'aliéné lui-même
qui cache avec soin ses idées, ses desseins, pour jouir de sa
liberté, ou pour être surveillé d'une manière moins impor-
tune, et parvenir au but qu'il se propose, comme de se détruire, de se venger, etc. »

Il est, vous le devinez, un certain nombre de formes de
folie qui ne peuvent être dissimulées; les malades qui n'ont
pas conscience de leur état mental, dont les facultés intellectuelles sont profondément lésées, et dont la volonté est paralysée, anéantie, ne sont pas susceptibles de dissimuler : les
déments, les stupides mélancoliques, les maniaques par
exemple, ne sauraient cacher leur folie. Les individus
atteints de délires partiels, les monomanes, qui peuvent encore contrôler leurs idées, leurs paroles, présentent au contraire souvent beaucoup de tendance à cacher leurs fausses
conceptions. Tous ces aliénés demi-imbéciles, prodigues
et pervers, que M. Trélat a étudiés sous le nom de *fous
lucides*, sont des dissimulateurs par excellence. Ceux-là,
Messieurs, vous présenteront toutes sortes de difficultés. Il
faudra, par des interrogatoires répétés et prolongés, vous
efforcer de scruter leurs instincts, leurs sentiments, tâcher
de leur faire exhiber leurs mauvais penchants, enfin les exciter, opposer des objections nombreuses à leurs raisonnements de manière à les obliger à mettre à découvert leur idée
délirante. Cet examen, je dois vous le dire, n'est parfois pas
sans dangers. Pour mon propre compte, en cherchant ainsi
à scruter les idées délirantes d'un monomane raisonnant, je
le poussai jusque dans ses derniers retranchements, et, à bout
d'arguments, il me lança violemment à la tête un vase d'é-

tain rempli de tisane. Une plaie contuse du cuir chevelu et un érysipèle consécutif furent la conséquence de ma trop rigoureuse investigation. Il ne faut pas oublier que le malade peut conserver assez de présence d'esprit pour répondre exactement à toutes les questions qu'on lui adresse ; le monomane, surtout s'il est l'objet d'un interrogatoire sérieux, un peu solennel, se garde bien de parler de son idée dominante, qu'il sait ne pas être partagée par les personnes qui l'examinent: idée pour laquelle on le traite de fou, et cela, suivant lui, fort injustement puisqu'on veut le forcer à adopter l'erreur de tout le monde. Esquirol (1), Georget, Heinroth (2), Friedreich (3), ont rapporté plusieurs observations d'aliénés chez lesquels les interrogatoires ne purent jamais faire constater la réalité de la folie ; mais si l'on a le soin de diriger les questions vers l'objet spécial du délire, il est bien rare alors que l'individu ne dévoile pas ses fausses conceptions. Dans son livre de médecine légale, Beck rapporte le fait suivant qui démontre bien toute la valeur de cette manière de procéder : lord Erskine avait cherché, pendant une « journée, à dévoiler l'état mental d'un aliéné dont l'interdic- « tion était réclamée par sa propre famille. Le malade avait « répondu très-exactement à toutes les questions, lorsque le « docteur Sims, qui venait d'entrer dans la salle d'audience, « fait connaître au magistrat, en deux mots, ce qu'il fallait « faire pour rendre la folie évidente. L'avocat change sa ma- « nière d'interroger, il supplie l'aliéné de lui pardonner d'a- « voir méconnu son éminente qualité et de ne pas lui avoir en « raison de cette ignorance rendu tous les honneurs qui lui « étaient dus. A ces mots, la scène change de face, l'homme « qui tout à l'heure avait paru si sensé et si raisonnable se

(1) Esquirol, *Question médico-légale sur l'isolement des aliénés* (*Annales d'hyg. et de méd. légale*, t. IX, p. 130).

(2) Heinroth, *System der psychisch. gerichtl. Med.*, p. 348.

(3) Friedreich, *Handbuch der gerichtl. Psychologie*, p. 183.

« tourne avec un air de dignité du côté de l'auditoire et s'écrie
« avec emphase : Oui, je suis le Sauveur du monde ! Il n'en
« fallut pas davantage pour terminer le procès. »

Je vous ai déjà dit que souvent un interrogatoire solennel
ne donnait pas de résultats ; des entretiens familiers et réité-
rés vous permettront bien plus facilement de dévoiler l'idé-
délirante que l'individu dissimule. Souvent, en amenant la
conversation sur les motifs que l'on peut avoir eus pour le priver de sa liberté, on arrive à découvrir la preuve palpable
de l'aliénation mentale.

En vous parlant de la simulation, je vous ai indiqué les ressources que vous pourrez trouver pour arriver au diagnostic,
dans les écrits des aliénés ; dans les cas de folie dissimulée,
le même moyen est aussi susceptible de vous rendre les plus
grands services, lorsque les interrogatoires ont échoué. Vous
savez que les monomanes en général écrivent avec le plus
grand empressement des lettres, des mémoires pour dénoncer
leurs ennemis, pour se faire rendre justice, par conséquent
rien ne vous sera plus facile que d'obtenir d'eux des écrits
dans lesquels ils vous exposeront leurs griefs et fourniront eux-
mêmes des preuves irrécusables de leur folie. Georget (1)
en particulier a rapporté un mémoire très-curieux publié
par un avocat dans le but de démontrer qu'il n'avait jamais
été fou. Dans cet écrit, après quelques pages parfaitement
sensées, cet avocat en arrive bientôt à indiquer les motifs de
sa réclusion, et il parle de lui comme d'un personnage dis-
tingué contre lequel des conspirations malheureuses auraient
été tramées. Son style alors s'anime et les expressions violentes dont il se sert trahissent l'excitation mentale qui
l'avait porté à commettre les actes de violence qui avaient
nécessité sa séquestration.

(1) Georget, *Discussion médico-légale sur la folie ou aliénation mentale*
(*Archives générales de médecine*, 1re série, t. XIV, p. 513, 1827).

Souvent, dans les asiles, des individus atteints d'un délire partiel quelconque s'accompagnant d'hallucinations se prétendent guéris, cherchent à dissimuler pour obtenir leur sortie. Outre les résultats que peuvent nous fournir sur leur état mental les interrogatoires et les écrits, on devra observer avec soin et à leur insu leur physionomie, et si les hallucinations persistent, l'expression de leur facies trahira leurs préoccupations. Lorsqu'un malade insiste pour recouvrer sa liberté, un moyen bien inoffensif pour vous assurer de la réalité de la guérison consiste tout simplement à ne pas accéder à ses désirs, à lui dire que vous croyez utile de le garder encore quelque temps ; cet ajournement sera accueilli sans récriminations par l'aliéné dont le délire aura réellement cessé, tandis qu'au contraire l'individu encore malade, et qui cherchait à dissimuler son délire, ne saura pas cacher son mécontentement, et plus d'une fois donnera immédiatement des preuves indubitables de la persistance de sa maladie.

Enfin je vous indiquerai un dernier moyen qui réussit presque à coup sûr ; c'est de faire souscrire au malade la rétractation de son erreur. Plusieurs fois, on a vu des aliénés, lorsqu'il s'agissait d'en venir à une renonciation formelle à leurs anciennes rêveries, préférer le séjour de l'hôpital à une délivrance accordée à ce prix. Taufflieb (1) rapporte qu'il a eu occasion d'observer un aliéné auquel on avait promis son billet de sortie à condition qu'il signerait la rétractation de son erreur ; et qui, avec un sourire de compassion, lui fit la réponse suivante : « N'est-il pas évident que ma signature n'empêchera pas d'être vrai ce qui est vrai. » Il voulait parler de l'objet de sa monomanie.

En terminant, je vous rappellerai encore que la folie dans certaines circonstances peut être *méconnue*, soit parce que l'aliénation n'est pas assez prononcée pour être diagnostiquée

____

(1) Taufflieb, thèse citée, p. 73.

ou même soupçonnée, soit parce que le malade ignore son
état, soit parce qu'au contraire, il en a conscience et qu'il fait
tous ses efforts pour le cacher. C'est ce que l'on observe en
particulier dans certaines formes de la folie épileptique et
surtout dans la période prodromique de la paralysie générale (1). Dans des cas semblables, les magistrats, les médecins
eux-mêmes ont pu méconnaître l'aliénation mentale, et les
erreurs judiciaires les plus regrettables ont été le résultat de
pareilles méprises.

La simulation prolongée de la folie est loin d'être inoffensive : il est aussi dangereux d'imiter la folie, a dit Coche (2),
que de contrefaire l'épilepsie, toutes deux pouvant se développer réellement. Un simulateur, dont M. Morel (3) a dé-
voilé la supercherie, disait, après avoir renoncé à sa tentative de fraude : « J'ai cru devenir réellement aliéné et j'avais
plus de crainte encore de tomber fou que d'aller au bagne. »
Un autre fourbe, observé par M. Campagne, présenta quelques troubles intellectuels consécutivement à une simulation
prolongée. Enfin on a encore rapporté l'histoire de deux marins français prisonniers sur les pontons anglais qui eurent
la constance de simuler la folie pendant six mois de suite ;
au bout de ce temps, ils recouvrèrent leur liberté, mais au
prix de leur raison véritablement perdue (4).

(1) Baillarger, *des Symptômes de la paralysie générale*. Appendice au
Traité des maladies mentales de Griesinger. Paris, 1869.
(2) Coche, *de l Opération médicale du recrutement*, p. 303.
(3) Morel, *Annales médico-psychologiques*, 1861, p. 422.
(4) Laurent, *loc. cit.*, p. 374.

SIXIÈME LEÇON

DES MALADIES GÉNÉRALES SIMULÉES

Simulation de la fièvre. — Accès intermittents allégués ou imités. — Des
divers modes de provocation de la fièvre. — Simulation de l'embarras
gastrique. — De l'ictère : moyens employés pour simuler ces maladies
— Procédés pour découvrir la fraude.
Exagération de la débilité générale, de la faiblesse de constitution. — Simulation de la scrofule : moyens artificiels employés dans ce but. — Simulation du scorbut. — De la glycosurie.

Messieurs,

Parmi les troubles généraux de l'économie, il n'en est pas
de plus fréquemment simulé que la *fièvre*. La fièvre peut
être alléguée, imitée ou provoquée. Il n'est pas rare de
voir des hommes alléguer des accès de fièvre intermittente ; ces accès ont cela de particulier, qu'ils ne se produisent jamais pendant la journée, qu'ils ne surviennent
jamais que la nuit, c'est-à-dire lorsque la constatation en est
plus difficile. Il va sans dire que, dans un hôpital, rien ne
sera plus aisé que de dévoiler la fraude ; il suffira de faire observer par le médecin de garde l'individu suspect à l'heure à
laquelle il prétend que débute son accès.

Certains individus sont assez osés pour chercher à imiter
l'accès fébrile lui-même ; ils simulent le frisson, tremblent
dans leur lit, font claquer leurs dents, mais, s'ils se livrent à
ces divers mouvements pendant un certain temps, leur pouls
s'accélère, et ils ne tardent pas à présenter, pendant que dure
encore le frisson, une sueur assez abondante. Cheyne (1) a

(1) Gavin, *On feigned and factitious Diseases*, p. 251.

eu plusieurs fois l'occasion de constater ce fait qui, à lui seul,
suffisait pour faire découvrir la fraude. L'individu qui cherche à simuler ainsi un accès de fièvre n'en donne qu'une
copie fort incomplète, il ne saurait reproduire les trois stades
successifs qui forment la caractéristique d'un accès. S'il
en était besoin, le thermomètre (1) viendrait lever tous
les doutes. Enfin, les altérations locales et générales qui sont
le résultat des accès répétés de fièvre intermittente feraient
défaut.

Pour déterminer rapidement les apparences au moins d'un
état fébrile, il est un certain nombre de petits subterfuges qui
sont bien connus dans les régiments et qui sont souvent suffisants, il faut le reconnaître, pour nous induire en erreur.

Les moyens les plus simples consistent à se livrer à un
exercice un peu violent, à une course rapide quelques
instants avant de se présenter à la visite du médecin, de
manière à déterminer une certaine élévation de la température et une accélération notable du pouls, que l'on peut
encore provoquer en se frappant un peu fortement le coude
contre la muraille : comme dans ce dernier cas, l'individu
ne se frappe pas les deux coudes, si on examine le pouls
des deux côtés, on ne manque pas de constater, pendant
quelques instants au moins, une différence notable dans
leur fréquence.

Certains procédés, fort en vogue autrefois, sont, je crois,
aujourd'hui tombés en désuétude. Cardan (2) parle d'un
poisson de l'île de Ceylan dont le contact suffisait pour
donner la fièvre, d'un scarabée qui, bouilli dans l'huile,
communiquait à ce liquide la propriété de causer la même
maladie, par une simple onction sur le trajet du pouls. Il
est, pour le moins, difficile, d'accorder la moindre croyance
à de pareilles assertions. L'introduction dans le rectum de

(1) Hirtz, *Nouv. Dict. de méd. et de chim. prat.*, art. CHALEUR, t. VI, p. 787.
(2) Cardan, *De rerum varietate.* Bâle, 1557. — Silvaticus, *loc. cit.*, p. 61.

suppositoires irritants, de gousses d'ail, de tabac en particulier suffit, paraît-il, pour déterminer une certaine excitation générale avec accélération du pouls ; Fodéré (1), Fallot (2), ont encore parlé de l'emploi de semblables moyens qui plus que probablement sont maintenant passés de mode.

Il est d'autres substances, dont l'ingestion est susceptible de déterminer une excitation passagère et dont l'usage est bien plus répandu ; je vous citerai en particulier le vin, toutes les liqueurs alcooliques, certains produits aromatiques et excitants, la cannelle, le gingembre, etc., les cantharides enfin ont été aussi employées dans ce but. Dans son *Cours de médecine légale*, Belloc (3) raconte avec quelques détails un semblable fait de simulation que je vais résumer brièvement : un jeune homme avait reçu dans une rixe deux légers coups de bâton sur la tête. Il s'empressa de se mettre au lit et Belloc fut appelé deux heures après pour le visiter et établir un rapport sur son état. Les lésions du cuir chevelu étaient insignifiantes, mais le pouls était fort et accéléré, la peau moite et brûlante et le malade lui parut être dans un tel état d'accablement qu'il le crut d'abord en danger. Il proposa une saignée qui fut énergiquement refusée : ce qui lui fit soupçonner quelque fraude. En entrant dans la chambre du patient, Belloc avait constaté une forte odeur de cannelle et de girofle, et, le lendemain de sa visite, il apprit que « le *malade* avait bu, *d'après le conseil d'un mauvais sujet*, deux grands verres de vin pur dans lequel on avait fait bouillir de la cannelle et du girofle dans le but d'exciter la chaleur, la sueur et la fièvre pour obliger l'auteur du délit d'offrir une grosse somme, afin d'éviter les poursuites qu'il aurait eu à craindre. »

(1) Fodéré, *Traité de méd. lég. et d'hyg. publ.*, t. II, p. 487.
(2) Fallot, *Mémorial de l'expert*, p. 284.
(3) Belloc, *Cours de médecine légale théorique et pratique*, p. 30.

Quelle que soit la substance employée pour provoquer un état fébrile, elle ne détermine jamais qu'une fièvre toute transitoire, toute passagère, et par conséquent une observation attentive un peu prolongée permettra toujours de dévoiler la supercherie. Pour que la fièvre disparaisse, il suffira que l'individu soit mis dans l'impossibilité de faire de nouveau usage de la substance qu'il a employée. En outre, lorsque vous aurez à examiner un semblable malade, vous devrez rechercher avec soin s'il présente quelque lésion organique, quelque maladie susceptible de rendre compte du mouvement fébrile, et si vous arrivez à un résultat négatif, vous serez autorisé à considérer l'individu au moins comme suspect.

Certains simulateurs, en même temps qu'ils présentent un état fébrile ainsi provoqué, cherchent à compléter leur fraude en prétendant qu'ils ont perdu l'appétit et en montrant à l'appui de leur dire une langue recouverte d'un enduit plus ou moins épais et diversement coloré. Un grand nombre de substances ont été employées pour imiter l'enduit saburral de la langue ; la craie, le blanc d'Espagne, le plâtre, sont encore souvent mis en usage. Daille (1) a relaté un certain nombre de semblables fraudes : « J'avais été chargé, dit-il, « de visiter des prisonniers pour évacuer ceux qui étaient « malades aux hôpitaux'; ils venaient en foule présentant une « langue jaune, noirâtre, sympathisant avec des visages ti- « rés, terreux : effet de la captivité et des privations de tout « genre. Plusieurs fois, je fus dupe, mais je devins plus cir- « conspect, et le subterfuge disparut par les gargarismes en- « traînant le plâtre qui formait la croûte. » D'autres simulateurs ont encore eu recours dans le même but à l'emploi de la brique pilée, de la farine. Dans tous ces cas, un gargarisme ou un lavage un peu énergique suffit pour enlever

(1) Daille, Thèses de Paris, 1818, n° 238.

l'enduit qui ne se reproduit pas, si on met l'individu dans l'impossibilité de renouveler sa fraude. La séquestration permet aussi de constater que le mouvement fébrile n'est que passager, et si le faux malade ne peut se procurer d'aliments en cachette, l'appétit, qui était perdu, ne tarde pas à renaître.

Je puis encore vous dire ici quelques mots d'une simulation qui était autrefois, paraît-il, fort répandue, et qui, si elle était renouvelée aujourd'hui, n'aurait certainement pas la moindre chance de succès ; je veux parler de la simulation de l'*ictère* qui accompagne si souvent l'*embarras gastrique*.

Pour imiter le symptôme le plus apparent de l'ictère, c'est-à-dire la coloration jaune de la peau, les procédés auxquels les simulateurs ont eu recours sont fort nombreux, mais aussi fort grossiers.

Du temps d'Ambroise Paré, les mendiants qui voulaient simuler la jaunisse se barbouillaient tout simplement le corps avec de la suie délayée dans de l'eau ; d'autres ont employé l'infusion de racine de curcuma, le suc de la grande chélidoine, la teinture de rhubarbe ; enfin il en est encore qui, pour produire la coloration anormale de la peau, se sont frotté le corps avec du safran, des fleurs de genêt, de carthame, des étamines de lis. Une substance chimique dont on a beaucoup parlé dans ces derniers temps, l'acide picrique, très-employé dans la teinture de la soie et qui colore la peau en jaune-citron (1), pourrait être utilisé par les simulateurs. Percy rapporte avoir vu un jeune homme qui s'était barbouillé avec de la teinture de rhubarbe et qui avait *assez bien imité* la coloration ictérique, surtout à la poitrine ; il va sans dire que Percy ne fut pas la dupe d'une semblable fraude. Dans des temps assez rapprochés de nous, cette supercherie a pu cependant être couronnée de succès. On trouve

(1) Wurtz, *Traité élémentaire de chimie médicale*, t. II, p. 538.

dans le treizième volume du *Journal de la Société de médecine de Paris*, l'observation d'une femme, qui, pour obtenir sa sortie d'une prison où elle était détenue, se donna une jaunisse factice en se frottant le corps avec du suc de grande chélidoine ; cet artifice réussit au point qu'un officier de santé lui fit obtenir une mise en liberté pendant deux mois, au bout desquels il certifia encore que la maladie était de longue durée (1). Un lavage un peu énergique suffirait bien évidemment dans tous les cas pour faire disparaître ces colorations artificielles de la peau.

S'il est possible d'imiter plus ou moins grossièrement, du reste, la coloration particulière de la peau, il est infiniment plus difficile de reproduire la coloration jaunâtre de la conjonctive dont l'existence est à peu près constante. A. Paré avait déjà dit, avec raison, que, pour dévoiler l'imposture, il suffisait de regarder le blanc des yeux des simulateurs. Différents moyens ont été employés pour provoquer une coloration anormale des conjonctives ; d'après Marshall (2), plusieurs individus se seraient dans ce but exposés pendant un certain temps à l'action de la fumée ; je ne pense pas que ce procédé ait pu fournir des résultats bien satisfaisants, une conjonctivite plus ou moins intense aura tout simplement dû en être la conséquence ; il en est de même de l'action du tabac en poudre qui était employé par le simulateur observé par Percy. Enfin, d'autres ont cherché à imiter la coloration de la conjonctive, en y déterminant, par une violence quelconque, une ecchymose plus ou moins étendue ; mais, outre qu'il est bien difficile de limiter l'ecchymose à la conjonctive, d'empêcher qu'elle ne s'étende aux paupières, le sang épanché, à quelque moment de la résorption qu'on l'observe, ne

(1) Villeneuve, *Dictionnaire des sciences médicales*, t. XXII, p. 441, art. ICTÈRE. — Hubert, *Recueil périodique de la Société de médecine de Paris, Journal de Sédillot*, t. XIII, p. 340.

(2) Marshall, *On the Enlisting, Discharging, and Pensioning of soldiers*, etc., in-8. London, 1832.

donnera jamais une coloration jaune, uniforme, semblable à celle qui existe chez les réels ictériques.

Certaines portions de la muqueuse buccale présentent, vous le savez, le plus souvent dans l'ictère, une coloration anormale assez prononcée ; le voile du palais, la face inférieure de la langue sont les siéges de prédilection de cette coloration que le simulateur serait bien évidemment impuissant à reproduire. Certains individus sachant que, dans l'ictère, les fèces et l'urine présentent certains caractères particuliers, ont poussé l'artifice jusqu'à chercher à imiter la décoloration des matières fécales, et la coloration jaune-brun des urines. D'après Beck, Dunlop (1), l'ingestion répétée de petites quantités d'acide chlorhydrique rend les matières fécales grises, absolument comme elles le sont dans l'ictère réel ; J. Frank (2) ne met pas en doute la possibilité de ce fait que je vous donne cependant sous toutes réserves. Pour donner aux urines la coloration ictérique, on a eu recours à l'usage interne de la rhubarbe ; cette substance jouit en effet de la propriété de colorer l'urine, mais, dans un cas suspect, l'acide nitrique, la teinture d'iode ne décèleraient pas dans ce liquide la présence de la matière colorante de la bile, de la biliverdine.

Il ne faudrait accorder aucune valeur à la douleur spontanée ou provoquée dans la région hépatique que l'individu atteint d'ictère accuse souvent, et que le faux malade ne manquerait pas non plus d'alléguer. Enfin, pour compléter le diagnostic différentiel, je vous rappellerai encore les caractères particuliers du pouls, son ralentissement tout spécial dans l'ictère réel, qui ne saurait bien évidemment exister chez le simulateur.

Au conseil de révision, le motif d'exemption le plus souvent allégué est, sans contredit, la *faiblesse de constitution,*

(1) Beck, *Elements of medical jurisprudence.* Dunlop's edition, 1836.
(2) J. Frank, *Pathologie interne,* t. II, p. 513 : *de l'ictère simulé.*

la *débilité générale* de l'organisme. Je dois vous prévenir que souvent cette debilité est plus apparente que réelle, et qu'il n'est rien de plus répandu qu'un certain nombre de procédés propres à favoriser précisément cette apparence de faiblesse, de chétive constitution : se livrer pendant un certain temps, avant le conseil de révision, à des marches forcées, à des travaux pénibles, tout en se soumettant à un régime plus ou moins sévère, commettre des excès de toute sorte, des excès génésiques en particulier, sont des moyens souvent employés et qui ne manquent pas de déterminer, chez ceux qui y ont recours, un certain état de maigreur, s'accompagnant d'une pâleur de la face plus ou moins prononcée, d'un certain degré d'anémie. D'autres emploient des procédés plus violents ; les purgatifs répétés, les vomitifs, le tabac pris à l'intérieur en petite quantité, peuvent déterminer un état maladif réel, une pâleur très-prononcée de la face, une diminution considérable du pouls ; enfin la digitale, qui a aussi été plus d'une fois employée dans le même but, détermine nonseulement de la pâleur et du ralentissement du pouls, mais encore des irrégularités dans les battements du cœur ; j'aurai, du reste, à revenir sur ce point lorsque nous nous occuperons des maladies du système circulatoire en particulier.

Il existe, pour provoquer la pâleur artificielle de la face, certains procédés fort employés autrefois, qui ne sont pas encore tous abandonnés aujourd'hui et que je crois devoir vous signaler. Un des plus simples consiste à s'exposer le visage à l'action de l'acide sulfureux produit par la combustion d'allumettes. Depuis fort longtemps, on considère l'infusion de cumin comme susceptible de produire de semblables effets : Horace, Perse ont parlé du cumin et de cette propriété qu'on lui attribuait déjà de leur temps, et Pline raconte que les disciples d'un fameux rhéteur, Portius Latro, avaient cherché précisément à imiter la pâleur de leur maître en faisant usage de cette substance. Enfin Plenck (1) signale une préparation composée de baies de genièvre, de tuthie et de charbon, dont les vapeurs déterminent, paraît-il, lorsqu'on s'y expose, une pâleur très-notable de la face. Quels que soient les moyens employés pour imiter les apparences de la débilité générale, il va sans dire que, si l'on met l'individu dans l'impossibilité de continuer leur emploi, les effets qu'ils ont déterminés ne tardent pas à se dissiper totalement ; une observation un peu prolongée suffirait donc pour dévoiler la fraude.

Mais, au conseil de révision, nous sommes obligés de prendre immédiatement une décision, quelques instants à peine nous sont accordés pour examiner les jeunes gens et pour formuler notre opinion sur leur compte. En semblable occurrence, il ne faut pas accorder une trop grande importance à l'état de maigreur de l'homme, à son état de pâleur ; on doit rapidement examiner l'ensemble de l'individu, apprécier le développement du thorax en particulier ; si le jeune homme ne présente aucune infirmité apparente, si son système musculaire est suffisamment développé, s'il ne présente rien de particulier du côté du cœur ou du poumon à l'auscultation, si enfin vous ne trouvez aucune lésion susceptible d'expliquer cette débilité apparente, il faut passer outre et le déclarer propre au service.

A une époque assez rapprochée de nous, des conscrits ont cherché à imiter *certaines lésions scrofuleuses ;* je me bornerai à vous dire quelques mots à ce sujet, car je ne suppose pas qu'une semblable simulation puisse encore être tentée de nos jours. Voici comment procédaient les simulateurs : pour imiter les cicatrices, les ulcérations que l'on observe chez les scrofuleux, ils employaient diverses substances caustiques,

(1) Plenck, *Elementa medicinæ et chirurgiæ Forensis.* Viennæ, 1781, p. 101.

et, pour imiter le gonflement spécial des narines, des paupières, et de la lèvre supérieure qui est un des traits caractéristiques de la physionomie chez les scrofuleux, ils avaient recours à des applications locales de suc d'euphorbe. Percy a en particulier rapporté le fait suivant : « Un jeune homme, dit-il, avait été réformé quatre fois à Melun pour des boutons qu'il se faisait venir sous le nez, en appliquant sur cette région de l'herbe aux gueux (*clematis vitalba*), ou de l'ail pilé. Lors de la levée subite de la cohorte nationale, il eut ordre, du soir au lendemain, de se rendre à Melun ; mais, n'ayant pas eu le temps de recourir à son stratagème, on le somma de partir avec les autres. »

Vous connaissez bien l'aspect spécial des cicatrices consécutives aux abcès scrofuleux, de ces cicatrices larges, plissées, adhérentes, violacées que vous distingueriez facilement de cicatrices provenant de lésions artificielles quelconques. Et en outre, en cas de doute sur la nature et l'origine des cicatrices, vous devriez surtout avoir égard à l'état général de l'individu ; dans cet examen de l'ensemble de la constitution, vous trouveriez tous les éléments nécessaires pour trancher la question.

Le *scorbut* qui, grâce aux bienfaits de l'hygiène, tend à devenir de plus en plus rare, est encore parfois simulé. — Généralement, les simulateurs se bornent à imiter plus ou moins exactement les lésions buccales de cette maladie ; à l'aide de substances corrosives, irritantes, ils déterminent une inflammation plus ou moins vive des gencives, puis les rendent saignantes au moyen de piqûres d'épingles. Dans ces cas, les gencives ne présentent pas cet aspect fongueux qu'on rencontre dans le scorbut, les dents restent saines et conservent leur solidité. En outre, on n'observe pas de taches ecchymotiques, de suffusions sanguines, ni aucune autre lésion appréciable des divers organes de l'économie, et enfin l'état général ne répond nullement à la gravité des altérations que présentent les gencives. Il est des simulateurs plus habiles, qui cherchent à donner une copie plus complète de la maladie. Dans sa thèse, M. Henri Bernard (1) a rapporté un certain nombre de cas de scorbut simulé dont la relation est pleine d'intérêt. En 1851, le scorbut sévit à la Casbah d'Oran, sur deux cent cinquante Arabes. Il cessait à peine, que les hommes détenus dans la prison militaire étaient pris des mêmes symptômes, mais avec beaucoup moins d'intensité. Les gencives étaient décolorées et saignantes, de larges plaques jaunâtres couvraient les jambes fortement infiltrées. Après trois ou quatre journées d'hôpital, les gencives étaient en bon état, et il n'apparaissait pas de nouvelles taches scorbutiques; de là naquirent les soupçons. Bientôt ces prisonniers firent des aveux ; pour rendre les gencives malades et saignantes, ils plaçaient dans leur bouche, pendant plusieurs heures, des morceaux de linge, préalablement trempés dans une solution de sel marin et de vinaigre ; la muqueuse prenait un aspect blafard et se détachait à certains endroits; puis à l'aide de quelques piqûres d'épingles et d'une légère pression, ils rendaient les gencives saignantes. Pour produire les taches ecchymotiques, ils frappaient avec un corps contondant (ordinairement un manche de couteau) de petits coups longtemps répétés, sur diverses parties des membres ; le sang finissait par sortir des capillaires et par s'épancher dans les couches superficielles du derme.

Quant à l'œdème, des ligatures placées à la naissance de la cuisse amenaient un engorgement qui rendait la ressemblance plus parfaite. Pour produire la pâleur de la face, ils respiraient des vapeurs d'acide sulfureux qu'ils obtenaient par la combustion de quelques allumettes soufrées.

Enfin, il me reste à vous signaler une simulation que vous

<hr>

(1) Henri Bernard, *Dissertation sur les maladies simulées*. Thèses de Paris, 1851.

ne souï çonnez probablement pas : c'est celle du *diabète sucré*.
M. Germain Sée (1), actuellement professeur de clinique
médicale à la Faculté, a rapporté l'observation suivante dans
les bulletins de la Société médicale des hôpitaux :

« Une jeune fille me fut adressée, il y a quelques jours,
par un honorable confrère, dans le but de savoir mon opinion sur l'état de cette malade, qu'un autre médecin très-
éclairé avait déclarée atteinte d'un commencement de diabète sucré.

« Il y a sept à huit mois, elle fut prise, sans cause connue,
de douleurs épigastriques et abdominales qui semblèrent
augmenter par l'ingestion des aliments ; il en est résulté une
véritable crainte de se nourrir, et en même temps du dégoût
pour les aliments, de la faiblesse musculaire, des insomnies,
de la tristesse. A ces troubles fonctionnels s'était jointe dès
le début une aménorrhée, qui avait fait naître l'idée d'une
chlorose commençante ; mais la persistance des accidents et
les douleurs qui s'irradiaient vers la région hépatique, avaient
suggéré au médecin consultant la pensée d'examiner les
urines, et il y constata « une quantité assez notable d'acide
urique, de la *matière colorante*, de la bile et une petite *quantité de sucre ;* d'où il conclut à un diabète qui toutefois n'é-
tait pas très-manifeste. »

« L'état dans lequel je trouvai la jeune fille ne me parut
nullement en rapport avec la dernière opinion émise à son
sujet ; elle ne présentait pas le moindre signe d'altération
dans la santé générale ; l'embonpoint est conservé, le teint
est coloré, les vaisseaux et le cœur n'offrent pas de traces de
bruits de souffle, le foie a ses dimensions normales ; les
troubles digestifs, loin de consister dans l'augmentation de
la soif et de l'appétit, semblent caractérisés uniquement par

(1) Germain Sée, *Bulletins de la Société médicale des hôpitaux de Paris*,
t. IV, nº 7, p. 557. — Une observation à peu près analogue a été rapportée
par M. Hipp. Bourden dans les *Bulletins de la Société.*

l'anorexie ou peut-être même le refus de manger ; les douleurs abdominales n'ont ni localisation précise, ni retours réguliers, et la pression de la main ne les modifie point. Les sécrétions se font comme dans l'état ordinaire, et la peau n'offre pas la moindre sécheresse. Tous ces signes m'indiquaient clairement qu'il n'existait point de diabète.

« L'analyse chimique pratiquée par un de nos plus habiles chimistes vint confirmer au premier abord mes prévisions.

« Trois moyens furent employés à cet effet : la liqueur cupro-potassique ; en deuxième lieu, la potasse caustique ; et en troisième lieu l'aréomètre ; les deux réactifs ne donnèrent pas de traces de sucre, mais la densité révélée par l'aréomètre, étant 1,065, parut d'autant plus étrange que l'urine était claire, limpide, et ne contenait qu'une quantité normale d'acide urique et d'urates : il fallut trouver la raison de cette pesanteur spécifique tout à fait anormale, et, dans ce but, on procéda à une nouvelle analyse de l'urine restante, qui avait séjourné toute une nuit dans le laboratoire. Quel ne fut pas notre étonnement de constater alors des quantités appréciables de sucre, se révélant à l'aide de la potasse et de l'ébullition, par sa coloration brune habituelle ; le saccharimètre vint à son tour en confirmer l'existence. Voici ce qui s'était passé :

« Du sucre de canne avait été ajouté à l'urine ; ce sucre, ne se modifiant ni par la potasse caustique à chaud, ni par la liqueur cupro-potassique, ne put être reconnu par ces réactifs ; mais quand la fermentation vint à se développer sous l'influence des matières épithéliales contenues dans l'urine, le sucre de canne se transforma en sucre interverti, et dès lors se colora par la potasse.

« Ainsi, l'aréométrie avait mis le chimiste sur la voie de la vérité ; la réaction par les alcalis caustiques compléta la démonstration.

« La chimie révéla un diabète simulé.

« L'analyse chimique avait déjà permis de nier l'existence
d'un diabète vrai, et à plus forte raison de cette série imaginaire de lésions du foie (augmentation de volume, hyper-
sécrétion de la bile, douleurs hépatiques), dont on avait
évoqué le fantôme.

« Il restait à préciser la nature des phénomènes morbides
qui paraissaient exister réellement. La conservation de la
santé générale, le teint naturel du visage, l'absence de bruits
vasculaires ne permettaient pas, malgré l'aménorrhée persistante, de songer à la chloro-anémie, et le diagnostic fut
formulé ainsi : état névropathique des organes digestifs et
génitaux. »

Je me bornerai à vous faire remarquer que, si cette jeune
fille avait ajouté à son urine du sucre de raisin, de la glycose,
au lieu de sucre de canne, les difficultés auraient été encore
bien plus grandes.

SEPTIÈME LEÇON

DES MALADIES DE LA PEAU SIMULÉES.

Des maladies du cuir chevelu : simulation, inoculation volontaire, dissimulation du favus. — De l'alopécie, de ses causes et de la forme qu'elle affecte suivant la maladie à laquelle elle est due : simulation et dissimulation de l'alopécie. — De la mentagre : procédés employés pour la simuler.

Des maladies cutanées provoquées en général. — Des éruptions produites par le thapsia garganica, par l'huile de cade, par le tartre stibié. — Simulation de la gale, du pemphigus. — Des substances médicamenteuses susceptibles de déterminer des éruptions par leur application sur la peau. — Des éruptions aggravées ou entretenues volontairement.

Des éruptions professionnelles. — Des éruptions produites par l'absorption de certains médicaments, ou de certaines substances alimentaires. — Des colorations anormales de la peau au point de vue de la simulation : de la cyanose, de la chromidrose simulées. — De la fétidité de la transpiration cutanée et de sa simulation. — Des ulcères provoqués, entretenus, aggravés. — Des phlegmons provoqués.

Messieurs,

Dans la dernière séance, je vous ai entretenus de simulations devenues fort rares (scorbut, scrofules) ou même complétement tombées en désuétude (ictère) ; aujourd'hui au contraire, j'ai à vous faire connaître des genres de fraude que l'on rencontre encore fréquemment et sur lesquels, par conséquent, il importe d'être parfaitement renseigné.

Les maladies de la peau, artificiellement produites, auxquelles nous allons consacrer cette leçon, offrent un vaste champ à la simulation.

Dans les livres classiques sur les affections cutanées, on décrit habituellement, dans un chapitre spécial, les maladies qui peuvent envahir le cuir chevelu (1), et il me semble avantageux ici de me conformer à cet usage.

A une époque qui n'est pas encore très-éloignée de nous, étaient qualifiées : *teignes*, toutes les éruptions du cuir chevelu susceptibles d'entraîner l'alopécie ; depuis que le microscope a permis de constater l'existence de parasites dans quelques-unes de ces maladies, on les a divisées en deux grands groupes : 1° les *affections parasitaires*, comprenant le *favus*, l'*herpès tonsurant*, le *porrigo decalvans* et enfin le *sycosis ;* 2° les *affections non parasitaires*, comprenant l'*eczéma*, l'*impétigo*, l'*acné sébacée*, le *psoriasis* et le *pityriasis ;* aux premières seules pourrait encore s'appliquer la dénomination générique de *teignes*.

Pendant les guerres de la république et de l'empire, les conscrits ont souvent cherché à imiter la maladie la plus grave, le *favus*. D'après Percy et Laurent (2), les simulateurs procédaient de la façon suivante : ils laissaient tomber goutte à goutte de l'acide nitrique sur le cuir chevelu en ayant soin de protéger le pourtour de la tête par l'application d'un corps gras. Cet acide détruisait en grande partie les cheveux qu'il atteignait et donnait lieu à la formation de croûtes jaunes. — Employé en frictions, étendu de deux fois son poids d'eau, cet agent, d'après M. Bazin (3), détermine une éruption pustuleuse qui s'ulcère rapidement ; l'ulcération toute superficielle présente au centre un espace de couleur brune d'où émerge ordinairement un poil ; autour de cet espace central, existe une zone blanchâtre d'aspect pseudo-membraneux et formant une sorte de bourrelet, enfin plus en dehors et concentriquement on constate une auréole rouge et enflammée, bien limitée en dedans et se perdant en dehors, soit dans les

(1) Devergie, *Traité pratique des maladies de la peau*. Paris, 1857, p. 580.
(2) Percy et Laurent, *Dict. en 60 vol.*, art. SIMULATION, vol. LI, p. 358.
(3) Bazin, *Leçons théoriques et cliniques sur les affections cutanées artificielles*. Paris, 1862, p. 126.

rougeurs voisines, soit dans la coloration générale de la région.

De quelque manière qu'il soit employé, l'acide azotique ne détermine donc pas sur la peau une lésion pouvant prêter à la confusion avec les godets faviques, avec ces croûtes d'un jaune sale, présentant un rebord saillant et une dépression centrale traversée par un cheveu. Non-seulement, les éruptions provoquées ne présentent qu'une ressemblance grossière avec les godets faviques, mais, si on vient à faire tomber les croûtes, on trouve, dans le favus réel, une surface excoriée, déprimée en godet, érodée, sur laquelle les croûtes caractéristiques ne tardent pas à se reproduire ; tandis que, dans le favus simulé, le derme après la chute des escarres présente des ulcérations plus profondes, qu'entoure une auréole inflammatoire très-vive, et les escarres, une fois tombées, ne se reproduisent plus. On a comparé, non sans raison, l'odeur qu'exhale la tête des individus atteints de favus, à celle de l'urine de chats ; il est bien évident que cette odeur n'existera pas chez le simulateur. L'acide nitrique, je vous l'ai dit, détruit les cheveux dans les endroits où il est appliqué ; dans le favus, les cheveux subissent de graves altérations, ils deviennent secs, cassants, fort rares, et ceux qui repoussent sont toujours grêles et comme lanugineux. Le plus souvent, on observe, dans le favus, un engorgement notable des ganglions cervicaux, et cette maladie ordinairement ne se rencontre guère que sur des individus chétifs, à constitution délabrée, à tempérament lymphatique fortement accentué. L'application d'une substance irritante comme l'acide azotique pourra bien, chez le simulateur, déterminer quelques adénites passagères, mais elles n'offriront pas la persistance et l'intensité de celles qu'on observe chez les malades atteints réellement de favus, et enfin l'état général le plus souvent ne sera nullement en rapport avec l'affection locale.

Moricheau-Beaupré (1) rapporte qu'un individu avait assez bien simulé la teigne en appliquant sur le cuir chevelu une pâte irritante composée avec du beurre rance, du miel jaune, du soufre et une petite quantité de cantharides en poudre ; la tête de cet homme exhalait une odeur repoussante, mais il aurait fallu se borner à un examen bien superficiel pour être dupe de la supercherie.

Pour simuler des éruptions du cuir chevelu, on a encore eu recours à diverses autres substances irritantes : l'huile de croton, l'huile de cade, le tartre stibié en particulier. En vous parlant des maladies cutanées en général, je vous décrirai les éruptions provoquées par ces substances, je me borne ici à vous les signaler.

Dans toutes ces éruptions de nature suspecte, le microscope pourra nous rendre de grands services, en nous permettant d'éliminer les affections parasitaires, le favus que caractérise l'*achorion Schœnleinii*, l'herpès tonsurant que caractérise le *trichophyton tonsurans*, et le porrigo decalvans, la pelade que caractérise le *microsporon Audouini*, et par conséquent d'affirmer que la maladie, provoquée ou non, ne présente pas de gravité. Pour dévoiler la fraude, resteront alors les caractères spéciaux à chacune des éruptions provoquées, et que, pour ne pas m'exposer à des redites, je vous indiquerai seulement en vous parlant des maladies cutanées en général.

On ne s'est pas borné à imiter plus ou moins grossièrement des maladies du cuir chevelu ; sachant que certaines d'entre elles étaient transmissibles, des conscrits, pour se soustraire au service, n'ont pas craint de s'inoculer, et ce qui est plus triste encore, de se faire inoculer la teigne faveuse, le favus lui-même. « Il est même des gens de l'art, disent

(1) Moricheau-Beaupré, *Mémoire sur le choix des hommes propres au service militaire*, p. 94.

« Percy et Laurent, qui ont eu assez peu de pudeur pour
« chercher à la faire naître par l'inoculation. » Je me plais à
croire qu'aujourd'hui de semblables scandales ne se reproduisent plus. Mais ces coupables manœuvres ne cessèrent
pas après la fin de l'empire, elles continuèrent à s'exercer
encore sur une assez vaste échelle sous la restauration, et,
dans une circulaire du 11 septembre 1828, le ministre de la
guerre s'exprimait ainsi : « Il m'a été rendu compte que,
dans quelques départements, plusieurs jeunes gens, écoutant
de dangereux conseils, se sont fait inoculer la teigne pour
obtenir l'exemption du service. » Dans cette circulaire, il
prescrivait aux conseils de révision de déclarer *bons pour le
service*, les jeunes gens qui se seraient ainsi inoculé la
teigne si, cela va sans dire, leur numéro de tirage les plaçait
dans le contingent ; à la revue de départ, on leur délivrait
un billet d'entrée dans un hôpital militaire, une fois guéris,
ils rentraient à leur corps, et si leur maladie après des traitements prolongés se montrait rebelle, ils devaient être renvoyés dans leurs foyers, avec un certificat provisoire de
renvoi, mais on ne devait jamais statuer définitivement sur
leur sort. Le ministre terminait sa circulaire, en émettant
l'espoir que, grâce à ces mesures, les jeunes gens, ne voyant
plus la possibilité de se faire exempter *pour une cause aussi
honteuse*, n'emploieraient plus ce moyen de se soustraire à
la loi (1).

Aujourd'hui, je ne pense pas que cette coupable industrie
soit encore en vigueur, et le conscrit qui recourrait à de
semblables moyens, pour se rendre impropre au service,
serait tout simplement passible des peines édictées par les
articles 41 et 42 de la loi du 21 mars 1832, peines mainte-
nues par la loi du 1er février 1868.

Il est plus que probable que les individus qui cherchaient

(1) *Journal militaire officiel*, 2e semestre, 1828, p. 156.

à contracter cette maladie, le plus souvent n'avaient pas recours à une réelle inoculation, ils devaient se contenter de se servir de peignes, de brosses appartenant à des individus atteints de favus, ou bien, ainsi que cela s'est surtout pratiqué en Hollande, faire usage de leurs coiffures : on sait qu'il y a, dans cette manière de procéder, les conditions nécessaires pour la transmission. Il peut être fort difficile, impossible même d'établir qu'un homme s'est inoculé volontairement le favus ; la maladie, une fois développée, ne diffère en rien de celle qui serait survenue spontanément ; mais si un certain nombre d'individus, se trouvant dans des circonstances identiques, venaient à présenter à la fois cette maladie, des soupçons de fraude devraient naître dans votre esprit. Le favus est une maladie de l'enfance et de l'adolescence, à partir de vingt ans, il devient rare ; par conséquent, cette affection, observée sur un certain nombre de jeunes soldats robustes, bien développés, devrait vous paraître suspecte, et il ne faudrait pas hésiter à provoquer une enquête, pour parvenir à la découverte de la vérité

On a aussi plus d'une fois cherché à *dissimuler le favus,* en faisant tomber les croûtes au moyen de cataplasmes, avant de se présenter à la visite du médecin; mais, outre qu'il est bien difficile de faire disparaître toute trace de godet favique, on aura, pour se guider dans des cas semblables, l'état particulier du cuir chevelu, des cheveux, et enfin aussi l'examen de la constitution de l'individu.

L'alopécie, c'est-à-dire la perte plus ou moins complète des cheveux, est un motif d'exemption, pourvu toutefois qu'elle soit assez prononcée et persistante.

Les causes de la chute, de la perte des cheveux, sont fort nombreuses : je vais vous les indiquer rapidement. Tout d'abord, on a cité plusieurs faits d'alopécie congénitale, plusieurs individus chez lesquels les cheveux n'ont jamais poussé;

ces cas sont rares, mais incontestables ; l'alopécie sénile est
un fait si fréquent que je me borne à vous la signaler ; vous
n'ignorez pas non plus que, dans certaines familles, l'alopécie
survient dans un âge très-peu avancé, sans que le cuir chevelu soit malade en aucune façon, les tempes, le front se dé-
garnissent ; chez ces individus, vous ne devriez évidemment
prononcer l'exemption que si l'alopécie avait pris un développement très-notable.

L'alopécie accidentelle peut être la conséquence de maladies générales ou d'affections locales du cuir chevelu. Parmi
les premières je vous indiquerai tout spécialement la fièvre
typhoïde, la scarlatine, la goutte, la phthisie pulmonaire
et enfin la syphilis sans qu'il existe d'éruption spécifique sur
le cuir chevelu. Dans ces cas, l'alopécie est disséminée également dans toute l'étendue du cuir chevelu, les cheveux deviennent rares sur toute la surface du crâne.

Les maladies du cuir chevelu déterminent des alopécies
plus ou moins graves, suivant qu'elles atteignent la peau
seule, le derme et l'épiderme, ou bien qu'elles s'étendent en
même temps aux follicules pileux : si la peau seule est affectée, l'alopécie n'est que transitoire, passagère ; au bout d'un
temps variable, les cheveux repoussent : c'est ce que l'on observe en particulier dans l'érysipèle, l'eczéma, l'impétigo, le
pityriasis, tandis que, quand les follicules pileux sont atteints
comme dans le favus, l'herpès tonsurant, le porrigo decalvans, l'alopécie est définitive, les cheveux ne peuvent plus se
reproduire. Dans chacune de ces trois dernières maladies,
l'alopécie affecte une disposition particulière, qui, à elle
seule, peut suffire pour établir le diagnostic différentiel. Dans
le favus, les cheveux clair-semés sont secs, comme lanugineux,
le cuir chevelu luisant, blanchâtre, aminci ; dans l'herpès
tonsurant, on trouve des plaques arrondies sur lesquelles les
cheveux sont cassés, tortillés, recouverts d'une poussière
blanchâtre, le cuir chevelu dans ces endroits présente un

aspect rugueux, mamelonné et une teinte ardoisée ; dans la pelade enfin, la peau est lisse, décolorée, un peu déprimée par plaques bien nettement dessinées, et sur ces plaques on ne trouve qu'un simple duvet à peine sensible.

Les individus qui cherchent à *simuler l'alopécie*, souvent se bornent à se faire raser le cuir chevelu, mais une semblable fraude n'a pas la moindre chance de succès ; un examen attentif permettrait de constater un pointillé analogue à celui que présente la barbe fraîchement faite, et, dans un cas douteux, la séquestration de l'individu pendant un temps assez court serait le moyen le plus simple pour trancher la question. L'épilation à l'aide de pinces ou au moyen de substances dépilatoires, le sulfhydrate sulfuré de calcium par exemple, pourrait causer plus d'embarras ; mais si, après n'avoir constaté aucune cause plausible d'alopécie, l'individu persistait à soutenir la réalité de la perte de sa chevelure, la séquestration un peu prolongée suffirait aussi pour amener la découverte de la vérité.

Ce n'est pas seulement dans un but de coquetterie que l'on *dissimule l'alopécie* ; assez souvent des individus qui se présentent à nous, comme remplaçants, dissimulent au moyen de pièces artificielles, de toupets, des pertes de cheveux plus ou moins étendues ; il va sans dire qu'un examen direct vous permettra toujours d'éviter le piége qui vous est tendu. Quelque habilement que soit faite la chevelure, quelque bien appliquée qu'elle soit, un observateur attentif découvrira toujours la supercherie.

Avant d'arriver aux maladies cutanées en général, je dois encore vous dire quelques mots d'une maladie qui s'observe quelquefois au cuir chevelu, mais que l'on rencontre surtout dans la région du menton, et qui a été assez souvent simulée, le sycosis. Le *sycosis menti* (mentagre) peut se présenter sous deux formes : la forme pustuleuse et la forme tuberculeuse ; il a pu être imité au moyen de pommade stibiée, qui détermine des pustules particulières que je vous décrirai dans un instant ; il pourrait encore être mieux simulé au moyen de l'huile de cade. Cette substance appliquée sur la peau y détermine des espèces de papulo-pustules, les follicules pileux participant à l'inflammation, et, pour donner une idée de l'éruption qu'elle provoque, M. Bazin emploie la dénomination de *sycosis cadique* (1). Dans un cas suspect, on devra rechercher, à l'aide du microscope, le parasite qui s'observe souvent dans le sycosis, et si on ne le rencontre pas, séquestrer l'individu, le mettre dans l'impossibilité de provoquer une nouvelle éruption. S'il y a eu fraude de sa part, la guérison ne tardera pas à s'effectuer.

Les maladies cutanées artificiellement *provoquées* sont fréquentes, et les substances employées par les simulateurs fort nombreuses. Je vais vous les indiquer, en vous faisant connaître rapidement les caractères particuliers de chaque éruption.

Certains individus se bornent à déterminer un *érythème* plus ou moins étendu ; la plupart des substances irritantes qu'ils emploient dans ce but seraient susceptibles de produire des lésions plus graves si leur contact était plus prolongé : je vous signalerai spécialement la farine de moutarde, l'ail pilé, certaines plantes de la famille des euphorbiacées (*euphorbia lathyris*, en particulier), des renonculacées (anémone des bois, renoncule âcre, renoncule scélérate), les cantharides, la poix de Bourgogne, etc., etc.

Il est une substance, le *thapsia garganica*, qui détermine des effets irritants plus ou moins intenses suivant la durée de son application, et qui depuis longtemps est employée dans un but coupable. Galien, et non pas J.-B. Silvaticus, comme le prétend Percy, avait déjà parlé de ce mode de simulation, et de nos jours les militaires, en Afrique en particulier, se

____

(1) Bazin, *loco citato*, p. 123.

servent de cette plante pour déterminer des *inflammations
érysipélateuses* plus ou moins étendues. L'érythème est le
premier phénomène qui se produit après l'application de la
racine fraîche de cette plante sur la peau, puis, si le contact se
prolonge, des vésicules nombreuses, miliaires, se forment ; au
bout de quinze minutes environ, des bulles plus ou moins volumineuses se produisent ; si la friction est prolongée, le tissu
cellulaire s'œdématie et l'état local de la peau simule parfaitement un érysipèle. M. Chassagne (1) a relaté un certain
nombre d'observations d'érysipèles ainsi provoqués. Galien,
pour dévoiler la fraude, avait déjà eu égard à la marche, à la
durée de la maladie, et c'est encore de cette façon que
M. Chassagne conseille de procéder. Les lésions locales dans
l'érysipèle vrai et dans l'érysipèle provoqué sont difficiles
à différencier, mais, dans le premier cas, la manifesta-
tion locale s'accompagne d'un cortége de symptômes généraux qui ne s'observent pas du tout ou à un bien faible
degré dans le second ; en outre, la durée de la maladie présente aussi des différences notables : la durée moyenne de
l'érysipèle est de douze à quinze jours, et il laisse la peau
bleuâtre et longtemps chagrinée, tandis que l'érysipèle provoqué dure cinq à six jours, et la peau revient très-prompte-
ment à son état normal. Dans l'érysipèle vrai, les antiphlo-
gistiques locaux, les émollients ne procurent pas grand
bénéfice ; ils donnent au contraire de bons résultats dans
l'érysipèle provoqué. Enfin, M. Chassagne fait remarquer
avec raison que, lorsque sur une surface érysipélateuse, on
aperçoit des vésicules miliaires mêlées à des phlyctènes ou à
des bulles, cette coïncidence de soulèvement épidermique à
divers degrés devra, sans le légitimer entièrement, éveiller
le soupçon de simulation.

(1) Chassagne, *de la Simulation de l'érysipèle par des frictions de bou-
nefa (thapsia garganica)* (*Recueil de mémoires de médecine militaire*, 3ᵉ série, t. XVIII, p. 150).

Les accidents que déterminent les applications de thapsia
ne sont pas toujours aussi simples; dans un cas rapporté par
M. Sauvage (1), ils prirent un développement inquiétant :
« Un soldat de la deuxième compagnie de discipline à Au-
male, dans le but d'obtenir son entrée à l'hôpital, s'était fait
au bras gauche des frictions tellement violentes et prolongées,
que non-seulement il se déclara un érysipèle, mais encore des
escarres à la suite desquelles on craignit un instant d'être
obligé d'avoir recours à l'ablation du membre. »

Le nitrate d'argent a été parfois employé pour produire
sur la peau des taches arrondies, violacées, qui, examinées
légèrement, pourraient être confondues avec des *papules*
syphilitiques en voie de disparition. Un fait de ce genre a été
observé par M. Chabert, médecin-major, chez un individu
qui se prétendait atteint de *psoriasis*.

Des *éruptions vésiculeuses* ont été souvent simulées à
l'aide de l'huile provenant de certaines euphorbiacées, en
particulier des semences de croton tiglium et d'*euphorbia lathyris* (épurge). Les vésicules qui se produisent
sont confluentes par groupes, souvent elles se fusionnent
entre elles, et leur contenu se trouble rapidement, devient
purulent. Des *éruptions pustuleuses* sont souvent produites
à l'aide de la pommade stibiée, qui détermine des pustules
phlysaziées, ou avec l'huile de cade, qui amène des pustules psydraciées. Les pustules provoquées par le tartre
stibié ont une certaine ressemblance avec celles de la
variole, la partie centrale se déprime et elles présentent
une apparence d'ombilication ; la croûte qui leur succède est
assez épaisse et cache une ulcération du derme. L'huile de
cade, au contraire, détermine des papulo-pustules qui s'im-
plantent dans la peau par une large base papuleuse entourée

---

(1) Sauvage, *Remarques sur l'action thérapeutique du thapsia garganica
Recueil de mémoires de médecine militaire*, 3ᵉ série, t. XXII, p. 155).

d'une aréole rouge bien limitée, le sommet en est aminci
et marqué d'un point noir qui donne constamment issue à un
poil ; ces papulo-pustules suppurent difficilement, ou au
moins jamais complétement, la suppuration se localise toujours au sommet.

Pour imiter la *gale*, certains individus se sont parfois
bornés à se faire, au moyen d'épingles, des petites plaies
qui ressemblent assez bien aux vésicules déchirées de la
gale ; d'autres ont recours à un procédé qui est d'autant
plus précieux pour le simulateur qu'il peut toujours y avoir
recours : il consiste à enlever avec une épingle une parcelle
de tartre dentaire et à déposer cette substance étrangère sous
l'épiderme ; la poudre à canon a aussi, paraît-il, été employée
dans le même but. J'ai vu plusieurs individus, en particulier des condamnés, se faire des centaines de piqûres
sur diverses parties du corps, au poignet, au pli du bras,
entre les doigts, sur le ventre, etc., et déterminer ainsi la
production de petites vésicules dont le contenu se troublait
rapidement, et présentant toutes à leur base un point
noirâtre qui n'était autre chose que la trace de la piqûre
d'épingle. Elles n'offrent pas les caractères des petites vésicules transparentes et acuminées de la gale, sont dépourvues
de sillon, l'acarus fait défaut : voilà plus de signes qu'il
n'en faut pour ne pas se laisser tromper.

Le *pemphigus* a été parfois provoqué en introduisant sous
l'épiderme des parcelles de cantharides. M. Bazin (1), en particulier, a rapporté le fait suivant : « La jeune fille, dit-il, qui
fait le sujet de cette observation, était restée six mois à la Pitié
sans qu'on reconnût ou même soupçonnât la supercherie.
Assez longtemps, nous y fûmes pris nous-même ; cependant, étonné de la singularité de cette affection en apparence
si bénigne et pourtant si rebelle, étonné surtout de la rareté

(1) Bazin, *loc. cit.*, p. 31 et 118.

des bulles et de leur retour périodique tous les deux ou trois jours au moment des visites, nous redoublâmes d'attention et nous aperçûmes un matin, sur une bulle placée dans la région dorsale, une traînée brillante de poudre de cantharides. La prétendue malade fut aussitôt congédiée malgré ses dénégations ; huit jours après l'interne du service lui rendait visite et la trouvait parfaitement guérie. »

Dans l'article : *Feigned diseases* de *The Cyclopædia of Practical medicine*, dû à Scott, Forbes et Marshall, et dans le livre de Hennen (1) on trouve deux observations où la présence de la poudre de cantharides servit aussi à dévoiler la fraude. Il faut bien savoir que les bulles ainsi provoquées sont identiques aux vraies bulles de pemphigus, et, pour arriver à la découverte de la vérité, si vous ne trouvez pas *in situ* le corps du délit, il faut étudier avec soin l'état de la constitution du malade, le retour et le mode d'apparition des bulles. Parfois le pemphigus envahit les muqueuses buccale, pharyngienne ; vous ne constaterez jamais de semblables manifestations chez le simulateur qui ignore aussi les lieux d'élection de cette éruption, et si votre malade venait à présenter tout à coup de la dysurie ou de la rétention d'urine avec albuminurie (cystite cantharidienne), vous pourriez affirmer la simulation.

Les substances que je vous ai indiquées jusqu'à présent sont celles dont les simulateurs font ordinairement usage ; mais, pour compléter ce sujet, je crois devoir vous signaler les éruptions variées que sont susceptibles de déterminer un grand nombre d'autres substances ; pour éviter des difficultés, des embarras, dans certains cas, il est indispensable de ne pas ignorer tous ces faits particuliers.

Vous connaissez bien certainement l'éruption toute spéciale que développe l'*urtica urens* : elle détermine sur la

____

(1) Hennen, *Military surgery*, 3ᵉ édition, 1829.

peau, comme vous le savez, de larges papules aplaties, blanchâtres, entourées d'un cercle érythémateux et qui disparaissent fort rapidement. Les processionnaires (chenilles de bombyces), les actinies, les méduses (orties de mer) déterminent aussi des éruptions ayant la plus grande analogie avec l'urticaire.

Les *alcalins*, sous forme de bains ou de pommades, déterminent une éruption de petites papules qui persistent aussi fort peu de temps ; l'*ipéca* employé en frictions sous forme de pommade a, suivant M. Bazin, la propriété d'amener le développement de grosses papules fortement colorées, qui disparaissent avec une certaine lenteur et sans exfoliation.

Parmi les substances susceptibles de provoquer l'apparition d'éruptions vésiculeuses je vous indiquerai le soufre, la térébenthine, les préparations mercurielles, les emplâtres de poix de Bourgogne, de ciguë, d'opium, etc. ; les composés arsénicaux, l'acide azotique dont je vous ai déjà parlé, déterminent de vraies pustules ; l'ammoniaque pur ou employé sous forme de pommade de Gondret, la pommade de Garou, l'acide acétique peuvent aussi bien que les cantharides servir à produire des bulles de pemphigus. Enfin, je vous indiquerai encore une substance à l'aide de laquelle on peut provoquer un *rupia artificiel*, c'est l'huile de noix d'acajou ; si on applique sur la peau un papier joseph imbibé de cette huile, après vingt-quatre heures environ, quelquefois au bout de six à huit heures seulement, on constate la présence d'une ou plusieurs bulles remplies d'une sérosité purulente ; au-dessous de ces bulles, le derme est ulcéré et il sécrète, après leur rupture, un liquide qui se transforme en croûtes assez épaisses.

D'une manière générale, dans ces cas d'éruptions cutanées artificiellement provoquées, le diagnostic est parfois entouré de réelles difficultés. Outre les caractères particuliers à l'éruption spéciale produite par chaque substance irritante, vous aurez, pour vous mettre sur la voie de la fraude, les signes suivants : la maladie résiste à tous les traitements ; des poussées brusques, inattendues se produisent sans que l'on puisse en trouver l'explication ; une rougeur inflammatoire plus ou moins considérable s'étend toujours autour du siége de l'éruption, l'état général reste excellent malgré la longue durée de la maladie ; enfin vous ne devez pas oublier de rechercher le mobile qui peut porter le malade à tromper, et souvent le simulateur se trahira lui-même en réclamant avec insistance des certificats d'incurabilité dans le but d'obtenir un avantage quelconque.

Bien souvent, les éruptions réelles sont simplement *entretenues* et même *aggravées* volontairement au moyen de topiques irritants. Dans ses *Leçons sur les maladies cutanées artificielles*, auxquelles j'ai déjà fait tant d'emprunts, M. Bazin rapporte avoir vu à Saint-Louis « traîner de service en service, pendant huit années entières, un malade présentant un eczéma réputé incurable et qui ne l'était en effet que parce que l'individu détruisait pendant la nuit, au moyen de pommades irritantes, le bénéfice obtenu dans la journée. » Ce fait est fréquent, et lorsque les soupçons sont éveillés, rien n'est plus facile que de guérir le malade malgré lui. Ainsi que je vous le dirai, lorsque je vous parlerai des ulcères provoqués, il suffit pour cela d'appliquer des bandages solidement fixés au moyen d'un grand nombre d'épingles, cachetés même, de façon à ce que le fourbe ne puisse les enlever sans qu'on s'en aperçoive ; ou bien encore, pour empêcher que par des frottements il n'irrite la partie malade, on peut fixer et isoler le membre dans une boîte de Baudens par exemple ou quelque appareil analogue.

Un grand nombre de professions exposent ceux qui les exercent à des éruptions très-variées, par suite du contact fréquent de substances irritantes, et il est bon d'être prévenu de ces faits pour éviter des embarras dans le diagnostic et des accusations de simulation mal fondées. On observe souvent chez les épiciers une éruption spéciale qui n'est qu'un mélange de lichen et d'eczéma et qui porte vulgairement le nom de *gale des épiciers ;* les boulangers présentent aussi souvent une maladie cutanée assez improprement désignée sous le nom de *psoriasis des boulangers ;* les cuisiniers sont fréquemment affectés d'une éruption vésiculeuse, d'une espèce d'eczéma ; enfin les ouvriers qui travaillent l'arsenic, les préparations plombiques, la quinine, les préparations mercurielles, les cannes de Provence, etc., sont encore sujets à des éruptions spéciales. Par conséquent, il est indispensable, pour établir le diagnostic, de s'enquérir avec soin de la profession qu'exerce l'individu présentant une éruption suspecte.

Jusqu'à présent, je ne vous ai parlé que de l'action locale, topique des substances irritantes, médicamenteuses ou non, qui sont susceptibles de déterminer des éruptions cutanées ; il est un grand nombre de médicaments qui, introduits dans l'organisme, ont la propriété de déterminer des éruptions cutanées très-diverses. Les médecins homœopathes ont beaucoup étudié cette question ; Hahnemann (1) a longuement exposé ces faits, mais je ne voudrais pas accepter, sans réserve, la plupart des résultats qu'il prétend avoir obtenus. Si beaucoup de ces éruptions sont contestables, il en est d'autres au contraire sur lesquelles le moindre doute ne saurait subsister et que nous avons souvent l'occasion d'observer ; je me bornerai à vous rappeler la roséole que peut déterminer l'usage du copahu et du cubèbe, l'érythème scarlatiniforme, produit par la belladone, l'eczéma mercuriel ou hydrargyrie, la roséole quinique, les éruptions iodées (erythème, papules, acné), l'acné que provoquent les préparations ferrugineuses, etc.

(1) Hahnemann, *Exposition de la doctrine médicale homœopathique.* Paris, 1856.

Dans un cas douteux, il sera donc toujours indiqué de s'informer si l'individu n'a pas fait usage de l'une des substances.

Enfin, pour ne rien omettre, je vous rappellerai encore que quelques substances alimentaires tirées de la famille des crustacés et des mollusques, les écrevisses, le homard, les moules, les huîtres en particulier, sont susceptibles de déterminer chez certaines personnes des éruptions érythémateuses se rapprochant beaucoup de l'urticaire, et il n'y aurait rien d'étonnant à ce que des individus mal intentionnés cherchassent à tirer parti de cette idiosyncrasie.

Les fraises, chez quelques personnes, amènent des accidents semblables, et Percy (1) a encore parlé de deux jeunes gens qui pouvaient à leur gré « se couvrir le corps de rougeurs, d'une éruption herpétiforme, en mangeant du fromage bien salé ou en avalant simplement une poignée de sel. »

Dans certaines maladies, la peau présente une *coloration anormale* plus ou moins généralisée, et plus d'une fois des individus ont cherché à simuler ces maladies en se bornant à en imiter les manifestations extérieures.

La *cyanose*, en particulier, a été simulée par l'application de liens étroits et serrés à la base du cou et à la racine des membres, de manière à donner aux téguments une coloration violacée plus ou moins prononcée. Il suffit d'être prévenu d'une semblable supercherie pour ne pas être victime de la fraude. D'autres ont eu recours à l'indigo pour imiter la teinte cyanique de la peau, et on dit même que certains individus, pour mieux fixer la couleur, se seraient préalablement plongés dans un bain fortement aluminé.

Quel que soit le procédé employé pour imiter la cyanose, outre les caractères différentiels que l'on ne manquerait pas de trouver dans la coloration artificiellement provoquée, on devrait rechercher avec soin s'il existe chez l'individu une

____

(1) Percy et Laurent, *loc. cit.*, p. 332.

des lésions qui, par l'embarras qu'elles apportent à la circulation, sont susceptibles de déterminer la cyanose.

Depuis Swédiaur, on sait que l'usage interne un peu prolongé du nitrate d'argent détermine une coloration violacée de la peau ; cette coloration peut même envahir les muqueuses, mais elle présente une teinte toute spéciale qui ne permettrait de la confondre ni avec celle de la cyanose, ni avec celle que l'on observe dans la maladie bronzée.

Enfin, dans son *Traité de médecine légale*, Eusèbe de Salles (1), dit avoir vu plusieurs individus qui s'étaient coloré la peau avec du brou de noix ; un lavage un peu énergique, avec des substances acides, suffirait pour faire disparaître la coloration brunâtre que produit cette substance, et qui n'est pas sans analogie de teinte avec celle qui existe dans la maladie d'Addison.

Je ne saurais passer sous silence une maladie cutanée caractérisée par la production sur différentes parties de la peau et sur les paupières en particulier, d'une matière colorante variant ordinairement du bleu foncé au noir, et qui a été l'objet de nombreux travaux et de nombreuses discussions depuis une dizaine d'années ; vous devinez qu'il s'agit de la *chromidrose* ou *chromocrinie*. Cette affection, signalée déjà pendant le siècle dernier par James Yonge (2), Lecat (3), était à peu près complétement tombée dans l'oubli, lorsqu'en 1831, Billard (d'Angers) (4) en rapporta un cas sous le nom de *cyanopathie cutanée*. En 1845, le docteur Teevan (5),

---

(1) Eusèbe de Salles, *Traité de médecine légale*, 1 vol. in-8. Paris, 1838, p. 275.

(2) Yonge (James), *Philosophical transactions*. 1709, t. XXVI, p. 4 et 521.

(3) Lecat, *Traité de la couleur de la peau humaine en général*. 1765, obs. III, p. 136.

(4) Billard (d'Angers), *Mémoire sur un cas particulier de cyanopathie cutanée ou coloration bleue causée par une altération de la transpiration* (*Archiv. gén. de méd.* 1831, t. XXVI, p. 453).

(5) Teevan, *Medical Times*, t. XII, p. 293.

en 1854, le docteur Bousquet (1) (de Saint-Chinian), publièrent chacun un nouveau cas ; enfin, en 1855, un médecin anglais Neligan, publia deux nouvelles observations et donna à la maladie le nom de *stearrhœa nigricans*.

M. Le Roy de Méricourt (2), qui publia son premier mémoire en 1857, n'est donc pas le premier qui ait signalé cette maladie ; il n'a jamais du reste eu l'intention de s'attribuer ce mérite, et tout au contraire, lorsqu'on a voulu contester la réalité de la chromidrose, il a précisément donné, comme argument à l'appui de son opinion, les travaux antérieurs aux siens, faits sur cette maladie.

En décembre 1859, M. le professeur Hardy (3) ayant rapporté à la Société médicale des hôpitaux, l'histoire d'une jeune fille atteinte de chromidrose, et que M. Le Roy de Méricourt lui avait présentée à Brest, une discussion assez vive s'éleva sur ce sujet au sein de la Société, et plusieurs membres, M. H. Roger en particulier, ne voulurent voir dans tous les faits rapportés que des exemples de simulation. Au mois de mars 1859, ainsi que le rappela M. Woillez, une observation de chromidrose simulée avait, du reste, été publiée par le docteur Duchène (de Pavilly) (4). Voici ce fait intéressant dans tous ses détails :

« Je fus appelé vers 1856, pour la première fois, dit-il, auprès de la fille Prudence de Limesy, âgée de 36 ans, réglée depuis l'âge de 16 ans, assez régulierement menstruée.

« Je fus frappé de la coloration bleue des paupières, colora-

(1) Bousquet (de Saint-Chinian), *Observation de coloration noire du visage* (*Mémoires de l'Académie de médecine*. Paris, 1854, t. XVIII, p. 559).

(2) Le Roy de Méricourt, *Mémoire sur la coloration partielle en noir ou en bleu de la peau chez les femmes* (*Archives générales de médecine*, nov. 1857, 5e série, t. X. p. 430).

(3) A. Hardy, *Observation de coloration noire des paupières recueillie à Brest* (*Bulletin de la Société médicale des hôpitaux*, 28 décembre 1859, t. IV, p. 432).

(4) Duchène (de Pavilly), *Gazette des hôpitaux*, 12 mars 1859.

tion qui s'étendait depuis le milieu du front jusqu'au milieu des joues. Au premier aspect, la figure semblait porter les traces d'une violente contusion ou avoir été badigeonnée avec une solution d'indigo. Je fus tellement frappé de cette dernière idée, que je la manifestai immédiatement, pensant, ce qui était supposable, que cette fille tissant du bleu (elle était tisseuse de profession), avait pu frotter ses paupières avec ses doigts imprégnés de matière colorante.

« Quel fut mon étonnement quand j'appris que cette coloration existait depuis vingt ans ! Elle l'attribuait à un sort qu'on lui avait jeté. Dès cette époque, des soupçons naquirent dans mon esprit ; je me gardai bien de les communiquer, car les renseignements pris par moi auprès du maire, du curé et des principaux habitants du pays, étaient tellement favorables à la malade, qu'il eût été imprudent à moi de les émettre. J'attendis donc et j'observai.

« C'était sur les paupières que la coloration normale avait le plus d'intensité ; elle s'étendait de là sur la front, les joues, en s'adoucissant, se fondant très-légèrement, ce qui n'empêchait pas de distinguer comme par transparence la teinte rosée des joues ; cette couleur ressemblait tout à fait à l'indigo, franchement bleue sans reflet noir. Pointillé bleu foncé, ressemblant à une poussière déposée dans les sillons de la peau. De temps à autre des plaques d'un bleu moins foncé apparaissaient sur la poitrine, les membres ; la fatigue, la marche, la chaleur, augmentaient considérablement l'intensité de la coloration, au bout d'un certain temps la coloration diminuait d'intensité pour disparaître presque entièrement quelques jours après. Pour compléter le tableau, anorexie, vomissements après les repas. Que n'ai-je une analyse et un examen microscopique pour le rendre plus complet encore !

« Cette chromidrose était simulée. Comment ai-je pu constater la simulation ? Nous y arrivons.

« Indépendamment de la coloration bleue, notre malade simulait tantôt une affection vermineuse, tantôt une affection nerveuse, tantôt un appétit vorace que rien ne pouvait rassasier ; elle restait quelquefois, disait-elle, un mois sans manger. Je mis successivement à néant toutes ces prétendues affections, et nous gagnâmes ainsi l'année 1858, mes soupçons ayant singulièrement augmenté. Il ne nous restait plus à prouver qu'une chose, la simulation de la chromidrose, mais il nous fallait des preuves palpables, même pour les moins clairvoyants.

« J'examinai donc de nouveau et dans un jour favorable la coloration des paupières ; je trouvai sur l'une d'elles une petite verrue qui m'avait échappé jusqu'alors ou qui avait apparu depuis ; cette verrue, en forme de champignon, était supportée par un pédicule très-mince, je l'excisai, le pédicule *était blanc ainsi que la peau protégée par la verrue.* Je fus immédiatement fixé sur la simulation, mais je gardai encore le silence. Le lendemain après avoir fait part au maire, homme d'une intelligence supérieure, des observations que j'avais faites antérieurement et de ma nouvelle découverte, j'amenai chez lui la prétendue malade, et, en sa présence, ainsi qu'en présence d'un notable de l'endroit, je procédai à un lavage complet de la face et des jambes.

« Quand le lavage fut terminé, je demandai brusquement à cette fille, de quel bleu elle se servait pour se teindre ainsi ; après bien des négations, des hésitations, pressée par nous, elle avoua *qu'elle se teignait ainsi depuis vingt ans avec de l'indigo ;* qu'une vieille femme de ses voisines lui en avait donné le conseil, et que la paresse était son mobile ; elle vivait ainsi sans rien faire, exploitant la crédulité publique.

« Plusieurs médecins de Rouen et des environs avaient été dupes de sa supercherie.

« Cette ruse déjouée, elle a essayé d'autres moyens : eczéma,

érysipèle phlegmoneux ; crises hystériques complètes, je
dirai même savantes, mais sans succès. »

Dans la discussion sur la chromidrose, M. Legroux cita
aussi à la société médicale des hôpitaux, un fait de simulation qu'il avait observé dans le service de M. Husson, à
l'Hôtel-Dieu : il s'agissait d'une malade, qui avait présenté
une coloration rouge des paupières, coloration rebelle à
l'emploi d'un grand nombre de moyens déjà employés ;
mais un jour, M. Husson, ayant passé le doigt sur les paupières, reconnut que cette coloration était due à des confi-
tures.

Enfin, dans une lettre adressée, le 14 août 1861, à
M. Gubler, et communiquée par ce médecin, le 28 août, à la
société médicale des hôpitaux, le professeur Spring (de Liége)
rapporte le fait suivant (1) :

« Il y a quelques années, la fille d'un fonctionnaire supérieur me fut présentée pour une affection dont les
médecins qui l'avaient vue avant moi, déclaraient n'avoir
aucune connaissance. J'y ai vu le plus magnifique exemple
de chromidrose, qu'on puisse désirer de rencontrer ; la
coloration se présentait aux pommettes, et s'étendait de là
à la paupière inférieure, rarement la paupière supérieure
était atteinte en même temps. C'étaient deux taches noires,
de 5 centimètres environ de large sur 3 centimètres de
haut, à contours effacés ; elles défiguraient d'une manière
étrange cette jeune et belle personne. La matière noire
put s'enlever à l'aide d'un linge sec ; mais, en moins d'un
quart d'heure, elle reparut d'abord comme une teinte grisâtre, puis devint de plus en plus foncée.

« La jeune fille avait quinze ans ; elle avait été élevée avec

____

(1) Spring (de Liége), *Lettre à la Société médicale des hôpitaux* (*Union
médicale*, 1er octobre 1861, et *Bulletin de la Société*, t. V, p. 118).

les plus grands soins, sous les yeux de sa mère; elle n'avait
jamais été malade ; sa manière de vivre était simple ;
aucune exaltation, aucun écart d'imagination ne s'étaient
fait remarquer. La mère affirmait que sa fille n'avait
éprouvé aucune contrariété ; le père, homme positif et
éclairé, dirigeait lui-même l'éducation avec tendresse et
conscience. Rien n'était à découvrir sur l'entourage de la
jeune personne, de ce qui, par l'exemple ou autrement,
aurait pu faire naître l'idée de cette maladie. On peut être
certain aussi qu'elle n'avait jamais entendu parler de
chromidrose, car les médecins de la ville qu'elle habite
ignoraient alors eux-mêmes (le fait s'est passé il y a
quatre ans), que jamais il fût question quelque part d'une
maladie semblable. La menstruation s'était établie depuis
deux ans seulement, et elle était irrégulière.

« L'extérieur de la jeune personne était florissant, le teint
d'une pureté remarquable, même aux points qui se colo-
raient de matière noire ; aucun dérangement de fonctions,
bonnes digestions, bon sommeil, pas de tristesse ni aucune
apparence de préoccupation.

« Plusieurs médecins du pays avaient vu la malade, et,
entre autres, un de nos collègues qui jouit d'une juste
célébrité comme physiologiste. Il s'était formé une théorie
qui concorde assez avec celle que M. Gibert (1) a adoptée
dans son rapport, lu à l'Académie impériale de médecine,
le 28 mai dernier.

« J'eus soin, d'abord, d'enlever le plus que je pus de cette
matière noire, pour en reconnaître la nature. Les essais
auxquels je me livrai me donnèrent la conviction que
c'était une matière minérale, du graphite, à ce qu'il me
semblait. Je devins incrédule. Il me paraissait impossible

(1) M. Gibert pense que la transsudation noire qui s'opère à la surface de
la peau est due à l'exhalation de la matière colorante du sang. (*Bulletin de
l'Académie de médecine*, t. XXVI, p. 774).

que du charbon minéral fût produit et sécrété du corps d'une jeune et jolie fille. Je me demandai si la malade ne se teignait pas le visage avec de la mine de plomb. Mais dans quel but? Je me rappelai que, dans ma vie de médecin, je me suis déjà tant de fois posé inutilement cette question.

« Mes confrères, à qui je fis part de mes soupçons, les rejetèrent très-loin, et, pour me convaincre, proposèrent de fixer une nouvelle séance, dans laquelle on prendrait toutes les précautions, pour rendre impossible toute supercherie. La séance eut lieu en effet, et je fus battu. Inutile de décrire toutes les précautions que nous avions prises. Il suffit de déclarer que la jeune personne était assise dans mon salon, accompagnée de sa mère, et observée constamment par trois médecins. Le visage, nettoyé avec le plus grand soin, se colora de nouveau en notre présence, au bout d'un quart d'heure, et sans que la jeune fille semblât avoir porté ses mains à la figure.

« Dans une troisième expérience, cependant, le phénomène se fit attendre pendant une heure. Au sortir de cette séance, je me trouvai dans une grande perplexité. Il me fallait douter encore ou renoncer à ma foi physiologique. Mes confrères ne comprenaient pas mon obstination. Mais la jeune fille me paraissait si contente, trop contente du résultat de la séance ; elle semblait triompher intérieurement. Ceci confirma de nouveau mes soupçons.

« Il faut, en outre, que quelque chose de mon incrédulité ait transpiré ; j'ai su qu'à partir de cette séance, la jeune fille dissimulait difficilement une certaine méfiance à mon égard. Elle avait l'air de toujours vouloir lire dans mes yeux. J'ai remarqué aussi que le phénomène réussissait plus promptement quand j'étais présent, et que la malade insistait particulièrement pour que je m'assurasse bien du fait.

« J'engageai la mère à rechercher si, dans ses vêtements ou ailleurs, sa fille ne cachait pas de la poudre de mine de plomb ou de toute autre espèce de charbon. Inutilement.

« Enfin, toujours seul de mon opinion, je proposai à mes confrères l'expérience très-simple que voici :

« Sous prétexte d'essayer de la guérir de son incommodité, après avoir détergé la figure avec le plus grand soin, nous appliquâmes, un soir, une couche de collodion. Le lendemain matin, nous trouvâmes le charbon au-dessus et non au-dessous de cette couche. Il devint évident pour nous, les confrères en convinrent naturellement alors, que la matière noire ne provenait pas de la peau ; qu'elle n'était pas sécrétée, pas produite par l'économie, *mais appliquée extérieurement*. Comment ? Le *modus procedendi* pouvait nous être indifférent.

« Nous engageâmes les parents à voyager avec leur fille, et à la conduire aux bains de mer. Depuis, il n'a plus été question de taches noires à la figure. »

Au congrès d'ophthalmologie d'Heidelberg, le docteur De Graefe (1) a cité l'observation d'une dame anglaise du plus haut rang, dont la coloration des paupières a été, de sa part, l'objet des investigations les plus scrupuleuses : « mise au bain, les paupières préalablement nettoyées, elle les avait en sortant du plus beau noir, bien qu'on n'eût laissé à sa portée aucune substance susceptible de favoriser un semblable stratagème. La matière recueillie et analysée se trouva être du charbon pur. Comment se l'était-elle procuré et appliqué ? la solution du problème est encore à trouver, mais la simulation était de toute évidence. »

De la relation des faits qui précèdent, il résulte donc bien évidemment que la simulation de la chromidrose est un fait indéniable, mais je ne pense pas que l'on soit autorisé à

---

(1) De Graefe, *Annales d'oculistique*, t. LII, p. 113.

considérer toutes les observations qui ont été publiées non-seulement par M. Le Roy de Méricourt (1), mais par plusieurs autres médecins, et entre autres par MM. Ange Duval (2), Macker (3), Magnin et Cabasse (4), Warlomont (5), etc., comme des exemples de simulation.

Le plus souvent la coloration anormale siége à la paupière inférieure, et, lorsqu'elle ne s'étend pas au delà, elle donne à la physionomie une expression qui n'a rien de désagréable ; mais souvent la chromidrose ne reste pas ainsi confinée, elle s'étend aux paupières supérieures, envahit même la face, le cou, et, lorsqu'elle a acquis un tel développement, on ne saurait accuser les jeunes filles, qui en sont atteintes, de l'avoir provoquée artificiellement dans un but de coquetterie. On a même cité des cas dans lesquels la coloration anormale avait envahi la peau de l'abdomen (Poirier) (6), la paume des mains (Veillard) (7). M. Gubler (8), le professeur Bærensprung (9), ont vu la peau du scrotum se colorer en bleu foncé, et tout récemment le docteur Ferrand (10) a rapporté un nouveau fait de chromidrose, siégeant à la région inguinale et au niveau du pubis. La coloration que présentent les parties atteintes est loin d'être toujours la même ; elle varie du bleu foncé au noir ; un médecin belge, le docteur De

(1) Le Roy de Méricourt, *Mémoire sur la chromidrose* (*Bulletin de l'Académie de médecine*, 3 août 1858, t. XXIII, p. 1141, et *Annales d'oculistique*, 1863, tome L, p. 5).

(2) A. Duval, *Gazette hebdomadaire*, 4 juin 1851.

(3) Macker, *Nouveau cas de chromidrose* (*Gaz. médicale de Strasbourg*, 26 novembre 1858).

(4) Cabasse, *Gazette médicale de l'Algérie*, 25 janvier 1863.

(5) Warlomont, *Bulletin de l'Académie royale de médecine de Belgique*, octobre 1854.

(6) Poirier, *Sur un nouveau cas de chromidrose ventrale* (*Annales et Bulletin de la Société de médecine de Gand*, 1864, p. 236).

(7) Veillard, *Communication à la Société médicale des hôpitaux.*

(8) Gubler, *Bulletin de la Société médicale des hôpitaux*, t. IV, p. 137.

(9) Bærensprung, *Die Hautkrankheiten.* Erlangen, 1859, p. 45.

(10) A. Ferrand, *Union médicale*, 14 septembre 1869.

Moerloose (1) a même rapporté l'observation d'un cas de chromidrose jaune qui avait envahi toute la face.

Les diverses substances noires ou bleuâtres employées comme cosmétiques, le sulfure de plomb, le noir de fumée, l'indigo, le koheuïl ou pyrhommée, le réseau d'azur (talc et indigo) ont été accusées d'avoir servi à déterminer ces colorations artificielles (2), et M. Dechambre (3) a démontré, par des expériences faites sur lui-même, qu'il était possible d'accumuler sous les cils de la paupière supérieure, une réserve de matière colorante qu'un clignement énergique peut ensuite

Fig. 6. — Matière colorante de la chromidrose.

déposer sur la paupière inférieure. Mais des recherches faites par M. Ch. Robin (4) et par M. Ordoñez (5) il résulte que la matière colorante que l'on recueille chez les individus atteints de chromidrose, a une composition chimique et des caractères microscopiques spéciaux. M. Ch. Robin y a constaté la présence de fer et de carbone, et l'examen microscopique fait reconnaître que cette substance, qui tache le linge en noir, existe sous forme de lamelles noirâtres irrégulières ressemblant à des fragments brisés d'une couche très-mince de gélatine (*fig.* 6). M. Robin a voulu la rapprocher de la matière colorante bleue qui se rencontre parfois dans les

(1) De Moerloose, *Observation d'un cas de chromidrose jaune* (*Annales d'oculistique*, t. LII, p. 205, 1864).

(2) Behier, *Rapport sur la chromidrose lu à la Société médicale des hôpitaux* (*Gaz. hebd.*, 1861, p. 454).

(3) Dechambre, *Gazette hebdomadaire*, 1861, p. 460.

(4) Ch. Robin, *Examen microscopique et chimique des substances colorantes pouvant servir à simuler la chromocrinie* (*Annales d'oculistique*, t. L, p. 267, 1863).

(5) Ordoñez, *Note sur la matière noire de la chromidrose ou sueur bleue* (*Annales d'oculistique*, t. L, p. 291, 1863).

urines, et que M. Braconnot a désignée sous le nom de cya-
nourine, tandis que M. Ordoñez pense qu'elle doit être rapprochée de l'hématosine, et, pour ce regretté observateur,
la chromidrose ne serait qu'une sueur de sang, qu'une espèce d'hématidrose incomplète. En présence de semblables
observations, il me paraît bien difficile d'accepter l'opinion
de A. Rothmund (1), d'après laquelle la chromidrose des
paupières ne serait qu'une séborrhée devenue accidentellement colorée par suite de l'apport de substances colorantes
venant de l'extérieur.

M. Auzias-Turenne (2) a émis sur ce point une opinion
bien hasardée; d'après lui, la matière colorante que l'on observe sur les paupières n'est pas autre chose que du pigment
choroïdien normal qui se serait déplacé. Je crois qu'il est
inutile de discuter de semblables hypothèses.

La nature toute particulière de la matière colorante suffirait bien pour faire admettre la réalité de la maladie ; mais
il est encore un fait qui a été maintes fois constaté et qui ne
peut laisser le moindre doute sur l'existence réelle de cette
formation anormale de matière colorante : c'est sa reproduction assez rapide après le lavage de la région affectée et l'a-
blation complète de la matière qui y était déposée. Que l'on
soumette le malade à une observation un peu prolongée ou
qu'on applique sur la région malade un bandage, un masque
pour empêcher que la personne suspecte de simulation puisse
appliquer de nouveau une substance colorante quelconque,
ainsi que l'ont conseillé et exécuté MM. H. Larrey (3) et Cabasse, et on aura toujours dans cette manière de procéder un
moyen de diagnostic différentiel infaillible. Malheureuse-

(1) A. Rothmund, *Klinische Monatsblœtter für Augenheilkunde*. 1866,
p. 103.

(2) Auzias-Turenne, *Gazette des hôpitaux*, 6 juin 1861.

(3) H. Larrey, *Observation de chromidrose* (*Bulletin de l'Académie de
médecine*, 13 août 1861, t. XXVI, p. 1079).

ment, une expérience semblable ne réussit pas chez une malade que M. Le Roy de Méricourt avait amenée de Brest pour convaincre la Société médicale des hôpitaux, mais des observateurs éminents, MM. Hardy, H. Larrey en particulier, ont pu vérifier l'exactitude des faits avancés par le savant rédacteur des *Archives de médecine navale*, et nous ne saurions récuser des témoignages aussi compétents.

Outre la production de la matière colorante, M. Le Roy de Méricourt a encore signalé, chez les personnes atteintes de cette maladie, une sensibilité exagérée de la peau des paupières, un développement anormal des veines sous-cutanées dans cette région, et une fatigue rapide de la vision ; enfin M. Dauvé (1) a constaté, chez un lieutenant de vaisseau dont M. de Rochas a rapporté, en 1864, l'observation dans la *Gazette des hôpitaux*, une hypérémie choroïdo-rétinienne.

Quelles que soient la valeur et la fréquence de ces phénomènes, il est bien certain qu'on ne saurait les rencontrer chez des simulateurs.

De tous les faits qui précèdent, je crois pouvoir conclure que l'existence de la chromidrose ne saurait plus être contestée aujourd'hui. C'est une maladie rare, qui n'est pas spéciale à la femme, comme l'avait d'abord pensé M. Le Roy de Méricourt, — car MM. Ange Duval, et de Rochas en particulier, en ont observé des exemples incontestables chez des hommes — dont l'étiologie est mal connue, mais qui, chez la femme, paraît avoir certains liens avec les troubles de la menstruation, et qui semble, par sa nature, pouvoir être rapprochée des hématidroses. Par conséquent, lorsque vous vous trouverez en face d'un cas semblable, vous ne devrez pas en nier la réalité, mais vous serez autorisés, à cause précisément de sa rareté, à le considérer tout d'abord comme

______

(1) Dauvé, *Examen ophthalmoscopique d'un malade atteint de chromidrose palpébrale* (*Annales d'oculistique*, t. XLIII, p. 236, 1865).

suspect, à recourir aux moyens de diagnostic différentiel que je vous ai déjà indiqués et qui vous permettront de distinguer la chromidrose réelle de la chromidrose simulée.

Il est des individus chez lesquels la *transpiration cutanée* exhale une odeur extrêmement *fétide ;* cette fâcheuse incommodité, qui s'observe principalement chez les personnes à cheveux rouges, constitue un motif d'exemption du service militaire. Ceux qui veulent la simuler se frottent les aisselles et les pieds avec de l'huile animale de Dippel, du cambouis, de l'assa fœtida, des résidus de vieux fromage, du poisson pourri, etc. Pour dévoiler la supercherie, il suffirait, après un lavage énergique, de faire exécuter à l'individu suspect un exercice un peu violent ; s'il y avait fraude, l'odeur fétide ne reparaîtrait pas. En outre, quand l'affection est réelle, la peau des pieds, principalement entre les orteils, est comme macérée, tandis que, chez le simulateur, elle reste sèche et conserve son aspect naturel.

La production artificielle et volontaire d'*ulcères* plus ou moins étendus est certainement un des genres de fraude les plus anciens. Du temps d'Ambroise Paré, ces simulations étaient fréquentes, en particulier chez les mendiants qui, souvent, se bornaient à appliquer une peau de grenouille ou un morceau de rate sur la peau pour *imiter* un ulcère ; Pigray, dans son *Épitomé de chirurgie*, a relaté une simulation analogue. Des fraudes aussi grossières, cela va sans dire, ne sont plus tentées aujourd'hui et les simulateurs *provoquent* ou au moins *entretiennent* de réels ulcères. Les substances irritantes qui ont été et qui sont encore employées dans le but de provoquer ou d'entretenir ces pertes de substance, sont fort nombreuses. Je dois vous signaler tout d'abord la clématite (*clematis vitalba*) qui a même reçu le nom d'*herbe aux gueux* à cause de l'usage qu'en faisaient souvent les mendiants : **Lorry** (1) a tout spécialement indiqué les effets que cette

(1) **Lorry**, *Tractatus de morbis cutaneis*, in-4, p. 556. Paris, 1777.

plante est susceptible de déterminer. Un certain nombre d'autres espèces de la famille des renonculacées, douées aussi de propriétés irritantes, ont été employées dans le même but ; telles sont : la renoncule âcre, la renoncule scélérate, l'anémone pulsatille.

La famille des euphorbiacées renferme des plantes à sucs irritants qui peuvent produire des résultats analogues : l'*euphorbia lathyris* en particulier a été et est encore employée. On se sert aussi souvent de l'écorce de Garou (*daphne gnidium*). Parmi les substances végétales douées de propriétés irritantes et susceptibles de déterminer des inflammations locales vives, je puis vous citer encore les racines de bryone, les semences de ricin, l'*arum maculatum*, le *sedum acre*, le *chelidonium majus*, le *juniperus sabina* (sabine), la gratiole.

Outre les matières tirées du règne végétal, on a encore employé, pour provoquer les ulcères, des substances chimiques plus ou moins caustiques, des acides, l'acide nitrique en particulier, des alcalis et principalement la chaux, etc. Pour entretenir ou aggraver même des ulcères déjà produits, les substances irritantes les plus variées ont aussi été mises en usage : les cendres de tabac, l'eau de savon, l'urine, l'eau-de-vie, le sel marin, l'acétate de cuivre, etc. ; l'application d'un vésicatoire sur la surface en voie de réparation produirait le même effet. M. Toulmouche (1) a ainsi apporté l'observation d'un conscrit qui, pour se faire exempter du service militaire, s'était appliqué sur le pli du jarret droit une substance vésicante et avait entretenu la suppuration de l'ulcération superficielle qu'elle avait déterminée. Les simulateurs, s'ils sont mis dans l'impossibilité de se servir de semblables substances, peuvent encore s'opposer à leur guérison, entretenir l'ulcère dont ils sont atteints, au moyen d'irritations

(1) Toulmouche, *Nouvelle étude médico-légale sur les difficultés d'appréciation de certaines blessures* (*Annales d'hygiène et de médecine légale*, 2ᵉ série, t. XXIII, p. 134).

toutes mécaniques, de piqûres, de frottements, de compression exagérée de la partie malade.

Ces simulations sont encore assez fréquentes parmi les militaires. Dans un travail sur les camps d'instruction en Italie, le docteur Felice Baroffio (1) a rapporté les faits suivants:

« Vers la fin de juin, au camp de San Maurizio, il se présenta à l'infirmerie divisionnaire, dit-il, plusieurs individus portant des ulcères aux pieds, aux jambes, aux avant-bras, qu'ils attribuaient à des chocs ou à des brûlures. Ces causes paraissant peu plausibles tant à cause de la forme, de l'aspect de ces ulcères que de leur fréquence et de leur ressemblance, on surveilla avec soin ces malades, et on finit par découvrir et même *par leur faire avouer* qu'ils avaient été provoqués par l'application d'*euphorbia lathyris* et de renoncule âcre. »

L'aspect seul de la perte de substance peut dans un grand nombre de cas nous permettre de dévoiler la fraude ; lorsque l'ulcération a été provoquée ou entretenue artificiellement, on constate tout autour d'elle un cercle rouge inflammatoire bien nettement limité, tandis que les bords calleux d'un ancien ulcère présentent une coloration violacée qui se fond peu à peu avec la peau saine; son fond est d'un rouge intense, les bourgeons y sont saignants au moindre contact, et les substances irritantes qui ont produit ces effets peuvent même avoir déterminé des phlyctènes autour de la partie ulcérée.

En outre, les causes qui, généralement, occasionnent la production de ces ulcères, ne seront point retrouvées; on ne constatera ni varices, ni accidents scrofuleux ou scorbutiques ; l'individu aura conservé une bonne carnation, de l'embonpoint, et le membre qui sera le siége de l'ulcération ne présentera pas d'atrophie notable, ainsi que cela s'observe au contraire dans les cas d'ulcères invétérés. Enfin, chez le

(1) Felice Baroffio, *I. Campi d'Istruzioni in Italia nel anno*. 1865. Firenze, 1866, p. 21.

simulateur, la maladie résistera aux traitements les plus rationnels, s'aggravera même d'une façon brusque, inattendue, et l'on sera alors plus qu'autorisé à tenir l'individu pour suspect.

Dans des cas semblables, le séjour prolongé au lit et une surveillance attentive ne sont pas toujours des moyens suffisants pour empêcher le simulateur de s'opposer à sa guérison ; il faut alors appliquer sur le membre malade un bandage solidement fixé au moyen d'un grand nombre d'épingles ou même avec de la cire à cacheter, de façon à être bien sûr que l'individu ne pourra pas le déplacer sans qu'on s'en aperçoive. Percy a même conseillé « d'appliquer un bandage roulé sur les doloirs duquel on ferait des lignes correspondantes avec de l'encre, afin d'opposer un obstacle aux manœuvres de ces fourbes qui se décèleraient sûrement, parce qu'en ôtant leur bandage, il leur serait impossible de remettre les traits vis-à-vis les uns des autres. »

Vers la fin de l'année dernière, j'ai eu dans mon service un artilleur qui présentait vers la partie moyenne de la jambe droite, au niveau de la crête du tibia, une petite plaie consécutive à un coup de pied de cheval et qui depuis un an n'avait pu arriver à cicatrisation. Cet homme accusait des douleurs extrêmement vives dans toute l'étendue de la jambe, refusait d'appuyer le pied à terre et ne marchait qu'avec deux béquilles. La petite ulcération, toute surperficielle, me semblait bien innocente de ces atroces douleurs. En outre, l'état général était excellent, et si l'individu avait réellement souffert depuis un an, il en aurait été autrement. Je ne lui cachai pas mon opinion sur son compte ; je me chargeai moi-même des pansements et le menaçai d'une punition sévère s'il déplaçait jamais le bandage fixé du reste au moyen de nombreuses épingles. Quinze jours plus tard, la plaie était cicatrisée, les douleurs avaient disparu, cet homme marchait sans béquilles et demandait sa sortie.

Lorsque, malgré l'application d'un bandage bien solide, bien fixé, la guérison tarde à s'effectuer et qu'il est permis de supposer que par des frottements, des chocs, l'individu s'oppose à la cicatrisation de l'ulcère, il faut avoir recours à un appareil de fracture pour immobiliser le membre ; la boîte de Baudens, dans des cas semblables, peut rendre les plus grands services pour fixer solidement le membre et mettre l'individu dans l'impossibilité d'entraver sa guérison.

Plus d'une fois des simulateurs ont été les propres victimes de leurs tentatives de fraude. Percy et Laurent, le baron D. J. Larrey, et, après eux, Beck et Hutchinson, ont rapporté plusieurs observations de pourriture d'hôpital qui s'était développée sur des ulcères artificiellement et volontairement provoqués.

Certains individus ne craignent pas de s'introduire sous la peau des corps étrangers, des épingles, des crins, des petits morceaux de bois pour déterminer des inflammations plus ou moins vives du tissu cellulaire sous-cutané, *des phlegmons*. Lorsque les accidents inflammatoires se sont développés, il est bien difficile de retrouver les petites plaies cutanées, les petites ouvertures par lesquelles ont été introduits les corps étrangers, et il est impossible de reconnaître la provocation.

Il y a trois ans environ, j'ai eu l'occasion d'observer un cas de ce genre : l'individu, un condamné militaire s'était introduit une éclisse de bois sous la peau du dos du pied ; il survint une inflammation excessivement vive qui s'étendit jusqu'à la partie moyenne de la jambe ; je fus obligé de faire plusieurs incisions pour donner issue au pus, et je trouvai au milieu de la suppuration le corps étranger qui avait déterminé ce vaste phlegmon.

Dans sa thèse, M. Henri Bernard rapporte un fait à peu près semblable : il s'agit d'un militaire condamné à mort qui s'était introduit sous la peau de la cuisse plusieurs petits morceaux de bois à l'aide d'une aiguille qui servait à frayer un passage à ces corps étrangers, et détermina de la sorte un phlegmon très-étendu. Il fallut pratiquer de nombreuses incisions qui donnèrent issue à une quantité de pus considérable au milieu duquel on retrouva les morceaux de bois que le malade avait lui-même introduits.

Dans d'autres circonstances, les choses ne se sont pas passées aussi heureusement pour les simulateurs : Hutchinson (1) a rappelé l'observation d'un individu qui s'était introduit un morceau de cuivre dans le mollet et chez lequel survinrent des accidents tellement graves qu'il fut obligé de pratiquer l'amputation de la jambe; un fait semblable (2) a encore été observé en 1832 à Portsmouth, sur un marin qui, pour se rendre impropre au service, après s'être fait une incision à la peau de la jambe, avait introduit dans la plaie une pièce de monnaie en cuivre.

(1) Hutchinson, *Practical observations on surgery*, p. 143.
(2) *Annual Register for* 1810, pt. II, p. 185.

HUITIÈME LEÇON

DES MALADIES SIMULÉES DE L'APPAREIL DE L'OUIE.

Simulation de la surdité. — Un cas de surdité suspecte étant donné, résoudre les questions suivantes : 1° Existe-t-il une lésion organique appréciable? Moyens d'exploration et manière de procéder. — 2° La lésion constatée est-elle suffisante pour expliquer la surdité alléguée? — 3° La lésion
constatée a-t-elle été ou non provoquée? — De l'otorrhée imitée ou provoquée. — De l'introduction volontaire de corps étrangers dans le conduit
auditif; dangers de ces manœuvres. — 4° En l'absence de lésion organique
locale appréciable, l'individu attribue-t-il sa surdité à des causes plausibles? — 5° Lorsque les doutes subsistent, quels sont les moyens qui peuvent nous permettre de reconnaître si la surdité est ou non réelle? — Physionomie particulière du sourd réel et du simulateur. — Exagération
évidente de ce dernier. — Des moyens de surprise. — Des questions captieuses. — De l'emploi des anesthésiques. — *De la dissimulation de la surdité, de l'otorrhée. Simulation de la surdi-mutité.* — Faits principaux
sur lesquels on doit se baser pour dévoiler la fraude.

MESSIEURS,

Toutes les maladies de l'appareil de l'ouïe, qu'elles s'accompagnent ou non d'une lésion organique appréciable, se
traduisent par une même lésion fonctionnelle, c'est-à-dire
par la perte ou la diminution de l'ouïe, en d'autres termes,
par une surdité plus ou moins prononcée qui, suivant son
degré, prend le nom de *cophose*, de *paracousie*, de *dysécée*.
Cette infirmité est aujourd'hui encore une de celles qui sont
le plus souvent simulées. On s'explique du reste très-aisément cette préférence : une semblable fraude n'exige que de
l'inertie, de la ténacité, et, pour un certain nombre d'individus, ce rôle n'est pas difficile à soutenir.

Un cas de surdité suspecte étant donné, nous avons à ré

soudre les questions suivantes : 1° existe-t-il une lésion organique appréciable de l'appareil de l'ouïe? 2° Une lésion ayant été constatée, est-elle suffisante pour expliquer la surdité alléguée? 3° La lésion constatée a-t-elle été provoquée ou est-elle accidentelle? 4° S'il n'existe pas de lésions appréciables, l'individu attribue-t-il sa surdité à des causes plausibles? 5° Si les doutes subsistent après l'examen local et l'interrogatoire, quels sont les moyens qui peuvent nous permettre de reconnaître si la surdité est ou non réelle?

1° *Existe-t-il une lésion organique appréciable?* Toute lésion, quelle qu'en soit la nature, qui met obstacle à la pénétration de l'air et par conséquent des vibrations sonores par le conduit auditif externe jusqu'à la membrane du tympan, est une cause de surdité. Ces lésions peuvent exister aux environs des conduits auditifs, dans l'épaisseur de leurs parois ou dans l'intérieur de ces conduits eux-mêmes. Parmi les lésions extérieures au conduit et qui peuvent en rétrécir et même en oblitérer l'orifice externe, je vous citerai des tumeurs développées sur le pavillon, dans la région parotidienne ou dans l'articulation temporo-maxillaire ; celles qui se rencontrent dans l'épaisseur des parois sont des inflammations chroniques de la muqueuse du conduit et quelquefois aussi des brûlures profondes, une gangrène avec perte de substance, comblée par une cicatrice qui déforme et rétrécit inévitablement le conduit. Dans le même groupe, doivent encore être rangés les polypes qui se développent assez souvent dans le conduit auditif externe, et les exostoses qui se rencontrent dans sa portion osseuse : toutes ces lésions peuvent amener un rétrécissement et même une oblitération complète.

Les substances qui peuvent obturer plus ou moins complétement la lumière du conduit auditif, peuvent s'être formées *in situ* dans l'oreille même comme du cérumen desséché, du sang en caillots, du pus concrété, ou bien provenir du dehors.

Les corps étrangers venant de l'extérieur sont très-variés; ce sont des matières végétales ou minérales comme des noyaux de fruits, des boulettes de papier, de mie de pain, d'argile, des grains de plomb, des morceaux de mine de crayon, des pois, des haricots, des épis de graminées, etc., ou bien des corps animés comme des perce-oreilles, des poux, des puces, des punaises, des mouches, etc.

Les affections de la membrane tympanique sont nombreuses et entraînent toutes des altérations notables de l'ouïe; l'inflammation, surtout lorsqu'elle passe à l'état chronique, la myringite chronique, ayant pour résultat d'amener des changements considérables dans la structure du tympan (opacité, épaississement, dégénérescences calcaire, cartilagineuse, ulcération plus ou moins étendue), est la plus grave de toutes.

Les perforations, soit traumatiques, soit pathologiques et consécutives alors, le plus souvent, à l'accumulation prolongée de pus dans la caisse, sont encore des causes fréquentes de diminution plus ou moins prononcée de l'ouïe.

On a beaucoup parlé de la tension anormale et du relâchement du tympan, états particuliers, dans la production desquels on a voulu faire jouer un trop grand rôle au muscle tenseur, au muscle interne du marteau; la tension, et par conséquent la convexité anormales se produisent lorsqu'il y a accumulation de pus, ou d'un liquide quelconque dans la caisse; le relâchement, et par suite la concavité exagérée surviennent lorsqu'à la suite d'une oblitération complète de la trompe, l'air contenu dans la caisse a été peu à peu résorbé.

Les maladies de la trompe d'Eustache présentent beaucoup d'analogie avec celles du conduit auditif, tant au point de vue de leur nature, que des résultats qu'elles ont sur l'audition. Les amygdales hypertrophiées sont une cause fréquente d'oblitération du pavillon de la trompe, les tumeurs du voile du palais et des piliers, les polypes naso-pharyngiens peuvent aussi amener un semblable résultat, et s'opposer à la pénétration de l'air.

Les inflammations chroniques de la trompe, avec obstruction par le pus ou les mucosités, les rétrécissements de ce conduit, qui résultent souvent de lésions syphilitiques, sont les maladies qui méritent surtout d'être signalées dans cette rapide énumération.

Les lésions de l'apophyse mastoïde (carie, tubercules, etc.) méritent encore une mention spéciale, parce qu'elles donnent naissance à une quantité plus ou moins considérable de pus, qui souvent se fait jour dans la caisse du tympan. Parmi les maladies de cette cavité, je vous indiquerai seulement l'inflammation aiguë de la muqueuse qui la tapisse, son inflammation chronique ou catarrhe de l'oreille moyenne, qui se traduit ordinairement par l'accumulation de pus et de mucosités ; parfois aussi on y rencontre des amas de matières crayeuses, calcaires, et enfin l'inflammation chronique de la caisse du tympan peut déterminer des lésions variables des osselets (ankylose, ramollissement) ou des altérations des membranes qui recouvrent les fenêtres ronde et ovale.

Quant aux lésions fort mal connues, que peut présenter l'oreille interne, elles échappent complétement à nos investigations ; nous possédons seulement quelques moyens d'apprécier le degré de sensibilité du nerf auditif ; mais, au point de vue spécial qui nous occupe, la constatation de ce phénomène subjectif est sans valeur, aucune confiance ne pouvant être accordée aux résultats fournis par le malade.

Pour aller à la recherche des nombreuses lésions de l'oreille externe et de l'oreille moyenne que je viens sommairement de vous rappeler, les procédés, les instruments d'investigation ne nous manquent pas. Pour explorer le conduit auditif externe, on se sert, vous le savez, de spéculums ; ceux de Kramer (1), d'Itard (2) ou spéculums bi-valves, sont aujourd'hui à peu près abandonnés ; celui qui semble apte à fournir les meilleurs résultats est connu sous le nom de spéculum de Politzer (*fig.* 7), il emprunte à l'instrument de Wilde les ouvertures rondes, et à celui de Toynbee (3) (cylindre ovale avec dilatation infundibuliforme de l'extrémité externe) la forme de l'entonnoir. — Politzer les fait fabriquer en caoutchouc vulcanisé, De Tröltsh (4) les fait faire en argent : ce qui me semble préférable. Pour éclairer le conduit auditif et le tympan, lorsque les rayons solaires ne sont pas suffisants, on peut concentrer d'une manière quelconque

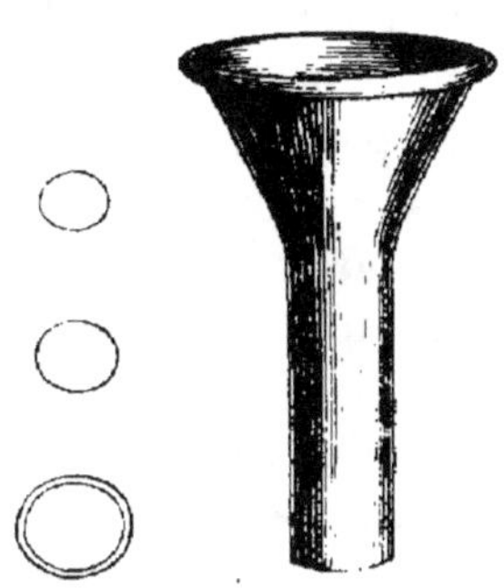

Fig. 7. — Spéculum de Politzer.

des rayons provenant d'une lumière artificielle ; un simple miroir concave d'ophthalmoscope peut suffire. Ménière (5) a conseillé, lorsqu'on ne possède pas autre chose, d'utiliser dans ce but une simple cuiller d'argent : les miroirs que préconise De Tröltsh ne doivent pas avoir moins de huit à neuf centimètres de diamètre et leur distance focale doit être de quatorze à seize centimètres ; les plus convenables, selon lui, sont des miroirs en verre étamé avec une feuille d'argent dont le centre est perforé ou privé de l'étamage.

---

(1) Kramer, *Traité des maladies de l'oreille*, traduit par Ménière. Paris, 1848, pages 87-88.

(2) Itard, *Traité des maladies de l'oreille et de l'audition*, 2e édition. Paris, 1842, p. 104.

(3) Toynbee, *The diseases of the ear, their nature, diagnosis and treatment.* London, 1860.

(4) De Tröltsh, *Maladies de l'oreille*, traduit par Sengel. Paris, 1868, p. 17.

(5) Ménière, *Mémoire sur l'exploration du conduit auditif* (*Gazette médicale.* Paris, 1841, p. 529).

D'autres médecins spécialistes, Wilde (1), Bonnafont (2), Triquet (3), ont imaginé divers instruments appelés *otoscopes*, qui, tous construits d'après le même principe, sont composés d'un système de miroirs et de lentilles et qui ne me paraissent pas absolument indispensables au praticien.

A l'état normal, la membrane du tympan est légèrement transparente d'un gris perle, cette teinte est uniforme, et en bas et en avant se trouve un petit espace triangulaire, appelé *cône* ou *triangle lumineux* qui reflète la lumière d'une manière toute particulière. On devra donc tout d'abord chercher à constater si l'aspect général, la teinte du tympan, n'ont pas subi de modifications. Le manche du marteau qui est fixé à cette membrane doit se dessiner sous forme d'une ligne jaune rougeâtre située à peu près à égale distance entre le bord interne et le bord externe de la membrane, s'étendant jusque vers le centre en se dirigeant de haut en bas et légèrement d'avant en arrière.

La petite apophyse du marteau proémine sous forme d'un point rond et blanchâtre tout près de la paroi supérieure du conduit auditif externe. Plus la membrane du tympan est concave et plus aussi le manche du marteau est dirigé en dedans vers la cavité tympanique, plus la saillie de l'apophyse courte est considérable. Pour juger du degré d'inclinaison de la membrane, il faut avoir égard à sa grandeur : elle apparaît d'autant plus grande que son inclinaison est moindre. Enfin vous devrez rechercher avec soin s'il n'existe pas des vaisseaux en particulier le long du manche du marteau. Outre les altérations de structure, le degré d'inclinaison et de concavité ou de convexité anormales, le spéculum permettra souvent de constater s'il existe une perfo-

(1) **Wilde,** *Practical observations on aural surgery and the nature and treatment of diseases of the Ear.* London, 1859.

(2) Bonnafont, *Traité théorique et pratique des maladies de l'oreille,* p. 45.

(3) Triquet, *Traité pratique des maladies de l'oreille.* 1857, p. 69.

ration, une perte de substance plus ou moins étendue. En retirant l'instrument, on examinera la peau du conduit auditif et on jugera de la nature et de la quantité du cérumen.

Pour explorer l'état du tympan, les stylets sont d'un emploi dangereux ; bien des fois ils ont servi à produire ou au moins à aggraver des lésions de cette membrane, et je ne saurais trop vous conseiller de ne jamais les mettre en usage.

Pour explorer la trompe d'Eustache, la science dans ces dernières années s'est enrichie de plusieurs modes d'investigation ; à l'aide de miroirs convenablement disposés, vous savez qu'on peut éclairer assez bien la face postérieure du voile du palais, l'extrémité des cornets, le pavillon de la trompe, la voûte du pharynx, et cette méthode, qui porte le nom de rhinoscopie (1) ou mieux de naso-pharyngoscopie, pourra vous rendre de réels services. Pendant longtemps, pour s'assurer de la perméabilité de la trompe, on n'employa pas d'autre procédé que le cathétérisme qui n'est pas toujours d'une exécution facile ; aujourd'hui on a recours à un procédé beaucoup plus simple dû à un médecin auriste de Vienne, à Politzer : il consiste, dit De Tröltsh (2), à condenser l'air dans la cavité naso-pharyngienne en l'insufflant par l'extérieur pendant que le malade fait des mouvements de déglutition. On introduit dans les fosses nasales, à une profondeur de 1 à 2 centimètres, l'extrémité recourbée d'une sonde, on ferme alors hermétiquement la cavité nasale en comprimant avec les doigts les ailes du nez au-dessous du tuyau, l'on adapte à l'autre extrémité de la sonde une poire en caoutchouc pleine d'air, et on insuffle cet air avec force au moment où le malade, qui a préalablement introduit dans sa bouche une gorgée de liquide, opère un mouvement de déglutition.

(1) Semeleder, *Die Rhinoscopie und ihr Werth für die ärztliche Praxis.* Leipzig, 1862.

(2) De Tröitsch, *loc. cit.*, p. 66 ; et *Archiv für Ohrenheilkunde*, t. 1, s. 28-3.

Un médecin anglais, le docteur Brunton (1), vient d'apporter une modification à ce procédé qui permet au malade lui-même de pratiquer l'insufflation ; il adapte à l'extrémité de la sonde un tube en caoutchouc assez long pour descendre jusqu'à terre où il est réuni à une poire pleine d'air ; pour pratiquer l'insufflation, le malade presse cette poire avec le pied en même temps qu'il opère le mouvement de déglutition. Pour ma part, je vois plutôt là une complication qu'une simplification, et je ne crois pas cette manière de faire appelée à se généraliser.

Au moment de l'insufflation, si la membrane muqueuse de la trompe est sèche et si le conduit est libre, l'air arrive dans la caisse en produisant un petit sifflement lointain, et si la caisse du tympan est exempte d'épanchement, la membrane tympanique est refoulée en dehors en faisant entendre un petit claquement. Lorsqu'au contraire la trompe est obstruée par des mucosités, le passage de l'air y détermine un gargouillement plus ou moins prononcé, et, quand il y a oblitération d'un point quelconque de la trompe, il ne se produit absolument aucun bruit pendant l'insufflation. Lorsque la trompe a laissé passer une certaine quantité d'air, il reste sur le tympan un signe flagrant de sa perméabilité : cette membrane, ayant été repoussée en dehors avec plus ou moins de force par la colonne d'air insufflée, présente alors une certaine hypérémie, les vaisseaux, surtout ceux qui entourent le manche du marteau, restent injectés pendant quelque temps.

Pour constater l'état de la caisse et du tympan, on a ordinairement recours au procédé dit de l'expiration forcée dont celui de Politzer n'est, du reste, qu'une modification. Ce procédé, excellent chez des malades qui n'ont pas d'intérêt à nous tromper, ne saurait suffire lorsque nous sommes en

____

(1) Brunton, *The lancet*, juin 1869.

présence d'un individu suspect, car il est possible de retenir l'air par la contraction de la glotte et de ne se livrer qu'en apparence à une expiration forcée.

Lorsque des mucosités sont accumulées dans la caisse, l'arrivée de l'air y détermine un gargouillement tout spécial, et s'il existe une perforation du tympan, un sifflement caractéristique décèle cette lésion; pour percevoir ces bruits, il suffit d'appliquer sa propre oreille sur celle du patient, ou, ce qui vaut encore mieux, de faire communiquer l'une avec l'autre à l'aide d'un tube en caoutchouc.

2° *La lésion constatée est-elle suffisante pour expliquer la surdité alléguée?*

Dans les maladies du conduit auditif qui se bornent toutes à produire un rétrécissement ou une oblitération plus ou moins complets, il va sans dire que la surdité sera proportionnée au degré du rétrécissement, et la cause de l'obstruction pouvant subir des modifications notables en peu de temps, on pourra observer des augmentations ou des diminutions brusques de la surdité : c'est ce qui arrive en particulier lorsque le conduit est obstrué, soit par des corps étrangers venus du dehors susceptibles de se déplacer, ou par des accumulations de cérumen, de pus, etc. Une oblitération complète et permanente des conduits auditifs peut seule déterminer une surdité absolue.

Quant aux lésions du tympan, toutes celles qui sont le fait d'une inflammation chronique et qui ont plus ou moins altéré sa structure, en portant directement atteinte à la fonction de cet organe, en s'opposant à la transmission par vibration des ondes sonores, entraînent toujours une surdité assez prononcée. Les perforations, pourvu qu'elles ne soient pas trop étendues, pourvu surtout qu'elles n'aient pas déterminé de solution de continuité dans la chaîne des osselets, ont sur l'audition des conséquences beaucoup moins graves que l'épaississement, la dégénérescence calcaire ou cartilagineuse de la membrane tympanique. Quand la continuité de la chaîne des osselets est interrompue, et surtout lorsque l'étrier n'a plus des rapports normaux avec la fenêtre ovale, l'altération de l'ouïe est bien plus prononcée. Ce sont là des lésions qui se produisent assez souvent dans le catarrhe de la caisse, et qui expliquent bien mieux que son obstruction par des mucosités, les surdités graves dont cette affection peut être la conséquence.

Quant aux maladies de la trompe, comme pour celles du conduit auditif, la gravité de la surdité qu'elles déterminent est aussi liée étroitement au degré de rétrécissement de son calibre; son oblitération absolue et irrémédiable est une cause de cophose complète.

3° *La lésion constatée a-t-elle été ou non provoquée?*

L'inflammation chronique du conduit externe, l'otorrhée est la lésion que les simulateurs allèguent le plus souvent, pour expliquer la surdité dont ils se prétendent atteints.

Les uns se bornent à imiter l'écoulement purulent, à l'aide de miel ou de suc d'herbes ou bien mieux de vieux fromage. Je croyais ce genre de fraude complétement passé de mode, lorsqu'il y a environ deux ans, j'eus l'occasion d'extraire ainsi de l'oreille d'un jeune soldat breton, une certaine quantité de fromage, que les moisissures de la partie superficielle me permirent facilement de reconnaître. Dans des cas semblables, un examen local un peu attentif suffit pour découvrir immédiatement la supercherie. D'autres, et ce sont les plus nombreux, provoquent de réels écoulements purulents, au moyen d'injections irritantes (1) ou par l'introduction de substances de même nature, dans le conduit auditif. Percy a rapporté ainsi que quelques jeunes gens s'étaient servi, dans ce but, de charpie roulée dans la poudre de cantharides ou couverte d'emplâtre épispastique.

(1) Anschütz, *De morbis simulatis præsertim in militibus obviis.* Wirceburgi, 1834, p. 87.

La peau du conduit auditif présente, à la suite de ces manœuvres, les traces d'une inflammation vive, aiguë et récente ; dans l'otorrhée ancienne, les phénomènes inflammatoires ne présentent pas la même intensité, et en présence d'un cas suspect, si l'examen de l'état local ne suffisait pas pour lever tous les doutes, une séquestration de quelques jours, pendant lesquels l'individu serait mis dans l'impossibilité d'entretenir son mal, vous permettrait non-seulement de découvrir la fraude, mais encore d'obtenir la guérison du faux malade.

Il est encore des simulateurs, qui croient beaucoup mieux prouver la réalité de leur surdité, en *s'introduisant dans l'oreille des corps étrangers*, qui obstruent plus ou moins complétement le conduit auditif : pois, fèves, moelle de jonc, graines de céréales, cailloux, etc. L'année dernière, j'ai retiré de l'oreille d'un jeune soldat, qui venait d'être incorporé dans un régiment de dragons, un grain d'avoine tout entier, qui, *d'après cet individu,* aurait pénétré dans le conduit auditif sans qu'il s'en aperçût.

Parfois l'introduction volontaire de ces corps étrangers entraîne des accidents graves, et les simulateurs deviennent ainsi les propres victimes de leur supercherie. Bégin (1) a observé une perforation du tympan, et une suppuration de la caisse déterminée par la présence d'un grain d'orge dans l'oreille, et, dans un autre cas que je vais vous rapporter brièvement, le corps étranger détermina des accidents mortels.

« II. D....., servant au 1er régiment d'artillerie, faisait partie de la réserve de la classe de 1851, lorsqu'il fut, contre son attente, appelé à l'activité le 2 mars 1854. Arrivé au corps, II..... réclama aussitôt sa libération, prétextant une surdité complète, qu'il faisait remonter à l'âge de quatre ans ;

(1) Bégin, *Dict. de méd. et de chir. pratiques.* Paris, 1835, t. XIV, art. RÉFORME, p. 176.

mais, avant de donner suite à sa demande, on jugea convenable d'envoyer préalablement ce militaire à l'hôpital du Val-de-Grâce, pour y être observé par M. Champouillon, dans le service duquel il entra le 18 mars. Ce jeune homme offre, dans son maintien et dans sa physionomie, un certain embarras, qui est pour nous le signe habituel de quelque tentative de simulation. Un examen minutieux de l'appareil auditif ne tarda point à changer en réalité ce qui n'était qu'un soupçon, en faisant découvrir un corps dur au fond de l'oreille droite. H..., surpris de se voir aussitôt démasqué, avoue qu'il n'a jamais été sourd de l'oreille gauche ; mais que, quelqu'un lui ayant conseillé de s'introduire un petit caillou dans le conduit auriculaire droit pour en fermer l'entrée, il avait suivi ce conseil, et exécuté cette opération dans l'espoir de se faire exempter du service.

« Il est certain, que ce procédé simplifie et facilite singulièrement le rôle de sourd. H..., d'un caractère pusillanime, redoutant quelque punition disciplinaire, paraissait fort inquiet des conséquences de son action. Bien que M. Champouillon s'efforçât de calmer cet homme tourmenté par la crainte d'être traduit devant un conseil de guerre, l'excitation alla croissant chaque jour, au point de donner lieu à un véritable mouvement fébrile.

« Sur ces entrefaites, le 27 mars, M. le professeur H. Larrey procéda à l'extraction du corps étranger, qui était un petit silex de forme lenticulaire. La membrane du tympan était largement perforée, un stylet, introduit dans le conduit auditif, allait heurter le rocher. Dès le lendemain, la moitié droite de la face était paralysée, et, quelques jours plus tard, le malade succomba à une méningite aiguë (1). »

4° En l'absence de lésion organique locale appréciable, l'individu attribue-t-il sa surdité à des causes plausibles?

(1) A. Bernard, *Gazette des hôpitaux*, 27 juillet 1854, p. 353.

Tous les auteurs de traités de maladies des oreilles consacrent encore un chapitre à l'étude de la surdité proprement dite, ou surdité nerveuse, c'est-à-dire existant sans lésion anatomique apparente. Dans les autopsies, on constate souvent des lésions variées de l'oreille interne, des membranes qui en revêtent les diverses portions ou du liquide labyrinthique ; ces lésions ne peuvent manquer d'altérer gravement l'audition, et là se trouve certainement l'explication d'un certain nombre de surdités nerveuses. Ces surdités, dont le nombre est destiné à aller en diminuant, sont très-souvent héréditaires ; vous devrez donc, dans un cas suspect, rechercher avec soin cette influence. L'action prolongée du froid sur le crâne paraît aussi avoir plus d'une fois déterminé la surdité ; De Tröltsh (1) insiste spécialement sur ce fait. Enfin je vous rappellerai la surdité produite par l'usage prolongé du sulfate de quinine à haute dose, comme exemple de surdité sans lésion au moins apparente.

Il est un certain nombre de maladies, qui sont susceptibles d'amener une surdité plus ou moins complète, par suite des altérations qu'elles peuvent déterminer dans les nerfs acoustiques eux-mêmes. Les affections du cerveau et en particulier l'hémorrhagie, l'encéphalite, l'hydrocéphale peuvent avoir une action directe sur les nerfs auditifs ; dans quelques maladies qui s'accompagnent souvent d'accidents cérébraux, dans la fièvre typhoïde par exemple, la surdité souvent due à des lésions de l'oreille externe ou moyenne (2) peut survenir sans qu'il en existe d'appréciables. On a encore indiqué comme cause de surdité, des migraines persistantes, qui ne sont bien probablement qu'une des manifestations d'une lésion cérébrale plus ou moins grave.

Des traumatismes plus ou moins graves, des chutes, des

(1) De Tröltsh, *loc. cit.*, p. 138.
(2) Passavant, *Gazette médicale*, 1851, p. 11. Ext. de *Zeitschrift für rationelle Medizin*, t. VIII.

coups sur la tête, pouvant entraîner des lésions cérébrales variées, sont par ce fait même susceptibles d'être suivis de surdité.

M. Bonnafont (1) a eu l'occasion de traiter deux sous-officiers devenus complétement sourds, l'un par suite d'un éclat de rocher lancé par l'explosion d'une mine, le second par suite d'une commotion violente imprimée à toute la tête, par l'explosion d'une bombe à un mètre de distance. Moi-même, j'ai observé un cuirassier qui, à la suite d'une chute de cheval sur la tête, présenta un écoulement de sang abondant par les deux oreilles, et un coma assez profond qui se prolongea pendant plusieurs heures ; on put craindre une fracture du rocher, mais cet homme se rétablit, conservant pour toute infirmité une surdité absolue.

5° Lorsque les doutes subsistent après l'examen local, et l'interrogatoire du malade suspect, comment pouvons-nous reconnaître si la surdité est ou non réelle ?

Dans un grand nombre de cas, nous trouvons dans l'examen attentif de la physionomie un moyen précieux de nous mettre sur la voie de la vérité. Généralement, le faux sourd se prétend atteint de surdité complète, absolue, des deux oreilles, et il rompt toute relation avec le monde extérieur, ce qui simplifie singulièrement son rôle. Le simulateur a un air sombre, stupide ; à la caserne, à l'hôpital, il s'isole, il vit à l'écart, de peur de se compromettre ; lorsqu'on l'interroge, il reste immobile, les yeux baissés, sans oser regarder son interlocuteur : au lieu de se priver d'un sens, il se prive de deux. Le sourd réel, au contraire, cherche à deviner, sur les lèvres, les paroles qu'il ne peut entendre ; lorsqu'on s'adresse à lui, il incline la tête en avant, sa bouche est entr'ouverte et il y a quelque chose de tout caractéristique dans l'attention interrogative qu'il prête toujours à son interlocuteur. En outre, les

(1) Bonnafont, *Traité théorique et pratique des maladies de l'oreille*, p. 543.

individus atteints de surdité, quelque intense que soit leur infirmité, entendent toujours quelques bruits, quelques sons
soit forts, soit même faibles, soit graves, soit aigus, ils ne
présentent pas comme les simulateurs une surdité *absolue*.

Il n'est pas de pire sourd, dit-on, que ceux qui ne veulent
pas entendre, et ce qui se répète si souvent au figuré peut parfaitement s'appliquer sans métaphore aux simulateurs de surdité. C'est précisément par cette exagération évidente que le
simulateur compromet la réussite de sa fraude, c'est en voulant trop prouver qu'il ne prouve rien. Enfin le sourd réel
qui n'entend pas ses propres paroles, qui est privé du moyen
de contrôle que possèdent ceux dont l'ouïe est intacte, parle
toujours ou trop haut ou trop bas, tandis que, le plus souvent, le faux sourd parle très-bas ; il est très-peu communicatif et ne parle, passez-moi le mot, que du bout des lèvres.

Il n'est certainement pas de maladie simulée dans laquelle
les moyens de surprise soient plus souvent employés, et dans
laquelle ils rendent plus de services. Ces moyens sont
variés à l'infini ; je me bornerai à vous indiquer brièvement
ceux auxquels on a recours ordinairement avec succès. Un
des plus simples et des meilleurs tout à la fois consiste à
adresser la parole d'abord à très-haute voix au sourd suspect,
et à diminuer au bout de quelques instants progressivement
l'intensité de la voix. Souvent le simulateur se laisse prendre à ce piége grossier en apparence et continue à répondre
même lorsque la voix s'est abaissée jusqu'à son ton normal.
Plusieurs fois pour mon propre compte, j'ai eu recours avec
succès à ce petit stratagème. Casper (1) conseille un moyen
analogue qui consiste tout simplement à baisser la voix subitement et au moment voulu ; il rapporte deux faits dans
lesquels cette ruse réussit à merveille.

Dans le premier cas, il dit, en entrant dans la chambre où

(1) Casper, *Traité pratique de médecine légale*, t. I, p. 250.

se trouvait la femme suspecte de simulation : « Mon Dieu, il y a donc ici de la vermine, » et il ajouta vite et très-bas : « Vous avez un pou sur votre manche droite. Aussitôt « la dame » tourna la tête et regarda vivement son bras droit en faisant un mouvement de dégoût. Dans l'autre cas, il s'agissait d'une femme accusée d'avoir blessé grièvement sa voisine, à laquelle Casper commença par crier à l'oreille : « Vous êtes accusée d'avoir blessé gravement la femme X.... « Elle répondit : « Ce n'est pas vrai. » Puis il continua à crier : « Mais la femme X... ne le dirait pas, si ce n'était pas vrai, » et continua vite et très-bas « car elle n'est pas menteuse. » L'accusée poussait le désir de la vengeance tellement loin qu'elle sacrifia sa simulation au plaisir de répondre : « Si, elle est une menteuse. »

Il est quelques moyens de surprise fort en vogue autrefois, qui aujourd'hui sont parfaitement connus des simulateurs, et qui échouent assez généralement lorsqu'on y a recours, précisément parce que les faux malades s'attendent à être soumis à ces épreuves et qu'ils se tiennent sur leurs gardes. Les pièces de monnaie jetées derrière les simulateurs, les coups de pistolet tirés très-près de leur oreille sont des procédés qui ont pu servir à dévoiler la supercherie, mais que, pour ma part, je ne vous recommande pas beaucoup ; le plus souvent les fourbes ne se laissent pas prendre à des piéges aussi grossiers.

On a encore conseillé de faire cacher un individu sous le lit du faux malade et de faire gratter légèrement la paillasse pendant son sommeil ; mais lorsque l'individu se réveille après ce bruit, on n'est pas autorisé à en conclure qu'il l'a entendu, il peut y avoir eu, dans ce cas, aussi bien impression tactile qu'impression auditive.

Meyserey (1) parvint à découvrir la fraude en séquestrant le sourd suspect, en le mettant seul dans une chambre et en

____

(1) Meyserey, *Médecine d'armée*, 1751, t. I, p. 105.

le faisant attaquer la nuit par de prétendus voleurs : le fourbe, aussitôt qu'il entendit ces individus parler de leur projet, se mit en mesure de se défendre.

Un moyen encore bien simple et qui m'a procuré quelque succès est le suivant : en s'adressant à l'entourage, on accuse le simulateur d'un crime, d'un délit quelconque, ou bien encore on annonce qu'étant édifié sur son compte, on est décidé à le livrer à la sévérité de la justice militaire. Il faut que l'homme ait une grande volonté, un grand empire sur lui-même, pour pouvoir dissimuler son émotion, et, le plus souvent, il laisse échapper quelques larmes. Percy et Laurent ont rapporté en particulier un fait où ce subterfuge fut couronné d'un plein succès : un faux sourd voit, sans s'y attendre, entrer, dans la salle où il était détenu, un gendarme qui vient l'arrêter comme étant prévenu de meurtre et de vol, il proteste incontinent de son innocence et se met à pleurer.

Dans des cas semblables, le vaguemestre a été plus d'une fois, dans les hôpitaux, l'auteur involontaire de la découverte de la fraude. En entrant dans les salles, il nomme les hommes pour lesquels il possède des lettres, et il est arrivé que le fourbe, oubliant son rôle un instant, ait répondu à l'appel.

Il faut savoir mettre à profit toutes les circonstances, le moindre incident pouvant, dans certains cas, permettre de dévoiler la fraude. Il y a environ deux ans, j'avais, dans mon service, un jeune soldat breton qui simulait la surdité de la façon la plus maladroite ; j'étais convaincu de la fraude, mais cependant il m'avait été impossible de le prendre en défaut, lorsqu'un matin, j'aperçus sous son traversin une ceinture de cuir qui lui servait de bourse. Immédiatement mon plan fut arrêté. Je passai devant son lit sans chercher à obtenir quelques paroles et je lui prescrivis un bain. Après la visite on le conduisit à la salle de bains et, pendant qu'il était dans la baignoire, je fis disparaître la ceinture. Quelques minutes après, mon Breton sortait du bain et, avant même de revêtir sa chemise, cherchait des yeux la précieuse ceinture. Comme il mettait peu de hâte à s'habiller, l'infirmier lui dit de se presser un peu. Il restait toujours immobile ; alors l'infirmier lui demanda s'il avait perdu quelque chose, de grosses larmes coulèrent et, l'amour de l'argent l'emportant sur toute autre considération, il répondit : « Ma ceinture. — Que contenait-elle ? lui demanda-t-on. — Vingt francs, » répondit-il. On lui fit reprendre ses vêtements et, au moment où il allait rentrer dans la salle, je laissai tomber la ceinture. Immédiatement, il se retourna pour la ramasser.

Je ne voudrais pas multiplier de semblables faits ; qu'il me suffise de vous dire que chacun doit, en pareille occurrence, savoir s'inspirer des circonstances et mettre à profit les détails en apparence les plus insignifiants dans chaque cas particulier.

Les moyens les plus grossiers, les plus naïfs même, ont pu parfois suffire pour découvrir la fraude ; ainsi Belloc (1) raconte le fait suivant. Un faux sourd fut pris en défaut par sa distraction ; un militaire rusé lui demanda : « Depuis quand êtes-vous sourd ? » et il répondit : « Depuis deux ans. »

Il m'est arrivé une fois de demander à un militaire qui venait d'entrer dans mon service pour surdité suspecte, sans que j'en aie été prévenu : « Qu'avez-vous ? » et l'individu s'empressa de me répondre : « Je suis sourd. »

Fodéré (2) par un subterfuge aussi grossier parvint encore à démasquer la fourberie ; il se borna à dire à demi-voix à l'individu suspect de simulation : « Tu ne me persuaderas jamais que tu es sourd, mais si tu me dis la vérité, je te ferai obtenir ton congé. » Le fourbe lui répondit de suite au grand étonnement d'un chacun : « Eh bien non, je ne suis pas sourd. »

(1) Belloc, *Cours de médecine légale théorique et pratique*, p. 252.
(2) Fodéré, *Traité d'hyg. pub. et méd. lég.*, t. II, p. 475.

Enfin Fallot (1) rapporte qu'il a eu plusieurs fois recours à un stratagème qui lui a procuré de rapides succès, « il faisait semblant d'accorder à l'individu la réforme et appostait, à la sortie de l'hôpital, un aflidé qui félicitait le sourd sur la réussite de sa fraude. Fier de son succès et exempt de défiance, celui-ci faisait l'aveu de l'imposture. » Aujourd'hui l'autorité militaire ne nous permettrait pas, et avec raison, de jouer une pareille comédie.

Dans cette simulation de la surdité, où la volonté et l'attention sont continuellement en activité, les agents susceptibles de suspendre ces facultés, c'est-à-dire les anesthésiques, pourraient, vous le comprenez, nous rendre les plus grands services ; mais vous vous rappelez ce que je vous ai dit de leur emploi en général, je n'ai pas à y revenir. Plusieurs médecins, moins timorés que moi, M. Bouisson (2) (de Montpellier) en particulier, ont conseillé d'y avoir recours et M. Sonrier, médecin principal, a adressé en 1868, au conseil de santé, la relation d'un fait dans lequel le chloroforme permit de dévoiler la fraude alors que tous les autres moyens avaient échoué.

Au conseil de révision, lorsqu'un conscrit allègue la surdité et que l'examen des organes auditifs ne permet pas de trancher la question, on doit recourir à l'enquête, à la notoriété publique, et, pour que l'exemption puisse être prononcée, l'individu doit fournir un certificat, attestant la réalité de sa maladie, signé par les pères de trois conscrits ayant pris part au même tirage dans le même canton, et légalisé par le maire de la commune à laquelle le conscrit appartient.

Certains individus, les remplaçants en particulier, cherchent quelquefois à *dissimuler* un écoulement purulent de

(1) Fallot, *Mémorial de l'expert*, p. 229.
(2) Bouisson, *Gazette médicale*, 1847, p. 666.

E. BOISSEAU, Mal. simul.   16

l'oreille, une otorrhée, au moyen d'injections, de lavages répétés peu de temps avant la visite du médecin. Ces individus
peuvent ainsi faire disparaître momentanément toute trace
d'un écoulement purulent du conduit auditif mais si on
examine avec soin ce canal, on trouve la peau qui le revêt,
comme macérée, blanchâtre, plus ou moins épaissie ; le tympan lui-même peut présenter des altérations, et enfin si on
séquestre pendant quelques heures ceux qui paraissent suspects, on constate, au bout d'un temps assez court, la reproduction d'une quantité très-appréciable de pus.

D'autres fois c'est une *surdité* plus ou moins prononcée
que l'on tente de *dissimuler;* vous devrez alors rechercher
s'il n'existe pas de lésion pouvant entraîner une altération
plus ou moins grave de l'ouïe, et, pour constater l'état de la
trompe et de la caisse du tympan en particulier, le procédé
d'insufflation de l'air par l'expiration forcée, ou le procédé
de Politzer ne pourraient pas dans ce cas être utilisés avec
fruit : le malade ne se prêtant que de fort mauvaise grâce
à la manœuvre. Pour vous édifier, il faut de toute nécessité recourir au cathétérisme de la trompe. Je vous ai déjà
parlé de la physionomie toute spéciale du sourd réel, et
vous devrez, en adressant à voix peu élevée des questions à
l'individu qui dissimule, observer avec le plus grand soin
la manière dont il écoute et dont il répond ; vous ne manquerez pas de trouver dans cet examen des éléments précieux de diagnostic.

Il est des simulateurs qui, espérant ainsi mieux parvenir
à leur but, ajoutent à la surdité le mutisme, et se prétendent
atteints depuis un temps variable de *surdi-mutité.* Percy,
dans l'article : *Simulation* du *Dictionnaire en* 60 *volumes,* a
écrit cette phrase reproduite bien des fois par les auteurs de
médecine légale : *Tout muet qui tire la langue et la meut,
s'il n'est pas né sourd, est un imposteur.*

Il y a là une exagération incontestable, car il est aujourd'hui parfaitement démontré que la mutité n'est pas seulement la conséquence d'une surdité congéniale, mais peut encore être le résultat d'une surdité accidentelle survenue pendant les premières années de la vie. Lorsque la surdi-mutité est congéniale, elle s'accompagne toujours d'un affaiblissement intellectuel très-marqué, tandis que, lorsqu'elle survient plus tard, l'intelligence ne présente jamais les mêmes altérations.

L'influence directe de l'hérédité sur la production de la surdi-mutité n'est rien moins que prouvée : tous, ou presque tous les sourds-muets naissent de parents parlants ; les enfants issus de parents affectés de surdité-mutité sont fort rarement, au contraire, atteints de cette infirmité. M. Menière, le premier, a signalé le rôle que jouent les mariages consanguins dans la production de la surdi-mutité, et tous les travaux récents sur les fàcheuses influences de la consanguinité sont venus confirmer l'opinion émise par l'ancien médecin en chef des sourds-muets (1).

Les sourds-muets qui ne parlent pas, bien que les organes de la phonation soient chez eux intacts, ne sont muets que parce qu'ils sont sourds, que parce qu'ils sont privés, comme l'a dit De Gérando (2), de ce régulateur que l'ouïe donne à la parole articulée, que parce qu'ils ignorent les sons qu'ils produisent. Les individus atteints de cette infirmité écrivent comme ils voient, tandis que l'individu qui simule, généralement peu instruit, écrit comme il entend, orthographie comme le peuple parle ; c'est en se basant en particulier sur ce fait que l'abbé Sicard parvint à dévoiler la supercherie chez Victor Travanait, qui, pendant quatre ans, avait résisté

(1) Kramer, *Traité des maladies de l'oreille*. Paris, 1848. Notes de M. Menière, page 469.

(2) De Gérando, *de l'Éducation des sourds-muets de naissance*. Paris, 1829, t. II, page 339.

à toutes les épreuves faites en France, en Allemagne, en Suisse, en Espagne, en Italie. Il prétendait voyager à la recherche de son père, mais, en réalité, il n'avait quitté la France que pour se soustraire au service militaire. Cet homme écrivait comme il entendait, il était si ignorant qu'il partageait les mots et que souvent il liait les prépositions aux mots. Voici un spécimen de ses écrits :

Je jur de vandieux, — *ma mer et né en Nautriche* — *quhonduit* (conduit), — *essepoire* (espoir) — *torre* (tort) — *jai tai présent* (j'étais présent), — *jean porte en core les marque* (j'en porte encore les marques) — *pin* (pain).

L'habile instituteur des sourds-muets fait remarquer en particulier que la lettre *q* dans *conduit* est mise à la place du *c*, ce qui prouve que celui qui met l'une à la place de l'autre a entendu et qu'il a appris que le son de ces deux consonnes gutturales, est le même. Cet homme prétendait en outre avoir été instruit par signes ; mis en communication avec de véritables sourds-muets, il n'en comprit aucun et ne put s'en faire comprendre.

Il finit du reste par céder, prit un livre et lut à haute voix. Ce fait a été rapporté tout au long dans les journaux de l'époque (1).

On trouve dans le livre de Marc, sur *la folie au point de vue médico-judiciaire*, une observation analogue à la précédente (2) : il s'agit d'un faux sourd-muet, Sylvain Barrot qui, en 1838, traduit à la cour d'assises du Rhône comme prévenu de meurtre, fut acquitté bien que son infirmité fût simulée.

---

(1) *Lettre de l'instituteur des sourds-muets de naissance à M. le rédacteur du Journal du soir, Journal du soir*, 1807, nᵒˢ 3162 et 3163, et *Moniteur*, 1806, nᵒ 137.

(2) Marc, Obs. 73 : Accusation d'assassinat portée contre un sourd-muet; acquittement ; simulation non reconnue par le jury (*de la Folie*, etc., t. I, p. 469).

L'abbé Plassan, directeur de l'Institut des sourds-muets à Lyon, démontra la fraude en se basant sur les signes suivants : tout d'abord l'individu lui parut suspect, parce qu'il refusa de répondre aux questions qu'on lui adressait par signes ; en outre, il faisait, en écrivant, une infinité de fautes d'orthographe, de ces fautes grossières que font les *entendants* et *parlants* peu instruits. Il écrivait les mots comme on les prononce, tandis que les réels sourds-muets, dont l'instruction n'a été qu'ébauchée, pèchent fréquemment contre les préceptes de la syntaxe, mais ne font pas des fautes d'orthographe proprement dite. Enfin l'abbé Plassan signale encore ces deux particularités : en parcourant des yeux les questions qui lui étaient faites par écrit, l'accusé remuait naturellement les lèvres comme une personne qui articule des syllabes, qui les épèle dans sa bouche, ce qui ne se remarque pas chez les sourds-muets ; et, pendant l'interrogatoire des témoins, le réquisitoire, la défense, il ne regardait pas les interlocuteurs, tenait les yeux baissés, tandis qu'en un cas pareil, un sourd-muet aurait été tout yeux, aucun geste, aucun mouvement des physionomies n'aurait échappé à ses regards avides et inquiets.

Si les sourds-muets n'entendent pas les sons aériens, les vibrations sonores de l'air, ils perçoivent au moins les vibrations solidiennes ; si la sensation auditive fait défaut, la sensation tactile dans ce cas-là supplée ; ainsi, lorsque, dans une chambre, on vient à laisser tomber un corps dur quelconque sur le plancher, ou à frapper du pied, le sourd-muet a conscience du bruit et se tourne de suite du côté où il s'est produit. Dans un cas de surdi-mutité simulée, ce fait seul suffit à Casper pour découvrir la fraude : « A..., repris de justice, comparaissait devant le tribunal ; après avoir répondu aux premières questions, il cessa subitement de répondre, faisant entendre par des gestes et par écrit qu'il venait de devenir subitement sourd-muet et que cela lui était déjà arrivé il y a

quelques années (!). Au milieu de la conversation que Casper
lia avec lui par écrit, à un certain moment, un aide frappa
derrière lui le plancher avec un bâton, il ne se tourna pas,
ce qui fit découvrir son mensonge. Cet homme recouvra la
parole après deux jours de diète (1). »

Il n'est pas toujours aussi facile de découvrir la fraude, et,
dans plusieurs cas, des hommes expérimentés ont pu être
victimes de la supercherie. L'abbé de l'Épée lui-même fut
trompé par un simulateur fort habile qui se faisait passer
pour le fils du comte Solar. En 1857, le professeur Maschka (2)
a observé un cas fort douteux : un vagabond, soupçonné de
simulation de surdi-mutité, ne sentait pas les bruits qu'on
faisait derrière lui, et un instituteur de sourds-muets déclarait que les gestes de cet individu n'avaient aucun rapport avec ceux des sourds-muets. Néanmoins Maschka n'ayant
pu obtenir de lui un seul son articulé ni en le réveillant subitement ni en l'endormant par le chloroforme, le déclara
non simulant. Casper, qui rapporte ce fait, ajoute en terminant : « Qui des deux avait raison ? Pour ma part, après
les dernières épreuves négatives tentées par le professeur
Maschka, je suis porté à me ranger à son opinion. »

Dans un cas rapporté par M. Morel (3), une ivresse accidentelle permit de dévoiler la supercherie. Ce médecin eut
l'occasion d'observer à l'asile de Marseille un individu qui
simulait un accès de manie furieuse, mais qui bientôt fit les
aveux les plus complets. Ce vagabond, après avoir passé deux
ans dans un établissement où il avait appris la mimique par-
lante, s'était mis à parcourir la France en se faisant passer
pour un soldat français prisonnier d'Abd-el-Kader, et qui
avait eu la langue coupée. Il avait acquis une si merveilleuse

(1) Casper, *Médecine légale*, t. I, p. 251.
(2) *Prager. Vierteljahrschrift*, 1857, III, p. 111.
(3 Morel (de Saint-Yon), *Archives générales de médecine*. 1854, 5ᵉ série,
t. III, p. 132.

aptitude à replier sa langue jusque dans l'arrière-gorge que l'on n'apercevait plus qu'une espèce de tronçon rudimentaire de l'organe prétendu coupé. Un jour qu'il était en état complet d'ivresse, il fut facile de constater que sa langue était intacte. A Marseille, il ne regrettait qu'une chose, c'est *de s'être oublié* un jour au point de s'enivrer et d'avoir ainsi perdu l'action de sa volonté sur les mouvements de sa langue. — Si le simulateur ne se laisse pas surprendre à parler pendant la veille, pendant son sommeil au moins, en rêvant, quelques paroles pourront lui échapper et la fraude se trouvera ainsi dévoilée.

La ténacité que les simulateurs de surdi-mutité sont capables de déployer est parfois couronnée d'un succès complet ; le fait suivant rapporté par le Dr Morère dans la *Gazette des Hôpitaux* de 1858 vous prouvera que nous ne saurions trop nous tenir sur nos gardes pour ne pas être induits en erreur :

« Le sieur S..., marchand ambulant, d'une intelligence médiocre, mais d'un caractère froid et résolu, redoutait beaucoup l'état militaire. Quelques mois avant le tirage au sort, étant alors à Marseille, il se mit à simuler une maladie des oreilles avec surdité complète. Il fit appeler un médecin, et dans la déclaration de ce praticien (qui a été lue publiquement par M. le Préfet au conseil de révision), il est dit qu'à la suite d'une otite double, il est survenu une surdité avec paralysie de la langue.

« Soixante jours avant le tirage au sort, alors que S... était rentré chez ses parents, je fus mandé, dit le docteur Morère, pour lui donner des soins. Après un examen attentif, je me retirai avec cette conviction que le jeune homme simulait. Appelé plus tard devant le conseil de révision pour donner mon opinion et m'expliquer relativement aux faits dont j'avais été le témoin, ma conclusion fut celle-ci : je ne connais pas d'exemple d'une surdi-mutité complète à la suite de la maladie qu'on signale. Lorsque l'otite passe à l'état chronique et qu'il y a otorrhée, on observe quelquefois une surdité plus ou moins prononcée, mais je ne sache pas qu'il y ait jamais eu paralysie de la langue. D'ailleurs, la paralysie de la langue n'entraînerait que la perte de la parole, tandis qu'il y a plus encore, la voix fait défaut.

« En admettant que la maladie dont il s'agit eût amené la perte de la parole par suite de la paralysie de la langue, elle n'aurait pas produit par cela même l'aphonie ; car, pour que la voix fût perdue, il faudrait admettre une paralysie des muscles intrinsèques du larynx, ou bien de l'ouverture de la trachée-artère ou du larynx au-dessous de la glotte. En effet, au-dessus de cet organe, la parole seulement ferait défaut. Mon avis est donc qu'il y a simulation.

« Déclaré propre au service militaire, S... fut incorporé dans le 11me régiment d'infanterie de ligne, en garnison à Bordeaux. Pendant onze mois, il fut soumis à toutes les épreuves imaginables, et cela chaque jour, à toute heure, à toute minute. Grâce à une persistance et à un courage peu communs, il parvint à vaincre tout obstacle, à supporter toutes les expériences, à mettre en défaut la vigilance la mieux entendue. Dans la nuit, afin de ne point parler au milieu de ses rêves, il plaçait sur sa langue un morceau de cuir, qu'il enfonçait jusqu'à l'arrière-bouche. C'était, ainsi qu'il l'a dit lui-même, pour *que l'esprit ne vînt point trahir la matière.*

« Ce qui a pu induire les médecins en erreur, et leur faire supposer une paralysie de la langue, c'est que cet organe se maintenait dans un état complet d'immobilité.

« S.... mastiquait et avalait ses aliments sans remuer la langue. Cet organe, projeté au dehors, en haut ou latéralement, était immobile, et on ne le faisait rentrer dans la cavité buccale qu'à l'aide des doigts. En présence de ces faits, l'autorité militaire prononça la réforme, et S... fut renvoyé dans ses foyers avec un congé définitif.

« Craignant que ce ne fût une nouvelle ruse imaginée par

ses chefs, il continua à jouer le même rôle pendant quelques jours. Enfin, bien convaincu de la sincérité de sa libération, il parle ou plutôt il veut parler, mais, chose bizarre ! non-seulement il ne peut pas articuler un seul mot, mais sa langue se refuse encore à tout mouvement. On commença généralement à croire à une punition divine, mais un liniment ammoniacal employé en frictions, sur les régions latérales du cou, et quelques autres soins appropriés, amenèrent au bout de huit jours une guérison complète. Aujourd'hui, S..... parle aussi distinctement que par le passé (1). »

Aucun détail n'est fourni sur les épreuves variées auxquelles cet individu fut soumis à l'hôpital militaire, mais je crois que, si l'on avait eu recours aux divers moyens que je vous ai précédemment signalés, on aurait pu ne pas s'en laisser imposer par cet habile simulateur.

Outre les éléments de diagnostic différentiel que vous ne manquerez pas de trouver dans l'étiologie, l'ancienneté, l'origine de l'infirmité, vous aurez à tenir compte surtout de l'écriture du prétendu sourd-muet, de l'expression de sa physionomie lorsqu'il lit, lorsqu'on parle près de lui, lorsqu'on fait vibrer un corps solide quelconque, etc.

Enfin une observation longue et attentive, aussi bien pendant le sommeil que pendant la veille, ne saurait manquer de lever tous les doutes.

(1) *Gazette des hôpitaux*, 29 avril 1858. Observation par le docteur Morère de Montléon-Magnoac (Hautes-Pyrénées).

NEUVIÈME LEÇON

DES MALADIES SIMULÉES DE L'APPAREIL DE LA VISION.

Simulation de la paralysie de la paupière supérieure, du blépharospasme, du nystagmus, du strabisme, de la diplopie.

De la blépharite ; — De la conjonctivite ; — De la kératite ; — De la cataracte, provoquées.

De l'héméralopie simulée : valeur des symptômes objectifs, taches conjonctivales, lésions rétiniennes. — Manière de procéder pour découvrir la fraude.

De la myopie. — Fréquence des tentatives de simulation. — Insuffisance de l'épreuve au moyen des verres concaves. — Signes fournis par l'éclairage direct et l'examen ophthalmoscopique. — Emploi de l'atropine pour paralyser l'accommodation. — Optomètres de Bourjot Saint-Hilaire, de Ruete, de Perrin. — Des moyens de surprise. — De la dissimulation de la myopie. — Simulation de la presbytie.

De l'amblyopie et de l'amaurose — Des troubles purement fonctionnels pouvant prêter à la confusion : hypermétropie, asthénopie, astigmatisme : manière de les constater, leur importance. — Des lésions profondes de l'œil comme causes d'amblyopie ou d'amaurose : leur gravité suivant leur nature et leur siége. — Des amauroses cérébrales, réflexes et toxiques.

De la simulation de l'amaurose des deux yeux, de l'amaurose unilatérale. — De l'emploi des préparations belladonées pour provoquer une mydriase artificielle. — Des moyens de constater la fraude : emploi de la lumière, de la fève de Calabar, du stéréoscope, des prismes. — Procédés de De Græfe, De Fles, de De Welz, etc. — Des moyens de surprise.

Messieurs,

Les maladies des organes qui composent l'appareil de la vision offrent un vaste champ à la simulation. Fonction éminemment plus complexe que l'ouïe, la vision est susceptible d'altérations excessivement variées, et les tentatives de fraude peuvent porter sur un nombre assez considérable de ces troubles fonctionnels. Avant de vous parler des maladies du globe oculaire lui-même qui sont susceptibles d'être simulées, je dois vous dire quelques mots des lésions des annexes qui peuvent aussi être imitées ou provoquées. Je n'aurai à vous parler que des maladies des paupières et des muscles moteurs du globe oculaire, car je ne pense pas que la simulation des maladies de la glande et des voies lacrymales ait jamais été tentée.

Le *prolapsus de la paupière supérieure* ou *blépharoptose* a été plusieurs fois simulé. Certains individus, pour imiter cette lésion, ont maintenu au moyen d'un bandage, d'un appareil approprié, leur paupière supérieure abaissée pendant un temps plus ou moins long ; cette immobilité prolongée a pu déterminer parfois une flaccidité anormale dans les tissus qui composent la paupière, un peu d'œdème et amener même une certaine paresse dans l'action musculaire du releveur de la paupière supérieure. Dans des cas semblables, pour dévoiler la fraude, il suffit d'engager l'individu suspect à regarder un objet placé à une certaine hauteur, en même temps que le globe oculaire est porté en haut, il y a fatalement un mouvement d'élévation de la paupière supérieure : les deux filets du nerf moteur oculaire commun qui innervent le muscle droit supérieur et le releveur de la paupière supérieure étant les deux rameaux d'une seule branche, il y a entre ces deux muscles une synergie d'action qui s'accomplit indépendamment de la volonté de l'individu. La paupière ne reste abaissée dans ces cas de blépharoptose simulée que par suite de la contraction permanente des fibres de l'orbiculaire, ainsi qu'on peut s'en assurer en essayant de relever cette paupière ; en soumettant le malade suspect à une observation longue et attentive, on ne pourrait manquer de constater au bout d'un certain temps un relâchement notable dans la contraction de l'orbiculaire et une élévation, involontaire pour ainsi dire, de la paupière supérieure. Il est dit dans plusieurs livres classiques de médecine légale, et en particulier dans celui d'Orfila (1), que l'on possède des exemples d'individus qui se sont coupé ou à qui on a coupé le *nerf sourcilier* dans le but de déterminer la *paralysie de la paupière supérieure.* Vous savez tous, aussi bien que moi, que le nerf sus-orbitaire provient de la branche ophthalmique de Willis, qui est essentiellement sensitive, et que le muscle releveur de la paupière est innervé par une branche du moteur oculaire commun ; le fait rapporté par Orfila est donc complétement erroné.

Ce qui vous surprendra peut-être encore davantage, c'est que l'origine de cette erreur se trouve dans l'excellent article : *Simulation* de Percy et Laurent que je vous ai déjà tant de fois cité. Voici textuellement l'observation rapportée par ces deux auteurs :

« Un jeune homme se présente à la visite, ayant la pau-
« pière gauche paralysée et constamment abaissée ; on la re-
« levait avec le doigt, et, aussitôt qu'elle était abandonnée à
« elle-même, elle retombait et couvrait l'œil. On aperçut une
« légère cicatrice au sourcil ; le jeune homme soutenait que
« cette infirmité avait été causée par une chute qu'il avait
« faite sur cette partie en glissant sur la glace. Nous soup-
« çonnâmes et nous annonçâmes que la cicatrice pourrait
« bien être le résultat d'une incision avec l'instrument tran-
« chant, porté à dessein sur le nerf sourcilier, qui distri-
« bue des rameaux aux muscles releveurs de la paupière. A
« ces mots, le sujet perdit contenance, pâlit, et pensa se
« trouver mal. On exigea qu'il dît la vérité, et il avoua
« qu'ayant un peu étudié l'anatomie, il s'était avisé de ce
« moyen pour se donner une infirmité capable de le faire
« réformer. On eut beau le presser, et même le menacer pour
« qu'il confessât que c'était un chirurgien qui lui avait fait

____

(1) Orfila, *Traité de médecine légale.* 3ᵉ édition, 1836, t. LI, p. 417.

« cette opération, il soutint que non, et il nous montra l'au-
« tre sourcil, sur lequel il y avait aussi une cicatrice prove-
« nant d'une incision qu'il y avait d'abord faite sans succès,
« ce qui l'avait déterminé, après avoir bien reconnu le
« passage du nerf sur une tête de squelette, à en tenter la
« section de l'autre côté. Ce conscrit fut condamné à une
« amende, et à servir dans une compagnie de soldats infir-
« miers, où il a depuis obtenu son congé (1). »

Bégin (2) a reproduit ce fait sans le soumettre à aucune
critique, et il nous est bien permis d'être étonné de voir des
chirurgiens, tels que Percy et Bégin, commettre de pareils
lapsus.

Une section du rameau de la troisième paire qui se rend
au releveur de la paupière supérieure pourrait seule déterminer la blépharoptose ; mais la lésion de ce filet nerveux
peut bien être considérée comme chose impossible, et dans
les cas où la paralysie de la paupière est liée à une altération
portant sur le tronc du moteur oculaire commun, on constate
en outre un strabisme externe et une mydriase très-prononcée. La blépharoptose provoquée me semble donc devoir
être rayée du cadre des maladies simulées, et, dans l'observation rapportée par Percy, il y a eu une double erreur
commise : d'abord une erreur anatomique, et ensuite une
erreur d'observation, la chute de la paupière devant dans
ce cas avoir été simplement imitée et non réelle.

Le *blépharospasme*, qui le plus souvent s'observe en
même temps que la photophobie, est un phénomène morbide
dont la simulation a aussi été plus d'une fois tentée.

Photophobie et blépharospasme sont ordinairement symptomatiques d'une inflammation de la cornée, d'une kératite,
et, dans un cas suspect, on devra immédiatement chercher à

______

(1) Percy et Laurent, *Dictionnaire des sciences médicales*, t. LI, p. 350.
(2) Bégin, *Dictionnaire de médecine et de chirurgie pratiques*. Paris, 1835,
t. XIV, p. 196.

constater s'il existe ou non une semblable lésion. Certains individus, non contents d'imiter ces contractions spasmodiques des paupières, introduisent dans l'œil des petits corps étrangers plus ou moins irritants dont la présence est susceptible de provoquer, pendant quelques instants au moins, un certain degré de blépharospasme. Dans ces cas, on peut bien observer de l'hypérémie de la conjonctive, mais cette irritation est toute passagère, et si l'individu suspect est séquestré et soumis à une observation un peu prolongée, non-seulement l'hypérémie conjonctivale se dissipe rapidement, mais encore les mouvements spasmodiques ne persistent pas, la fatigue musculaire ne pouvant tarder à se produire. Chez le simulateur, il est facile de remarquer que les mouvements spasmodiques consistent bien plutôt dans la contraction et le relâchement alternatifs de l'orbiculaire que dans des mouvements d'abaissement et d'élévation de la paupière supérieure ; en outre, quelle que soit l'intensité de la lumière dans l'endroit où se trouve le faux malade, le blépharospasme est également prononcé, tandis que, lorsque le symtôme est réel, il diminue beaucoup, s'il ne disparaît complétement quand le lieu où on se livre à l'examen est peu éclairé (1). Avec tous ces signes différentiels, en face d'un cas suspect, le doute ne saurait subsister longtemps.

Parmi les maladies dont les muscles moteurs de l'œil peuvent être le siége, je n'ai à vous indiquer comme susceptibles d'être simulées que le *nystagmus* et le *strabisme*.

Le *nystagmus* ou tremblement oscillatoire des yeux dans les cavités orbitaires présente des causes variées. Dans une excellente thèse, soutenue récemment à la Faculté de médecine de Paris, sur ce sujet, M. Gadaud (2) a tenté une classification des variétés étiologiques du nystagmus. Il le divise

(1) H. Gavin, *loc. cit.*, p. 87.
(2) Gadaud, *Étude sur le nystagmus*. Thèses de Paris, 1869.

tout d'abord en symptomatique et en idiopathique. Dans le premier cas, ce symptôme lié à l'existence d'une lésion, soit de l'encéphale, soit du bulbe rachidien, n'est qu'un des phénomènes les moins importants de maladies qui se traduisent par des troubles fonctionnels graves et variés, et la question de la simulation ne saurait se trouver posée en pareilles circonstances. Quant au nystagmus idiopathique, il peut être d'origine nerveuse et alors toujours congénital : c'est une véritable chorée partielle; ou bien son origine est musculaire. Ce dernier, lorsqu'il est congénital, est lié, soit à des troubles de la réfraction, soit à des lésions profondes du globe oculaire ; lorsqu'il est acquis, il est la conséquence d'une inflammation développée primitivement dans les muscles ou qui s'est propagée de l'œil à ces mêmes muscles.

Ceux qui ont cherché à simuler ces mouvements anormaux du globe oculaire, ne se sont pas toujours contentés d'imprimer volontairement des oscillations, plus ou moins nombreuses, plus ou moins rapides, à leurs yeux ; pour faciliter leur fraude, ils ont encore cherché à provoquer artificiellement ces mouvements en s'introduisant quelques corps étrangers entre les paupières. Après avoir recherché avec soin la cause à laquelle le nystagmus pourrait être attribué, on a conseillé, pour s'édifier dans les cas suspects, d'examiner l'état des yeux pendant le sommeil, on a prétendu que le nystagmus cessait alors complétement, mais il ne faudrait pas attacher trop d'importance à ce fait parce qu'il n'est pas constant : « Le sommeil fait cesser le nystagmus musculaire, dit M. Gadaud, mais ne modifie en rien le nystagmus de cause centrale ou d'origine nerveuse ; l'anesthésie par le chloroforme, au contraire, semble faire cesser toujours le nystagmus, quelle qu'en soit la cause. »

Pour dévoiler la fraude, il vaudra encore mieux tout simplement soumettre l'individu à une observation un peu pro-

longée ; au bout d'un temps assez court, les oscillations ne
sauraient manquer de s'interrompre momentanément, à moins
toutefois que le faux malade ne puisse se livrer à cet exercice
d'une façon continue, ainsi que M. Fano (1) a eu l'occasion
de l'observer chez un étudiant en médecine.

Voici, en quelques mots, cette observation de nystagmus
volontaire rédigée par le malade lui-même :

« Planté, étudiant en médecine, âgé de 25 ans. — Il y a
environ dix ans (1855), alors que j'étais au collége, je me
suis aperçu, pendant une récréation, en fixant un objet,
que mes yeux tremblaient dans l'orbite et que tout ce qui
était compris dans le champ de ma vision oscillait avec
une vitesse assez grande. Pour la curiosité du fait, et afin
de le montrer à mes camarades, j'ai essayé de reproduire
ce tremblement, et à ma volonté cette contraction des muscles de l'œil a recommencé. Depuis cette époque, il m'arriva très-souvent de faire constater ce phénomène. Il me
suffit pour cela d'ouvrir un peu fortement les yeux, de
regarder fixement devant moi, et la contraction a lieu. Le
globe s'agite en se portant de droite à gauche et de gauche
à droite, et ainsi de suite. Le mouvement commence, de même
qu'il cesse, brusquement et sans efforts, aussitôt que je le
veux. Que ce nystagmus, dépendant de ma volonté, se répète souvent ou peu, je n'éprouve à la suite aucune fatigue,
aucun trouble du côté de la vision. Du reste, ma vue a toujours été excellente. »

M. Fano, qui a observé ce malade, ajoute que les oscillations des globes oculaires, de droite à gauche et de gauche
à droite, sont tellement fréquentes qu'il est impossible d'en
compter le nombre.

Ce fait est, je crois, unique et si au conseil de révision,
par exemple, il s'en présentait une semblable, quand bien

____

(1) Fano, *Maladies des yeux.* 2 vol. in-8. Paris, 1866, t. II, p. 660.

même on ne trouverait pas de cause plausible au nystagmus, le cas ne manquerait pas que d'être fort embarrassant.

On a parfois cherché à dissimuler cette infirmité : pour la rendre apparente, on a conseillé (1) d'engager l'individu à fixer directement un objet placé devant lui ; ce moyen suffit pour faire augmenter involontairement les mouvements oscillatoires.

Rien n'est plus facile que de *simuler* pendant quelques instants la déviation des globes oculaires, le *strabisme ;* mais soutenir indéfiniment un pareil rôle serait impossible. Jusqu'à ces dernières années, on considérait le strabisme comme lié presque toujours à des affections soit spasmodiques, soit paralytiques des muscles de l'œil, tandis qu'aujourd'hui, au contraire, il est parfaitement établi que ces affections sont loin d'être celles qui jouent le plus grand rôle dans la production du strabisme ; les troubles de la réfraction exercent bien plus souvent leur action que les maladies primitives des muscles (contractures, paralysies).

D'après M. Giraud-Teulon (2), l'étiologie du strabisme fixe, ou permanent, ou concomitant, repose sur les origines suivantes :

	Proportion pour 100.
Prépondérance native du groupe de l'adduction sur celui de l'abduction, liée très-fréquemment à l'hypermétropie, ou bien prépondérance inverse liée à la myopie	55
Affections spasmodiques et paralytiques des muscles de l'œil donnant lieu d'abord à un strabisme variable	15
Ophthalmies-taies sur la cornée-traumatisme	15
Amblyopie grave d'un œil suivie souvent d'un strabisme divergent de cet œil	5
Habitudes vicieuses du regard	5
Causes inconnues	5

On peut dire, d'une manière générale, que le strabisme

(1) Decondé, *Notice sur le nystagmus* (*Archives belges de médecine militaire,* 1861, t. XXVII, p. 337).

(2) Giraud-Teulon, *Leçons sur le strabisme et la diplopie.* In-8, 1863, p. 100.

convergent, celui qui est de beaucoup le plus fréquent et qu'il
est aussi le plus facile d'imiter, est, dans les deux tiers des cas
au moins, lié à l'hypermétropie, et que le strabisme divergent
s'observe le plus souvent en même temps que la myopie. Il est
indispensable de vous faire observer que ces strabismes liés à
des troubles de la réfraction sont périodiques, intermittents
avant de devenir fixes, permanents. Lorsque vous vous
trouverez en face d'un strabisme douteux, vous devrez en
rechercher la cause et puis observer attentivement si le strabisme persiste, s'il ne cesse pas au moins temporairement. On
a bien conseillé encore d'observer l'œil du malade suspect
pendant son sommeil, de le réveiller en sursaut et d'examiner alors la direction des globes oculaires, mais il est bien
certain que tous les strabismes ne disparaissent pas pendant
le sommeil, et il ne faudrait pas attacher trop d'importance à
ce mode d'investigation. La gravité du strabisme est bien
évidemment proportionnée à la cause morbide qui l'a déterminé, et lorsque nous sommes appelés à statuer sur le sort
d'un jeune soldat affecté de strabisme, nous devons surtout
tenir compte de la maladie dont la déviation oculaire n'est
elle-même que le symptôme.

Les enfants souvent se font un jeu d'imiter volontairement
le strabisme, et il existe dans la science un certain nombre de
faits qui prouvent que l'affection simulée au début a pu devenir réelle, être acquise définitivement. En 1828 (1), le
docteur Deganosse a rapporté avoir vu une jeune fille devenir louche après s'être plu à imiter souvent sa bonne qui
était atteinte de cette infirmité ; et M. Jules Cloquet (2) a aussi
relaté l'observation d'une jeune fille dont le strabisme n'a-
vait pas d'autre origine.

Avant d'abandonner les maladies simulées du système

---

(1) Deganosse, *Nouvelle bibliothèque médicale*. 1828.
(2) J. Cloquet, *Dict. en 21 vol.*, art. STRABISME, t. XIX, p. 534.

musculaire de l'œil, je vous signalerai encore la simulation de la *diplopie*, dont M. le docteur Galezowski a bien voulu me communiquer un curieux exemple. Il s'agit d'un jeune garçon de onze ans, très-intelligent, très-travailleur qui lui fut amené par M. Maurice Raynaud et qui se prétendait atteint de diplopie depuis un mois environ. — Chez un enfant de cet âge, un pareil symptôme persistant pouvait faire craindre quelque processus morbide du côté des méninges, et il était important de s'assurer de sa réalité. De strabisme il n'existait pas de traces apparentes, les globes oculaires ne présentaient pas la moindre déviation. — Cependant on voulut s'assurer s'il n'existait pas de diplopie aux images croisées (strabisme externe), ou aux images homonymes (strabisme interne) ; un verre rouge placé alternativement devant chaque œil ne donna lieu à la production d'aucun phénomène anormal. La diplopie était alors plus que suspecte, et, pour achever de démontrer la fraude, on fit regarder l'enfant à travers des lunettes rouges et d'autres couleurs, et on put lui faire à volonté accuser des images présentant des couleurs tout autres que celles des verres placés devant ses yeux. C'est en voyant un de ses oncles atteint de paralysie d'un des nerfs moteurs de l'œil présenter de la diplopie, qu'il avait pensé à simuler ce phénomène.

La *blépharite ciliaire* peut être assez facilement provoquée, en s'arrachant les cils et en cautérisant le bord libre des paupières avec du nitrate d'argent . L'inflammation ainsi déterminée artificiellement peut être assez vive, la sécrétion purulente assez abondante, mais on n'observe pas, comme dans la blépharite glandulo-ciliaire, l'inflammation sous forme de lignes parallèles des glandes de Meibomius qui sécrètent abondamment une matière muco-purulente visqueuse déterminant le collement des paupières. En outre, la blépharite glandulo-ciliaire ne se rencontre guère que chez des individus scrofuleux ou doués au moins d'un tempérament lymphatique très-prononcé, tandis que ceux qui provoquent artificiellement cette inflammation présentent souvent les attributs d'une robuste constitution. Enfin la séquestration et des pansements méthodiques suffiraient pour obtenir rapidement la guérison dans les cas de blépharite provoquée et pour permettre ainsi de dévoiler la fraude.

La provocation de la *conjonctivite* est un fait fréquent ; souvent aussi des individus atteints de réelles conjonctivites, dans un but quelconque, aggravent ou au moins entretiennent leur mal.

Les moyens employés sont excessivement variés, les uns fort simples ne sont pas susceptibles de déterminer de lésions graves, les autres au contraire, s'ils sont employés sans précautions, sans ménagements, peuvent entraîner des altérations sérieuses des organes de la vision. Parmi les procédés les plus simples, je vous signalerai les suivants : se placer l'œil pendant quelques instants tout près du trou d'une serrure à travers lequel s'engage un courant d'air rapide qui suffit pour amener une irritation passagère de la conjonctive, se placer pendant quelque temps les yeux au-dessus de charbons ardents (1), s'introduire, dans le sillon oculo-palpébral inférieur, un peu de poudre ou de cendres de tabac, se lotionner les yeux avec de l'urine, de l'eau de savon.

On a encore employé souvent dans le même but le sel marin, le suc de citron, etc.; d'autres simulateurs se sont introduit dans l'œil un petit morceau de mousseline noire, de drap (2). Parmi les substances plus actives et capables de produire des lésions graves, je puis vous indiquer comme ayant été particulièrement employées certains acides caustiques, l'acide nitrique, l'acide chlorhydrique, la chaux vive, ainsi que

(1) Henri Bernard, Thèse citée. Paris, 1854.
(2) Marshall, *Hints to young medical officers*, *etc.* London, 1828, p. 112.

Marshall et Merchie (1) ont eu l'occasion de l'observer, le sublimé corrosif indiqué par Ballingall.

Enfin, les simulateurs ont eu encore recours à diverses autres substances irritantes ou caustiques, telles que les cantharides (2), le précipité rouge, le suc d'euphorbe (3), l'essence de térébenthine, le nitrate d'argent, le sulfate de cuivre, etc. Suivant que telle ou telle de ces substances a été employée, les effets produits sont différents; tandis que l'urine ou l'eau de savon ne détermineront qu'une conjonctivite peu intense et qui disparaîtra rapidement si la manœuvre n'est pas répétée, la chaux par exemple pourra déterminer des ulcérations plus ou moins étendues et plus ou moins profondes, s'accompagnant d'une inflammation très-vive. Les cantharides amènent très-rapidement un chémosis considérable et un gonflement œdémateux des paupières très-prononcé. Un acide puissant désorganise instantanément la conjonctive qui blanchit et se détache ; la cornée aussi se mortifie (4).

Ordinairement ces conjonctivites provoquées ont un début brusque, l'individu sans cause bien appréciable présente du jour au lendemain une inflammation plus ou moins vive de la muqueuse conjonctivale. Dans un grand nombre de circonstances, ces simulations se sont pratiquées sur une vaste échelle, et il y a précisément, dans ce seul fait de l'apparition brusque et simultanée d'un grand nombre de pareilles conjonctivites, quelque chose qui doit immédiatement éveiller les soupçons. Dans ses leçons de chirurgie militaire, Ballingall (5) a en particulier rapporté les faits suivants :

(1) Merchie, *Ophthalmie entretenue par la chaux vive* (*Archives belges de médecine militaire*, 1853, t. XI, p. 41).

(2) Kopp, *Jahrbücher der Staatsarzneiwissenschaft*, t. II, p. 246.

(3) Coche, *de l'Opération médicale du recrutement*, p. 111.

(4) W. Mackenzie, *Traité pratique des maladies de l'œil*, 4ᵉ édition, 1857, t. II, p. 116 : *ophthalmies artificielles*.

(5) Ballingall's, *Outlines of Lectures on military surgery*. Edinburgh, 1833, p. 581.

« En 1809, trois cents hommes de deux régiments en service à Chelmsford furent atteints d'ophthalmie. Les hommes restés sains furent envoyés dans une autre garnison et les malades restèrent à l'hôpital, commandés militairement. L'officier qui les commandait, ayant appris qu'une des infirmières de l'hôpital allait fréquemment faire des acquisitions chez un droguiste, conçut des soupçons. A minuit, l'officier se rendit à l'hôpital, fit lever tous les hommes d'une salle et les fit conduire tout nus dans une autre nouvellement disposée. On fit garder pendant la nuit l'ancienne salle, et le lendemain au jour, lorsqu'on examina les lits, on y trouva cachés un grand nombre de petits paquets contenant du sublimé corrosif. On prit des mesures pour en empêcher l'introduction à l'avenir, et en très-peu de temps 250 hommes se trouvèrent guéris. »

Dans les cas assez nombreux de conjonctivite provoquée que j'ai pu observer, ordinairement un seul œil était atteint et l'œil droit généralement. Ces conjonctivites n'occupent le plus souvent que la muqueuse palpébrale inférieure et la partie correspondante de la conjonctive oculaire ; le segment supérieur reste complétement sain.

Généralement entretenues par le faux malade, elles résistent à tous les traitements, s'aggravent même brusquement et sans raison appréciable.

Plus d'une fois, on a pu découvrir *in situ* des parcelles de la substance irritante ou caustique qui avait servi à provoquer la conjonctivite, et vous ne devrez pas manquer d'examiner avec soin, dans ce but, le sillon oculo-palpébral inférieur. Si vous ne trouvez rien, vous devrez faire rechercher dans les vêtements, dans le lit du malade suspect, et souvent vous découvrirez ainsi une provision de la substance qu'il a mise en usage et dont il userait encore pour s'opposer à sa guérison. Dans de semblables cas, il faut recourir aux pansements par occlusion à l'aide de bandelettes de diachylon, ou de taffetas d'Angleterre ; les bandages solidement fixés à l'aide de nombreuses épingles suffisent le plus souvent pour empêcher le simulateur d'entretenir son mal et obtenir ainsi, malgré lui, sa guérison.

Mais il en est quelques-uns chez lesquels ces moyens sont encore insuffisants, qui, au moyen de frottements plus ou moins énergiques sur les paupières recouvertes de bandelettes, parviennent à entretenir leur mal ; lorsqu'on est bien convaincu de la fraude, il ne faut pas hésiter à mettre l'individu dans l'impossibilité de recourir à ces coupables manœuvres et à lui appliquer pendant quelque temps la camisole de force. J'ai été une fois, pour mon propre compte, obligé, de guerre lasse, de recourir à ce procédé un peu violent après avoir vu tous les autres échouer, et je parvins à guérir une conjonctivite qui, depuis plusieurs mois, s'était montrée rebelle à toutes les médications et à tous les modes de pansement.

Certains simulateurs, connaissant le danger auquel les expose l'emploi de substances douées de propriétés caustiques, possèdent des recettes pour faire disparaître ou atténuer au moins l'inflammation produite.

Dans un cas, la profondeur et l'exacte limitation des bords de l'ulcération ayant porté le chirurgien à soupçonner l'application de quelque substance corrosive sur l'œil, on fouilla le soldat et l'on trouva sur lui un paquet contenant du sublimé corrosif et une instruction écrite sur la manière de l'employer ; on y recommandait d'en placer un très-petit morceau le soir en se couchant, entre les paupières, et de recommencer tous les trois jours, en ayant soin de n'en pas mettre trop, dans la crainte de détruire l'œil. Il y avait aussi une prescription pour faire disparaître l'ophthalmie artificielle ; elle consistait en une décoction de panais et de feuilles de trèfle avec laquelle on devait fomenter l'œil (1).

(1) Ballingall, *loc. cit.*, p. 437.

Plus d'une fois, les simulateurs ont dépassé le but qu'ils se proposaient d'atteindre, et, au lieu de provoquer de simples conjonctivites ne devant laisser après elles aucune altération de la vision, ils ont déterminé des inflammations plus intenses et plus étendues, la cornée a été sérieusement atteinte et des taies plus ou moins considérables ont entraîné des troubles graves et permanents des fonctions oculaires. Ollivier d'Angers (1) a en particulier rapporté l'observation d'un jeune homme qui, pour se soustraire au service militaire, s'était fait cautériser plusieurs fois la cornée avec du nitrate d'argent. Une opacité complète d'une des cornées, et une altération considérable de l'autre furent la conséquence de ces opérations. Devenu presque aveugle, ce malheureux se suicida.

D'après Marshall (2), un nombre considérable de soldats anglais s'inoculaient à une certaine époque de la matière blennorrhagique dans l'œil, et déterminaient ainsi une ophthalmie grave dans le but d'obtenir soit leur renvoi, soit, mieux encore, des pensions de retraite.

M. Merchie (3) rapporte, de son côté, avoir observé 10 remplaçants en Belgique qui étaient affectés d'ophthalmie blennorrhagique ; l'existence simultanée de la maladie chez ces dix individus éveilla ses soupçons, et, bien qu'il n'ait pu acquérir la certitude de la fraude, il est assez disposé à croire que plusieurs de ces ophthalmies étaient le résultat d'une inoculation volontaire. En pareille occurrence, on devrait séquestrer tous les individus atteints, et, bien que la maladie puisse survenir par suite de transmission de la matière blennorhagique de l'individu malade à l'individu sain, tous ceux qui

---

(1) Ollivier (d'Angers), *Mémoire sur les maladies simulées* (*Annales d'hygiène et de médecine légale*, 2º série, t. XXV, p. 104).

(2) Marshall, *On the enlisting, discharging and pensioning of soldiers*. London, 18.9.

(3) Merchie, *Archives belges de médecine militaire*. 1853, t. XI, p. 42.

ne présenteraient pas trace d'inflammation uréthrale devraient être considérés comme plus que suspects, car la transmission exige le concours d'une série de circonstances qui la rendent fort rare.

Le nitrate d'argent a été employé non-seulement pour provoquer des conjonctivites, mais encore pour imiter, assez grossièrement du reste, des *taies de la cornée*. L'application du crayon de nitrate d'argent produit sur cette membrane des taches grisâtres plus ou moins étendues, irrégulières. On ne saurait éprouver de difficultés dans ce cas pour découvrir la fraude : l'apparition de ces taches n'a pas été précédée d'une inflammation plus ou moins vive de la cornée, et un jour ou deux au plus suffisent pour qu'elles disparaissent complétement.

Vous n'ignorez pas qu'une lésion même très-minime de la capsule cristalline suffit pour y déterminer une opacité assez notable, *une cataracte,* et ce fait a été quelquefois mis à profit par les simulateurs.

« On pourrait, dit Lawrence (1), en introduisant une aiguille à travers le centre de la cornée et de la pupille, produire une cataracte artificielle sans léser aucune autre partie de l'œil, sans provoquer d'inflammation ni laisser de traces auxquelles on pût reconnaître la manœuvre à laquelle on se serait livré. »

H. Gavin (2) a rapporté l'observation de neuf militaires appartenant au 9ᵉ lanciers, qui avaient ainsi provoqué une cataracte. La fraude fut découverte ; on les opéra avec succès et ils furent renvoyés à leur corps sans avoir retiré de leur coupable tentative d'autre bénéfice qu'une diminution inévitable de la vision. Dans une thèse soutenue en 1802 à

---

(1) Lawrence, *Treatise on the diseases of the Eyes.* American edition by Hays, p. 192. Philadelphia, 1854.
(2) H. Gavin, *loc. cit.*, p. 405.

la faculté de Paris, Tartra (1) prétend qu'un homme était parvenu à faire développer *une cataracte double* en se lotionnant les yeux avec de l'acide nitrique étendu. Ce fait a été accepté et répété sans commentaires par plusieurs auteurs de médecine légale et en particulier par Orfila et Devergie. On ne s'explique pas comment ces lotions avec l'acide nitrique étendu auraient pu déterminer la production d'une cataracte, et, ainsi que le fait avec raison remarquer M. Coche (2), il est infiniment probable que ce caustique aura produit une opacité plus ou moins prononcée de la cornée qu'un observateur inattentif aura prise pour une opacité du cristallin. Il me paraît impossible de trouver une autre explication de ce fait.

L'héméralopie est une affection encore assez souvent simulée et plus encore peut-être par les marins que par les militaires. Dans la flotte anglaise cette fraude est fréquente, et M. Fonssagrives (3) a eu l'occasion de l'observer plus d'une fois chez nos marins.

Cette maladie ne se traduit guère que par des phénomènes subjectifs ; il y a plus d'un siècle et demi, dans son traité des maladies de l'œil, Maître-Jean (4) avait déjà dit : « Il n'y a point de signes qui fassent connaître cette maladie, hors le rapport du malade ; » et son assertion peut encore être soutenue aujourd'hui. On a bien indiqué comme un des signes objectifs de cette maladie une dilatation permanente de la pupille ; ce phénomène, qui n'est que la conséquence d'un certain affaiblissement de la sensibilité rétinienne, n'est pas assez constant et assez prononcé ordinairement pour per-

<hr>

(1) Tartra, *Essai médico-légal sur l'empoisonnement par l'acide nitrique.* Thèses de Paris, 1802.

(2) Coche, *de l'Opération médicale du recrutement*, p. 127.

(3) Fonssagrives, *Traité d'hygiène navale.* Paris, 1856, in-8, p. 357.

(4) Maître-Jean, *Traité des maladies de l'œil et des remèdes propres pour leur guérison.* Troyes, 1707, in-4, p. 272.

mettre de baser sur lui le diagnostic ; on a encore signalé quelques lésions du fond de l'œil, de l'hypérémie de la papille, un peu de suffusion séreuse à son pourtour (1), mais ces altérations sont trop loin d'être constantes pour qu'on puisse leur accorder une réelle valeur (2). Il est cependant une lésion de la rétine qui s'accompagne toujours d'héméralopie, c'est la rétinite pigmentaire ; dans ce cas, l'héméralopie est congénitale comme la rétinite, et, une fois la lésion rétinienne constatée, il ne subsiste plus la moindre difficulté.

Dans ces dernières années plusieurs observateurs ont indiqué la présence, sur la conjonctive des héméralopes, de taches particulières argentées qui, si elles étaient constantes, pourraient servir à dévoiler la fraude. M. de Hubbenet (3), le premier, signala ce fait à la Société médicale des hôpitaux, dans sa séance du 26 septembre 1860, puis cette même altération fut observée par MM. Bitot (4) et Villemin (5) en 1863, et enfin dans ces dernières années cette lésion a encore été décrite par Blessig (6) et Cohn (7) (de Breslau). De la des-

(1) Quaglino, *des Conditions pathologiques de l'héméralopie* (*Giorn. d'oftalm. Ital.*, 1865, et *Annales d'oculistique*, 186 ;, t. LV, p. 97). Martialis, *Archives de médecine navale*, 1868, t. IX, p. 38.

(2) Récemment M. Poncet a indiqué comme signes ophthalmoscopiques constants dans l'héméralopie, « une anémie des artères de la rétine qui deviennent grêles, fixes, pâles, blanches, à double contour vers la papille, et une congestion des veines que l'état de vacuité relatif des artères fait encore ressortir davantage. » L'héméralopie, ajoute M. Poncet, persiste aussi longtemps que l'anémie artérielle et disparait avec elle : c'est donc là le signe principal, pathognomonique de cette maladie (*Gazette hebd.*, 16 juillet 1869). M. Galezowski a constaté des lésions analogues qu'il attribue à une contraction spasmodique des artères de la rétine (*Gazette des hôpitaux*, 23 oct. 1869).

(3) Hubbenet, *Annales d'oculistique*, 1860, t. XLIV, p. 293.

(4) Bitot, *Mémoire sur une lésion conjonctivale non décrite coïncidant avec l'héméralopie* (*Gazette hebdomadaire*, 1863, p. 284).

(5) Villemin, *de l'Altération épithéliale de la conjonctive oculaire dans l'héméralopie* (*Gazette hebdomadaire*, 1863, p. 332).

(6) Blessig, *Ueber die Xerose des Bindehautepithels und deren Beziehung zur Hemeralopie* (*Petersb. med. Zeitschr.* 1866, n° 6, p. 343).

(7) Cohn, *Ueber Xerosis conjunctivæ*. Breslau, 1868, p. 38.

cription qu'en a donnée M. Villemin, il résulte que ces taches, situées en dedans et en dehors de la cornée sur la portion de la conjonctive oculaire qui se trouve habituellement à découvert, forment une petite masse blanchâtre ressemblant tout à fait à de la mousse de savon concrète et extrêmement fine. Ces taches ne se laissent pas mouiller par les larmes pendant le clignement; en essayant d'enlever cette substance au moyen d'un léger frottement exercé avec une plume taillée en cure-dent, on en détache les portions superficielles, mais il reste un fond blanchâtre ressemblant à une membrane chagrinée, plissée, adhérant imparfaitement aux parties sous-jacentes. La substance enlevée et examinée au microscope a l'aspect de cellules épithéliales subissant la dégénérescence granulo-graisseuse; la lésion, pour M. Villemin, ne serait donc qu'une desquamation analogue à celle que l'on observe dans le pityriasis.

Peut-être pourrait-on aussi bien voir dans ce fait une exfoliation semblable à celle qui se produit dans l'érythème cutané appelé vulgairement coup de soleil (Netter).

M. Bitot prétend avoir observé ces taches à peu près dans tous les cas, tandis que d'autres observateurs, et je suis de ce nombre, ne les ont jamais rencontrées; pour expliquer des résultats aussi différents, M. Netter (1) pense qu'on a dû observer à Bordeaux une forme spéciale d'héméralopie; enfin M. Netter a observé un héméralope chez lequel les taches persistèrent après la guérison, et si de pareils faits se multipliaient, ils diminueraient beaucoup l'importance qu'on a voulu attacher à cette lésion.

Quoi qu'il en soit, il est bien certain que l'existence des taches épithéliales, qu'on ne saurait mettre en doute, est un phénomène qui n'est rien moins que constant, qui est même

_____

(1) Netter, *Mémoire sur les taches blanches des sclérotiques dans l'héméralopie* (*Gazette médicale de Paris*, 1862, p. 505).

assez rare et dont l'absence par conséquent ne serait pas suffisante pour faire penser à la simulation.

Quant aux causes auxquelles on attribue généralement l'héméralopie, c'est-à-dire une surexcitation des éléments rétiniens par une lumière trop intense et une alimentation défectueuse et insuffisante, vous aurez à les rechercher afin de savoir si l'individu que vous examinez n'a pas été exposé à leur influence.

Les phénomènes objectifs qui seuls pourraient nous permettre de trancher la question nous faisant à peu près défaut, force nous est donc de recourir à quelques moyens de surprise pour dévoiler la supercherie. Vous connaissez tous le traitement conseillé par M. Netter dans l'héméralopie : le séjour dans une chambre obscure ; dans un cas douteux, l'emploi de ce moyen bien inoffensif m'a permis plus d'une fois de découvrir la vérité : quelques journées passées dans l'obscurité suffisent pour faire capituler le faux héméralope. Je sais bien que, dans ces cas, il est toujours possible d'attribuer la guérison à la méthode thérapeutique employée, et qu'il n'est pas facile d'affirmer qu'il y a eu simulation si le malade n'avoue pas qu'il a cherché à nous tromper. Du moment que le malade se prétend guéri, savoir si sa maladie a été réelle ou non, devient une affaire de curiosité dont l'importance est tout à fait secondaire.

Si l'on observe à son insu l'individu renfermé dans une chambre obscure, on peut très-facilement, d'après la manière dont il se dirige, constater s'il voit ou s'il ne voit pas, et résoudre ainsi immédiatement la question.

Pour savoir si l'individu est réellement héméralope, M. Netter a recours au subterfuge suivant qui peut donner des résultats utiles, mais auquel je ne crois pas qu'il soit possible d'accorder une confiance absolue : quelques instants après avoir renfermé l'individu suspect dans la chambre obscure, il en entr'ouvre la porte jusqu'à ce que le malade lui indique qu'il aperçoit la lumière ; un quart d'heure, une demi-heure plus tard, M. Netter renouvelle la même expérience, et si l'individu n'aperçoit pas la lumière lorsque la porte est entr'ouverte sous le même angle que la première fois, il en conclut qu'il y a simulation. Il me semble que ce procédé est passible d'une grave objection : un individu dont la vision serait intacte n'aurait qu'à remarquer exactement le degré d'ouverture de la porte dès la première expérience pour fournir les mêmes indications aux expériences subséquentes.

Au lieu de placer l'individu suspect dans un cabinet obscur, on peut encore lui appliquer un binocle, et la gêne produite par ce bandage, l'ennui d'être privé continuellement de la vue, pourront déterminer plus d'un simulateur à avouer sa supercherie.

Vous pourrez aussi, pour vous édifier sur la réalité de la maladie, faire marcher l'individu suspect le soir en le faisant se diriger vers des arbres, des bancs, vers un bassin rempli d'eau, ou tout autre obstacle ; enfin Goutt (1) a proposé un moyen au moins original : il a conseillé d'administrer le soir à l'individu suspect un purgatif afin de l'obliger à se lever plusieurs fois pendant la nuit, et de pouvoir s'assurer s'il se dirige sans hésitation vers les lieux d'aisances.

La simulation se présente parfois simultanément chez un grand nombre d'individus. Le docteur Mortimer, médecin de la compagnie des Indes, employa avec avantage l'électricité chez de nombreux soldats indigènes pour faire cesser la fraude (2) ; et Cheyne (3) rapporte, d'après d'Abercrombie, qu'en Égypte, pour mettre fin à une épidémie d'héméralopie où la simulation joua un grand rôle, on adjoignit à chaque homme sain un homme malade pour les travaux de

(1) Goutt, *Considérations sur la simulation*, etc. Thèse de Paris, 1844.
(2) H. Gavin, *On feigned and factitious diseases*, p. 71.
(3) Cheyne, *Dublin Hospital reports*, vol. IV, p. 146.

siége. En 1865, Felice Baroffio observa, au seul camp de San Maurizio, 275 cas d'héméralopie sur lesquels une centaine au moins étaient des cas simulés (1).

Enfin, dans ces derniers temps, M. Faucon, médecin aide-major, a observé au 94ᵉ de ligne, caserné dans les forts d'Ivry et de Bicêtre, une petite épidémie d'héméralopie où la simulation tient une large place ; sur 30 cas, il a trouvé 17 cas de simulation, 4 cas douteux et seulement 9 cas réels ou supposés tels. Les moyens auxquels il a eu recours pour découvrir la fraude sont l'examen du malade à son insu dans une chambre obscure, l'occlusion palpébrale au moyen d'un binocle ; d'autres fois, chez des individus qui lui paraissaient plus que suspects, une menace d'opération grave, un interrogatoire sur les symptômes qu'ils devaient présenter et dans lequel l'hésitation de leurs réponses trahissait leur embarras, lui permirent rapidement de découvrir la fraude.

L'infirmité le plus souvent alléguée devant les conseils de révision est bien incontestablement la *myopie*. « Jamais on ne vit, dit Percy, autant de myopes en France que depuis la conscription : autrefois, sur 100 jeunes gens, il y en avait 5 au plus, aujourd'hui il y en a 20 qui portent des lunettes. »

Actuellement on peut dire, sans être taxé d'exagération, qu'un conscrit sur 15-20 environ prétexte la myopie pour obtenir l'exemption du service militaire. D'après la dernière instruction du conseil de santé (2 avril 1862), pour être exempté, le réclamant doit lire à 30 ou 35 centimètres de distance du nez avec des verres biconcaves du n° 4 au n° 5, et distinguer nettement les objets éloignés avec le n° 6 ou le n° 7. Mais on sait qu'avec un peu d'exercice, un individu atteint d'une myopie même très-faible peut, par des efforts d'accommodation, parvenir à lire avec les verres nᵒˢ 4 et 5 ; au con-

____

(1) Felice Baroffio, *I Campi d'istruzioni*, etc., pages 22-23.

seil de révision cette épreuve pourrait donc ne pas être suffisante.

Bégin (1), tout en reconnaissant que cette manière de procéder expose à l'erreur, pensait qu'on avait bien fait de fixer une limite et que ceux qui s'y trouvaient compris devaient nécessairement en profiter. Aujourd'hui heureusement, nous possédons des moyens d'investigation précis qui nous permettent de résoudre pour ainsi dire mathématiquement cette question du degré de la myopie, et les simulateurs n'ont pas la moindre chance de succès.

On trouve partout longuement décrit le facies spécial du myope lorsqu'il est privé de lunettes : les rides à l'angle externe de l'œil, le froncement habituel des sourcils, le clignement des paupières peuvent bien constituer des présomptions en faveur de l'existence de la myopie ; on a encore noté une certaine dilatation de la pupille qui se resserre lentement sous l'influence de la lumière ; mais ce sont là des phénomènes auxquels il faudrait bien se garder d'attacher trop d'importance.

Pendant longtemps on a attribué la myopie à une convexité exagérée de la cornée, et cette opinion n'est peut-être pas encore absolument délaissée par les médecins eux-mêmes. Il est bien évident que, quand la cornée présente une convexité anormale, il y a myopie, mais il ne suit nullement de là que tous les myopes aient la cornée ainsi disposée ; au contraire, il résulte de nombreuses mensurations auxquelles s'est livré M. Wecker (1), que généralement les myopes ont la cornée moins convexe que les emmétropes, et que la cornée est spécialement aplatie dans les plus hauts degrés de la myopie.

L'examen ophthalmoscopique, dans tous les cas de myo-

(1) Bégin, *Dictionnaire de méd. et de chir. prat.*, Paris, 1835, t. XIV, p. 174.
(2) Wecker, *Traité théorique et pratique des maladies des yeux*, 2e édition. Paris, 1869, t. II, p. 727.

pie, peut nous rendre les plus grands services, car, presque toujours, même dans les degrés modérés, on observe des altérations spécialement dans la choroïde, on constate une choroïdite atrophique, un staphylôme postérieur plus ou moins avancé. La constatation de cette lésion est d'autant plus importante qu'une fois commencée, elle ne rétrograde jamais, elle est souvent progressive, et, quelque faible qu'elle soit, elle mérite par conséquent de fixer notre attention.

En même temps qu'on procède à l'examen ophthalmoscopique, on peut recourir à l'éclairage direct, et constater si les vaisseaux rétiniens s'aperçoivent et se meuvent en sens contraire du mouvement que l'on imprime au miroir (1).

Un certain nombre d'individus jouissent, je vous l'ai dit, d'une puissance telle de l'accommodation que, sans être myopes à un haut degré, ils peuvent se servir des verres concaves nᵒˢ 3 ou 4 et lire, le livre étant appliqué sur le nez ; pour rendre impossibles ces efforts d'accommodation, on a pensé à paralyser l'action du muscle ciliaire, et Donders, le premier, puis J. Van Roosbroeck (de Gand) (2) ont conseillé, dans ce but, l'emploi de l'atropine. Théoriquement, scientifiquement, ce moyen semble à l'abri de toute objection, mais en pratique cependant, il ne me paraît guère susceptible de rendre des services : les préparations belladonées déterminent nonseulement la paralysie du muscle de Brücke, mais encore de la micropie et un trouble notable de la vision par le fait même de l'abolition de l'accommodation ; en outre, les objets ne peuvent plus alors être nettement distingués qu'au *punctum remotum* de vision ; chez le myope simulateur, la lecture de caractères d'imprimerie ordinaires ne pourra avoir lieu qu'à

(1) Mackenzie, *Traité pratique des maladies de l'œil.* Supplément publié par Mackenzie, Testelin et Warlomont, t. III, p. 60.

(2) J. Van Roosbroeck, *Considérations sur la myopie (Annales d'oculistique,* 1861, t. XLV, p. 172).

E. BUISSEAU, Mal. sim.   18

40 ou 50 centimètres, et il est fort peu probable que le fourbe se laisse surprendre en lisant ou en reconnaissant de petits objets à une pareille distance.

Pour constater la réalité de la myopie et même son degré, sans que la volonté de l'individu puisse avoir d'influence sur les résultats, on a imaginé un certain nombre d'instruments fort ingénieux. Je ne ferai que vous mentionner ici celui qui est dû à Bourjot Saint-Hilaire, dont la construction remonte à une trentaine d'années et qui peut être considéré comme le premier des optomètres.

Un ophthalmologiste allemand, Ruete (1), a proposé un appareil très-simple dont j'emprunte la description aux *Archives belges de médecine militaire pour l'année* 1854 : il se compose d'une boîte ouverte par derrière, supportée sur un pied, et dont la paroi antérieure est percée d'un trou dedeux à trois lignes de diamètre. Au côté interne de cette boîte, au devant du trou, on fixe une sorte de tube de lunette qu'on doit pouvoir enfoncer à la profondeur d'un pouce. Sur la paroi postérieure de la boîte, est attachée une échelle divisée en degrés, longue de vingt-quatre

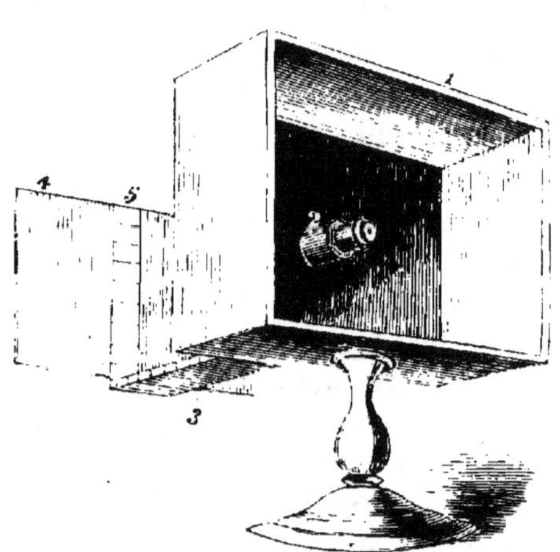

Fig. 8. Optomètre de Ruete (*).

(1) Ruete, *Der Augenspiegel und das Optometer für praktische Aerzte.* Gœttingen, 1852 (Analyse in *Archives belges de médecine militaire*, 1854, t. XIV, p. 340).

(*) 1, boîte; 2, tube de lunette; 3, échelle parallèle; 4, écran; 5, liste verticale de chiffres et de mots.

pouces et placée parrallèlement à la direction du tube. A cette échelle est fixé un écran qui est mobile en avant et en arrière, et sur lequel certains mots et des chiffres en petits caractères sont imprimés verticalement, de telle façon que chaque mot soit éloigné de celui qui le suit de 1 pouce et demi à 2 pouces dans la direction verticale.

« Supposons maintenant qu'on regarde par derrière, au moyen d'un œil et à travers le tube, un mot qui est tracé sur l'écran (celui-ci doit être placé de telle façon qu'on ne puisse voir qu'un seul mot), alors l'appréciation de la distance de ce mot aura notablement perdu de sa netteté. Pour qu'on ne puisse jamais apercevoir qu'un seul mot, il faut que la paroi extérieure de la boîte, au-devant du trou, soit garnie d'une coulisse avec des trous de différentes grandeurs ; lorsque l'écran est porté à une distance plus grande, on met un trou plus petit devant l'ouverture de la boîte, et *vice versâ*.

« Veut-on à présent procéder à l'examen d'un individu qui se dit myope, on le fait regarder par derrière à travers le tube, dont l'ouverture antérieure reste fermée jusqu'à ce qu'on ait insensiblement reculé l'écran à une distance de 18 à 24 pouces : en plaçant alors l'ouverture antérieure devant un trou d'un diamètre correspondant, l'objet sera convenablement éclairé. L'individu qui ignore à quelle distance se trouve l'écran, dira s'il peut lire le mot qui se trouve devant lui. S'il peut le faire, il n'est certainement pas myope.

« Pour plus de certitude néanmoins, on peut encore tenter une autre épreuve qui consiste à rapprocher l'écran d'une manière insensible jusqu'à la distance de trois à quatre pouces, en y faisant correspondre un trou plus grand, tandis que la tête de l'individu, qui est soumis à l'épreuve, est fixée derrière la table, après qu'on a fermé l'ouverture antérieure. S'il ne peut pas lire ce mot, il est sans doute presbyte, et, dans le cas opposé, il est myope. »

Dans ces derniers temps, M. le professeur Maurice Perrin
a fait présenter à l'Académie de médecine un appareil (fig. 9

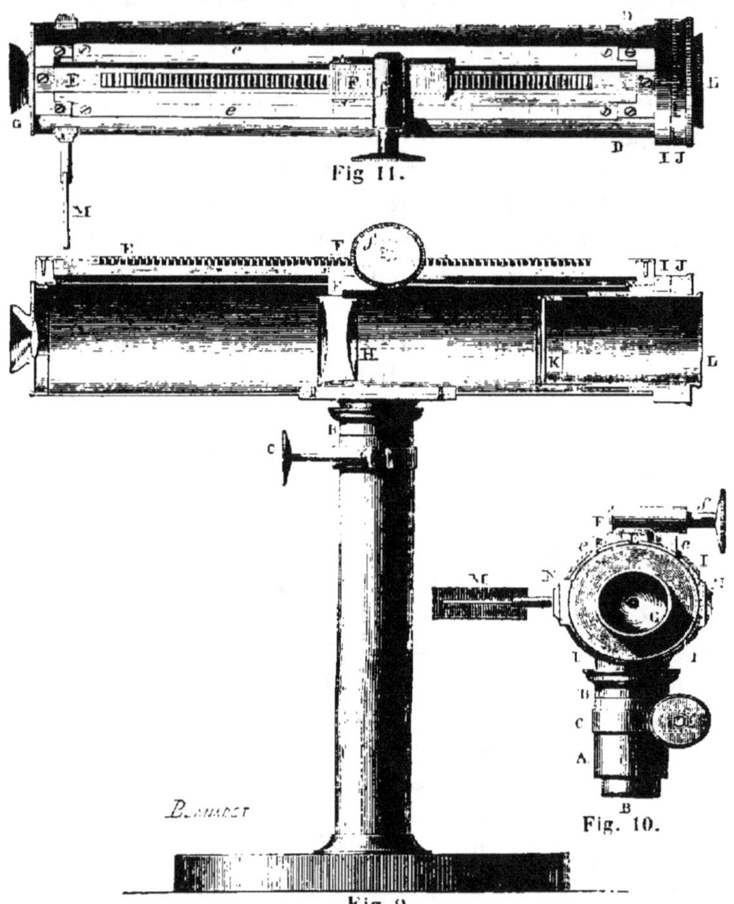

Fig. 11.

Fig. 10.

Fig. 9.

Fig. 9 à 11. Optomètre de M. Perrin.
Fig. 9. Élévation et coupes; fig. 10. Vue de face; fig. 11. Vue en plan (*).

(*) *a*, support; *b*, tirage pour élever l'appareil; *c*, collier à vis de pression; *d*, tube;
e, règle divisée; E, règle à crémaillère sur laquelle glisse F; F, cheminée porte-lentille
munie d'index; *f*, pignon; *g*, œilleton; *h*, lentille; I, cadran fixe; *j*, cadran fixe; K, objet;
L, porte-objet; *m*, écran à charnière et tirage.

à 11) destiné à mesurer très-exactement tous les troubles de la réfraction : myopie, hypermétropie, astigmatisme. Il se compose d'un tube horizontal et de trois pièces fondamentales, dont deux fixes et une mobile. Les deux pièces fixes sont un objet éclairé par transparence et une lentille convergente biconvexe faisant fonction d'oculaire : ces deux pièces sont placées aux extrémités opposées du tube. La pièce mobile est une lentille divergente, biconcave, placée entre l'objet et l'oculaire : une crémaillère permet de lui faire occuper une position quelconque entre l'objet et l'oculaire (1). Cet instrument simplifié pourra, aux conseils de révision, rendre de grands services au point de vue de la constatation du degré de myopie en particulier. L'individu suspect fixant les points ou les lettres placées au fond du tube cylindrique, on rapproche la lentille mobile de l'oculaire jusqu'à ce que les images deviennent un peu confuses, jusqu'à ce que l'on ait atteint le *punctum remotum* de vision, et l'on peut lire alors sur une échelle graduée le numéro du verre susceptible de corriger la myopie ; non-seulement on apprend que l'individu est myope ou non, mais encore on connaît exactement le degré de l'infirmité.

L'ophthalmoscope peut aussi être employé avec avantage pour diagnostiquer la myopie et son degré. Pour que l'observation soit rigoureuse, il faut que l'œil de l'observateur soit emmétrope, normal ou rendu tel à l'aide de verres appropriés, et que l'œil examiné ne puisse se livrer à aucun effort d'accommodation, qu'il soit au repos absolu. Si le malade est myope, les rayons lumineux sortant de l'œil seront convergents et viendront faire une image réelle et renversée du fond de l'œil au point le plus éloigné de la vision distincte. D'après les efforts d'accommodation que l'observateur est

<hr>

(1) Gavarret, *Rapport sur un optomètre* de MM. Perrin et Mascart (*Bulletin de l'Académie impériale de médecine*. Paris, 1869, t. XXXIV, p. 459).

obligé de faire, il pourra apprécier approximativement le degré de la myopie ; en cherchant quel est le verre concave qui, placé au-devant de son œil, ramène les rayons convergents au parallélisme, le médecin peut encore se rendre compte plus facilement et plus exactement du degré de la myopie qu'indique précisément la force du verre employé (1).

Enfin, au conseil de révision, dans les cas de myopie alléguée, il est une épreuve de surprise qui ne manque pas de réussir et à laquelle on a souvent recours : Un jeune homme se présente, il se prétend atteint de myopie; on lui met devant les yeux des verres n° 5, il ne lit pas; des verres n° 4, il lit encore moins ; alors d'un ton assuré on lui dit : Je vois ce qu'il vous faut; on lui met devant les yeux des verres plans, et il lit sans hésitation.

Les tentatives de *dissimulation* de *myopie* ne sont pas rares chez les remplaçants en particulier, et il importe d'être prévenu de ce fait. Souvent l'expression spéciale de la physionomie pourra vous faire soupçonner ce trouble de la vision, et aux signes que je vous ai déjà indiqués on peut ajouter le strabisme apparent et convergent ou réel et divergent. Outre l'examen ophthalmoscopique, vous pourrez avec avantage recourir à l'épreuve des lunettes et à l'emploi de l'optomètre de M. Perrin. Quant à la paralysie de l'accommodation au moyen de l'atropine que Van Roosbroeck a conseillée tout spécialement dans les cas de dissimulation, elle ne me paraît pas susceptible de vous rendre plus de services dans ces circonstances que lorsqu'il s'agit de simulation. Chez l'individu atteint d'une myopie forte, après l'emploi de l'atropine, la vision distincte n'est plus possible qu'au *punctum remotum* de vision de l'œil, c'est-à-dire à une distance rapprochée, 3 à 4 pouces, par exemple : distance à laquelle celui qui veut dissimuler se gardera bien de lire.

---

(1) **Meyer**, *Leçons sur la réfraction et l'accommodation*. Paris, 1869, p. 41.

Van Roosbroeck a, il est vrai, proposé de tenter l'épreuve des lunettes après avoir déterminé la paralysie du muscle de Brücke, et, dans ce cas, un seul verre doit permettre de lire à une distance donnée, en rapport avec la grandeur des lettres. Cette manière de procéder est bien complexe, difficile à appliquer au conseil de révision, et l'emploi de l'optomètre est destiné à se substituer aux autres épreuves.

La *presbytie*, qui n'est autre chose que le recul du *punctum proximum* par suite de l'affaiblissement progressif du pouvoir d'accommodation, est un trouble de la vision qui s'observe rarement chez les jeunes gens, et qui, par conséquent, ne doit pas être souvent allégué par les conscrits comme motif d'exemption.

Dans ces cas, l'emploi des verres convexes peut permettre de découvrir la réalité de l'infirmité ; Ruete a conseillé, pour constater la presbytie, de recourir aussi à l'emploi de son optomètre ; il faut alors commencer l'épreuve en rapprochant d'abord l'écran, et ensuite on fait la contre-épreuve en éloignant l'écran le plus possible.

L'instrument de M. Perrin rendrait encore ici les plus grands services pour découvrir la presbytie. Pour déterminer la distance la plus courte de la vision distincte, le *punctum proximum*, on commence par rapprocher le plus possible la lentille mobile de l'oculaire, l'œil fait instinctivement un effort d'accommodation pour voir l'objet ; on éloigne graduellement cette lentille jusqu'à ce que l'objet soit vu distinctement, et la règle graduée indique alors la distance cherchée du *punctum proximum*.

Nous arrivons au problème le plus délicat, à la question la plus difficile de la pathologie oculaire, au point de vue de la simulation. Cette question est la suivante : Un individu, ne présentant aucune lésion apparente du globe oculaire, se prétend atteint d'affaiblissement, de diminution ou d'abolition de la vision d'un seul ou des deux yeux ; en d'autres termes, pour employer les expressions longtemps consacrées de *kopiopie*, *d'amblyopie* ou *d'amaurose*, non-seulement il nous faut savoir si l'infirmité existe réellement, mais il faut trouver la lésion à laquelle elle doit être rattachée, et enfin, s'il est possible, établir que le trouble fonctionnel est bien proportionné à la gravité de la lésion constatée, qu'il n'y a pas exagération de la part du malade.

Dans un cas semblable, l'altération de la vision peut tenir soit à un *trouble de la réfraction*, soit à une *maladie intraoculaire*, soit à une *maladie cérébrale*. L'expérience, avec la carte percée d'un trou d'épingle, vous permettra immédiatement de distinguer les altérations de la vision résultant de troubles de la réfraction. Lorsqu'on regarde à travers le trou d'épingle, les faisceaux lumineux très-exigus qui pénètrent dans l'œil ne sont point sensiblement déviés, l'appareil oculaire n'est plus alors pour ainsi dire un instrument de réfraction, et l'œil, dont le trou d'épingle n'améliore pas le fonctionnement, ne pèche pas par la réfraction ; dans le cas contraire, nous avons affaire à un œil atteint soit de myopie, soit d'hypermétropie, soit d'astigmatisme. Je vous ai déjà indiqué comment vous devrez procéder pour diagnostiquer la myopie. — Dans l'*hypermétropie*, vous constaterez, par l'éclairage direct, que les vaisseaux rétiniens s'aperçoivent et se meuvent dans le sens du mouvement que l'on imprime au miroir ; à l'aide de l'ophthalmoscope, vous pourrez aussi, comme pour la myopie, en apprécier le degré.

Cette lésion de la réfraction est sans contredit la plus fréquente de toutes, et elle mérite de nous arrêter un instant. Fort souvent chez l'hypermétrope, la physionomie présente un aspect particulier : « On constate, dit M. Wecker (1), « une asymétrie manifeste du crâne de la face du côté de

(1) **Wecker**, *loc. cit.*, t. II, p. 617.

« l'œil hypermétrope, qui est moins développé que l'autre,
« l'orbite est peu profond, ses rebords sont plats, la face est
« aplatie avec peu de relief; souvent, aussi, le nez n'est que
« légèrement proéminent, la partie supérieure de son dos
« est si peu marquée, qu'elle peut à peine fournir un sup-
« port aux lunettes ordinaires, les paupières sont aplaties et
« larges, les yeux très-éloignés l'un de l'autre, la pupille
« généralement petite, resserrée, et, enfin, on constate, dans
« la plupart des cas, un strabisme convergent plus ou moins
« prononcé; » si l'on interroge un individu présentant ces
divers caractères du côté de la face et des yeux en particulier, on apprend qu'il lui est impossible de se livrer à un
travail soutenu, surtout à la lumière artificielle, que ses
yeux se fatiguent rapidement, qu'après un moment de repos,
il recouvre la faculté de voir distinctement encore pour un
certain temps, que s'il veut continuer à travailler, il éprouve
une tension douloureuse au-dessus des yeux, qu'un flot de
larmes s'écoule, et qu'il finit par voir tout dans un brouil-
lard; l'hypermétropie a alors entraîné ce qu'on est convenu
d'appeler l'*asthénopie accommodative*. C'est cet état qui
pendant longtemps fut considéré comme une sorte d'amblyopie et qui porta les noms d'*hebetudo visûs*, d'amblyopie
presbytique. Des verres convexes appropriés suffisent pour
corriger ces troubles de la vision.

L'*hypermétropie* est une des maladies les plus fréquentes
que fournisse l'étude de la pathologie oculaire, et, une fois que
le diagnostic est établi, il s'agit de savoir si l'exemption doit
être accordée à ceux qui sont atteints de cette infirmité. La
question ainsi posée ne manque pas que d'être embarrassante;
avant d'émettre une opinion, il serait bon de chercher à
apprécier le degré de l'hypermétropie au moyen de l'optomètre, ou simplement d'une série de verres convexes; je vous
engage aussi, en pareille occurrence, à tenir compte du strabisme convergent qui coïncide si souvent avec l'hypermé-

tropie, et de baser, en partie au moins, votre décision sur le degré de déviation des globes oculaires.

Dans l'*astigmatisme*, l'examen ophthalmoscopique vous permettra de reconnaître que la papille présente une forme ovalaire. Pour être certain que cette déformation tient à une asymétrie de réfringence, M. Weber conseilla d'examiner le fond de l'œil par le procédé de l'image renversée, en faisant varier la distance de la lentille convergente à l'œil observé, autant que cela peut se faire sans que le champ devienne plus petit que la papille ; s'il y a astigmatisme, l'image de la papille se déforme pendant ce mouvement et affecte un allongement en sens inverse aux deux extrémités de la course de la lentille.

Dans ces cas, la vision n'est nette ni pour les objets rapprochés, ni pour les objets éloignés ; le défaut de netteté de la vue date de la naissance, les gros objets réguliers ne paraissent pas seulement confus, mais bien déformés, irisés sur leurs bords, les cercles semblent ovales ; à la même distance, on voit très-différemment les barres horizontales et les barres verticales, suivant leur inclinaison ; dans un cadran éloigné, on ne distingue les aiguilles que lorsqu'elles marquent certaines heures ; le plus souvent, en outre, le malade accuse tous les symptômes de l'asthénopie. Des verres cylindriques corrigent très-heureusement ces troubles de la vision.

Il faut bien savoir que fort peu d'yeux sont exempts d'astigmatisme, et, tant que l'asymétrie de réfraction n'en arrive pas à produire une diminution notable de l'acuïté de la vision, il n'y a pas lieu de s'en préoccuper, ce n'est pas là, à proprement parler, dit M. Giraud-Teulon (1), un cas pathologique.

De ces quelques mots sur les troubles de la réfraction, il résulte qu'avant les découvertes récentes de la dioptrique, on

(1) **Giraud-Teulon**, *de l'OEil*, *Notions élémentaires sur la fonction de la vue et ses anomalies*. **Paris**, 1867, p. 80.

englobait, sous le nom d'amblyopies, des maladies qui ne se traduisent absolument par aucune lésion apparente, qu'il est facile de corriger au moyen de verres appropriés, mais qui, lorsqu'elles atteignent un haut degré, surtout à cause des complications qu'elles entraînent (asthénopie, strabisme, etc.), peuvent et doivent, dans un certain nombre de cas, motiver l'exemption.

C'est avec raison que l'inspecteur général Longmore (1) fait observer qu'autrefois, ne connaissant pas ces diverses maladies, on devait considérer comme suspects des individus atteints d'infirmités qu'on ne savait pas diagnostiquer, et que l'on déclarait propres au service des hommes qui auraient dû être exemptés.

Lorsque le trou d'épingle ne remédie pas aux troubles de la vision, la maladie doit être attribuée, soit à une lésion profonde intra-oculaire, soit à une lésion cérébrale. Pour constater les *lésions profondes intra-oculaires*, vous aurez à recourir aux divers modes d'exploration, à l'éclairage direct et oblique qui vous permettra de constater les lésions de l'iris, de la pupille, du cristallin, et enfin à l'examen ophthalmoscopique. Lorsque vous explorez le fond de l'œil, il ne faut pas oublier que l'aspect est loin d'en être toujours le même, que les variations physiologiques sont nombreuses, et bien prendre garde de considérer comme pathologique ce qui est compatible avec une vision normale. Un ophthalmologiste dont personne ne contestera la compétence, M. Wecker (2), va jusqu'à recommander, *pour éviter de grossières erreurs*, d'interroger l'état fonctionnel de la vision avant de procéder à l'examen ophthalmoscopique. Mais, dans la cir-

---

(1) T. Longmore, *Manual of instructions for the guidance of the army surgeons in testing the range and quality of recruits and in distinguishing the causes of defective vision in soldiers.* London, 1864, pages 34-35.

(2) Wecker, *Traité des maladies des yeux.* 1re édition, t. I, p. 104.

constance spéciale qui nous occupe en ce moment, le malade
ayant tout intérêt à nous tromper, nous ne pouvons ajouter
foi aux renseignements qu'il nous fournit, il faut chercher à
nous éclairer d'une autre façon et ne tenir compte que des
lésions bien nettes, bien évidemment susceptibles d'entraîner
un trouble notable de la vision.

Toutes les lésions de la rétine et de la choroïde se résu-
ment en inflammations, en apoplexies, en pigmentations
anormales, en décollements, en atrophies et en tumeurs de
nature diverse (kystes, cancers, tubercules, etc.). Quant aux
maladies de la papille, du nerf optique, quelle que soit
du reste la cause qui les détermine, elles consistent, soit
en inflammations, soit en atrophies, en apoplexies, en
tumeurs peu variées (myxome ou gliome). Pour ce qui
est de l'aspect du fond de l'œil dans ces circonstances
variées, je ne puis que vous renvoyer aux livres spéciaux
d'ophthalmologie et en particulier à l'excellent Traité de
M. Wecker.

Les *amauroses qui sont sous la dépendance de lésions cérébrales* se traduisent le plus souvent par une atrophie plus ou
moins prononcée de la papille ; dans des cas semblables, on
observe non-seulement la diminution ou l'abolition de la vision, mais encore d'autres troubles du côté des yeux (strabisme, nystagmus), et des phénomènes variés du côté de la
sensibilité et de la motilité (ataxie, hémiplégie, contractures,
céphalalgie, etc.). Vous connaissez les lésions particulières de
la vision qui se produisent dans certaines altérations de la
moelle et en particulier dans l'ataxie musculaire progressive :
le strabisme, la diplopie au début, plus tard, une diminution
plus ou moins considérable de la vision due à une atrophie de la papille. M. Bouchut a même voulu baser tout un
système de diagnostic sur les lésions du fond de l'œil, cons-
statées par l'ophthalmoscope, dans les maladies cérébrales.
Il est bien évident que les lésions du cerveau, qu'elle qu'en

soit la nature, ne peuvent déterminer que des altérations peu variées de la papille du nerf optique, soit une inflammation, soit une atrophie, soit un œdème par compression, par gène de la circulation de retour ; vouloir faire de ces phénomènes, des signes différentiels des diverses maladies cérébrales, c'est demander à l'ophthalmoscope plus qu'il ne peut donner.

Follin admet encore une classe d'*amauroses d'origine réflexe*, que l'on peut observer en particulier assez souvent dans l'hystérie, et parmi lesquelles il range aussi celles que l'on observe à la suite de plaies du sourcil, de contusion du nerf frontal.

Quant aux *amauroses* dites *toxiques*, la plupart se traduisent par des lésions oculaires appréciables ; dans les cas où on peut attribuer l'altération de la vision à l'abus de l'alcool, du tabac (1), on constate d'abord une congestion de la papille, puis, son atrophie ; l'amaurose saturnine, qui le plus souvent s'accompagne d'albuminurie, est liée à des lésions rétiniennes que vous connaissez : hémorrhagies, dégénérescence graisseuse ; dans le diabète, le même fait s'observe encore assez souvent.

La question de la *simulation de l'amaurose*, bien étudiée dans ces dernières années par Guérineau (2) (de Poitiers), Liebreich (3), Follin (4), etc., s'est singulièrement élucidée, mais, malgré tous les progrès récents en ophthalmologie, elle n'est pas encore sans présenter de réelles difficultés.

L'*amaurose double* est rarement *simulée*. — Lorsque l'application intermittente devant les yeux d'une vive lumière

---

(1) Ph. J. Velut, *de l'Amblyopie par l'alcool et le tabac*. Thèses de Paris, 1868.

(2) Guérineau (de Poitiers), *du Diagnostic différentiel des amauroses vraie et simulée devant les conseils de révision*. Paris, 1861, 2e édition.

(3) Liebreich, *Dict. de méd. et de chirurgie pratiques*. Art. AMAUROSE. Paris, 1864, t. I, p. 785.

(4) Follin, *Dictionnaire encyclopédique des sciences médicales*, Art. AMAUROSE. Paris, 1865, t. III, p. 517.

détermine une contraction égale des deux pupilles, on doit soupçonner la fraude, et dans un cas semblable l'examen ophthalmoscopique permettrait le plus souvent de lever les doutes.

Lorsque vous aurez constaté une lésion soit de la papille, du nerf optique ou de la rétine, soit de la choroïde, il faudra en apprécier le degré de gravité et tâcher d'établir nettement si cette lésion doit déterminer seulement une certaine amblyopie et non une amaurose absolue. Je dois vous rappeler ici que l'atteinte portée à la vision dépend parfois plus encore du siége des lésions que de leur nature et de leur étendue. —Les lésions de la papille présentent une gravité toute particulière ; en outre, il est dans la rétine, un point doué d'une sensibilité spéciale, la tache jaune, *macula lutea*, et une altération siégeant à ce niveau, acquiert, précisément à cause de son siége, une importance exceptionnelle.

Quand, dit M. Liebreich, un malade nie éprouver aucune sensation de lumière, bien que des mouvements pupillaires soient encore occasionnés par des changements dans l'éclairage, ce fait doit exciter nos soupçons. Chez ceux, au contraire, qui reconnaissent éprouver la sensation de la lumière, mais qui nient pouvoir distinguer les objets, nous sommes hors d'état d'émettre une décision certaine, malgré les grands progrès que le diagnostic a atteints au moyen de l'ophthalmoscope. — Il peut encore se présenter d'autres cas fort embarrassants : un individu réellement amaurotique d'un œil peut prétendre avoir perdu la vue des deux côtés, alléguer la cécité complète. Il est enfin presque impossible de reconnaître un affaiblissement simulé de la vue, une amblyopie double simulée ; là ni l'examen ophthalmoscopique, ni l'action de la lumière sur les pupilles, ne donnent de renseignements concluants. On peut, dans des cas semblables, adresser au malade des questions très-variées sur les troubles de la vue qu'il allègue, lui parler de symptômes qui ne se rencontrent pas habituellement dans la maladie qu'il prétend avoir. Souvent, l'individu qui simule veut mettre à profit cet interrogatoire et croit bien faire d'accuser ensuite constamment les symptômes qu'on lui a signalés.

La recherche des phosphènes (1), qui, dans l'amaurose réelle, est employée comme moyen supplémentaire de diagnostic, ne peut, dans un cas suspect, nous être d'aucune utilité, puisque, dans la constatation de ce phénomène subjectif, nous ne pouvons pas accorder la moindre confiance aux résultats fournis par les prétendus malades.

On insistait beaucoup autrefois sur la physionomie spéciale de l'amaurotique, sur sa démarche, mais de pareils signes sont fort trompeurs, et ils ont encore bien perdu de leur valeur depuis les découvertes récentes en ophthalmologie ; je ne m'arrêterai donc pas à vous tracer un portrait de l'amaurotique que vous connaissez du reste tout aussi bien que moi.

La *simulation de l'amaurose unilatérale*, est infiniment plus fréquente que celle de l'amaurose double.

Autrefois, et même à une époque qui n'est pas encore éloignée de nous, on considérait la dilatation et l'immobilité de la pupille comme un signe pathognomonique de l'amaurose. Pour imiter ce symptôme, les simulateurs ont recours à l'emploi de l'extrait ou du suc de belladone ; Percy raconte que ce moyen fut pour la première fois employé par des étudiants en médecine, et plus de 200 jeunes gens se firent ainsi libérer du service militaire. Nous sommes encore exposés à rencontrer ce genre de fraude ; il y a une quinzaine d'années M. Champouillon a observé à un seul conseil de révision plusieurs conscrits qui y avaient eu recours; en 1857, M. Lassaigne (2) fut chargé d'examiner une substance qu'une femme,

---

(1) **Serre** (d'Uzès) *Essai sur les phosphènes ou anneaux lumineux de la rétine.* Paris, 1853.

(2) **Lassaigne,** *Production d'une amaurose temporaire par fraude en matière de recrutement* (*Annales d'hyg. et de méd. lég.*, 2e série, t. VIII. p. 464).

moyennant rétribution, introduisait dans les yeux des jeunes gens, pour les faire exempter, et qui n'était autre chose que de l'extrait de belladone. Enfin, tout récemment le tribunal correctionnel d'Aix condamnait quatre conscrits du canton de Gardanne, qui avaient aussi fait usage de préparations belladonées pour simuler la cécité de l'œil droit, et, pour le même motif, un jeune soldat de la classe de 1868, faisant partie du contingent de l'Allier, vient d'être condamné à deux mois d'emprisonnement. (1).

Cette coupable industrie pourrait aujourd'hui être pratiquée dans de meilleures conditions qu'autrefois, car on a employé jusqu'à présent l'extrait de belladone, qui a l'inconvénient de provoquer une légère conjonctivite, tandis que le sulfate d'atropine ne déterminerait pas les mêmes accidents.

Il est facile de distinguer la mydriase ainsi produite de celle qui est la conséquence d'une lésion profonde de l'œil, d'une lésion amaurotique ; tout d'abord, je vous ferai remarquer que, dans la mydriase artificielle, le diamètre de la pupille est toujours bien plus grand que dans la mydriase résultant de l'amaurose. Assez souvent, la pupille chez un réel amaurotique présente encore quelques faibles mouvements de contraction, et parfois même on observe un certain degré de rétrécissement dans les cas de névrite, d'irritabilité excessive de l'œil.

Dans l'amaurose vraie, en outre, les mouvements pupillaires suivent leur rapport normal avec les mouvements de l'œil, c'est-à-dire que la pupille se contracte, lorsque l'œil se dirige en dedans, et qu'elle se dilate lorsqu'il se dirige en dehors. De plus, en pareille circonstance, l'étude attentive de

______

(1) Par le même jugement, ce conscrit fut condamné à payer, outre les dépens, 300 francs à titre de dommages-intérêts au jeune soldat que l'exemption indûment accordée avait fait tomber dans le contingent, et à lui fournir ensuite un remplaçant, ou, à défaut, une somme de 2,700 francs.

l'action de la lumière sur la pupille, peut mettre sur la voie
de la vérité.

On sait en effet que, lorsque la rétine ne perçoit plus
les images lumineuses, on n'observe aucun mouvement
pupillaire sous l'influence de la lumière ; mais si l'on vient à
exciter l'œil du côté opposé resté sain, avec la même lumière,
on détermine, par action réflexe, la contraction de la pupille
de l'œil malade. Dans la mydriase vraie due à une paralysie,
soit naturelle, soit artificielle des muscles de l'iris, on n'obtient la contraction de la pupille, ni par l'éclairage direct ni
par celui du côté opposé.

Par conséquent, lorsque, chez un homme qui présente une
mydriase unilatérale, une lumière placée devant l'œil sain
détermine une contraction des deux pupilles, on peut assurer que la dilatation n'a pas été provoquée, qu'il existe une
affection amaurotique.

Lorsqu'au contraire la pupille du côté mydriasé ne bouge
pas sous l'influence de la lumière, on doit rechercher si cette
mydriase ne serait pas liée à une paralysie de la troisième
paire, et si l'on ne constate aucun des symptômes qui caractérisent cette paralysie, on sera autorisé à soupçonner fortement la supercherie.

Pour s'assurer de la réalité de la simulation, dans les cas
de mydriase provoquée, M. Lacronique (1) a cherché à utiliser les propriétés bien connues de la fève de Calabar. Il a
conseillé d'appliquer, sur la conjonctive de l'œil suspect, un
petit carré de papier imprégné de la solution d'extrait de fève
de Calabar ; au bout de vingt à vingt-cinq minutes, la pupille, qu'une vive lumière n'avait pu faire contracter, se resserre, momentanément au moins, d'une façon très-appréciable ;
si la dilatation de la pupille était la conséquence d'une

____

(1) Lacronique, *Recueil de Mémoires de médecine militaire*, 3e série, t. X,
p. 312.

paralysie réelle, l'iris, d'après M. Lacronique, n'éprouverait aucun mouvement de contraction sous l'influence de cet agent.

Dans un mémoire de Donders (1), traduit par M. Monoyer, on trouve un fait qui vient contredire cette dernière assertion : dans un cas de paralysie du nerf moteur oculaire commun, la fève de Calabar fit disparaître la mydriase qui en était la conséquence, « la pupille se resserra comme à l'ordinaire. » Je n'ai pas d'expérience personnelle à ce sujet, aussi je ne puis que vous signaler ce fait sans chercher à trancher la question.

L'amaurose unilatérale et, en particulier, l'amaurose de l'œil droit, étant celle qui est le plus souvent simulée, pour dévoiler la supercherie dans des cas semblables, on a imaginé un certain nombre de procédés, fort ingénieux. M. A. De Graefe (2) a conseillé, dans ce but, l'emploi d'un verre prismatique un peu fort des numéros 8 à 10 que l'on place devant l'œil sain et dont on dirige la base soit en haut, soit en bas ; si l'on a affaire à un simulateur, on détermine ainsi des images doubles des objets, le verre prismatique déplaçant l'image pour l'œil devant lequel il se trouve, tandis que l'œil prétendu malade voit l'objet à sa place réelle. M. A. De Graefe a employé avec succès cette méthode chez une jeune fille qui simulait l'amaurose de l'œil droit : on la plaça en face d'une lampe devant laquelle se trouvait un prisme ; elle n'hésita pas à dire qu'elle voyait deux images et se mit à décrire les déplacements de chaque image lorsque l'on imprimait des mouvements au prisme. On lui ferma l'œil prétendu malade et elle avoua qu'on avait fait disparaître une des images.

(1) Donders, *De l'action des mydriatiques et des myotiques* (*Annales d'oculistique*, 1865, t. LIII, p. 44).

(2) Von Graefe, *Ueber ein einfaches Mittel, simulation einseitiger Amaurose zu entdecken, nebst Bemerkungen über die Pupillar-Kontraktion bei Erblindeten* (*Archiv für Ophthalmologie*, B. II, Abth. I, p. 266, Berlin, 1855).

Le docteur Demèle (1) a aussi observé un cas d'amaurose unilatérale simulée avec mydriase artificielle et dans lequel l'emploi du prisme réussit immédiatement à faire découvrir la fraude. Enfin, je dois à l'obligeance de M. Galezowski la communication de deux cas d'amaurose simulée dans lesquels le même moyen permit immédiatement de dévoiler la supercherie ; dans le premier cas, il s'agissait d'une dame qui simulait l'amaurose de l'œil droit, et, dans le second, d'une jeune fille de quinze ans qui prétendait ne rien voir de l'œil droit et voir trouble de l'œil gauche. Depuis longtemps cette jeune fille, dont les parents habitaient la province, désirait voir Paris, et elle avait eu recours à cette supercherie pour venir visiter la capitale.

Le procédé de A. De Graefe peut se trouver en défaut dans certains cas, et notamment quand le simulateur est prévenu de la signification de la diplopie provoquée par l'interposition du prisme devant l'œil qui n'est pas sensé amaurotique.

Il est vrai qu'en plaçant devant l'œil prétendu amaurotique un prisme à arête verticale et à base externe, on peut reconnaître *objectivement* la simulation au déplacement qu'effectue cet œil pour arriver à la fixation binoculaire. mais ce moyen échoue également quand l'œil, sans être amaurotique, est affecté d'amblyopie prononcée. M. H. Graefe (de Halle) (2) vient de modifier d'une manière très-ingénieuse la méthode de A. De Graefe, et l'a rendue ainsi applicable à tous les cas : il provoque une diplopie *monoculaire*, en plaçant devant l'œil, qui n'est pas sensé amaurotique, un prisme dont la base est horizontale et dont l'arête répond au diamètre horizontal de la pupille ; par ce moyen, le simulateur

<hr>

(1) Demèle, *Allgemeine milit. ärztl. zeitung*, I, 3, 1864 (Extrait dans *Schmidt's Jahrbücher*, t. CXXIV, p. 256).

(2) H. Graefe, *Annales d'oculistique*, t. LXI. Mai, juin, 1869, p. 297, extrait de : *Klinische Monatsblätter für Augenheilkunde*, 1867.

voit deux images superposées, dont il doit accuser la présence, sous peine de se trahir. On découvre ensuite l'œil prétendu amaurotique, qu'on avait tenu couvert jusque-là ; les deux images persistent, mais l'une est alors une image binoculaire, tandis que la seconde est monoculaire. Vient-on par un mouvement imperceptible à déplacer un peu le prisme, de façon à ce qu'il recouvre tout le champ pupillaire, les doubles images doivent disparaître, puisque la diplopie monoculaire n'existe plus. Si le sujet en observation persiste à accuser la présence de deux images, la simulation est évidente.

M. A. De Graefe rapporte, à l'appui de sa méthode, l'observation d'un soldat qui avait été blessé par une balle ; le projectile avait rasé la tempe gauche, et l'individu prétendait être entièrement aveugle de l'œil de ce côté. Ce soldat avait été déjà examiné à plusieurs reprises et connaissait la signification de la diplopie provoquée par la méthode de H. De Graefe ; aussi était-il sorti victorieux de toutes les épreuves auxquelles on l'avait soumis, jusqu'au moment où l'auteur parvint, à l'aide de son procédé, à le prendre en défaut ; le simulateur découvert avoua sa supercherie.

Un médecin hollandais, le docteur Fles (1) a imaginé, pour reconnaître la simulation de l'amaurose ou de l'amblyopie monoculaire, un appareil très-simple et susceptible de rendre les plus grands services en faisant voir, par l'œil dit amaurotique, une image que le simulateur croit voir au moyen de l'autre œil.

Dans une boîte en bois carrée, TTT'T', de 8 centimètres de hauteur, sont disposés verticalement deux miroirs, $m\,m'$, inclinés sous un angle de 120°. Cette boîte est fermée en haut par un verre dépoli qui ne permet pas de voir dans son

____

(1) Fles, *Nederlandsch tydschrift voor geneeskunde* (Extrait dans : *Archives belges de médecine militaire*, 1860, t. XXVI, p. 170).

intérieur les objets qui s'y trouvent d'ailleurs suffisamment
éclairés, et sur la paroi TT' existent deux trous par lesquels
les yeux peuvent regarder dans la direction des miroirs.

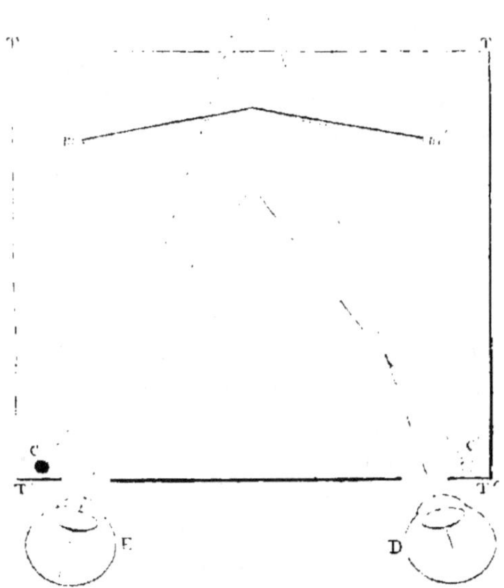

Fig. 12. Coupe de la boîte de Fles.

Deux objets faciles à reconnaître, par exemple deux cartes à
jouer différentes, *c c'*, sont placés aux deux coins de la petite
caisse. On fera regarder l'individu dont on veut interroger la
vision par les deux trous pratiqués à l'appareil. L'image de
l'objet *c* se réfléchira sur la glace *m'* et viendra, après réflexion, vers l'œil D. Si cet œil, qu'on suppose amaurotique,
est sain, il verra cette image en F, à sa gauche. L'objet *c*
sera vu par l'œil gauche E en G, à droite de F. Le simula-

teur, supposant que l'image G de l'objet C', vue à droite, doit être aperçue par l'œil droit, dira que c'est cette image-là qu'il ne distingue pas, tandis qu'au contraire cette image est véritablement vue par l'œil gauche.

Fles s'est plusieurs fois servi avec succès de son instrument. Dans les deux derniers cas qu'il eut l'occasion d'observer, les simulateurs décrivaient soigneusement la forme et la couleur de la figure qu'ils ne pouvaient apercevoir qu'à l'aide de leur œil malade, tandis que la figure aperçue par l'œil sain était, disaient-ils, tellement confuse, qu'ils ne pouvaient, malgré tous leurs efforts, distinguer ce qu'elle représentait. J'ai eu, pour mon propre compte, deux fois l'occasion d'employer avec avantage cet instrument.

Un stéréoscope de Brewster, dont les prismes rapprochés par les sommets et à base tournée en dehors renversent les images, pourrait aussi être utilisé de la même façon. Il faut, pendant qu'on soumet à ces épreuves l'individu suspect, l'observer avec soin et bien constater qu'il ne ferme pas les paupières du côté prétendu malade.

Au congrès international d'ophthalmologie de 1868, M. de Welz (1) a exposé un procédé pour découvrir la simulation de l'amaurose unilatérale qui repose sur « l'horreur » physiologique des yeux pour les images doubles et le pouvoir des muscles droits respectifs externes et internes, de les éliminer par une contraction involontaire dans l'intérêt de la vue simple. A cette fin, il place devant l'œil supposé amaurotique un prisme de 10 à 25 degrés et oblige l'individu à lire de petits caractères. S'il y a simulation, il louchera pour ne pas voir les caractères en double ; quand, au contraire, l'œil est amaurotique, l'individu n'aura pas besoin d'imprimer à son œil le mouvement nécessaire pour éliminer

(1) *Compte rendu du congrès international d'ophthalmologie.* Paris, 1868, p. 123.

les images doubles provoquées par le prisme. D'après l'auteur, ce procédé a l'avantage de rendre inutile toute question adressée au malade dont l'œil, malgré lui-même, confirme ou dément ses assertions.

Au même congrès, MM. Laurence et Javal ont été d'avis que le stéréoscope seul pouvait suffire pour faire découvrir la fraude, et cependant M. Javal a proposé un procédé qui est encore plus simple que tous les précédents. Ce procédé consiste à interposer une règle entre les yeux de l'individu et une page d'impression ; le plus souvent, d'après cet habile ophthalmologiste, les simulateurs sont pris du premier coup et lisent les lettres que la règle ne laisse visibles que pour l'œil prétendu amaurotique (1).

Devant cette abondance de procédés pour découvrir la fraude, j'hésite presque à en signaler encore un qui a au moins l'avantage de ne nécessiter l'emploi d'aucun instrument. Sans entrer dans les détails de l'explication théorique du fait, tout le monde sait que si, fixant un objet peu éloigné et fortement éclairé, on vient à presser légèrement sur un des globes oculaires un peu au-dessus et en dedans de l'angle externe de l'orbite, on voit une image double. J'ai pensé à utiliser ce fait dans les cas de simulation d'amaurose unilatérale ; pour cela, il suffit d'inviter l'individu suspect à fixer un objet et si alors, pressant, ainsi que nous l'avons dit, sur l'œil sain, il accuse une image double, on peut être certain de la supercherie.

Lorsque l'on était privé des nombreux moyens d'investigation que nous possédons aujourd'hui, on avait parfois recours, dans les cas douteux, à certains moyens de surprise qu'il est encore bon de connaître. Fallot employa « dans un cas d'amaurose où une résolution bien arrêtée, une intelligence parfaite de la maladie et l'intervention de la belladone parais-

(1) Fallot, *Mémorial de l'expert*, p. 251.

saient avoir préparé un succès certain », un expédient dont il doit l'idée à Walter Scott (1).

« J'appuyai, dit-il, la main sur le cœur, j'approchai vivement de l'œil malade, l'autre étant fermé, un corps vulnérant. La tête ne bougea point, mais le cœur frémit. Je prononçai que le cas était feint. Le simulateur surpris, décontenancé, avoua la supercherie. »

Mahon (2) a eu recours à un moyen plus violent et qui cependant ne réussit pas : « Un jeune militaire qui feignait de ne pas voir et qui avait sollicité lui-même l'application des remèdes les plus douloureux, ne fut pas dérouté par une dernière épreuve qu'on voulut faire. On le mit sur le bord d'une rivière et on lui dit de marcher (deux bateliers étaient tout prêts pour le retirer de l'eau). Il marcha devant lui et se laissa tomber dans l'eau d'où il fut retiré bientôt. Il obtint son congé, puis, sollicité de dire la vérité (parce que la dilatation et la contraction des pupilles laissaient des doutes), assuré d'ailleurs qu'on ne lui manquerait pas de parole, il prit un livre et lut.

Enfin, en terminant, laissez-moi vous lire une petite anecdote tirée d'un journal politique et dans laquelle un expédient fort inoffensif permit de découvrir la supercherie :

« E... est un malheureux ouvrier qui actionne une compagnie importante en dommages-intérêts. Il a obtenu l'assistance judiciaire, et n'était qu'on n'entrevoit pas trop bien « en quoi la compagnie qu'il actionne peut être responsable « d'un accident tout fortuit, le tribunal semblerait lui porter un vif intérêt.

« Seulement, est-il aussi privé de la vue qu'il l'affirme ? « Le tribunal l'a renvoyé à l'examen d'un médecin. Dans le « cabinet du docteur, E... a parfaitement joué son rôle. Ce « n'est qu'en hésitant et en tâtonnant, qu'il a occupé un siège

(1) Voir Introduction, p. 20.
(2) Mahon, *Médecine légale*, t I, p. 360.

« en face du médecin. L'œil est bon, à peine reste-t-il quelque
« trace d'une inflammation temporaire. Cependant, E... n'y
« voit absolument rien, il ne peut pas déchiffrer le titre de « *Le*
« *Courrier de Lyon* ». Le docteur doute, E... fait une sortie
« très-étudiée, il heurte les chaises et ne trouve pas la porte,
« il descend l'escalier en se guidant à la rampe et il va se jeter
« sur un banc de la promenade, où il reste accablé et recueilli
« pendant quelques minutes.

« Enfin il se lève, traverse sans trop hésiter la rue, pour-
« tant bien encombrée de voitures, puis, à quelque distance,
« il rencontre un homme qui le prie de déchiffrer une adresse
« grossièrement tracée sur une carte. Il n'hésite pas à rendre
« ce service et lit couramment le manuscrit illisible.

« L'interlocuteur n'était autre que le domestique du doc-
« teur, qui avait trouvé singulier que le malheureux E... ne
« pût, avec des yeux en apparence excellents, déchiffrer le
« titre d'un journal. »

DIXIÈME LEÇON

DES MALADIES SIMULÉES DES FOSSES NASALES DE LA BOUCHE ET DU LARYNX.

Simulation de l'épistaxis, — de l'ozène, — des polypes. — Simulation de
la fluxion dentaire.
Du bégayement imité ou exagéré. — Des formes principales et des causes du
bégayement. — L'imitation prolongée suffit pour qu'on l'acquière réellement. — Des moyens de découvrir la simulation.
De la mutité. — De ses causes les plus fréquentes. — De sa simulation. —
Manière de procéder pour dévoiler la fraude.
De la simulation de l'aphonie. — Des causes de l'aphonie et de ses variétés
suivant la lésion à laquelle elle est due. — De l'examen laryngoscopique.
— Emploi de substances sternutatoires, de gaz irritants pour provoquer
la toux, l'éternument, — de l'électricité, — des boissons alcooliques, — des
anesthésiques. — Des moyens de surprise. — Observation d'aphonie simulée.

Messieurs,

Les maladies des fosses nasales ont, de tout temps, été rarement simulées, et aujourd'hui elles le sont encore plus rarement que par le passé, de sorte que je me bornerai à vous en
dire quelques mots.

L'hémorrhagie nasale, l'*épistaxis* peut être provoqué très-
facilement, la moindre déchirure de la muqueuse de Schneider suffisant pour amener un écoulement de sang assez notable. Ce genre de simulation est familier surtout aux écoliers
peu studieux qui trouvent dans ce petit stratagème un moyen
commode pour déserter la classe. Une première fois, il est
difficile de ne pas être dupe de la fraude, mais lorsque l'accident se renouvelle, lorsqu'il survient sans cause appréciable
et au moment où l'individu peut avoir un intérêt quelconque
que à simuler, les soupçons ne peuvent manquer d'être éveil-

lés, et l'examen local des fosses nasales permet de constater des traces récentes de déchirures, de scarifications plus ou moins étendues sur la muqueuse olfactive. Parfois, ces lésions de la membrane de Schneider ont pour but de permettre à l'individu de cracher ou de vomir à un moment donné une certaine quantité de sang et de simuler ainsi une hémoptysie ou une hématémèse.

Il paraît qu'autrefois certains individus cherchaient à simuler l'*ozène* en s'introduisant dans les fosses nasales des bourdonnets de charpie ou des morceaux d'éponge imbibés de substances à odeur fétide, d'huile rance, de vieux fromage, etc.; pour assurer la fixité de ces corps étrangers, ils avaient même soin de faire passer les fils qui servaient à retenir le bourdonnet derrière le voile du palais. Vous savez bien que l'ozène s'observe généralement chez des individus scrofuleux ou atteints de syphilis constitutionnelle, et une semblable affection alléguée par un individu robuste et exempt de toute diathèse devrait être immédiatement considérée comme suspecte. Je n'ai pas à insister ici sur les caractères particuliers de l'ozène, sur le nasonnement de la voix, sur l'aplatissement du nez, consécutifs à la nécrose des os nasaux ; dans un cas douteux, l'examen des fosses nasales suffirait pour faire découvrir la fraude. Généralement les ulcérations qui constituent la lésion caractéristique de l'ozène siégent sur la cloison, et c'est de ce côté par conséquent qu'il faut surtout diriger ses investigations. Une sonde de Belloc ou même un simple stylet vous permettraient immédiatement de constater si la muqueuse n'est pas ulcérée et si les fosses nasales ne sont pas obstruées. Pour explorer les fosses nasales, on a proposé des instruments spéciaux, des spéculums dont l'usage est à peu près tombé en désuétude ; cependant l'année dernière M. S. Duplay, professeur agrégé à la Faculté (1),

(1) S. Duplay, *Gazette médicale*. 1868, page 232.

a fait présenter à l'Académie un nouveau *speculum nasi* qui permet un examen plus complet et plus facile de ces cavités.

Cet instrument est composé de deux valves : l'une, aplatie et immobile à son extrémité, doit répondre à la cloison des fosses nasales, l'autre est convexe et peut s'écarter de la première par une légère pression exercée sur son extrémité au moyen de l'index ; cette dernière correspond à la partie externe de la narine. L'instrument étant introduit jusqu'à l'ouverture supérieure de la narine, on dilate celle-ci au degré convenable par l'écartement de la valve externe. Un curseur maintient les valves écartées. En projetant un faisceau lumineux dans l'intérieur de l'instrument, il est possible d'examiner la cavité des fosses nasales à une assez grande profondeur.

Lorsque, après un examen méthodique avec la sonde et le spéculum, on a constaté que les fosses nasales ne sont pas libres, qu'elles sont obstruées plus ou moins complétement par des corps étrangers, il faut faire des injections répétées dans ces cavités, de manière à entraîner toutes les matières susceptibles d'être détachées et séquestrer l'individu pour qu'il lui soit impossible de renouveler les tentatives de fraude. Dans des cas semblables, l'odeur fétide une fois disparue ne se reproduit plus, et l'examen ultérieur des cavités nasales permet de constater que la muqueuse en est saine, complétement dépourvue d'ulcérations. Fallot (1) a observé un sous-officier qui se prétendait ainsi atteint d'ozène. Ce militaire, rentré récemment de congé, ne cachait pas son dégoût pour le service. Il fut trop promptement guéri par le simple emploi de lotions émollientes et de bains de vapeur pour que la maladie ait été véritable.

Percy et Laurent ont consacré quelques lignes à la simulation des *polypes des fosses nasales*. Les moyens employés

(1) Fallot, *Mémorial de l'expert*, p. 257.

étaient fort grossiers et la découverte de la supercherie n'a jamais dû présenter de sérieuses difficultés. Les jeunes gens qui voulaient se soustraire au service militaire, en imitant cette maladie, s'introduisaient, paraît-il, dans les fosses nasales, des testicules de poulets ou des reins de lapins. Fallot a eu aussi l'occasion d'observer une semblable fraude : « Un jeune militaire, rapporte-t-il, dans l'espoir de se faire réformer, s'était fait introduire à l'aide d'une sonde de Belloc, un gros morceau de rein qui bouchait entièrement la fosse nasale droite où il était étroitement emprisonné. Désigné pour le service, il confessa incontinent l'imposture et se débarrassa sur place du corps étranger qui le gênait prodigieusement. » Dans un cas pareil, l'examen des fosses nasales au moyen de la sonde ou du stylet, et mieux encore au moyen du spéculum permettrait de constater la présence de corps étrangers plus ou moins volumineux, dépourvus de sensibilité, dont la piqûre ne déterminerait ni douleur ni écoulement sanguin. En provoquant artificiellement, d'une façon quelconque, l'éternument, on pourrait parfois faire détacher les prétendus polypes, et si ce moyen était insuffisant, quelques tractions modérées permettraient de les amener au dehors. Une fois ces corps étrangers extraits, on constaterait que la muqueuse olfactive n'est nullement altérée et que les fosses nasales sont complétement libres.

On a encore observé, dans des temps fort rapprochés de nous, des simulations aussi grossières. M. le professeur Schutzenberger (1), dans un discours que je vous ai déjà cité, a parlé d'une femme qui disait souffrir d'une céphalée intense, et tirait, surtout en présence du médecin, des corps vermiculaires par les narines. Un échantillon en fut envoyé à M. le professeur Küss, qui reconnut, par l'analyse histologique,

(1) **Ch. Schutzenberger**, *Des faits extraordinaires en médecine et de la difficulté de les apprécier* (*Gazette médicale de Strasbourg*. 26 août, 1865, p. 153).

que c'étaient des débris de vaisseaux et de tendons provenant d'une fabrique de colle forte.

Parmi les maladies de la cavité buccale qui peuvent être
l'objet de la fraude, l'ablation ou la destruction volontaire des
dents tient une large place. Mais je ne crois pas devoir vous
parler ici de ce genre de mutilation ; je me propose de traiter
ce sujet lorsque je vous parlerai des mutilations volontaires
en général.

Je vous ai déjà entretenu de la simulation du scorbut et
des procédés employés par les simulateurs pour imiter les
lésions des gencives que l'on observe dans cette maladie. Il
n'est pas rare de rencontrer des individus qui prétendent
avoir eu une hémoptysie ou une hématémèse, et qui ont tout
simplement pratiqué sur les gencives un certain nombre de
piqûres ou de mouchetures superficielles ; j'aurai l'occasion
de revenir sur ce genre de fraude, ce n'est pas ici le lieu d'y
insister.

On a parfois cherché à simuler la *fluxion dentaire* en déterminant un emphysème artificiel de la joue. Le procédé
employé est fort simple ; on fait une petite incision à la muqueuse buccale, par la plaie, on introduit un chalumeau, un
tube quelconque, et on insuffle une certaine quantité d'air.
Dans son livre sur la médecine et la chirurgie militaires,
Martini (1) (de Dresde) rapporte avoir vu un individu qui
avait ainsi pratiqué l'insufflation dans le canal de Sténon dont
l'orifice avait fini par se dilater suffisamment pour admettre
un chalumeau. Une pareille fraude serait facile à dévoiler ;
à la palpation, la joue donnerait la sensation toute spéciale
de crépitation qui caractérise l'emphysème, et en outre, en
examinant la cavité buccale, on pourrait retrouver les traces

---

(1) Martini, *Bericht über Militär-medizin und Militär-chirurgie* (Analyse
dans : *Schmidt's Jahrbücher*. 1864, t. CXXIV, p. 256).

de la petite blessure faite à la muqueuse ; mais on ne trouverait ni la carie dentaire qui, le plus souvent, est le point de départ des accidents, ni les lésions des gencives qui accompagnent toujours le gonflement œdémateux de la joue.

Pour pouvoir être déclaré apte au service, l'individu soumis à notre examen doit avoir la parole assez libre, assez facile, non-seulement pour crier Qui vive, lorsqu'il sera en faction, mais encore pour transmettre un ordre ou une consigne. Les vices de la parole sont excessivement nombreux, mais ils sont loin d'être tous assez graves pour motiver soit l'exemption du service militaire, soit la réforme ; nous n'aurons à nous occuper que de ceux qui peuvent réellement être considérés comme une infirmité. Le *grasseyement*, la *blésité* dont le *sesseyement* est la variété la plus commune, ne sauraient jamais motiver l'exemption ; le *balbutiement* (1), lorsqu'il n'est pas symptomatique d'une affection cérébrale ou même de certaines affections locales (paralysie incomplète de la langue, des lèvres, etc.), ne présente non plus aucune importance ; je ne pourrais pas en dire autant de ce vice de la parole connu sous le nom de *bredouillement* (2) qui consiste à prononcer confusément les mots, et avec tant de rapidité, qu'ils sont coupés et à demi articulés ; lorsqu'il existe à un haut degré, il constitue une véritable infirmité dont ceux qui en sont atteints parviennent difficilement à se débarrasser.

Le *bégayement* qui, quand il existe à un degré un peu prononcé, rend impropre au service militaire, doit fixer plus longtemps notre attention. Avec Marc Colombat (3), on peut

(1) Violette, *Études sur la parole et ses défauts*. Paris, 1862, p. 108.
(2) Émile Colombat, *Éléments d'orthophonie*. Paris, 1868, p. 20.
(3) Marc Colombat, *Traité de tous les vices de la parole et en particulier du bégayement*. 3ᵉ édition. Paris, 1840, p. 243.

définir le bégayement, une affection essentiellement nerveuse, dont le principal caractère est la répétition par saccades et secousses convulsives d'un plus ou moins grand nombre de syllabes ou la suspension pénible et momentanée de la voix devant certaines voyelles ou certaines consonnes qui exigent quelques efforts des organes phonateurs.

Les classifications des variétés du bégayement sont plus nombreuses en apparence qu'en réalité, car les mêmes espèces ont été désignées sous des noms différents, les dénominations seules ont varié. M. Serre, d'Alais (1), le premier, en 1830, admit deux formes distinctes de bégayement; la première qui semble consister dans une chorée des muscles modificateurs des sons, tandis que la deuxième serait déterminée par une raideur tétanique des muscles de la voix et de la respiration. La classification, adoptée par M. Colombat (2), n'est que la reproduction de celle de M. Serre ; il divise le bégayement en labio-choréique et en gutturo-tétanique. Ces deux formes correspondent aussi exactement au bégayement d'avant et bégayement d'arrière de M. Malbouche (3), au bégayement fermé et bégayement ouvert de M. A. Becquerel (4). La première forme n'est qu'une chorée partielle, elle consiste en une succession plus ou moins rapide de mouvements ou convulsions cloniques de la langue, des muscles, des lèvres, de la mâchoire ; chez les individus atteints de cette espèce de bégayement, souvent les lèvres pendant l'émission de paroles sont projetées en avant, ils ont, comme on dit vulgairement, les lèvres en cul de poule, ils parlent vite sans paraître faire d'efforts pour articuler, mais répètent

(1) Serre (d'Alais), *Journal des difformités*, n° 11, 1830.

(2) M. Colombat, *loc. cit.*, p. 308.

(3) Malbouche, *Dictionnaire de la conversation*, 1re édit. art. BÉGAYEMENT, 1833. — Magendie, *Dict. de méd.et de chirurg. pratiques*, t. IV, art. BÉGAYEMENT, p. 81, 1830.

(4) A. Becquerel, *Traité du bégayement et des moyens de le guérir*. Paris, 1843.

les syllabes ; dans la deuxième forme, il y a une raideur tétanique de tous les muscles du larynx, du pharynx et de la
langue ; la prononciation est toujours difficile, l'individu
qui en est atteint fait des efforts plus ou moins grands pour
articuler les syllabes ; la difficulté porte surtout sur la prononciation des consonnes gutturales et sur les voyelles, la répétition des syllabes se rencontre très-rarement. Ces deux
formes principales de bégayement peuvent exister à la fois,
se trouver combinées, et on a alors le bégayement mixte.

M. Colombat a multiplié dans sa classification les espèces
de bégayement ; il en a établi quatre pour le bégayement
labio-choréique (loquax ou avec bredouillement, difforme,
aphone ou bégayement des femmes et lingual), et six pour le
bégayement gutturo-tétanique (muet, intermittent, choréi-
forme, canin, épileptiforme, avec baryphonie ou balbutiement). Toutes ces distinctions ne sont pas assez nettes,
assez tranchées pour qu'on puisse admettre autant d'espèces
de bégayement, ce ne sont là que des variétés qu'il serait
peut-être encore possible de multiplier.

Pendant longtemps, on voulut attribuer le bégayement à
un vice de conformation des organes de la parole ; la position
vicieuse des dents sur l'arcade alvéolaire, le volume de la
langue, la longueur excessive du filet, ont été tour à tour
regardés comme les causes les plus fréquentes de cette
affection ; d'après M. Hervez de Chégoin (1), qui lui-même
était affecté de bégayement, cette gêne de la parole serait due
à un défaut de proportion entre la longueur de la langue et
la distance qui la sépare des parois buccales. Diffenbach,
adoptant cette opinion de M. Hervez de Chégoin, conseilla,
pour remédier à cette brièveté de la langue, la section des
muscles génio-glosses qu'Amussat et Bonnet ont aussi préco-

(1) Hervez de Chégoin, *Recherches sur les causes et le traitement du bégayement* (*Journ. gén. de méd.* 1830, t. III, p. 206).

nisée. Mais il est parfaitement démontré que, dans l'immense majorité des cas, la langue des individus atteints de bégayement ne présente rien d'anormal, et on ne saurait s'expliquer l'utilité de la section du génio-glosse en particulier, comme moyen curatif. Il faut renoncer à trouver dans une lésion locale, dans un vice de conformation quelconque de la langue ou des autres organes (palais, dents, lèvres, joues, etc.), qui concourent à la production de la parole, la cause du bégayement ; c'est une affection essentiellement nerveuse qui est le résultat d'un manque d'harmonie, dit M. Colombat, entre l'excitation nerveuse qui suit la pensée et les mouvements musculaires au moyen desquels on peut l'exprimer par la parole.

L'étiologie de ce vice de la parole est en réalité, il faut bien le dire, assez peu connue ; l'hérédité paraît jouer un grand rôle dans sa production ; d'après M. Colombat, on retrouverait son influence environ dans les deux cinquièmes des cas.

En France, on rencontre environ un bègue sur 5,400 individus de tout âge et de tout sexe. Surtout fréquent pendant l'adolescence, le bégayement va en diminuant pendant l'âge mûr et souvent disparaît lorsqu'arrive la vieillesse. Cette affection est infiniment plus fréquente chez l'homme que chez la femme : sur vingt personnes affectées de bégayement, il y a dix-huit ou dix-neuf hommes pour une ou deux femmes. J.-J. Rousseau a voulu trouver dans la coquetterie et l'envie de plaire naturelles aux femmes, l'explication de ce fait bizarre. On a prétendu que le bégayement était souvent le lot des individus dont l'intelligence est vive, l'imagination ardente, dont les idées se pressent, se succèdent rapidement, mais une semblable disposition de l'esprit déterminera bien plutôt du bredouillement, tandis que chez les personnes qui conçoivent lentement, les mots sont difficiles à trouver, il se produit de l'hésitation dans la parole, du balbutiement ; la vivacité ou la lenteur de l'intelligence n'ont donc pas sur la production du bégayement l'influence qu'on a voulu leur accorder. Les émotions morales, suivant leur nature, augmentent ou font diminuer, disparaître même le bégayement ; la joie, les passions gaies ordinairement ne font qu'amener de nouvelles difficultés dans l'émission des sons, tandis qu'il n'est pas rare de voir, pendant un violent accès de colère, le bégayement disparaître au moins momentanément, et le bègue parler pendant quelques instants avec une extrême volubilité.

Le bégayement, toujours plus intense le matin qu'à n'importe quel autre moment de la journée, disparaît, cesse d'être appréciable lorsque l'individu chante, déclame ou récite ce qu'il sait par cœur. Les exercices d'orthophonie qui constituent le meilleur mode de traitement du bégayement sont, vous le savez, basés précisément sur cette heureuse influence du rhythme, de la parole cadencée, sur l'émission nette et régulière de la parole, et l'individu qui continuerait à bégayer en chantant ou en récitant, devrait vous paraître plus que suspect.

Le rôle que joue l'imitation dans la production du bégayement est considérable, car, s'il est facile d'imiter cette infirmité, rien n'est aussi plus facile que de l'acquérir réellement après avoir voulu simplement l'imiter. Les enfants surtout l'acquièrent assez souvent de cette façon. Colombat, dans son *Traité du bégayement*, a rapporté plusieurs faits de ce genre et entre autres les deux suivants :

« M. de Laville, officier d'état-major, à qui nous avons donné quelques conseils, nous a assuré qu'il était devenu bègue parce que, étant au collége, il avait voulu imiter un de ses condisciples affecté de bégayement, et qui, à cause de son infirmité, était dispensé de réciter aucune leçon. Il réussit si bien à contrefaire ce dernier, qu'en peu de temps il ne put parler qu'avec une grande difficulté, ce qui l'exempta, comme son ami, des leçons pour lesquelles il avait tant de répugnance. »

« Nous avons traité, dit encore M. Colombat, un ouvrier tailleur qui nous a dit n'être devenu bègue que parce qu'il avait cherché à imiter les personnes affectées de bégayement ; il n'eut besoin que de quelques mois d'habitude pour avoir réellement la maladie qu'il ne voulait que simuler, et son stratagème lui réussit si bien qu'il fut réformé. »

Ce n'est pas d'aujourd'hui que l'on imite le bégayement, car Plutarque nous raconte que les disciples d'Aristote se plaisaient à imiter ce vice de langage dont leur maître était affecté.

Dans les cas de bégayement suspect, pour découvrir la fraude, il faut faire observer avec soin l'individu à toute heure de la journée, lui faire adresser la parole par des personnes dont il ne se défie pas, le faire lire ou réciter en accompagnant chaque mot, chaque syllabe d'un geste, d'un mouvement bien accentué, et si pendant ces épreuves la difficulté de la parole augmente, on peut être à peu près certain qu'on a affaire à un simulateur. Bien souvent l'individu qui cherche à nous tromper est réellement bègue, mais il cherche à exagérer son infirmité, et, dans de semblables cas, la vérité n'est pas toujours facile à dévoiler. Il y a environ deux ans, j'ai eu dans mon service un jeune soldat breton, peu intelligent, qui se prétendait atteint de bégayement, et qui ne tarda pas à nous permettre de constater qu'il y avait chez lui une exagération bien évidente ; tout d'abord, il se prêta d'assez mauvaise grâce aux exercices d'orthophonie auxquels je voulais qu'il se livrât, mais bientôt, voyant qu'il ne parviendrait pas à nous induire en erreur, il devint plus docile et je pus le renvoyer à son régiment, s'exprimant assez facilement et assez nettement pour remplir toutes les obligations de son service.

Dans le cas suivant, rapporté par un médecin militaire

belge, M. Decaisne (1), l'intimidation suffit pour faire capituler un bègue qui exagérait aussi considérablement son infirmité.

« Un milicien de 1858, incorporé au premier régiment d'artillerie, a été reçu et visité au mois de mai avec les autres hommes de sa classe. Alors il n'a pas réclamé, mais à son arrivée au corps, dans les premiers jours de novembre, il a prétendu être devenu bègue à la suite d'une pleurésie pour laquelle il a été traité dans ses foyers. A son arrivée à l'hôpital, il a commencé par bégayer, puis il a fait des contorsions et des grimaces qui nous ont permis de croire que nous avions affaire à une maladie simulée. La difficulté était de convaincre cet homme de fourberie. A cet effet, nous avons commencé par lui dire que nous n'étions pas dupe de sa supercherie et qu'en conséquence il allait être immédiatement mis à la diète simple (deux soupes et pain) et à la salle de police. A différentes reprises, nous l'avons fait interroger par des malades et des employés de l'hôpital, nous lui avons fait dire ses prières, enfin nous avons essayé tous les moyens possibles de le mettre en défaut sans pouvoir y réussir ni le faire parler. Nous avons examiné attentivement la langue et nous avons reconnu qu'elle n'était ni paralysée ni atrophiée. Nous nous sommes adressé à l'autorité civile de sa commune, qui nous a fait connaître qu'il avait été prouvé, devant le conseil de révision, que notre milicien n'était que très-légèrement bègue. A l'aide de tous ces renseignements, nous étions arrivé à avoir les preuves convaincantes que cet homme simulait et exagérait considérablement un léger bégayement, sans cependant pouvoir affirmer qu'il fût propre ou impropre au service à cause de son mutisme absolu. Au bout de 15 jours, il s'est enfin décidé à parler et à convenir de sa simulation. »

(1) Decaisne, *Archives belges de médecine militaire*. 1859, t. XXIII, p. 514.

Percy conseille tout simplement d'enfermer le prétendu bègue dans une chambre où il serait seul et de ne lui donner d'aliments que lorsqu'il cesserait de bégayer. Je suis, pour ma part, tout à fait hostile à ces capitulations forcées, ainsi obtenues par la famine.

Fallot (1) eut recours une fois, dans un cas de bégayement plus que suspect, à un subterfuge bien inoffensif qu'à un moment donné, on pourrait renouveler avec avantage. « Il s'agit d'un faux bègue dont la fraude se traduisait d'une façon presque indubitable par la violence des contorsions mêmes qu'il faisait à la prononciation de chaque syllabe. S'apercevant du peu d'impression qu'il produisait, il montra un léger goître comme un nouveau motif d'exemption. Alors Fallot lui dit d'un ton sérieux que c'était là un volumineux anévrisme, un cas évident de renvoi, et qu'il allait sur-le-champ faire droit à sa réclamation. L'individu se laissa prendre au piége ; jugeant désormais le bégayement inutile, il y renonça incontinent. »

Lorsqu'on est obligé de prendre une décision immédiate, qu'il est impossible de soumettre l'individu suspect à une surveillance un peu prolongée, au conseil de révision par exemple, il faut s'en rapporter à la notoriété publique ; et, pour obtenir l'exemption, le conscrit qui allègue cette infirmité doit fournir un certificat dit de notoriété publique et dont je vous ai déjà indiqué, à propos de l'épilepsie en particulier, le mode de rédaction.

On a conseillé, pour dévoiler la supercherie, de provoquer l'ivresse : il est vrai que l'excès de liquides alcooliques, qui détermine toujours un certain embarras de la parole, augmente souvent le bégayement chez ceux qui sont atteints de cette infirmité, mais souvent aussi le fait cesser ; par conséquent on ne saurait se fier aux résultats fournis

____

(1) Fallot, *Mémorial de l'expert*, p. 257.

par une semblable expérience. On n'a pas craint de recommander encore l'emploi des anesthésiques et du chloroforme en particulier; d'après H. Bayard (1), Bougarel (2), le bégayement vrai augmente pendant l'ivresse chloroformique, dans les cas de simulation au contraire, il serait supprimé par le fait de l'action de l'agent anesthésique qui annihile la volonté.

Pendant longtemps, les auteurs, ce qui pourra vous paraître bien incroyable, ont confondu *mutité* et *aphonie*, et cependant, rien n'est plus facile que la distinction, la mutité étant la perte de la parole, c'est-à-dire la perte de la voix articulée, et l'aphonie, au contraire, la perte de la voix, c'est-à-dire l'abolition des sons laryngiens non modifiés par les organes placés au-dessus du tuyau vocal (pharynx, palais, langue, lèvres, dents, etc.), qui concourent à la production de la parole.

La langue tout spécialement joue un rôle considérable dans la formation du langage, mais il ne faudrait cependant pas s'en exagérer l'importance. Dans les *Mémoires de l'Académie des sciences* pour l'année 1718, A. de Jussieu a rapporté avoir vu en Portugal une jeune fille âgée de 15 ans qui était née sans langue et qui cependant parlait assez distinctement, la langue était remplacée par une petite éminence en forme de mamelon qui s'élevait d'environ 3 ou 4 lignes dans la cavité buccale ; Colombat a aussi relaté l'observation d'un ancien soldat de l'armée d'Égypte auquel on avait enlevé complétement la langue, et qui finit par articuler aussi bien que les personnes qui ont une division du voile du palais.

Mis en présence d'un individu qui se prétend atteint de *mutité*, nous n'en devons pas moins procéder à un examen attentif de la cavité buccale et de la langue en particulier ;

(1) H. Bayard, *Annales d'hyg. et de méd. légale.* 1re série, t. XLII, p. 208 1849.
(2) Bougarel, *Union médicale.* 1847, p. 628.

il faut rechercher si la langue n'est pas paralysée soit par
suite d'une lésion nerveuse locale, soit par suite d'une maladie
cérébrale, si les mouvements dont elle est douée normalement s'exécutent librement, si elle ne présente pas d'adhérences morbides, si elle n'est pas atrophiée, réduite plus ou
moins de volume.

L'usage de certaines substances narcotiques, stupéfiantes,
est susceptible de déterminer, pour un certain temps au
moins, la mutité ; c'est ainsi que Sauvages (1) raconte, dans
sa nosologie, que de son temps une bande de voleurs qui
détroussaient les bourgeois dans les environs de Montpellier,
pour empêcher leurs victimes de porter plainte à l'autorité,
leur faisaient avaler, avant de les relâcher, un breuvage
qui les mettait pendant plusieurs jours dans l'impossibilité
de parler et qui n'était autre chose qu'une infusion de fruits
de *Datura stramonium* dans du vin.

La simulation de la mutité était autrefois une fraude
assez répandue ; les mendiants y avaient assez souvent recours, et Metzger (2) a rapporté en particulier l'exemple de
deux mendiants observés, l'un par Fortunatus Fidelis (3),
l'autre par Fielitz (4), qui, tous deux, parvenaient à porter
assez complétement leur langue en arrière pour simuler la
mutilation de cet organe. Percy (5) a aussi rapporté le fait
d'un jeune soldat qui rapetissait si bien sa langue, qu'on
eût dit qu'il en avait perdu la moitié. Enfin je vous ai parlé,
lorsque nous nous sommes occupés de la surdi-mutité, d'un
vagabond observé par M. Morel, qui pouvait ainsi reco-
quiller sa langue dans le fond de la bouche, et auquel l'i-
vresse fit oublier son rôle. Il ne faudrait pas croire que cette

(1) Sauvages, *Nosologie méthodique*, t. I, p. 777.
(2) Metzger, *loc. cit.*, p. 221.
(3) Fortunatus Fidelis, *loc. cit.*, t. II, sect. II, ch. iv.
(4) Fielitz, *Annal. der Staatsarz.*, I, p. 153.
(5) Percy et Laurent, *loc. cit.*, p. 346.

simulation du mutisme soit tombée en désuétude, soit complétement délaissée ; certains individus jouent aujourd'hui encore leur rôle avec une audace incroyable.

Tout dernièrement, les journaux politiques racontaient le fait suivant : Un individu entre dans un cabaret portant sur sa poitrine un écriteau sur lequel on lit : « *Muet* par suite de paralysie, je me recommande à votre charité. » Les consommateurs se laissent apitoyer sur le sort de ce malheureux. On fait une collecte et le prétendu muet se retire en poussant des cris rauques et inarticulés pour exprimer sa joie et ses remercîments. Le soir du même jour, plusieurs des individus qui avaient garni la bourse du fourbe, passant dans un quartier éloigné du cabaret où s'était faite la collecte, retrouvent le même individu transformé en raccommodeur de porcelaine et débitant à la foule d'une voix stridente toute une longue tirade ; furieux d'avoir été dupés, ils le firent arrêter et il aura à répondre devant la justice du délit, prévu par l'art. 276 du Code pénal, de mendicité à l'aide d'infirmités simulées.

Dans certaines formes d'aliénation mentale, dans la lypémanie, la stupidité en particulier, l'individu se condamne volontairement au mutisme ; il est encore fréquent d'observer le même fait chez des hystériques. Pour nous, dans l'armée, nous avons assez souvent l'occasion d'observer la simulation du mutisme réunie à celle de l'imbécillité. Il est un fait digne de remarque, c'est que ce genre de fraude se rencontre bien plus fréquemment chez la femme que chez l'homme, et Fodéré (1) fait à ce sujet cette remarque peu galante que « le sexe qui aime le plus à parler, est celui qui est capable de simuler avec plus d'adresse la mutité. »

Lorsque nous sommes appelés à examiner un muet dont l'infirmité paraît suspecte, il faut tâcher d'en reconstruire l'étiologie.

(1) Fodéré, *Traité de médecine légale et d'hygiène publique*, t. II, p. 475.

Percy a écrit cet axiome que tous les auteurs ont répété sans commentaires et auquel j'ai déjà fait quelques objections lorsque je vous ai entretenus de la surdi-mutité : tout muet qui tire la langue et la meut, s'il n'est pas né sourd, est un imposteur ; pour que cette proposition fût à l'abri de tout reproche, il faudrait dire : s'il n'est pas né sourd ou devenu sourd pendant son enfance, et, en outre, ajouter : s'il est sain d'esprit.

Lorsque les doutes subsistent après l'examen de l'individu, nous n'avons rien de mieux à faire que de le séquestrer, de le soumettre à une observation attentive, de le faire surveiller pendant son sommeil, de le réveiller en sursaut : une parole proférée, un cri poussé suffisent pour dévoiler la fraude.

L'ivresse, dans un cas semblable, a pu rendre des services, et les anesthésiques ne manqueraient pas de délier la langue du faux muet, s'il était permis de recourir à leur emploi. L'éthérisation laisse à l'individu qui y est soumis, lorsqu'elle n'est pas poussée un peu loin, assez d'empire sur lui-même pour ne pas répondre s'il en a la volonté, pour ne pas se laisser arracher une parole qu'il ne veut pas prononcer (1) ; mais lorsque l'anesthésie a été complète, il est impossible au moment du réveil, ainsi que l'a fait remarquer M. Sédillot (2), de ne pas parler, de ne pas répondre aux questions, la volonté étant encore complétement annihilée.

L'électricité a, entre les mains du docteur Hewson (3) (de Philadelphie), permis d'arriver à la découverte de la simulation ; voici le fait rapporté par ce médecin.

(1) Sauvet, *De l'inhalation de l'éther et de ses effets psychologiques* (*Annales médico-psychologiques*. 1847). — F. Bouisson, *Traité théorique et pratique de la méthode anesthésique*. 1850, p. 228.

(2) Sédillot, *De quelques phénomènes psychologiques produits par le chloroforme, etc.* (*Gaz. méd. de Strasbourg*. 1864, p. 142).

(3) A. Hewson, *Mutisme simulé reconnu à l'aide de l'électricité* (Extrait du *Medical Times and Gaz.* 1861), *Archives belges de médecine militaire*. 1861, t. XXVIII, p. 226.

« Un jeune garçon de 14 ans, admis à la maison de refuge
« de Philadelphie, simula le mutisme pendant neuf mois,
« quoique entouré d'autres enfants et de personnes qui s'ap-
« pliquaient à découvrir son imposture. Pour divers motifs,
« le docteur Hewson, soupçonnant que cette infirmité n'était
« pas réelle, résolut d'essayer si, à l'aide de l'électricité, il ne
« pourrait pas parvenir à démasquer la simulation. En con-
« séquence, il soumit ce jeune homme à l'action d'un fort
« courant induit au moyen d'un appareil électro-magnétique
« puissant, en se servant de conducteurs humides appliqués
« au niveau du larynx. L'enfant tint bon pendant au moins
« vingt minutes, bien qu'évidemment il ressentît une vive
« douleur ; mais enfin, vaincu, il laissa échapper cette excla-
« mation d'une voix étouffée : « Assez ! » Il était parvenu à
« en imposer tellement aux directeurs de l'établissement,
« qu'ils restèrent d'abord convaincus que ce changement était
« dû à l'action du moyen employé, ou que c'était par le fait
« d'une illusion sous l'empire de laquelle il avait été jusque-
« là, que ce jeune garçon avait été dans l'impossibilité de par-
« ler. Mais, malheureusement pour ces explications, il avoua
« que c'était de propos délibéré, qu'il avait feint d'être muet. »

Depuis quelques années, *la simulation de l'aphonie* est une
feinte à laquelle les militaires ont assez souvent recours. Pour
ma part, j'ai eu l'occasion d'en observer trois cas en une seule
année. — Aphonie en pathologie ne signifie pas seulement
perte absolue de la voix, mais encore simple affaiblissement du
son avec ou sans changement de timbre. Ceux qui veulent
imiter cette maladie, la présentent ordinairement à son plus
haut degré, avec abolition complète des sons laryngiens.
Pour que la voix puisse se produire normalement, trois conditions sont nécessaires, il faut : 1° que l'air chassé des poumons arrive librement dans le larynx ; 2° que l'état de cet
organe soit tel que les cordes vocales puissent se rapprocher,
se tendre et vibrer, et enfin, 3° que les parties placées au-des-

sus de la glotte (ventricules, cordes vocales supérieures, pharynx) soient capables de vibrer pour renforcer la voix et lui donner son timbre spécial. Cette analyse des conditions nécessaires à la production de la voix a permis à M. Dechambre (1), de diviser les causes de cette infirmité en causes : 1° d'origine sous-glottique; 2° d'origine glottique ; 3° d'origine sus-glottique. Parmi les premières, il faut signaler toutes les maladies qui, réduisant ou annihilant l'inspiration, ont secondairement la même influence sur l'expiration et s'opposent ainsi à l'émission des sons : c'est ce qui se passe dans tout accès de dyspnée, dans les cas de paralysie du diaphragme, des nerfs intercostaux, dans les épanchements pleurétiques abondants, les pneumonies étendues, dans la période ultime des maladies du cœur ; mais les rétrécissements des grosses bronches, les ulcérations trachéales étendues, la compression des conduits respiratoires par des tumeurs et en particulier par des tumeurs ganglionnaires du médiastin, un anévrisme de la crosse de l'aorte, sont des causes d'aphonie bien plus fréquentes.

Celles qui siégent au niveau de la glotte se trouvent à l'extérieur ou à l'intérieur du larynx ; les premières sont des tumeurs goîtreuses, volumineuses, des caries des cartilages (laryngite nécrosique); les secondes, les inflammations de la muqueuse et du tissu cellulaire sous-muqueux, les ulcérations de diverses natures : typhoïdes, syphilitiques, tuberculeuses, farcineuses, les abcès de la paroi laryngienne, les polypes, l'œdème de la glotte, la dégénérescence graisseuse des muscles laryngiens et en particulier de ceux des cordes vocales inférieures, les thyro-aryténoïdiens, dégénérescence qui peut être le résultat soit d'une intoxication phosphorée ou saturnine, soit d'une atrophie musculaire progressive,

(1) Dechambre, *Dictionnaire encyclopédique des sciences médicales*, art. APHONIE, Paris, 1866, t. V, p. 644.

soit même d'une lésion des récurrents ou du pneumogastrique. La paralysie des cordes vocales par suite de la section des récurrents, ou de leur contusion, ou encore de leur tiraillement par une tumeur, un anévrisme de l'aorte le plus souvent, est encore une cause fréquente d'aphonie; la section du nerf laryngé supérieur, en entraînant la paralysie du muscle crico-thyroïdien détermine aussi une certaine diminution de la voix (1). Les causes siégeant au-dessus de la glotte ne produisent jamais qu'une aphonie incomplète; les polypes développés sur les cordes vocales supérieures ou dans les ventricules, les altérations de l'épiglotte, les ulcérations en particulier sont celles qu'on a le plus souvent l'occasion d'observer. De simples angines, l'angine glanduleuse par exemple, surtout lorsqu'elle envahit le larynx, des ulcérations dans le pharynx ou à l'isthme du gosier, de simples prolongements de la luette, ainsi que Bennati (2) l'a surtout fait remarquer, peuvent déterminer sinon de l'aphonie proprement dite, au moins une altération et une diminution notables de la voix.

L'aphonie s'observe rarement comme résultat d'une maladie cérébrale, dans ces cas, *l'aphasie* est infiniment plus fréquente. — On est encore aujourd'hui obligé d'accepter une classe d'aphonies dites essentielles, c'est-à-dire sans lésions organiques appréciables ; des efforts excessifs de parole ou de chant, l'exposition au froid suffisent pour déterminer des aphonies qui ne se révèlent par aucun signe local digne d'être signalé ; c'est à peine s'il y a un peu d'hypérémie de la muqueuse et un léger relâchement des cordes vocales. M. Diday (3) a, le premier, appelé l'attention sur une espèce d'aphonie qui se produit assez souvent dans la syphilis au moment

(1) **Lagarde**, *de l'Aphonie.* Thèses de Paris, 1865.
(2) **Bennati**, *Études physiologiques et pathologiques sur les organes de la voix humaine*, p. 196. 1833.
(3) **Diday**, *Gazette médicale de Lyon*. 1860, t. XII, p. 35.

où surviennent les accidents de transition, et cela sans qu'il existe la moindre lésion laryngienne. Chez les hystériques, l'aphonie dite nerveuse est aussi loin d'être rare, et la perte de la voix accompagne encore tous les grands troubles de l'innervation : catalepsie, extase, etc... Plusieurs auteurs, Piorry (1) et Tanchou (2) en particulier, ont noté l'influence des maladies des voies génito-urinaires sur la production de l'aphonie. Enfin, on a encore signalé des aphonies survenues, par action réflexe, chez des individus atteints des vers intestinaux (lombrics ou autres).

Certaines substances toxiques sont susceptibles de déterminer l'*aphonie*, entre autres accidents ; Galien rapporte avoir observé ainsi la perte de la voix chez un malade auquel il avait fait une injection dans l'oreille avec un liquide chargé d'opium : J. Frank (3) a vu la belladone produire une fois un effet analogue ; le stramonium, la jusquiame jouissent encore d'une semblable propriété, et M. Guérard (4), a relaté l'observation d'un étudiant qui resta complétement aphone pendant une douzaine de jours, après avoir ingéré une assez forte dose de haschich. En terminant ce rapide aperçu des causes de l'aphonie, je vous rappellerai qu'on a signalé quelques cas d'aphonie périodique, franchement intermittente ; vous trouverez en particulier plusieurs faits de ce genre relatés par Rennes (5) et Ollivier (d'Angers) (6).

On a aussi observé quelques cas de perte subite de la voix

---

(1) Piorry, *Dict. des sciences médicales*, t. LVIII, p. 307, art. Voix.

(2) Tanchou, *Influence des organes génitaux et urinaires sur la voix.*

(3) J. Frank, *Traité de pathologie interne*, t. IV, p. 71.

(4) Guérard, *Sur le tabac et les principales substances enivrantes (Annales d'hygiène et de médecine légale*. 1re série, t. XLVII, p. 330).

(5) Rennes, *Obs. d'aphonie intermittente (Arch. gén. de médecine.* 1829, t. XX, p. 231).

(6) Ollivier (d'Angers), *Obs. d'aphonie intermittente (Arch. gén. de médecine.* 1829, t. XX, p. 237).

à la suite d'une vive émotion morale (1). On connaît enfin un certain nombre de faits dans lesquels un simple changement de climat a suffi pour amener la guérison d'aphonies sans lésions, d'aphonies nerveuses, qui avaient résisté à tous les traitements. Ce sont là autant de détails qu'il importe d'avoir toujours présents à l'esprit.

L'intensité de l'aphonie varie avec la lésion qui l'a déterminée ; lorsqu'il n'existe une inflammation gutturo-pharyngienne, la voix est seulement voilée ; quand les nerfs récurrents sont sectionnés ou fortement comprimés, les cordes vocales ne pouvant plus se tendre et vibrer, l'aphonie est complète. Les ulcérations de la muqueuse laryngienne produisent toujours une altération notable de la voix, mais l'aphonie est surtout prononcée quand elles siégent sur le bord libre des cordes vocales inférieures ; dans l'œdème de la glotte, d'après Sestier (2), la voix est toujours altérée, mais éteinte seulement dans un quart des cas ; lorsqu'il existe un obstacle à la circulation de l'air dans les bronches, dans la trachée, ou, ce qui revient au même, lorsque l'air est poussé mollement dans le larynx vers les cordes vocales, la voix n'est pas absolument abolie, mais elle est soufflée, elle a le caractère spécial de la voix des cholériques. L'aphonie, il faut bien le savoir, n'est pas toujours en rapport avec la gravité de la lésion laryngienne ; parfois, à la suite d'un exercice prolongé des organes de la phonation, il survient une perte absolue de la voix alors que l'on ne constate que des lésions insignifiantes du côté de la cavité laryngienne. C'est là un fait fort curieux, dont il importe d'être prévenu pour ne pas être exposé à traiter de simulateur un réel malade.

Lorsque vous aurez à examiner un aphone suspect, vous devrez tout d'abord chercher à reconstruire l'étiologie de sa

---

(1) Blache, *Dictionnaire en 30 volumes*. Paris, 1833, t. III. Art. APHONIE, p. 433.

(2) Sestier, *Traité de l'angine laryngée œdémateuse*. Paris, 1852.

maladie, à rechercher si elle n'est pas la conséquence d'une des nombreuses lésions que je viens de vous énumérer rapidement. Vous devrez examiner avec soin la région cervicale antérieure afin de constater s'il n'y existe pas de tumeur goîtreuse, anévrismale, etc., de cicatrices de blessures ayant pu intéresser l'un des nerfs qui se distribuent aux muscles du larynx.

L'examen laryngoscopique (1) formera la partie la plus importante de votre examen et vous permettra de constater si la cavité du larynx présente ou non quelque lésion susceptible d'altérer la voix. — J'ai eu l'occasion d'observer un individu devenu aphone à la suite d'une violente contusion du thorax qui avait été suivie d'hémoptysies abondantes, et chez lequel les mouvements d'élévation de l'épiglotte pendant l'inspiration étaient si bornés, qu'il me fut toujours impossible d'examiner l'état de la cavité du larynx et des cordes vocales en particulier ; des épreuves variées m'avaient du reste convaincu de la réalité de son infirmité. Outre ces difficultés indépendantes de la volonté de l'individu, il en est d'autres que l'on rencontre souvent dans l'examen laryngoscopique ; beaucoup de personnes supportent difficilement l'introduction du miroir, et le simulateur ne manquera pas de se montrer plus récalcitrant que tout autre ; aussi, dans des cas semblables, le spéculum de M. Labordette (2) me paraît-il pouvoir être employé avec avantage. Le plus souvent les militaires qui veulent simuler l'aphonie attribuent leur infirmité à des efforts violents et prolongés des organes vocaux ; mais ordinairement dans ces cas, ainsi que cela

---

(1) **Moura-Bourouillou**, *Traité pratique de laryngoscopie et de rhinoscopie.* Paris, 1864. — **Krishaber**, *Dict. encyclopédique des sciences médicales.* 2e série, Paris, 1868, t. I, p. 482.

(2) **Labordette**, *Note sur un instrument nouveau appelé spéculum laryngien. Rapport de Ch. Robin. (Bull. de l'Acad. de méd.* 1865, t. XXX, p. 721), et *Emploi du spéculum laryngien (Ann. d'hyg.* 1868. 2e série, t. XXIX, p. 325).

s'observe chez les caporaux ou sergents instructeurs, la voix est plutôt éraillée qu'éteinte, et de temps en temps on constate même quelques éclats assez sonores ; l'individu qui veut nous tromper prétend au contraire être complétement aphone, ne pouvoir plus émettre aucun son.

Lorsque l'examen de l'individu, l'histoire de sa maladie, ne suffisent pas encore pour nous édifier, on a conseillé de recourir à des épreuves plus ou moins ingénieuses, qui ne sont pas toutes inoffensives et dont il ne faut user qu'avec la plus grande réserve. On a proposé de faire respirer des gaz irritants tels que de l'acide sulfureux, de l'ammoniaque et même du chlore afin de déterminer de la toux ou un éternument sonore ; mais ces substances et le chlore en particulier ne se bornent pas à provoquer la toux et l'éternument.

En employant les inhalations du chlore dans un cas d'aphonie simulée, j'ai déterminé une bronchite capillaire qui ne fut pas sans gravité. Voici en quelques mots l'histoire du malade auquel je fais allusion : ce militaire prétendait être devenu complétement aphone à la suite d'exercices excessifs de la voix, son histoire n'était nullement faite pour inspirer la confiance, et je le soumis aux inhalations de chlore pour trancher la question. Je plaçai pendant quelques instants le flacon sous son nez, mais il résista à l'épreuve et ne toussa ni n'éternua ; je lui dis alors de se retirer, et j'ajoutai que, puisque la dose de chlore employée n'avait pas suffi, j'en ferais préparer pour le lendemain une plus grande quantité. Mon prétendu aphone, entendant ces paroles, se retourna avant d'avoir franchi le seuil de la porte de mon cabinet et me dit à *haute voix :* « Monsieur, je suis guéri, je puis maintenant parler. » Mais si l'aphonie était terminée, tout n'était cependant pas fini ; il se développa une inflammation assez intense des petites bronches, et ce n'est qu'au bout d'une quinzaine de jours que cet homme put quitter l'hôpital.

E. BOISSEAU, Mal. sim.   21

Depuis cette époque, vous le comprenez sans peine, j'ai renoncé à l'emploi de pareils moyens. Je vous conseillerais plutôt, dans un cas semblable, d'employer tout simplement quelque substance sternutatoire, du tabac à priser par exemple. On a bien encore imaginé quelques procédés qui me paraissent peu dignes d'un médecin, et que, par conséquent, je ne vous engage pas à employer : ainsi, on a sérieusement proposé de chatouiller l'individu de façon à provoquer un rire plus ou moins sonore, ou bien encore de le saisir brusquement à la gorge, de façon à ce que la violence de l'aggression lui fît instinctivement pousser un cri. Dans un cas d'aphonie douteuse, il faut avant tout séquestrer l'individu ou au moins le soumettre à une observation de tous les instants ; souvent le simulateur s'oubliera un moment, surtout devant les individus qu'il ne suppose pas préposés à sa surveillance ; il faudra aussi l'observer avec soin pendant son sommeil, en rêvant, quelques paroles pourront lui échapper ; enfin, en le réveillant en sursaut, on pourra parfois lui faire pousser un cri, proférer une parole, et la fraude se trouvera ainsi dévoilée. L'ivresse peut, ainsi que Morgagni (1) en a fourni un exemple, déterminer l'aphonie ; mais, par contre, il est bien certain que l'état d'ébriété pourrait favoriser la découverte de la simulation en faisant oublier au faux malade le rôle qu'il s'est imposé. Il est hors de doute aussi que, sous l'influence des anesthésiques, le faux aphone ne manquerait pas de se laisser surprendre en flagrant délit de simulation. L'électricité a encore été conseillée comme moyen d'amener les simulateurs à une rapide capitulation ; on trouve rapportée, dans les *Archives de médecine* de 1843, l'observation d'un aphone guéri au moyen de cet agent par le docteur Cesare Pellegrini (2), et qui pourrait fort bien n'a-

(1) **Morgagni**, *Recherches sur le siége et les causes des maladies*, traduites du latin par Desormeaux et Destouet. Lettre XIV, art. 35-36, t. II, p. 390.

(2) **Cesare Pellegrini**, *Aphonie guérie par l'électricité* (*Archives gén. de*

voir été qu'un simulateur : « cet individu était devenu épileptique et aphone après s'être rendu coupable d'un meurtre, et quelques séances d'électricité suffirent pour guérir
son aphonie. »

En terminant, je ne saurais mieux faire que de vous rapporter un fait qui m'est personnel et qui vous démontrera la
possibilité d'arriver à la découverte de la vérité à l'aide d'investigations scientifiques, sans recourir à aucun moyen de
surprise plus ou moins ingénieux et aussi plus ou moins
violent :

« P..., soldat au 9ᵉ régiment de ligne, atteint d'aphonie
suspecte, entre le 22 septembre 1866 au Val-de-Grâce ; —
interrogé sur le début de sa maladie, il raconte qu'au camp
de Châlons, le 12 août 1865, à la suite d'une forte insola-
tion, il perdit connaissance et que, lorsqu'il reprit ses sens, il
avait complétement perdu la voix ; la motilité et la sensibilité
des membres étaient tout à fait intactes.

« Traité tout d'abord sans succès à l'hôpital du camp, il
fut évacué le 18 septembre 1865 sur le Val-de-Grâce, où il
fut placé dans le service de M. Gaujot. Un examen attentif
ne tarda pas à faire naître des doutes dans l'esprit de mon
collègue, et les épreuves les plus démonstratives lui permirent de dévoiler la supercherie.

« L'aveu de la fraude n'ayant pu être obtenu, on usa de
l'intimidation, et on prévint P... que, s'il ne cédait pas, il
serait fait contre lui un rapport. Cette menace suffit, et un
matin, à la visite le 5 janvier 1866, il déclara qu'il avait
brusquement recouvré la voix pendant la nuit.

« Le 22 mars, P... rentrait au Val-de-Grâce, dans le service de M. Villemin, ayant encore perdu la voix et, cette
fois, sans cause appréciable. Au bout d'un mois, voyant que

—————

méd. 1844, 4ᵉ série, t. IV, p. 91. Ext. de *Giorn. per servire ai progressi della
atologia e terapia.* 1843).

sa fraude n'avait pas de chances de succès, il prit le parti de recouvrer la voix et quitta l'hôpital. Enfin le 22 septembre il rentrait une troisième fois et était placé dans mon service. La connaissance des faits que je viens de relater me le rendit immédiatement suspect ; cependant, je ne l'en examinai pas moins avec soin, et je pus facilement me convaincre de la supercherie. L'exploration des organes thoraciques, de la région cervicale antérieure, ne me permit de constater aucune lésion susceptible d'expliquer l'aphonie.

« L'examen laryngoscopique, répété à plusieurs reprises, me donna des résultats complétement négatifs : la cavité laryngienne et les cordes vocales en particulier ne présentaient absolument rien d'anormal.

« Quand cet homme parlait, il semblait être obligé de faire un effort, les muscles de la face se contractaient fortement, ses traits se déviaient légèrement, et l'air expiré avec force donnait à la parole un certain caractère strident.

« Lorsqu'on lui renversait fortement la tête en arrière, et qu'étant dans cette position, on l'obligeait à parler, parfois on constatait la production de quelques sons vraiment laryngiens.

« L'emploi de médications variées et énergiques n'amena absolument aucune amélioration ; l'électrisation, sur laquelle nous comptions beaucoup, n'eut pour résultat que de provoquer des attaques convulsives ne présentant pas le moindre caractère de réalité.

« Moins heureux que mes deux collègues, je ne pus parvenir à faire capituler P..., que deux tentatives de simulation, infructueuses il est vrai, mais restées impunies, n'avaient pu qu'encourager à persister dans son rôle. — Tout, dans l'histoire de sa maladie, plaidait en faveur de la simulation. La cause à laquelle il attribuait son aphonie et qui n'était rien moins que plausible, les récidives successives toujours sans cause appréciable, les brusques guérisons se produisant pré-

cisément au moment où il était l'objet de menaces et enfin
l'examen attentif et prolongé qui permettait d'affirmer l'intégrité de tous les organes qui concourent à la phonation, ne
pouvaient laisser de doute dans notre esprit. J'établis un
rapport dans lequel je concluais à la simulation, et je renvoyai
P... à son régiment.

« Là, on ne fut pas de mon avis ; d'une enquête faite dans
la compagnie à laquelle appartenait cet homme, il résulta que
tous ses camarades étaient convaincus de la réalité de sa maladie ; et on s'appuyait surtout sur ce fait qu'un jour s'étant
pris de querelle avec un autre militaire, il en était venu aux
coups et que, pendant la rixe, pas un cri, pas une parole ne
lui avaient échappé. Malgré cela, je maintins mon opinion et
je n'eus pas lieu de m'en repentir.

« Le médecin major du régiment, M. Pilet, fut alors chargé
de faire un rapport dans lequel mes conclusions furent adoptées et P... fut prévenu que si, au bout de vingt-quatre heures, il n'avait pas capitulé, il passerait au conseil de guerre.
Le lendemain, il fut ramené à la visite, et alors il dit à haute
voix : « Cette nuit quelque chose m'a craqué dans le corps, j'ai
eu des vomissements et maintenant je peux parler. » Depuis
plus de dix-huit mois, cet homme simulait l'aphonie ; lorsqu'il
fut contraint de céder, il lui restait à peine deux ans de service à faire. On ne lui connaissait pas d'autre motif de simulation que celui d'obtenir, s'il était possible, un congé de réforme. »

Il est parfois des simulateurs d'aphonie qui réussissent
trop bien dans leurs tentatives de fraude et qui restent, pendant quelque temps au moins, privés de la voix : l'individu
dont le docteur Morère a rapporté l'observation et qui parvint à se faire réformer en simulant à la fois la surdi-mutité
et l'aphonie (observation, page 247), resta environ huit jours
sans pouvoir parler, et il put pendant ce temps avoir la crainte
d'être la propre victime de sa supercherie.

ONZIÈME LEÇON

MALADIES SIMULÉES DES VOIES RESPIRATOIRES ET CIRCULATOIRES.

Simulation et de la dissimulation du goître. — Simulation de la fétidité de l'haleine, de l'asthme, de l'apneisme : observations. — De la toux en général, de la coqueluche, du hoquet simulés par imitation. — Simulation de la pneumonie : observation de Gavin.

Simulation de l'hémoptysie. — Procédés employés par les simulateurs. — Moyens de découvrir la fraude. — Simulation de la phthisie pulmonaire. — Règle à suivre au conseil de révision dans les cas douteux.

De la syncope simulée. — Manière de procéder pour dévoiler la fraude. — Des maladies organiques du cœur, des palpitations simulées. — Des moyens employés par les simulateurs. — Manière de procéder pour déjouer les tentatives de fraude.

Des varices provoquées, aggravées et dissimulées.

MESSIEURS.

On a cherché, paraît-il, autrefois à *imiter le goître* en insufflant de l'air sous la peau de la région cervicale, en provoquant un emphysème artificiel ; la palpation suffirait bien évidemment pour dévoiler de suite une aussi grossière supercherie. Rennes (1) a rapporté un fait de ce genre : un galérien qu'il observa à Bicètre se faisait diriger à volonté sur l'infirmerie en déterminant artificiellement l'emphysème de toute la partie latérale du cou. Mais il est une autre fraude à laquelle les conscrits ont eu et ont peut-être encore recours

(1) Rennes, *Observations médicales sur quelques maladies rares ou peu connues* etc. (*Archives générales de médecine*, 1831, t. XXVII p. 31).

dans les pays où le goître est endémique, en Savoie par exemple. Pour obtenir l'exonération du service militaire, ils émigrent dans les endroits où cette maladie est très-répandue, et, au bout de quelques mois, ils se présentent au conseil de révision affectés d'une tumeur goîtreuse plus ou moins volumineuse. Si, dans un canton où ordinairement cette maladie est rare, on en constatait à la fois un certain nombre de cas, les soupçons de fraude ne pourraient manquer de naître, et, pour découvrir la vérité, il faudrait avoir recours à la notoriété publique.

Lorsqu'on examine un individu qui se présente pour servir comme remplaçant, il faut, par contre, songer à la possibilité de la *dissimulation du goître*. Certains individus atteints de cette maladie ont pu, au moyen de préparations iodées, ramener la tumeur à des proportions assez minimes pour qu'elle ait passé inaperçue dans une visite toujours un peu rapide, et ils ont ensuite réclamé leur réforme lorsque le goître s'était de nouveau accru. Il importe donc d'être prévenu de ce fait pour ne pas être la dupe d'une semblable supercherie.

La *fétidité de l'haleine*, qui s'observe dans plusieurs maladies de la cavité buccale, des poumons et même de l'estomac, mais dont la cause la plus fréquente est sans contredit la carie dentaire, a, paraît-il, été quelquefois simulée : « On a vu, dit Kirckhoff (1), des hommes qui, pour avoir une haleine fétide et être déclarés impropres au service militaire, mangeaient toutes sortes de choses propres à occasionner cet effet. » Ils se servaient, dans ce but, des substances les plus nauséabondes, de vieux fromage pourri, de matières animales en voie de putréfaction, etc. Inutile de dire que, dans un cas semblable, l'examen local de la cavité buccale per-

---

(1) Kirckhoff, *Hygiène militaire à l'usage des armées de terre*, p. 19.

mettrait d'y constater, et la présence de ces substances, et l'absence de toute lésion ; en outre, en obligeant l'individu à se rincer la bouche, on ferait disparaître rapidement toute trace de la mauvaise odeur qui ne se reproduirait pas, si, par la séquestration, on mettait le simulateur dans l'impossibilité de renouveler ses tentatives de fraude.

On peut imiter la *dyspnée* par l'accélération volontaire des mouvements respiratoires, mais on ne saurait simuler un accès d'asthme.

L'*asthme* est plutôt simplement allégué qu'imité ; les simulateurs prétendent avoir, à un moment où il est difficile de les observer, des accès d'oppression qu'ils décrivent avec plus ou moins de précision. En présence d'un asthmatique suspect, il faut tout d'abord rechercher la cause des accès de dyspnée, et si on ne trouve aucune lésion organique, soit pulmonaire, soit cardiaque, pour en expliquer la production, les soupçons de fraude devront s'accroître, l'asthme essentiel, nerveux, étant, vous le savez, d'une rareté excessive. L'observation du malade aux heures où les accès, selon lui, reviennent habituellement, suffirait, du reste, pour lever tous les doutes.

Coche (1) prétend que des jeunes gens, dans l'espoir de représenter le signe principal de l'asthme, la dyspnée, se sont occasionné des palpitations, dont les suites ont été quelquefois bien funestes : il est des simulateurs, dit-il, chez qui elles ont déterminé l'hypertrophie du cœur. Pour ma part, il me paraît bien difficile d'accepter la possibilité d'un pareil résultat.

On connaît quelques exemples de simulation de paralysie des muscles inspirateurs, entraînant comme conséquence la diminution plus ou moins considérable du murmure vésiculaire, un *apnéisme* plus ou moins prononcé. On trouve con-

____

(1) Coche, *De l'opération médicale du recrutement*, p. 191.

signé, dans la thèse de M. Leuduger-Fortmorel (1), un fait de ce genre fort intéressant et dans lequel la fraude fut découverte d'une manière bien simple. :

« En Algérie, un corps de troupes avait été envoyé pour « ramener au camp un troupeau de bœufs épars dans la « plaine. Pendant qu'on faisait cette opération, un des ani- « maux furieux s'élance sur l'officier qui commandait le « détachement, et, au moyen de ses cornes, le lance en l'air. « L'officier en fut quitte pour la peur et une blessure très- « légère dans le dos ; mais bientôt il accusa des douleurs « vives lorsque, étant aux manœuvres, il était obligé de res- « pirer un peu fortement. Vainement traité dans les hô- « pitaux d'Afrique, il fut proposé pour être mis en re- « traite, avec une pension pour infirmités contractées en « service commandé ; à cet effet, il fut dirigé sur l'hôpital « du Val-de-Grâce. Il avait trompé tous les médecins, prêt à « recueillir le bénéfice de sa fraude, lorsqu'il fut une der- « nière fois examiné par MM. H. Larrey et Champouillon, « qui étaient persuadés de la simulation sans pouvoir la dé- « jouer. Le malade se portait à merveille ; la percussion ne « donnait aucune matité, et cependant la respiration était « pénible ; absence complète de murmure vésiculaire.

« M. Champouillon l'ausculte une dernière fois, se croyant « battu, quand il lui vint l'idée de laisser quelques minutes « l'oreille appliquée à la base de la poitrine. Bientôt le si- « mulateur, dont les courtes inspirations ne permettaient « pas à l'air d'arriver jusque dans les petites bronches, fut « obligé d'exécuter une large inspiration ; le bruit vésicu- « laire fut complet, et l'officier renvoyé au régiment. »

Rien n'est plus facile que la *simulation de la toux*. Cette fraude est une de celles auxquelles les enfants, les écoliers accordent la préférence pour favoriser leur paresse ; mais il

(1) Leuduger-Fortmorel, Thèse citée, page 31.

ne faudrait pas croire que des individus plus âgés n'aient aussi souvent recours à une pareille supercherie. Les caractères particuliers de la toux qui, dans les cas de simulation, consiste plutôt en un son guttural, en un *hem* qu'en une toux sonore, l'absence d'expectoration, et surtout de signes stéthoscopiques permettront toujours d'éviter l'erreur.

Il est une affection spasmodique des voies respiratoires dans laquelle l'imitation, *comme en tant d'autres névroses*, joue un rôle incontestable, je veux parler de la *coqueluche*. Le docteur Koreff (1) a, en particulier, rapporté l'observation d'un jeune enfant qui fut atteint presque subitement de coqueluche au moment où un de ses frères, qui avait eu la même affection, entrait en convalescence. Le petit malade fut éloigné de la maison paternelle, et les quintes cessèrent. Revenu près de son frère, l'enfant toussa de nouveau. Enfin après avoir, à plusieurs reprises, tenté cette expérience et toujours avec le même résultat, le jeune malade fut envoyé à la campagne où sa toux disparut entièrement. Il me semble difficile d'affirmer que l'imitation n'a pas été dans ce cas, en partie au moins, volontaire, que la simulation, en d'autres termes, n'a joué aucun rôle dans l'apparition de cette maladie.

L'imitation joue aussi un rôle incontestable dans la production du *hoquet*. Sauvages (2) a ainsi rapporté l'observation «de quatre jeunes filles qui furent prises d'accès multipliés de hoquet trois jours après l'arrivée d'une autre jeune fille qui en était violemment affectée » (3). Chez ces malades, le hoquet était bruyant et n'était pas sans ressemblance avec l'aboiement du chien (*canis latratum referente*).

(1) Koreff, *Nouvelle bibliothèque médicale*, mars 1828.
(2) Sauvages, *Nosologia methodica*. 1768, t. I, p. 647. Classis V, *Anhelationes spasmodicæ*. Art. IV, *Singultus*.
(3) Raige-Delorme, *Dictionnaire en 30 volumes*. Art. HOQUET. Paris, 1837, t. XV, p. 387.

L'imitation volontaire, la simulation de ce phénomène a été aussi parfois observée : M. Champouillon (1), dans une statistique des maladies simulées constatées par lui au Val-de-Grâce de 1854 à 1856, signale deux cas de hoquet bruyant rappelant l'aboiement, et moi-même, il y a deux ans environ, j'ai eu dans mon service un jeune soldat qui simulait à la fois l'imbécillité et le hoquet. Cette simulation, très-facile du reste, s'observe surtout chez les enfants. Je dois à l'extrême obligeance de M. O. Larcher les renseignements suivants sur deux cas de hoquet simulé qu'il a eu l'occasion d'observer, l'un à l'hôpital des Enfants malades pendant son internat dans le service de M. H. Roger, l'autre, il y a quelques mois, dans sa pratique privée. Dans les deux cas, la simulation était l'œuvre de jeunes fillettes qui avaient imaginé cette supercherie pour obtenir de leurs parents un objet dont elles avaient envie et qu'on leur avait simplement refusé.

M. O. Larcher n'a pas conservé de notes précises sur la durée de la simulation dans le premier cas ; mais, autant qu'il peut s'en rapporter à ses souvenirs, la supercherie aurait duré près de trois jours sous les yeux de notre confrère. Dans le second cas, où il fut appelé dès le début (les parents étant fort inquiets en voyant le fâcheux effet de leur refus), le hoquet dura cinq jours, avec une remarquable opiniâtreté.

M. O. Larcher ne se rappelle plus exactement, pour la première enfant, si les spasmes du diaphragme cédèrent aux marques d'incrédulité ou aux menaces d'un traitement, qui promettait, sans doute, d'être douloureux ; mais toujours est-il que, chez la seconde enfant, les parents ne voulant pas pousser plus loin l'expérience, le jouet désiré fut accordé, et le hoquet cessa.

(1) Michel Lévy, *Traité d'hygiène publique et privée*. 4ᵉ édition, t. II, p. 876.

La fillette observée à l'hôpital des Enfants malades n'avait le hoquet que le jour, et la vigilance de la religieuse avait surpris son absence complète pendant le sommeil. Chez l'enfant observée en ville, le sommeil était également calme et, comme chez l'autre, les crises étaient surtout violentes, pendant les visites du médecin.

Dans le second cas, dès que le jouet demandé fut apporté, la pseudo-malade avoua elle-même, en riant, la supercherie dont elle s'était servi pour arriver à son but, et, même, elle déclara naïvement qu'elle avait bien l'intention de la continuer plus longtemps, si on ne lui avait pas enfin cédé. M. O. Larcher ajoute, du reste, dans la note qu'il a eu la bonté de nous communiquer que sur son invitation, la fillette redonna sur-le-champ le spectacle d'une nouvelle crise, qui s'arrêta ensuite dès que les assistants manifestèrent le désir de la voir cesser.

S'il est une maladie dont la simulation puisse être, *à priori*, déclarée impossible, c'est bien la *pneumonie ;* cependant H. Gavin (1) a rapporté l'histoire d'une femme détenue dans un pénitencier, qui eut l'idée assez malheureuse de simuler cette maladie après l'avoir observée chez une de ses voisines. Elle accusa une violente douleur de côté, de la céphalalgie, de la soif ; la respiration était accélérée, anxieuse, mais le pouls était resté calme, la peau avait conservé sa température normale, les crachats caractéristiques et les phénomènes stéthoscopiques faisaient absolument défaut. J'ai voulu vous signaler ce fait, mais il est plus qu'inutile d'y insister. J'ajouterai seulement qu'un simulateur un peu habile aurait pu colorer sa salive soit avec de la réglisse, du chocolat, du kermès, etc.

L'*hémoptysie* est une maladie dont la simulation est fort ancienne et les moyens employés dans ce but sont excessive-

_____

(1) H. Gavin, *loc. cit.*, p. 255.

ment variés. Les procédés auxquels on avait autrefois recours étaient fort grossiers. Ceux qui voulaient imiter l'hémorrhagie pulmonaire se bornaient à placer sous leur langue ou entre les joues et les arcades dentaires un morceau de bol d'Arménie qui colorait en rouge la salive. Silvaticus (1) a rapporté des faits de ce genre. D'autres se servaient de la même façon de pastilles de carmin ou bien de fruits rouges, de fruits d'opuntia ; l'orcanette, la betterave, la brique pilée, ont été encore utilisées de la même façon.

D'après Percy (2), certains simulateurs mettaient dans leur bouche une machine d'argent dans laquelle ils plaçaient une éponge imbibée de sang qu'ils exprimaient ensuite à volonté en affectant de tousser pour mieux imiter l'hémoptysie. Des procédés aussi grossiers n'auraient plus aujourd'hui, vous le comprenez, la moindre chance de succès, et il est inutile de vous dire qu'ils sont complétement tombés en désuétude.

Un autre ordre de moyens pour simuler l'hémoptysie consiste à pratiquer sur diverses parties du corps, sur la muqueuse nasale, sur les gencives, la face interne des joues, des piqûres plus ou moins nombreuses et à cracher le sang qui s'en échappe. Il ne faudrait pas croire, du reste, que cette manière de procéder soit d'origine récente, Galien déjà, dans le chapitre qu'il consacre aux maladies simulées, la signale comme assez souvent employée de son temps. La succion du sang qui s'écoule de petites blessures superficielles faites aux doigts ou à l'avant-bras, rentre dans le même ordre de procédés et est encore un des moyens auxquels les simulateurs ont le plus souvent recours. On a rapporté l'observation d'individus qui, pour produire une hémorrhagie

---

(1) Silvaticus, *loc. cit.*, cap. XV, p. 63 : « Sanguinei simulati sputi deprehendendi ratio. »
(2) Percy, *Dict. en 60 vol.*, t. LI, p. 341.

un peu abondante et de longue durée, n'avaient pas craint
de s'introduire une sangsue dans le pharynx; Guthrie (1)
raconte l'histoire d'un simulateur qui avait avalé un morceau de bouchon de liége dans lequel il avait fiché des épingles de manière à ce que la pointe seule parût au dehors;
ce corps étranger s'arrêta au bas du pharynx, les pointes
d'épingles finirent par léser la carotide, et il survint une hémorrhagie mortelle. Enfin certains simulateurs, au lieu de
se soustraire à eux-mêmes du sang, ont trouvé plus simple
de montrer comme provenant d'une hémoptysie soit du sang
d'animal, de bœuf en particulier, qu'ils s'étaient procuré
clandestinement, soit du sang provenant d'une saignée. Fallot (2) a rapporté un exemple de chacun de ces genres de
fraude.

« Dans le premier cas, il s'agit, dit-il, d'un ouvrier qui
était parti comme volontaire dans les premiers jours de la
révolution : pressé par le besoin, il s'engagea comme soldat : il se repentit bientôt de sa résolution et, peu façonné
jusque-là au joug de la discipline, il quitta son régiment et
rentra dans ses foyers. Après y avoir passé quelques jours,
il vint me trouver, prétextant un crachement de sang dont
il se disait atteint depuis plusieurs mois et demandant une
attestation d'inhabileté pour le service. N'ayant rien reconnu
qu'une forte complexion et tous les caractères d'une bonne
santé, je la lui refusai. Dans la soirée il me fit appeler en
toute hâte ; une large mare de sang coagulé était étendue
devant son lit, et les rideaux en avaient reçu de nombreuses
éclaboussures. A mon entrée, il se plaignit d'une voix éteinte
de son déplorable état. Je donnai dans le piége, et lui fis
faire une saignée et administrer les autres moyens hémosta-
tiques. Le lendemain, je le revis, et comme, suivant la dé-

(1) Guthrie, *On the arteries*, p. 320.
(2) Fallot, *Mémorial de l'expert*, p. 271.

claration de ses alentours, la toux sanglante avait continué
toute la nuit, je lui parlai de l'hôpital, mais il refusa de
m'entendre et insista plus que jamais sur l'obtention d'un
certificat. Ceci, sa bonne couleur, l'absence de la fièvre, la
sonorité de sa large poitrine, éveillèrent mes soupçons ; je
restai assez longtemps auprès de lui et m'aperçus promptement de deux choses : la première, c'est qu'il crachait sans
tousser de larges flaquées de sang noir coagulé ; la seconde,
qu'avant leur rejet, il se tournait chaque fois du côté du
mur ; il était couché dans une alcôve. J'insistai pour que le
lit fût placé au milieu de la chambre, prétendant que la chaleur de cette alcôve entretenait l'hémoptysie. Je trouvai alors
sous la couverture un pot d'un litre à moitié rempli de sang
de bœuf. »

« Un jeune soldat, rapporte encore Fallot, qui se prétendait poitrinaire, eut recours, ces jours derniers, à l'hôpital,
à un expédient encore plus maladroit. Il alla pendant la nuit
puiser du sang dans un vase où on avait recueilli celui d'une
saignée faite à un autre malade, le mêla avec le produit de
l'expectoration d'un phthisique en traitement dans la même
salle, et me présenta gravement le tout comme étant sorti de
ses poumons. Dans sa préoccupation, il ne s'était pas aperçu
du vide qu'avait laissé dans le caillot l'enlèvement d'un morceau triangulaire gros comme deux fois le pouce et dont il
n'avait pas eu la précaution de changer la forme. »

En séquestrant l'individu suspect, il est ordinairement
facile de découvrir les moyens de fraude auxquels il a recours ; on cite cependant quelques cas dans lesquels il fut
impossible d'y parvenir. Metzger en particulier a rapporté
le fait suivant : « Une vieille femme, dit-il (1), accusa un
paysan de l'avoir maltraitée et se mit au lit en feignant une
hémoptysie suite du sévice ; il n'en existait cependant d'au-

(1) Metzger, *loc. cit.* Notes de la page 219.

tre symptôme qu'une quantité prodigieuse de sang qu'elle vomissait à volonté et sans le moindre effort. Elle pouvait aussi chanter, crier et se fâcher sans rappeler l'hémoptysie; la maladie cessa aussitôt qu'elle vit qu'elle y perdait sa peine. Mais où prenait-elle cette énorme quantité de matière rouge qu'elle pouvait cracher ainsi à volonté ? C'est ce que je n'ai jamais pu concevoir. »

Dans tous ces cas d'hémoptysie simulée, il est facile de constater que le faux malade crache du sang sans tousser, et s'il cherche à imiter la toux, il faut l'obliger à cracher sans faire aucun effort, le sang qui se trouve contenu dans sa bouche n'en sortira pas moins abondamment. L'examen de la cavité buccale permettra d'y constater la présence du sang qui y a été introduit, et on recherchera en même temps s'il existe quelque lésion de la muqueuse buccale ou des gencives. Dans ce dernier cas, en faisant rincer la bouche avec de l'eau vinaigrée, on ne manquerait pas de mettre rapidement fin à l'hémorrhagie. Vous savez tous aussi bien que moi que le sang de l'hémoptysie, lorsqu'elle est abondante, est rutilant, écumeux au début, et que, lorsque l'hémorrhagie s'arrête, il est mêlé à des mucosités bronchiques plus ou moins mousseuses. Chez le simulateur, l'hémorrhagie ordinairement cesse aussi brusquement qu'elle a commencé, le sang qui est expué et non expectoré se présente souvent sous forme de caillots noirâtres plus ou moins volumineux; s'il est rendu peu abondamment, il n'est pas mélangé intimement avec les sécrétions bronchiques comme dans l'hémoptysie vraie. Il importe d'examiner non-seulement à l'œil nu, mais encore au microscope, le sang qui provient de l'hémorrhagie suspecte afin de constater si l'on a affaire à du sang humain ou d'un animal quelconque. Enfin, il est un dernier point dont l'importance est capitale, c'est la recherche de la cause qui a pu produire l'hémoptysie. Je ne tenterai pas de vous faire ici l'étiologie de l'hémoptysie; qu'il me suffise

de vous rappeler que, outre la tuberculisation pulmonaire et
les affections cardiaques dans lesquelles cet accident se produit
si souvent, vous devrez ne pas oublier l'influence des traumatismes et même des efforts, des exercices violents, qui
sont, du reste, des causes souvent invoquées par les simulateurs, et qu'il vous faudra tâcher d'apprécier à leur juste
valeur.

Lorsque l'hémorrhagie survient chez un individu robuste,
lorsqu'elle est liée à une phthisie aiguë, elle s'accompagne
de chaleur à la peau, de fièvre, et, à l'auscultation, on trouve,
dans une étendue plus ou moins grande des poumons, des
râles sous-crépitants, indices de la congestion pulmonaire et
de l'épanchement de sang dans les alvéoles et les petites bronches ; si, au contraire, l'hémoptysie est la conséquence d'une
tuberculisation un peu ancienne, on ne manque pas de constater les signes locaux et généraux de cette affection ; les
symptômes que l'on observe, dans ces deux cas, font, cela
va de soi, toujours défaut chez le simulateur.

Enfin, lorsqu'une hémoptysie est un peu abondante, elle
ne manque pas de laisser après elle un certain degré de
pâleur, d'anémie, une certaine débilité générale : phénomènes
que l'on ne saurait observer chez le simulateur qui aurait
tout simplement fait usage de sang d'animal pour imiter
cette hémorrhagie.

Sous l'Empire, il paraît que la réforme fut plus d'une fois
accordée à des jeunes gens atteints d'hémoptysies dites périodiques ; au moment de l'examen, ils paraissaient bien portants, ils n'avaient point éprouvé leur accident depuis une
dizaine de jours et ne devaient l'avoir que vingt jours plus
tard. « C'est ainsi, dit Percy, que tout s'arrangeait par com-
« plaisance ou autrement, surtout quand le protégé pouvait
« devenir protecteur. »

Il n'est pas rare de voir au conseil de révision des jeunes
gens alléguer la *faiblesse de poitrine* et prendre une attitude

faite, au premier abord, pour en imposer. Ils se présentent
le dos voûté, les épaules rapprochées en avant, de telle
façon que leur sternum paraît renfoncé. Quelques jours avant
de subir la visite, ils se sont livrés à des excès de toute sorte
et ont le visage pâle, fatigué, amaigri ; comme preuve à l'appui de la réalité de leur maladie, souvent ils montrent des
traces plus ou moins anciennes d'emplâtres, de vésicatoires,
de cautères, etc. Parfois enfin, pour donner encore mieux à
leur fraude les apparences de la vérité, ils imitent plus ou
moins heureusement une petite toux sèche et ne répondent
qu'en haletant aux questions qu'on leur adresse. Ces moyens
ne sont pas les seuls qu'on ait mis en usage pour tâcher de
simuler la phthisie. Alberti (1) et Metzger (2) parlent d'individus qui se seraient procuré une abondante expectoration et
auraient pu simuler cette maladie en mangeant une quantité
considérable de figues sèches.

Orfila (3) rapporte que certains individus, prenant probablement à la lettre le dicton populaire selon lequel les phthi-
siques crachent leurs poumons, ont cru en imposer en mélangeant à des crachats des fragments de *poumons de veau*.
Enfin, dans un mémoire sur la *non-contagiosité de la phthisie pulmonaire*, le docteur Dorotea (de Naples) (4) a fait
connaître un genre de fraude vraiment inouï auquel parfois
se livrent les domestiques dans cette ville : « A Naples, dit
ce médecin, — fait bien vraisemblable pour qui connaît l'indo-
lence proverbiale des naturels de ce pays, — les domestiques,
quand ils sont malades, entrent dans un hôpital où ils reçoi-
vent des soins que, sans doute, ils ne trouveraient point ail-

(1) Alberti, *Systema jurisprudentiæ medicæ*, t. III, cas 91.
(2) Metzger, *Médecine légale*, p. 220.
(3) Orfila, *Traité de médecine légale*. 3e édition, t. I, p. 408.
(4) Dorotea, *de la Non-contagiosité de la phthisie pulmonaire* (*Il filiatre
Sebezio*. 4e trimestre, 1849. Extrait dans : *Gazette médicale de Paris*. 1850,
p. 532).

leurs. Une fois guéris, et menacés d'être renvoyés, ils cherchent par tous les moyens possibles à prolonger leur séjour; souvent, dans ce cas, M. Campagnano les a vus se remplir la bouche des crachats qu'un phthisique de la même salle venait d'expectorer. Puis, au moment de la visite et devant le médecin, ils les rendaient après avoir simulé un accès de toux. On ne s'aperçut que très-tard de ce manége. »

Lorsque nous sommes appelés à examiner un individu qui se prétend faible de poitrine, il faut tout d'abord l'inviter à se redresser et à porter les épaules en arrière, de manière à ce que, d'un coup d'œil, nous puissions apprécier et l'ampleur et la conformation du thorax. Cette simple inspection de l'aspect extérieur de la cage thoracique doit constituer une des bases de notre appréciation. On a conseillé de se livrer à la mensuration du périmètre de la poitrine, on a même voulu trouver dans cette mensuration un criterium, et déclarer impropre au service tout individu dont le périmètre thoracique au niveau du mamelon serait de moins de $0^m,785$ (Marshall), ou bien, chez lequel l'espace intermammaire serait inférieur à 19-20 centimètres. Devant les conseils de révision, on ne procède pas à la mensuration ; il est bien plus simple de s'habituer à apprécier à simple vue l'ampleur de la poitrine ; les résultats ainsi obtenus, approximatifs, il est vrai, sont parfaitement suffisants. L'emploi du spiromètre dans des cas semblables ne saurait bien évidemment vous rendre aucun service pour calculer la capacité thoracique; pour que les résultats fournis par cet instrument aient quelque valeur, il faut que le sujet sur lequel on expérimente s'y prête volontiers, et il est bien certain que, chez l'individu qui cherche à nous tromper, nous ne trouverions que du mauvais vouloir ; les résultats qu'on obtiendrait seraient donc complétement dépourvus de signification.

Enfin, si l'examen du thorax en particulier et de l'ensemble de l'individu laisse subsister des doutes, vous avez, pour vous édifier, des procédés d'investigation, tels que la percussion et l'auscultation, qui vous permettraient de trancher la question.

Je crois qu'il est d'une bonne pratique d'accorder l'exemption avec une certaine libéralité à ces jeunes gens faibles, à poitrine un peu étroite et qui, sans présenter au moment où on les examine aucun signe de phthisie, y sont certainement prédisposés. Renvoyés dans leur famille, ces jeunes gens pourront y voir leur santé se consolider ; dans la vie civile ils pourront se rendre utiles, tandis que, si on veut en faire des soldats, ils seront incapables de supporter les fatigu es du service, ils iront encombrer les hôpitaux, et, s'ils ne succombent pas, ils constituent au moins autant de non-valeurs pour l'armée. En les exemptant, il y a donc à la fois bénéfice pour eux et pour l'armée dans laquelle ils seront remplacés par des hommes plus vigoureux dont la profession militaire ne compromettra pas la santé.

On a assez souvent occasion d'observer des *syncopes simulées* ; ce genre de fraude se rencontre surtout chez les femmes nerveuses, hystériques, qui trouvent là un moyen facile d'exciter l'intérêt et de faire accéder à ce qu'elles désirent. Les mendiants, encore aujourd'hui, cherchent aussi assez souvent à exciter la compassion en simulant des syncopes. Tout dernièrement, vous avez pu lire dans les journaux l'histoire d'une femme qui, se plaçant au bois de Boulogne sur le passage des voitures, feignait de s'évanouir et trouvait dans cet artifice des moyens d'existence pour elle et ses enfants. Dans les armées où les punitions corporelles subsistent encore, dans l'armée anglaise en particulier, il n'est pas rare de voir les soldats et les marins simuler une syncope pour échapper à la peine qui doit leur être infligée. La simple *défaillance*, l'*Eclipsis* des Anglais, est bien plus facile à simuler que la *lipothymie*, dans laquelle la respiration et la circulation sont presque complétement abolies, et qui s'accompagne de refroidissement des extrémités. Certaines personnes jouissent de la faculté de pouvoir diminuer à volonté, arrêter même pendant un certain temps les battements de leur cœur ; Fontana (1), parait-il, possédait ce singulier privilége, et tout le monde connait l'histoire du colonel Townsend (2), qui suspendait l'action de son cœur à volonté. Distinguer la feinte de la réalité, dans des cas semblables, serait chose impossible : des médecins habiles ont pu être trompés, ainsi qu'on en trouve un exemple dans le *journal des savants* de 1746. Mais, dans l'immense majorité des cas, la découverte de la fraude ne présente aucune difficulté ; imiter le ralentissement, la faiblesse du pouls, la pâleur de la face, le refroidissement des extrémités, est à peu près impossible, et les simulateurs ne donnent jamais qu'une copie fort incomplète d'une syncope réelle. Beck (3) a conseillé dans les cas suspects de recourir à l'usage des sternutatoires ; il prétend que l'individu qui simulerait ne pourrait résister à l'emploi de ce moyen ; mais, dans une syncope réelle, la même chose pourrait bien arriver, et cette épreuve ne me semble pas du tout concluante. Dans un cas rapporté par Percy (4), la menace d'une fustigation énergique suffit pour faire avouer sa fraude à un simulateur fort habile qui avait déjà fait beaucoup de dupes. A moins que la supercherie ne soit évidente, il me semble plus prudent, dans ces cas de syncope suspecte, d'agir tout d'abord comme si l'accident était réel, de donner des soins à l'individu absolument comme si on n'avait aucun soupçon. Lorsqu'il aurait repris connaissance, il faudrait rechercher la cause de cette syncope ; dans le cas où on n'en trouverait pas de plausible, on pourrait

(1) *Edinburgh Med. and Surg. journal*. Vol. IV, p. 198.
(2) Cheyne's *English malady*. — Gavin, *loc. cit.*, p. 307.
(3) Beck's *Medical jurisprudence*, p. 81.
(4) Percy, *Dict. en 60 vol.*, t. LI, p. 338.

songer à la fraude, qui ne serait plus douteuse si les syncopes venaient à se reproduire toujours sans cause appréciable, et particulièrement à certains moments donnés quand l'individu peut avoir un intérêt quelconque à simuler une indisposition passagère.

Les *palpitations* sont très-fréquemment alléguées au conseil de révision comme motif d'exemption. Lorsque les jeunes gens se présentent pour être examinés, ils ne peuvent ordinairement se défendre d'une certaine émotion, et il faudrait bien se garder de considérer comme morbide, l'accélération et la force d'impulsion des battements cardiaques que l'on observe chez un grand nombre d'entre eux. Il en est qui se livrent, quelques instants avant la visite, à une course rapide ou à quelque autre exercice violent pour accroître encore cette accélération des battements cardiaques.

D'après Coche (1), quelques hommes plus adroits *ou mieux informés*, passent une nuit tout entière debout en faisant usage d'une forte infusion de thé, jusqu'au moment où le conseil de révision doit s'assembler ; ces individus présentent bien une pâleur marquée de la physionomie, les battements cardiaques sont précipités, mais réguliers, non tumultueux.

L'usage immodéré du tabac peut amener des irrégularités dans les battements cardiaques. Marshall avait déjà signalé ce fait sur lequel M. Decaisne (2), dans ces dernières années, a de nouveau appelé l'attention. Quelques jours de séquestration suffiraient pour faire disparaître des palpitations dues à une semblable cause.

En France encore aujourd'hui, un certain nombre de jeunes gens, dans le but *de simuler une affection organique du cœur*, ont recours, quelques semaines avant le conseil de

(1) Coche, *de l'Opération médicale du recrutement*, p. 255.
(2) Em. Decaisne, *Intermittences du cœur et du pouls par suite de l'abus du tabac à fumer* (*Gazette médicale de Paris*, 1864, p. 366).

révision, à l'usage du café pris en grande quantité et de la digitale à haute dose ; non-seulement chez ces individus le pouls et le cœur se ralentissent, mais les pulsations artérielles deviennent faibles, irrégulières, les contractions cardiaques présentent des troubles analogues ; en outre, la face présente cette pâleur particulière que la digitale détermine lorsqu'on l'emploie à dose un peu élevée. Quand on doit prendre une décision rapide, des cas semblables peuvent être embarrassants surtout s'ils se présentent isolément ; au contraire, lorsqu'on les observe à la fois en grand nombre, cette circonstance seule suffit pour rendre les faux malades plus que suspects.

Marshall (1), dans ses *Instructions aux médecins militaires*, a rapporté les faits suivants de palpitations provoquées : « Des palpitations du cœur devinrent épidémiques en 1821 et 1822 dans l'artillerie de la marine anglaise, et furent attribuées pendant longtemps aux travaux de force, et l'exposition des travailleurs à un courant d'air froid. Cependant, cette épidémie ne tarda pas à s'étendre aux soldats de marine qui occupaient le même local que les canonniers. Cette coïncidence excita des soupçons, mais les médecins furent longtemps sans découvrir par quels moyens elle était provoquée. Enfin, le secret fut vendu par un soldat qui lui-même en avait fait usage ; il consistait dans l'emploi de la poudre d'hellébore blanc (*veratrum album*). La dose était de dix à douze grains jusqu'à ce que le cœur fût dérangé dans ses mouvements ; des doses plus fortes donnaient lieu à de la céphalalgie, des nausées, des vomissements et quelquefois des purgations violentes. Un individu succomba même avec tous les symptômes d'un empoisonnement. Cette criminelle manœuvre avait été introduite dans le corps de l'artillerie par un canonnier, ancien domestique d'un vétérinaire qui l'employait à préparer ses drogues. La maladie cessa avec la

(1) Marshall, *Hints to young military officers*, p. 128.

découverte de sa cause, mais, avant qu'on y fût parvenu, plusieurs individus avaient été réformés pour affection organique du cœur, et on les retrouva plus tard dans d'autres corps parfaitement bien portants et faisant leur service. »

Avant de procéder à l'examen du cœur chez un individu suspect, il faut le faire reposer pendant quelques instants, attendre que toute émotion soit dissipée, et alors l'exploration de la région précordiale, la percussion et l'auscultation permettent de préciser le volume du cœur et d'apprécier exactement la manière dont il fonctionne.

L'exemption et surtout la réforme ne sauraient être prononcées que lorsqu'il existe des lésions bien accentuées, révélées nettement par l'examen local. Aujourd'hui, les erreurs commises sont certainement fort rares, et je crois devoir m'inscrire en faux contre cette assertion totalement dépourvue de preuves formulée par M. Auburtin : « Je sais, dit-il (1), que trop souvent des réformes ont lieu pour des maladies qui n'existent pas, et que les erreurs de diagnostic sont surtout fréquentes pour les affections du cœur. »

La tuméfaction artificielle du scrotum, dont j'aurai plus tard à vous parler d'une manière spéciale, a été parfois provoquée et attribuée à une affection organique du cœur. Dans un cas rapporté par MM. Ledain et Ganne (2) (de Parthenay), ce symptôme était le seul apparent chez un jeune conscrit qui *se prétendait* atteint d'une maladie du cœur ; cet organe, ainsi que ces médecins l'établirent fort nettement, ne présentait rien d'anormal, et l'œdème, qui n'avait jamais envahi les membres inférieurs, était parfaitement limité au scrotum. Ces faits une fois constatés, la fraude était évidente.

Pour compléter la tentative de simulation, certains indi-

____

(1) E. Auburtin, *Recherches cliniques sur les maladies du cœur.* In-8. Paris, 1856, p. 264.

(2) Ledain et Ganne, *Rapport médico-légal sur une maladie simulée par un conscrit.* Parthenay, 1856.

vidus sont assez impudents pour provoquer l'œdème des membres inférieurs et la cyanose des extrémités et de la face par l'application de liens étroits et très-serrés à la racine des membres et à la base du cou ; il suffit d'être prévenu de la possibilité d'une semblable supercherie pour ne jamais en être la dupe.

Les conscrits emploient encore parfois le même moyen pour *provoquer* la dilatation des veines superficielles des membres inférieurs, pour déterminer des *varices ;* mais, une fois l'obstacle levé, il ne reste bientôt plus de traces des dilatations ainsi produites. Ce qui se présente bien plus souvent, c'est l'*aggravation* volontaire de varices réelles peu volumineuses, non-seulement par l'application de liens, de jarretières plus ou moins serrées, mais encore par des marches forcées, une station verticale prolongée, des pédiluves chauds, etc. Dans ces cas, lorsque la chose est possible, il faut condamner l'individu au repos, l'obliger à rester pendant un temps assez long dans le décubitus horizontal, et on ne tarde pas à voir les tumeurs variqueuses diminuer considérablement de volume.

Les remplaçants, au contraire, cherchent souvent à *dissimuler les varices*. Dans ce but, ils restent au repos pendant un temps plus ou moins long, font des lotions répétées avec des liquides astringents, de l'eau blanche en particulier, et compriment leurs membres avec des bandages qui, souvent mal appliqués, laissent sur la peau des traces susceptibles de persister assez longtemps : ce fait seul peut mettre sur la voie de la fraude ; et si on oblige l'individu à marcher, à garder pendant quelque temps la station verticale, bientôt on voit les veines dilatées et sinueuses se dessiner sous forme de cordons plus ou moins volumineux. Je pourrais vous dire encore ici un mot de la provocation et de la dissimulation du varicocèle, mais il me paraît préférable de traiter ce sujet seulement lorsque je m'occuperai des maladies simulées des organes génito-urinaires.

DOUZIÈME LEÇON

MALADIES SIMULÉES DES VOIES DIGESTIVES.

Simulation de la dysphagie, de la dyspepsie, de la gastrodynie.

De la provocation des vomissements alimentaires — Simulation de l'hématémèse : moyens artificiels employés dans ce but, manière de procéder pour découvrir la fraude. — Des vomissements de corps étrangers divers, de matières fécales, d'urine, simulés par des hystériques. — Simulation de l'abstinence prolongée.

Simulation de coliques, de diarrhée ; procédés employés par les simulateurs. — De l'entérite, de la dyssenterie imitées et même provoquées.

Simulation de la tympanite, de l'ascite. — Manière de procéder des simulateurs. — Moyens de découvrir la fraude.

Des hémorrhoïdes, de la chute du rectum, simulées par imitation et par provocation.

Simulation de l'incontinence des matières fécales, de la fistule à l'anus.

La simulation de la *dysphagie* est chose assez facile ; mais si le simulateur est soumis à une observation attentive, il ne saurait soutenir un pareil rôle. — Les causes de la dysphagie sont assez variées : elle peut tenir à une paralysie du pharynx liée elle-même ou non à une affection cérébrale, être due à une paralysie ou une destruction du voile du palais, et dans ce cas les aliments, au lieu de pénétrer dans le pharynx, s'échappent en grande partie par les fosses nasales ; des ulcérations, des inflammations du pharynx, de l'œsophage, des tumeurs intra ou extra-œsophagiennes, peuvent apporter des obstacles plus ou moins considérables à la déglutition, enfin la dysphagie est le phénomène principal, sinon unique, de ce qu'on est convenu d'appeler œsophagisme, c'est-à-dire le spasme de l'œsophage. Lorsqu'un individu suspect allègue de la dysphagie, prétend qu'il ne peut se livrer aux mouvements de déglutition, il faut tout d'abord rechercher la cause de ce phénomène, et la sonde œsophagienne dans un cas semblable est un excellent moyen d'investigation ; car, outre qu'elle permet de constater si le pharynx et l'œsophage ne sont pas rétrécis ou obstrués d'une façon quelconque, son introduction étant assez pénible, un simulateur peu tenace pourra bien avouer sa fraude pour ne plus avoir à la subir. Si l'examen de tous les organes qui concourent à la déglutition ne fournit que des résultats négatifs, il faut séquestrer l'individu, et, au moins, l'observer à son insu ; dans un cas rapporté par Percy, on découvrit ainsi facilement la supercherie. En outre, lorsque la dysphagie est réelle, la nutrition se faisant d'une façon très-incomplète, la santé s'altère, le malade perd rapidement de son embonpoint : tous résultats que l'on n'observerait pas chez le simulateur. Voici en quelques mots l'observation de Percy (1) :

« Un jeune homme demandait sa réforme prétextant
« qu'il ne pouvait avaler. En effet, il tiquait en avalant, et
« les aliments liquides repassaient par le nez. Il fallait qu'il
« se serrât fortement le cou ou qu'il appuyât, sa main étant
« fermée sur sa gorge, pour opérer avec peine la déglutition.
« On ne trouvait aucune lésion susceptible d'expliquer
« cette dysphagie. Ce jeune homme avait eu un phlegmon
« près de l'extrémité sternale de la clavicule. Un chirurgien
« l'avait ouvert avec une lancette qui avait produit une
« douleur vive et instantanée depuis le bout des doigts
« jusqu'au fond de la bouche. Mais l'auteur de ce roman
« était trop frais et trop bien nourri pour qu'on pût donner
« dans le piége ; on le fit surveiller et on le surprit un jour
« mangeant et buvant bien. »

Enfin Fallot (2) raconte avoir découvert la fraude en

(1) Percy, *loc. cit.*, p. 332.
(2) Fallot, *Mémorial de l'expert*, p. 276.

coulant doucement dans la bouche du fourbe, pendant qu'il dormait, une petite quantité de liquide ; instinctivement et sans en avoir conscience il l'avala. Immédiatement on l'éveilla et il fit sur-le-champ l'aveu de son imposture.

La simulation de la gastrodynie, du mal d'estomac, est un fait excessivement fréquent. Souvent les individus qui cherchent à nous induire en erreur prétendent en même temps avoir perdu l'appétit, et digérer fort difficilement ; ils sont dyspeptiques, et il n'est pas toujours facile d'apprécier, au moins sur-le-champ, la valeur de leurs allégations. Il va sans dire que, si la personne suspecte se prétendait malade depuis un temps déjà long, sans que sa santé générale présentât d'altérations notables, on serait plus qu'autorisé à penser à la fraude. Dans un cas semblable, il faut tout d'abord rechercher la cause des accidents allégués, et si, après l'examen du prétendu malade, les doutes subsistent, il faut le séquestrer, afin de le mettre dans l'impossibilité de se procurer des aliments en cachette ; un régime sévère prescrit dans ces conditions ne saurait manquer d'amener rapidement des aveux. Un vomitif administré en pareille circonstance peut produire d'excellents effets si la maladie est réelle, et ôter à tout jamais au simulateur l'idée de renouveler ses tentatives de fraude.

La *provocation volontaire du vomissement*, dans le but de simuler une affection chronique de l'estomac, n'est pas non plus un fait rare. Il est, vous le savez, des personnes qui jouissent de la faculté de pouvoir vomir, pour ainsi dire, à volonté. Plusieurs physiologistes, Gosse (de Genève) et Montègre en particulier, ont exploité cette faculté au profit de la science.

D'après Hutchinson (1), quelques individus peuvent

(1) Hutchinson, *Practical observations on Surgery*, p. 170.

déterminer l'expulsion du contenu de leur estomac, en
exerçant une légère pression à la région précordiale ;
Cheyne (1) en a vu qui, pour provoquer le vomissement,
avalaient préalablement une certaine quantité d'air et ex-
pulsaient ensuite et l'air et les aliments contenus dans leur
estomac.

Le moyen le plus simple consiste bien évidemment à titiller
la luette et à provoquer ainsi le vomissement, par action réflexe.

Certains simulateurs ont déployé, dans ces cas, une persévérance vraiment inouïe ; le docteur Martimer, cité par
H. Gavin (2), a observé un individu qui pendant six mois
consécutifs vomit ses aliments une heure ou une heure et
demie après le repas, on ne put jamais savoir quel moyen
il employait et il finit par être réformé.

L'individu qui simule les vomissements alimentaires
prétend ne pouvoir supporter absolument aucune substance
soit liquide, soit solide, il vomit tout, tandis, vous le savez,
que dans les maladies de l'estomac qui s'accompagnent de
vomissements, souvent certains aliments sont conservés à
l'exclusion de tous les autres, et ce ne sont pas toujours les
plus facilement digestibles qui sont mieux supportés. En
outre, chez le simulateur, vous n'observerez pas l'altération
de la santé générale, l'amaigrissement qui ne manque pas
de se produire chez les individus dont les fonctions stoma-
cales sont réellement lésées. En séquestrant l'individu, il
sera facile de l'empêcher de se procurer des aliments et de
le faire capituler. Percy a rapporté un fait de ce genre
dans lequel la découverte de la fraude ne présenta pas
de difficultés. « Un jeune soldat allemand, dit-il, imi-
« tait si bien les symptômes d'une affection chronique de
« l'estomac, que chacun y avait été trompé. Il vomissait
« à volonté, et faisait revenir dans la bouche comme par

(1) Cheyne, *English malady*, p. 167.
(2) H. Gavin, *loc. cit.*, p. 257.

« une sorte de rumination, les aliments qu'il avait pris et
« qu'il pouvait avaler de nouveau. A peine avait-il pris
« un bouillon, qu'il le rendait au bout d'un quart d'heure,
« faisant en apparence beaucoup d'efforts, et tourmentant
« par ses hoquets et ses vociférations tous les malades de la
« salle. On le fit surveiller et on ne tarda pas à remarquer
« qu'il se procurait au dehors des aliments solides et entre
« autres des œufs cuits durs qu'il ne vomissait point. »

L'*hématémèse* est assez souvent simulée par des individus
qui se prétendent atteints d'une affection chronique grave
de l'estomac ; mais il est peut-être plus fréquent encore
d'observer cette simulation chez des hommes qui attribuent
cette hémorrhagie à un traumatisme. Généralement alors,
ils ont pour but d'obtenir de celui qui les a frappés, des
dommages et intérêts plus ou moins considérables. Les
moyens employés pour simuler l'hématémèse sont excessivement variés ; autrefois, ainsi que le rapporte Plenk (1),
on se bornait à ingérer du bol d'Arménie qui colorait en
rouge les matières de vomissement ; il aurait fallu être bien
inattentif pour se laisser prendre à un piége aussi grossier.
Le procédé le plus simple et celui auquel les simulateurs
accordent maintenant la préférence consiste à ingérer le sang
de piqûres faites sur diverses parties du corps et à provoquer
ensuite le vomissement. Un homme dont Ollivier d'Angers (2)
a longuement rapporté l'histoire et qui, outre l'hématémèse,
simulait la tympanite et des attaques d'épilepsie, employait
tout spécialement ce procédé.

Certains individus ont ingéré dans le même but le sang
d'une saignée, et, dans un cas observé par M. Martin Solon,
on reconnut la fraude par l'existence d'une couenne assez
épaisse à la surface du caillot ; d'autres se procurent du

(1) Plenk, *loc. cit.*, p. 104.
(2) Ollivier d'Angers, *Ann. d'hyg. et de méd. lég.* 1ʳᵉ série, t. XXV,
p. 414.

sang d'animal, de bœuf par exemple. Sauvages (1), dans sa *Nosologie méthodique*, a rapporté un fait de ce genre : « Un professeur de Montpellier, Haguenot, dit-il, a vu une jeune fille qui, voulant sortir à quel que prix que ce fût, du monastère où elle était enfermée, feignit d'abondantes hématémèses et rendit même *plusieurs litres* de ce liquide en sa présence, et pendant plusieurs jours ; on finit par découvrir qu'elle buvait du sang de bœuf qu'on lui apportait en cachette. »

Il est des simulateurs plus osés encore, qui ne vomissent pas en présence du médecin et qui se bornent à présenter comme provenant d'un vomissement une quantité de sang plus ou moins considérable. Casper (2) a, en particulier, relaté l'observation d'une vieille femme qui, après avoir simulé toutes sortes de maladies pendant bien des années, eut recours enfin à de prétendus vomissements de sang. Il n'y avait pas d'organe lésé, et aucun symptôme n'expliquait cet accident. Elle envoya à l'habile médecin légiste un mouchoir complétement teint de sang. Ce fait seul suffit pour la trahir, car il n'y avait pas une seule tache blanche, comme il y en aurait eu si l'on avait fait usage de ce linge en vomissant. Le microscope montra des globules de sang de forme ovale. Elle avoua plus tard qu'elle avait trempé le mouchoir dans du *sang de pigeon*. L'individu observé par Ollivier d'Angers, et dont je vous ai déjà parlé, avait eu aussi recours à une semblable supercherie. Voici, du reste, dans tous ses détails, l'histoire de sa simulation d'hématémèse :

« Les personnes qui ont été témoins des crises de Guignard ne s'accordent pas dans leurs déclarations sur le fait du vomissement de sang. Les unes affirment qu'elles l'ont réellement vu vomir du sang ; d'autres disent qu'il ne vomit pas, mais qu'il répand, autour de lui et sur lui, du

---

(1) Sauvages, *Nosologia methodica*, t. II, p. 299 : Hæmatemesis simulata.
(2) Casper, *Médecine légale*, t. I, p. 241.

sang contenu dans une bouteille. On a, en effet, saisi sur lui une fiole contenant du sang, mais il explique la présence de ce vase en disant que, sujet à se trouver mal, il se munit d'une fiole contenant une liqueur spiritueuse dont il boit lorsqu'il se sent prêt à défaillir, et que souvent alors le vomissement du sang survenant brusquement, une portion de la matière vomie pénètre dans la bouteille qu'il tient à sa bouche. Cette explication n'est que spécieuse, car il est certain que cette fiole ne contient que du sang, et qu'elle est un des instruments de sa supercherie.

« Nous qui avons été plusieurs fois témoins des crises de Guignard, nous sommes certains qu'il vomit réellement du sang, et que ce sang provient de l'estomac. Mais comment se trouve-t-il dans cet organe ? Telle est la question qu'il s'agit d'éclaircir. Est-il le résultat d'une exhalaison morbide, d'une lésion organique ? Mais une maladie qui s'accompagnerait ainsi de fréquents et d'abondants vomissements de sang serait de la dernière gravité, et celle-ci dure depuis vingt-cinq ans. Guignard n'a pas de fièvre, il mange, boit, dort et digère parfaitement, il n'est pas maigre. Dans de pareilles circonstances, est-il possible d'admettre l'existence d'une hématémèse ? Nous n'hésitons pas à répondre non. Il est positif qu'il y a encore là un stratagème.

« Guignard boit, avale du sang, qu'il conserve momentanément dans son estomac pour le rejeter ensuite par un vomissement dont l'habitude a dû lui rendre l'exécution facile. Il pouvait se procurer du sang de plusieurs manières, mais une consommation aussi répétée eût occasionné des frais, éveillé des soupçons : il a adopté un moyen plus économique et plus sûr. Il se suffit à lui-même, c'est de ses propres veines qu'il tire la matière de son exploitation.

« Comment s'expliquer autrement l'innombrable quantité de saignées qui lui ont été faites aux deux bras ? toutes ses veines en sont, comme on dit vulgairement, *couturées* et déformées ; nous avons cherché à compter ces cicatrices, mais il est impossible d'y parvenir, elles sont si nombreuses, qu'elles se touchent, se croisent, se recouvrent, se confondent : il est certain qu'il *y en a plus de cent* à chaque bras. On remarque aussi qu'elles sont grandes, irrégulières, et dénotent un opérateur mal habile. Guignard ne donne pas d'explication plausible sur l'origine de toutes ces cicatrices. Il dit bien qu'il a été saigné un grand nombre de fois par différents médecins ; mais lorsqu'on lui demande de préciser des noms, des dates, surtout pour celles qui sont si remarquables sur les veines radiales et cubitales, il garde le silence.

« En arrivant à la Force, il avait encore dix cicatrices rouges ou violacées qui ne pouvaient pas dater de plus d'un ou deux mois. Or, il ne pouvait pas avoir encore oublié le nom du médecin qui les lui avait pratiquées ; eh bien, il ne peut en attribuer que quatre à un chirurgien de la rue Vendôme, dont il ignore le nom ; il ne donne aucune explication pour les six autres. Pour rendre raison du grand nombre de ces cicatrices, il dit qu'il est très-difficile à saigner ; que chez lui les vaisseaux sont roulants, et qu'on est obligé de le piquer plusieurs fois ; afin de prouver ce qu'il avance, il imita un jour devant nous, sur son bras, la manœuvre opératoire de la saignée et, dans la manière dont il s'y prit, nous vîmes bien qu'il avait souvent lui-même tenu la lancette.

« Depuis son séjour à la Force, les vomissements se sont renouvelés, et cependant il ne s'est pas saigné ; il ne se serait pas ainsi compromis. Comment s'est-il donc procuré du sang? nous sommes encore parvenus à le découvrir.

« Plusieurs fois, on avait remarqué qu'il était resté longtemps seul dans les lieux d'aisances, et on y avait trouvé du sang à la place qu'il occupait, on en avait aussi remarqué sur le devant de sa chemise, et ce jour-là Guignard avait vomi du sang. L'infirmier qui le surveillait nous dit un jour : Guignard a fait ses préparatifs, il ne tardera pas à avoir une crise, et, en effet, pendant notre visite, la prédiction s'accomplit.

« Un jour, en le faisant déshabiller devant nous à l'improviste, il tomba de sa chemise un morceau de sarment sec, de 12 centimètres de longueur, divisé, à l'une de ses extrémités, en plusieurs languettes, et, à l'autre, grossièrement taillé comme une plume à écrire ; il était tout taché de sang, et un caillot noir desséché y adhérait encore.

« A quoi vous sert, lui dîmes-nous, cette espèce de lardoire? — A rien, répondit Guignard, avec l'expression d'un profond mécontentement, je ne sais d'où elle vient. » Nous ne pûmes avoir de lui aucune autre explication. Mais comme on l'avait vu plusieurs fois s'introduire un corps étranger dans les narines, nous n'hésitâmes pas à penser que c'était à l'aide de ce moyen qu'il piquait, qu'il excoriait l'intérieur des fosses nasales, et qu'il déterminait ainsi un écoulement de sang, que par des mouvements répétés d'aspiration et de déglutition, il faisait pénétrer dans l'estomac. Telle est effectivement l'explication des vomissements de sang qu'il a eus depuis son arrestation. »

Tout récemment, j'avais encore dans mon service un militaire appartenant à une compagnie d'artificiers qui était entré avec un billet portant ce diagnostic : Hématémèse suspecte. Le médecin n'avait pas été témoin de l'accident, le malade lui avait présenté une quantité assez notable de sang, qu'il prétendait avoir vomi. Il me fut impossible de trouver aucune cause plausible à cette hématémèse qui ne se reproduisit pas pendant un séjour de trois semaines que cet homme fit à l'hôpital. Il est permis de supposer que, dans ce cas, il y aura eu une tentative de simulation que ce militaire, en se voyant surveillé avec soin, n'aura plus osé renouveler.

Dans un cas d'hématémèse suspecte, pour arriver à la découverte de la fraude, il faut tout d'abord s'informer de la manière dont les vomissements s'effectuent, des caractères que présente le sang rejeté. Lorsque la maladie est simulée, le sang est vomi en abondance, en quelques secousses, et tout est terminé; tandis que, dans l'hématémèse réelle, le liquide est vomi en quantités variables à la fois, mais toujours pendant un assez long espace de temps. L'examen des matières vomies vous permettra de constater s'il s'agit de sang humain ou de sang d'animal, si ce sang a séjourné ou non quelque temps dans l'estomac, enfin il ne faudra pas négliger de rechercher si l'individu suspect ne présente pas sur les gencives, dans les narines ou bien encore sur les bras des traces de piqûres récentes. Généralement, le simulateur n'est pas embarrassé pour expliquer cet accident, pour en donner l'étiologie; le plus souvent les motifs qu'il allègue ne sont rien moins que plausibles, et, là encore, on trouve de nouveaux arguments en faveur de la fraude. L'hématémèse réelle s'accompagne assez souvent de melæna; ce fait, vous le devinez, ne s'observe jamais dans les cas de simulation, et enfin les pertes de sang un peu abondantes déterminent toujours un état de débilité, d'anémie qu'on ne saurait rencontrer chez les faux malades. Dans tous ces cas, la séquestration ou au moins une observation attentive vous permettraient de dévoiler rapidement la supercherie.

Ce ne sont pas seulement les vomissements alimentaires et les vomissements de sang qui ont été simulés, certains individus, et en particulier des femmes hystériques ont plus d'une fois *prétendu vomir des matières stercorales.*

Nysten (1) a publié un des exemples les plus extraordi-

---

(1) **Nysten** *in* **Briand et Chaudé**, *Manuel complet de médecine légale* 8ᵉ édition. Paris, 1869, p. 602.

naires d'une pareille simulation, recueilli par lui à l'hôpital de la Charité : « Joséphine Rouliez prétendait que, depuis une chute qu'elle avait faite à la fin de l'été 1808, l'urine avait cessé de prendre son cours par les voies naturelles, que cette évacuation était remplacée par de fréquents vomissements d'un liquide absolument analogue à l'urine ; que, chaque mois aussi, des vomissements de sang tenaient lieu du flux menstruel. Bientôt, pendant son séjour à l'hôpital, les excréments prirent la même voie que les urines et les menstrues.

« Quelques mois après, les urines et le sang des règles parurent suinter abondamment par l'ombilic et continuèrent dès ce moment à s'écouler en apparence par cette partie. Un grand nombre de médecins furent invités à visiter la malade et n'élevèrent aucun doute sur la réalité de ces phénomènes inexplicables. Le 14 février suivant, Boyer finit par soupçonner quelque supercherie. On tint la malade au lit, on lui mit des gants blancs et l'on veilla à ce qu'elle ne les quittât pas. Les 15, 16 et 17, des éponges placées sur l'ombilic furent encore imbibées d'urine, et les vomissements de matières fécales eurent lieu comme précédemment. Néanmoins, les soupçons augmentèrent, on ferma entièrement la camisole de laine que portait la malade, et on lui fit mettre un caleçon cousu à cette camisole, de manière à faire un vêtement d'une seule pièce.

« On ne laissa à découvert que la région ombilicale, et deux élèves furent placés à côté du lit, pour examiner s'il s'écoulerait de l'urine. La fille Rouliez se vit bientôt obligée d'avouer que, pendant dix-neuf mois qu'elle avait passés à l'hôpital, tous ses maux avaient été simulés. »

M. le professeur Schutzenberger (1) a rapporté l'obser-

(1) Schutzenberger, *Discours sur les faits extraordinaires en médecine* (*Gazette médicale de Strasbourg*, 1865, p. 158).

vation d'une fille hystérique qui se disait aphone, semblait ne pas pouvoir remuer, prétendait en outre souffrir d'une constipation incoercible et vomissait des matières stercorales tantôt dures, tantôt ramollies, en quantité considérable. Son embonpoint cependant était normal, son pouls régulier, elle n'avait point de fièvre. Une tympanite assez accentuée était le seul symptôme physique appréciable. « J'étais convaincu, dit M. Schutzenberger, que les vomissements stercoraux étaient, non le résultat d'un mouvement anti-péristaltique, mais dus, *horresco referens*, à l'introduction préalable et volontaire de matières stercorales dans la bouche et dans l'estomac. La camisole de force cachetée, avec pantalon *idem*, mit soudainement fin, non-seulement aux vomissements stercoraux, mais encore à la paralysie de la vessie et à l'aphonie. La malade est sortie depuis ; l'hystérie cependant a persisté, mais sans symptôme extraordinaire. Dès les premiers jours, et sans que j'aie jamais énoncé de soupçon injurieux, la malade avait compris que je n'étais pas sa dupe. Aussi, la lutte n'a-t-elle pas été longue, et la guérison rapide. »

Enfin, le fait suivant rapporté par Dehaussy-Robécourt (1), offre un exemple de la simulation la plus incroyable :

« Une femme âgée de vingt-deux ans fut conduite à l'Hôtel-Dieu de Paris pour être traitée de vomissements habituels ; elle rendait en apparence ses matières fécales par la bouche et vomissait les lavements qu'on lui administrait. On fit usage de mille moyens pour la soulager, tous plus propres sans doute, en cette occasion, à donner une maladie réelle, qu'à guérir une affection qui n'existait pas. On finit par soupçonner la fourberie ; on prescrit à cette femme des lavements colorés avec le sirop de violettes pour voir si elle les rendrait également par le vomissement. En effet, elle rendit par la

____

(1) Dehaussy-Robécourt, Thèse citée, p. 23-24.

bouche la même liqueur colorée. Les expériences faites avec le lait, le bouillon gras, offrirent le même résultat ; cette femme rendait tous les liquides par le vomissement, aussitôt qu'ils avaient été injectés par l'anus ; elle en rendait même des quantités égales à celles qui avaient été injectées. Il paraissait, après ces épreuves multipliées et très-concluantes en apparence, ne plus rester de doutes sur la réalité d'une pareille affection, mais la femme conservait son embonpoint, ce qui ne pouvait s'accorder avec l'abstinence continue qu'elle était présumée supporter depuis longtemps. On voulut tenter une dernière épreuve ; on fit préparer trois lavements de différentes couleurs, un bleu coloré avec le sirop de violettes, un jaune coloré avec le safran, un autre avec du lait ordinaire. On prit un des trois au hasard, et on l'injecta. Alors la ruse fut en défaut : il n'y eut aucun vomissement, parce que cette femme n'avait pu prévoir la couleur du lavement qu'on lui donnerait. On la surveilla pendant deux jours, sans la quitter un instant, et durant ce temps, elle ne prit aucune nourriture, elle n'eut point d'excrétions alvines, ne rendit pas d'urine et n'eut aucun vomissement. On eut alors recours à l'intimidation, et cette femme finit par avouer qu'elle avait contracté l'habitude de vomir à volonté, qu'entendant le matin la prescription des lavements colorés, elle prenait le même liquide pour le vomir ensuite quand elle le jugeait à propos, et que, d'ailleurs, elle se nourrissait avec les aliments qu'on lui apportait clandestinement du dehors ainsi que les préparations pour ses vomissements volontaires. Cette malheureuse tendait par ce stratagème à se faire donner un certificat en bonne forme, signé de plusieurs médecins du grand hôpital où elle était, constatant l'incurabilité absolue de sa prétendue maladie pour s'en faire guérir ensuite par un faiseur de miracles qu'elle voulait mettre en vogue. »

Je ne vous dirai qu'un mot en passant de ces vomissements

de corps étrangers variés, voire même d'animaux que l'on a observés surtout chez des femmes hystériques dont les facultés intellectuelles sont évidemment lésées, et qui, trouvant un malin plaisir à tromper, ingèrent toutes ces substances avec l'espoir de dérouter le médecin.

Ainsi Klein (1) a observé une femme qui rendait par la bouche des morceaux de verre, des épingles, etc. ; en l'examinant un jour avec soin, il trouva au fond de sa bouche une pierre à feu et quelques épingles enveloppées dans du papier. Sauter (2) parle d'une personne âgée de vingt-cinq ans qui vomissait du sang et de petites vipères. Un examen plus attentif finit par démontrer que le sang qu'elle vomissait était du sang de bœuf, et que les petites vipères n'étaient autre chose que des portions de vieilles cordes contournées en spirale.

On trouve, dans le neuvième volume du *Journal de médecine d'Édimbourg*, l'histoire d'une femme qui, d'après le docteur Spence, vomit un petit reptile, et ce médecin accepta la possibilité du fait sans se croire obligé de penser à la supercherie, et deux faits analogues sont encore relatés par le docteur Mattuschka (3). Enfin M. Schutzenberger (4) a rapporté l'histoire d'une fille qui prétendait avoir avalé, avec de l'eau, des têtards ou des œufs de grenouille. Au bout de quelque temps elle raconta qu'elle sentait ces animaux, éclos ou grandis, se mouvoir dans son ventre, et un jour, en pleine église, elle fut prise de vomissements et rejeta des grenouilles. Le maître d'école bien avisé fit, dit-on, l'autopsie d'une de ces grenouilles dont l'estomac contenait des débris d'insectes.

A côté de ces faits *vraiment miraculeux*, je puis vous citer quelques cas d'abstinence prolongée, observés chez des

(1) Klein, *in* Kopp, *Jahrbücher für Staatsarzn.*, t. VIII, p. 382.
(2) Sauter, *idem*, t. VI, p. 376.
(3) Mattuschka, *Nouvelle Bibliothèque germanique*. 1821, t. I, p. 25.
(4) Schutzenberger, *Gaz. méd. de Strasbourg*. 1865, p. 157.

femmes fanatiques qui avaient pour but de se faire passer
pour des saintes, des inspirées, et qui ne faisaient que tromper la crédulité publique. L'histoire nous a conservé le nom
de plusieurs de ces fourbes ; parmi celles qui ont fait le plus
de bruit, je vous rappellerai la fameuse Monica Mustchlerin
(de Rothweil), Marie Kienker (d'Osnabrück), Anne Moore
en Angleterre, etc. Mettre ces personnes dans l'impossibilité
de se procurer en cachette des aliments, suffit pour faire
cesser l'abstinence miraculeuse.

Lorsque vous serez appelés à faire le service dans les régiments, il vous arrivera souvent de voir à votre visite des
hommes se plaindre de vives *coliques*, qu'ils attribueront à
des causes plus ou moins plausibles, et il ne vous sera pas
toujours facile d'apprécier immédiatement leurs plaintes à
leur juste valeur. Des douleurs intestinales un peu intenses
ne manquent pas de retentir sur l'état de la circulation, le
pouls s'accélère, la peau se recouvre d'une sueur plus ou
moins abondante, et la physionomie présente un aspect tout
spécial exprimant la douleur ; chez le simulateur ces phénomènes ne sauraient se produire, et on peut acquérir ainsi la
certitude que, si les douleurs ne sont pas complétement simulées, elles sont au moins considérablement exagérées.

Ordinairement, l'individu qui se plaint de coliques prétend en même temps être atteint de *diarrhée* ; ce genre de
fraude est fréquent, et, pour ne pas vous laisser tromper, il
ne faut pas craindre de vous livrer à un examen minutieux.
Il est bien rare que l'homme réellement atteint de diarrhée
n'en porte pas sur sa chemise des traces indéniables ; aussi,
dans les cas suspects, je vous recommande de jeter un coup
d'œil sur cette partie du vêtement ; si vous la trouviez im-
maculée, vous seriez presque autorisé à affirmer qu'il y a

(1) Metzger, *Médecine légale*. Notes de la page 220. — *Ger. med. Abh.*,
I, page 68.

tentative de fraude. Pour faire cesser tous les doutes, rien n'est plus simple du reste que de séquestrer l'individu suspect, de le mettre seul dans une chambre en le laissant à la diète. Pour prouver la réalité de sa maladie, il est obligé de présenter le lendemain ses déjections alvines, et, si l'on a affaire à un simulateur, vingt-quatre heures de diète suffisent pour amener une guérison radicale.

Pour *simuler la diarrhée*, certains individus présentent les selles des malades qui en sont réellement atteints ; la séquestration suffirait encore dans ce cas pour dévoiler la fraude. Il en est d'autres qui cherchent à donner à leurs matières fécales l'aspect diarrhéique en les mélangeant avec leur urine ; les hommes détenus à la salle de police ou à la prison sont surtout coutumiers de ce fait dont il suffit d'être prévenu pour ne pas être leur dupe. Enfin la diarrhée a pu, dans quelques cas, être provoquée à l'aide de purgatifs plus ou moins actifs ; la séquestration serait encore le moyen par excellence pour mettre fin à la maladie. La constatation de la substance purgative dans les selles elles-mêmes permettrait de reconnaître immédiatement la simulation : c'est ce qui eut lieu dans le fait suivant rapporté par M. Devergie (1) et qui constitue tout un petit roman : « M. le comte de V..., éperdument amoureux d'une jeune et riche Américaine qui partageait son amour, l'enlève de chez ses parents. Repris tous deux après un mois d'absence de Paris, M. le comte de V... est conduit à la Force où il demande sa translation dans une maison de santé pour cause de maladie. Il énumère à M. Devergie, chargé de constater son état, entre autres symptômes, une diarrhée abondante dont les gardiens de service certifient la réalité. On fit conserver les garde-robes, et il fut facile d'apercevoir à la surface du liquide une grande quan-

(1) Devergie, *Médecine légale théorique et pratique*, 3ᵉ édition. Paris, 1852, t. I, p. 637.

tité de matière huileuse, probablement de l'huile de ricin. Toutefois, il y avait eu superpurgation et par suite maladie ; je déclarai le fait en faisant entrevoir la possibilité de la provocation. M. le comte de V... fut conduit dans une maison de santé et mis sous la surveillance d'un gendarme qui couchait dans sa chambre ; cependant une nuit, à minuit, le jeune comte s'enfuit de la maison de santé et enleva encore sa jeune Américaine qui, chez son père, avait été placée sous les verrous. A onze heures, le père s'était assuré par lui-même que sa fille dormait profondément. »

Dans la marine anglaise, d'après Hutchinson (1), on a eu assez souvent l'occasion d'observer de véritables *entérites provoquées* par l'usage prolongé de vinaigre et même d'une solution de sulfate de fer ; il paraît même que plusieurs de ces simulateurs ont payé de leur vie leurs coupables tentatives. Les auteurs de l'article : FEIGNED DISEASES de l'*Encyclopédie de médecine pratique,* rapportent qu'aux Indes, il est fréquent de voir les indigènes colorer leurs selles avec du sang provenant de piqûres qu'ils se font aux gencives, dans le but de *simuler la dyssenterie.* D'autres parviennent à donner à leurs excréments une coloration rouge plus ou moins prononcée, en faisant usage du bois de Campêche et en s'introduisant dans l'anus un suppositoire de savon, ils se procurent des selles enveloppées de mucosités pouvant imiter jusqu'à un certain point des selles dysentériques. Enfin, souvent encore, d'après Ballingall (2), Cheyne (3), Marshall (4), les simulateurs ont recours à l'emploi de purgatifs drastiques, ou s'introduisent dans le rectum des substances irritantes qui déterminent une inflammation locale assez vive, de la diarrhée, parfois même un peu d'hémorrhagie en même temps

<hr>

(1) Hutchinson, *Practical Observations on Surgery*, p. 181.
(2) Ballingall's *Lectures on military Surgery*, p. 583.
(3) Cheyne, *Dublin hospital Reports*, vol. IV, p. 171.
(4) Marshall, *Hints to young military officers*, p. 122.

que surviennent certains accidents généraux comme conséquence de l'irritation locale ainsi provoquée. Pour ne pas être la dupe de ces fourbes, il a toujours suffi de les isoler, de les séquestrer ; les accidents qu'ils présentaient ne tardaient pas alors à se dissiper. Les symptômes, la marche de la dyssenterie aiguë qu'il est plus qu'inutile de vous rappeler ici, comparés aux phénomènes présentés par les simulateurs, permettraient toujours de dévoiler facilement la supercherie.

Certains fourbes, des femmes hystériques en particulier, prétendent parfois avoir rendu par l'anus les corps étrangers les plus variés, des pierres, des clous, même des animaux vivants; Plenk (1), en particulier, a relaté un nombre assez considérable de faits de ce genre. Dehaussy-Robécourt (2) a aussi rapporté l'histoire d'une dame qui rendait par l'anus des grains de millet; jamais on ne put découvrir le motif de cette grossière simulation. Ces faits bizarres ne méritent qu'une simple mention et ne sauraient nous arrêter plus longuement.

La *tympanite*, c'est-à-dire le développement exagéré de l'abdomen par suite de l'accumulation de gaz dans le tube digestif, est une maladie simulée depuis longtemps, et c'est un genre de fraude que nous avons encore assez souvent l'occasion d'observer.

Certains individus, vous le savez, jouissent de la faculté de pouvoir à volonté déglutir une certaine quantité d'air et de distendre ainsi artificiellement leur estomac. Percy (3), Fallot (4), ont cité de pareils faits, et ce mode de simulation est celui qui a été mis le premier en usage. Pour remplir l'estomac d'air, on peut avoir recours à l'emploi de la sonde œsophagienne au moyen de laquelle on pratique l'insuffla-

(1) Plenk, *Elementa medicinæ et chirurgiæ forensis*, p. 101.
(2) Dehaussy-Robécourt, Thèse citée, p. 36.
(3) Percy et Laurent, *Dict. des sciences médicales*, t. LI, p. 328.
(4) Fallot, *Mémorial de l'expert*, p. 276.

tion ; quelques individus, possédant des notions de médecine, ont eu aussi recours à ce procédé. Cheyne, dans son mémoire sur les maladies simulées par les soldats, dit avoir vu des individus déterminer la distension de l'estomac en ingérant de la craie et du vinaigre qui, mis en présence, donnent naissance à des quantités considérables d'acide carbonique. Il est un dernier procédé pour simuler la tympanite, indiqué aussi déjà par Cheyne et qui, aujourd'hui, est certainement beaucoup plus souvent employé que les précédents ; M. le médecin inspecteur J. Périer a parfaitement étudié ce genre de simulation, et voici la description qu'il en a donnée dans le *Guide du recrutement* (1) : « L'individu donne à son ventre des dimensions considérables en refoulant fortement le diaphragme au moyen d'inspirations très-étendues, mais après lesquelles il ne renouvelle plus, que par très-courtes et assez rapides inspirations, l'air contenu dans ses poumons ; en outre, il porte le tronc en arrière et exagère ainsi la convexité antérieure de la colonne vertébrale à la région lombaire. La station verticale est moins favorable à cette simulation que le décubitus dorsal. Dans cette dernière position, il existe toujours sous le simulateur un *pont* sous lequel la main peut s'engager derrière les lombes. Le simulateur, en outre, refuse de souffler avec suite sur un objet qu'on lui présente, il perd ses avantages quand il doit faire, pour se baisser vers le sol, un grand mouvement de flexion du tronc en avant, quand, étant couché, il prend la position assise. La suspension par les mains serait encore là une excellente épreuve. »

M. Molard (2), médecin major à l'hôpital du Dey, en

(1) A. Bost et J. Périer, *Guide complet du recrutement.* Paris, 1861, p. 116.

(2) Molard, *Note sur un mode particulier de simulation de ballonnement du ventre* (*Recueil de mémoires de médecine militaire*, 3e série, 1867, t. XVIII, p. 466).

trois années, n'a pas observé moins de huit cas de tympanite ainsi simulée : tous ces hommes provenaient des pénitenciers et avaient simplement pour but d'obtenir leur
envoi à l'hôpital et d'obtenir ainsi du repos et l'exemption
des travaux auxquels ils sont habituellement soumis.

Au travail de M. Molard se trouve annexée une note de
M. l'inspecteur J. Périer, dans laquelle est relatée une
observation curieuse qui prouve l'audace de certains simulateurs et que je crois devoir vous rapporter textuellement :

« J'avais près de moi, dit M. J. Périer, dans mon cabinet,
un médecin allemand, M. le docteur Barriès, lorsque M. le
médecin major Ferraton s'y présenta, m'annonçant qu'il
voulait me montrer un des malades de son service des consignés qui, pensait-il, simulait un ballonnement du ventre.
Je venais de recevoir l'avis qu'un nommé Montauriol, détenu du pénitencier de D..., proposé pour être transféré à
l'hôpital des convalescents de Porquerolles, devait être
contre-visité par moi, à l'occasion de cette proposition ;
c'était le malade que, de son côté, M. Ferraton désirait me
présenter.

« Montauriol se déshabilla devant nous avec assez d'indifférence. Ses chairs étaient fermes, de belle couleur, sans
amaigrissement, sa langue légèrement blanchâtre ; pas
d'autres symptômes morbides appréciables à l'inspection.
La cambrure de ses reins était caractéristique de la simulation que nous recherchions ; mais, par la projection du
ventre, par le refoulement du diaphragme, il ne présentait
rien d'excessif. Invité à souffler avec suite sur un objet que
je lui présentai, il le fit avec une bonne volonté assez apparente ; engagé à ramasser des objets placés à terre devant
lui, il le faisait, mais en fléchissant seulement les articulations coxo-fémorales, laissant au tronc sa rigidité, ce

qui lui donnait, comme aux autres simulateurs de son
genre, un air de gaucherie.

« La démonstration ne me paraissait pas suffisante pour
une personne étrangère à cette étude, quoique l'examen du
prétendu malade montrât bien que rien ne justifiait chez
lui les termes du certificat de visite établi à l'hôpital de D...,
où il est dit : « Atteint de fièvre intermittente chronique
(cachexie palustre) pour laquelle tous les moyens mis en
usage depuis plus de six mois n'ont amené aucun résultat sa-
tisfaisant. » Croyant que Montauriol hésitait à produire ses
moyens de simulation parce qu'il savait être découvert, je
lui dis en frappant doucement et à plusieurs reprises sur
son ventre : « Montrez-nous ce que vous pouvez faire. »

« Tout à coup Montauriol, répondant à notre appel, fit
une profonde inspiration, augmenta brusquement la cambrure de ses reins ; son ventre doubla de volume. Au premier moment, la partie antérieure de l'abdomen qui répond aux muscles droits résistant plus que les parties
latérales ; entre le bassin et les fausses côtes, se produisirent
deux reliefs représentant l'enflure des joues d'un homme
qui embouche la trompette. L'effet de cette manœuvre fut
irrésistible pour ceux qui en furent les témoins. Ce qui n'é-
tait pas moins curieux, c'était le calme du simulateur, qui
s'en allait persuadé qu'il nous avait administré la preuve
complète du besoin qu'il avait d'être évacué sur l'établissement de convalescents de Porquerolles. »

Lorsque la saillie de l'abdomen résulte ainsi de la cambrure exagérée de la région lombaire et du refoulement du
diaphragme, la sonorité, au lieu d'être accrue à la région
épigastrique comme elle l'est à la suite de la déglutition de
l'air, présente au contraire une certaine diminution. L'a-
baissement du foie doit, ainsi que le fait remarquer M. Molard, être la cause principale de cette diminution de la sonorité. La forme du ventre est régulièrement augmentée

dans ce cas, tandis que, lorsque l'estomac est distendu par de l'air, la portion seule de la paroi abdominale qui correspond à ce viscère, présente une saillie anormale. Comme le fait très-justement observer M. J. Perier, la déglutition d'air peut avoir du succès devant un conseil de révision, où le simulateur se prépare pour un temps donné; mais elle en aurait bien moins dans un hôpital, où l'examen peut être fait à l'improviste.

Le simulateur dont Ollivier d'Angers (1) a rapporté l'histoire et dont je vous ai déjà parlé à propos de l'hématémèse simulée, lorsqu'il voulait imiter la tympanite, suivant les circonstances dans lesquelles il se trouvait, avait ainsi recours à l'un ou à l'autre de ces deux procédés :

« Cet homme, dit Ollivier d'Angers, raconte qu'à la suite d'un coup de crosse de fusil qu'il reçut dans le creux de l'estomac en 1815, il lui est survenu, dans cette partie, une tumeur qui a toujours persisté depuis, et, à l'appui de son assertion, il fait voir son ventre tuméfié. Cette tension de l'abdomen n'offre pas les mêmes caractères suivant les circonstances dans lesquelles on examine Guignard. S'il s'attend à être visité, *s'il est préparé*, alors la tuméfaction est considérable, et présente les signes d'une tympanite; s'il est, au contraire, examiné à l'improviste, on sent, dans l'épigastre seulement, une tumeur dure, bosselée, paraissant être un engorgement squirrheux.

« Guignard a acquis une véritable habileté dans l'art de la simulation à cet égard, et il nous a fallu lutter de ruse avec lui pour découvrir la vérité. C'est ainsi qu'un jour, nous nous plaçâmes en observation à un petit guichet pratiqué dans le mur de l'infirmerie de la prison et disposé de manière qu'on peut tout voir dans cette salle sans être

____

(1) Ollivier d'Angers, *Annales d'hygiène et de médecine légale*, 1re série, t. XXV. p. 118.

aperçu : Guignard se promenait et causait tranquillement avec un autre individu ; l'infirmier entra alors sous un prétexte de service, et, sans paraître s'apercevoir que Guignard l'entendait, il dit à un malade : « M. Ollivier (d'Angers) est dans la maison, il va probablement venir à l'infirmerie. » Guignard se retira de suite près de son lit, et commença par boire tout le contenu de son pot de tisane, puis nous remarquâmes, dans ses lèvres et sa tête, des mouvements simultanés semblables à ceux qui accompagnent une déglutition difficile et répétée. Bientôt l'épigastre se gonfla ; il le touchait de temps en temps, le regardait en entr'ouvrant sa capote et sa chemise, pour voir s'il était tuméfié *à point*, et alors il s'appuya contre son lit, dans l'attitude d'un homme qui souffre.

« Nous le fîmes venir dans la chambre de l'infirmier sans qu'il pût se douter que nous l'observions depuis dix minutes. Nous le fîmes asseoir, et, par des questions itératives, nous cherchâmes à détourner son attention du motif de notre examen. En même temps, nous l'engageâmes à se tenir fortement incliné en avant, les avant-bras appuyés sur les cuisses ; dans cette attitude, nous exercions avec la main une pression soutenue sur l'épigastre tout en causant avec lui, et bientôt nous sentîmes la tuméfaction s'affaisser et disparaître sous notre main, mais sans cependant produire de gargouillements ni d'éructations.

« Nous avons examiné Guignard pendant son sommeil, et nous avons reconnu que son ventre est alors plat, souple, et rien n'y décèle l'existence de la moindre tumeur.

« D'après les observations que nous avons faites sur lui, nous pensons que Guignard use de deux procédés, qu'il emploie isolément ou qu'il combine, pour opérer la tuméfaction du ventre. Lorsqu'il est pris à l'improviste, quand il n'a pas le temps de se préparer complétement, il produit partiellement cet effet en refoulant les viscères abdominaux par l'abaissement du diaphragme, en même temps qu'il contracte fortement les muscles droits de l'abdomen, lesquels ont acquis chez lui un grand degré de développement par la répétition de ces contractions forcées. Son second moyen consiste dans la déglutition de l'air, dont l'effet se reconnaît à la distension de la partie supérieure du ventre, qui forme une bosselure arrondie, élastique, sonore à la percussion, et ayant tout à fait la forme et la position de l'estomac. On remarque en même temps chez lui une contraction continue des muscles de la face et des lèvres en particulier, et un larmoiement résultant des efforts qu'il fait incessamment alors pour opérer la déglutition de l'air. Ce larmoiement existe ordinairement chez les individus qui, soit pour se livrer à des expériences physiologiques, soit par un motif de simulation, effectuent les mouvements de déglutition nécessaires pour avaler de l'air. »

Outre les moyens d'investigation que je vous ai déjà signalés et qui vous permettront le plus souvent de découvrir immédiatement la supercherie, vous pourrez, pour faire cesser tous les doutes, soumettre l'individu suspect à une observation de tous les instants, l'examiner inopinément, non-seulement pendant la journée, mais encore la nuit, pendant son sommeil, et, en agissant ainsi, vous ne pourrez manquer de le surprendre en défaut.

Certains individus ont eu recours aux moyens que je viens de vous indiquer dans le but de *simuler* non la tympanite, mais l'hydropisie abdominale, l'*ascite*. Le docteur O'Hara a, en particulier, rapporté l'observation de quatorze ou quinze hommes appartenant à un régiment d'infanterie qui, en 1811, cherchèrent à simuler l'ascite en ingérant une certaine quantité de craie et de vinaigre. Leur maladie était attribuée à une cachexie palustre, et plusieurs avaient déjà obtenu leur réforme, lorsque le D^r O'Hara enraya cette *épidémie* en administrant aux faux malades une solution de sel de Glauber dans une faible infusion de tabac : mélange qu'il avait décoré du nom de solution bénite (1). Autrefois, les mendiants étaient assez impudents pour se placer sur le ventre des coussins, des oreillers plus ou moins volumineux et se prétendre alors atteints d'hydropisie ; on ne s'explique réellement pas que des fraudes aussi grossières aient été mises en usage. Borelli (2) parle d'un mendiant qui, chaque jour, poussait de l'air avec un soufflet dans le rectum d'un de ses enfants et parvenait de cette manière à accroître le volume de son ventre et à le faire passer pour hydropique. Fodéré (3) rapporte encore qu'une femme avait déterminé un emphysème artificiel des parois abdominales en insufflant de l'air par une ouverture imperceptible pratiquée au pli de l'aine et bouchée artistement par une mouche. Elle simulait ainsi, dit-il, par le volume excessif du ventre une ascite très-développée. Un autre bateleur à Brest, ajoute Fodéré, produisait à volonté sur un enfant toutes les difformités les plus hideuses et les plus singulières sur telle ou telle partie du corps à l'aide d'insufflations et de ligatures diversement distribuées (4).

Il est parfaitement inutile d'insister sur de semblables fraudes, un examen attentif ne permettrait jamais de commettre de méprises. Enfin des conscrits, paraît-il, se sont encore injecté une certaine quantité d'eau *dans la cavité abdominale :* ce fait se trouve consigné dans le mémoire de Moricheau-Beaupré (5). Une pareille opération a dû certainement plus d'une fois entraîner à sa suite les plus graves accidents.

Des conscrits ont encore allégué, comme motif d'exemption,

(1) Marshall, *On the enlisting, discharging*, etc., p. 115.
(2) Borelli, *Histor. et obs. med.*, cent. III, obs. 30 ; Francf., 1676.
(3) Fodéré, *Traité de médecine légale et d'hygiène publique*, t. II, p. 485.
(4) *Bulletin des sciences médicales de la Société médicale d'émulation de Paris*, juin 1809, p. 422.
(5) Moricheau-Beaupré, *loc. cit.*, p 95.

certaines maladies des voies digestives dont il est bien difficile de constater sur-le-champ la réalité ; tel est le cas d'un
jeune soldat de la levée de 1816 et dont Moricheau-Beaupré a rapporté l'histoire : Cet homme se *prétendait atteint de tænia solium ;* le régime sévère auquel il s'était
condamné volontairement avait déterminé un état de pâleur et de maigreur qui, joint aux symptômes nerveux
qu'il accusait, était d'autant plus propre à en imposer et à
faire croire jusqu'à un certain point sa maladie réelle que
cet homme satisfaisait ponctuellement et favorablement à
toutes les questions qu'on lui adressait. Malgré cela, Moricheau-Beaupré croyait à la fraude, il menaça ce jeune
soldat d'une punition sévère ; après quelques jours de salle
de police, le simulateur comprit que sa ruse ne serait pas
couronnée de succès, et il ne parla plus de son *ver solitaire.*

Je ne puis passer sous silence deux simulations qui étaient,
paraît-il, en assez grand honneur autrefois, mais qui certainement sont aujourd'hui tout à fait abandonnées : je veux
parler de la *simulation des hémorrhoïdes* et de celle de la
chute du rectum.

D'après Percy et Laurent, on imitait les bourrelets hémor-
rhoïdaux avec deux ou trois vessies de rat ou des vésicules
natatoires de poisson, remplies d'air, que l'on barbouillait de
sang et qu'à l'aide de petits ressorts on fixait dans l'anus.
Une simple piqûre d'épingle, inoffensive si les hémorrhoïdes
étaient réelles, suffirait pour faire affaisser ces petites vessies,
et, en examinant de près les tumeurs, on ne saurait hésiter
un instant sur leur nature.

Quelques individus ont essayé de *provoquer la chute du
rectum* en introduisant dans l'intestin des instruments susceptibles de s'y dilater, pour les retirer ensuite avec force et
entraîner au dehors une certaine portion de la membrane
muqueuse. Dans un cas semblable, les sphincters ne sont pas
relâchés comme lorsque la chute est réelle ; si on fait ren-

trer la muqueuse, on voit que, malgré tous les efforts
d'expulsion auxquels il se livre, l'individu ne peut pas faire
reparaître la tumeur. Des moyens bien plus grossiers étaient
employés autrefois pour simuler le prolapsus du rectum.
A. Paré raconte qu'une mendiante, pour exciter la commisération publique, montrait, *en levant sa cotte et sa chemise,
un gros boyau de la longueur d'un demi-pied qui lui sortait du fondement*. « Le docteur Flécelle, voyant que cette misérable était *grasse* et *fessue* au lieu d'être émaciée, sèche et
hectique, l'accueillit à coups de pieds dont un fit tomber le
boyau de bœuf qu'elle s'était introduit dans le rectum et
qu'elle avait rempli d'un mélange de sang et de lait. » Percy
et Laurent racontent avoir vu un soldat qui s'était fait réformer en simulant cette infirmité : « il se servait d'un canal
contenant une petite vessie d'agneau qu'il retirait au moyen
d'un piston ; il introduisait ce canal dans le rectum, en faisant sortir la vessie qu'il laissait pendre hors de l'anus, et
puis alors il retirait le canal. »

Un autre jeune homme, dont parle Fallot, était parvenu
à imiter assez bien la chute du rectum pour obtenir un congé
de réforme. « Il s'était appliqué contre l'anus, à l'entrée duquel
il l'avait artistement fixée, la terminaison anale et renversée
d'un boyau frais de poulain ou de cochon. » Lorsqu'il tenta de
renouveler pareille simulation devant Fallot, sa supercherie
fut aussitôt découverte.

L'incontinence des matières fécales a encore été parfois
simulée. Dans son répertoire de médecine légale, Krügelstein (1) a relaté plusieurs faits de ce genre; Scott, Forbes et
Marshall dans l'article : *Feigned Diseases* de l'Encyclopédie
en ont aussi signalé un cas observé chez un jeune garçon,
et Cheyne (2) enfin a rapporté l'histoire d'un individu qui
simulait à la fois une paraplégie et l'incontinence des ma-

____

(1) Krügelstein, *Promptuarium medicinæ forensis*. Erfurt, 1822.
(2) Cheyne, *Dublin hospital reports*, t. IV, p. 147.

tières fécales. Pour dévoiler cette imposture, il serait utile de s'assurer si le sphincter anal se contracte lorsqu'on introduit le doigt dans l'anus. Une surveillance attentive permettrait du reste rapidement de reconnaître la fraude ; le cautère actuel fit capituler immédiatement le simulateur observé par Cheyne.

La *provocation de la fistule à l'anus* a été tentée par un certain nombre de conscrits. Dans ce but, ils se faisaient faire à la marge de l'anus une incision dans laquelle ils plaçaient un morceau de racine de tithymale ou d'ellébore, de manière à déterminer un travail inflammatoire un peu intense et la production de callosités sur les bords de l'incision. La plus petite plaie existant dans cette région pourrait être présentée comme étant une fistule, mais une exploration méthodique suffirait pour apprécier le peu de gravité de la lésion.

TREIZIÈME LEÇON

MALADIES SIMULÉES DES ORGANES GÉNITO-URINAIRES.

Simulation de l'hématurie : moyens divers employés dans ce but.
Simulation de calculs urinaires : observations. — Facilité de la découverte
de la fraude.
De l'incontinence d'urine. — Fréquence de sa simulation. — Rare chez l'adulte,
l'incontinence nocturne n'est cependant pas exceptionnelle. — Des signes
tirés de l'examen de l'état général, et des organes génitaux pour établir
le diagnostic. — Moyens variés pour découvrir la simulation : Hutchinson,
Fallot, Fodéré, Bégin, Isfordink, Marshall, etc. — Simulation de la rétention d'urine.
De l'uréthrite imitée et provoquée. — Des ulcérations du gland et du prépuce provoquées, pouvant simuler des chancres. — Du rétrécissement volontaire du canal de l'urèthre. — De la spermatorrhée alléguée : des
erreurs souvent commises de bonne foi par les malades à ce sujet.
Simulation de tumeurs des bourses : varicocèle, hydrocèle, hernies. — Du
varicocèle provoqué et volontairement aggravé. — Tentatives fréquentes
de dissimulation par les remplaçants.
De l'hydrocèle imité et provoqué ; moyens artificiels employés dans ce but.
— Simulation de la cryptorchidie, — de la hernie inguinale. — Règles à
suivre au conseil de révision lorsque ces maladies sont réelles.

L'*hématurie* a été quelquefois simulée à l'aide de moyens
analogues à ceux que je vous ai déjà signalés en vous parlant
de l'hémoptysie et de l'hématémèse. Certaines substances
végétales telles que la garance, les fruits d'opuntia, prises
à l'intérieur, ont la propriété de colorer l'urine en rouge ;
je ne pense pas qu'elles aient jamais été employées dans
le but de simuler l'hématurie. Il est bien évident qu'une
semblable fraude, si elle était tentée, ne saurait en imposer à
un médecin tant soit peu attentif. Pour reconnaître que

l'urine alors ne contient pas de sang, il suffirait de la faire bouillir ; aucun changement ne s'y produirait, tandis que, si l'urine était réellement teinte par du sang, elle fournirait un caillot brunâtre et reprendrait sa coloration jaune habituelle.

Quelques simulateurs se sont bornés à mélanger l'urine avec du sang après son émission : Zacchias a observé plusieurs faits de ce genre ; d'autres n'ont pas craint d'injecter dans leur vessie du sang pur : Percy (1) qui a eu l'occasion de constater ce genre de simulation, fait avec raison remarquer que cette pratique ne devait pas être dépourvue de danger, un caillot pouvant devenir le noyau, le point de départ d'un calcul vésical.

Fallot (2) a encore signalé un autre procédé de simulation ; pour imiter l'hématurie, l'individu qu'il observa égratignait avec un instrument piquant la muqueuse de l'urèthre, et les gouttes de sang qu'il obtenait ainsi venaient se figer sur les bords de l'urinoir.

Après avoir constaté que l'urine contient réellement du sang, il faut, dans un cas suspect, rechercher avec soin s'il existe une lésion, soit rénale, soit vésicale, soit uréthrale, susceptible d'expliquer l'apparition de cette hémorrhagie. Suivant que le sang provient du rein, de la vessie ou de l'urèthre, il ne s'écoule pas de la même façon ; intimement mêlé à l'urine lorsqu'il provient des reins ou de la vessie, il ne s'écoule qu'au moment de la miction, tandis que, s'il provient de l'urèthre, il s'écoule goutte à goutte, d'une façon continue. Il va sans dire qu'il faut toujours en pareille circonstance avoir soin de faire uriner le malade en sa présence afin de constater que le sang n'est pas ajouté à l'urine après son émission. Si, après un premier examen du malade, les

(1) Percy, *loc. cit.*, p. 349.
(2) Fallot, *Mémorial de l'expert*, p. 281.

doutes persistaient, il faudrait le soumettre à une surveillance un peu prolongée, renouveler les explorations, et on ne saurait ainsi tarder à pouvoir trancher la question. Les cantharides ont été, paraît-il, employées aussi dans le but de provoquer l'hématurie ; vous connaissez parfaitement les accidents particuliers de cystite que les cantharides déterminent, il vous serait facile de les reconnaître et de trouver par conséquent la cause des accidents présentés par le simulateur.

On trouve relatées, dans un grand nombre d'auteurs, les observations d'individus qui ont *simulé* les accidents déterminés par la présence de *calculs* dans le rein ou dans la vessie, et qui prétendaient en avoir rendu un nombre plus ou moins considérable. Bartholin (1), Th. Bonet (2), Vorand (3), Kopp (4), en particulier, ont rapporté des faits de ce genre. Alberti (5) a relaté l'histoire d'une certaine baronne qui feignait d'être atteinte de la pierre. Vous trouverez, dans les tomes VI et IX des *Causes célèbres*, les rapports des docteurs Garnery, Beau et Mérendol sur Magdeleine Lapalud, qui simulait la même maladie, et fut condamnée comme sorcière à une prison perpétuelle.

Dehaussy-Robécourt (6) a parlé d'une femme qui s'introduisait des cailloux dans la vessie par le canal de l'urèthre, et qui se fit tailler deux fois à l'Hôtel-Dieu, pour opérer l'extraction de ces prétendus calculs.

Pyl (7) fait mention d'un boucher qui rendait avec de grandes douleurs des poils par l'urèthre. La maison de force fut sa récompense.

(1) Bartholin, *Observat. medic.*, cent. III, epist. 60.
(2) Bonet, *Thesaur. med.*, observ. 80.
· (3) Vorand, *Recueil pour servir d'éclaircissement détaillé sur la fille d'un tireur de pierres.* Paris, 1758.
(4) Kopp, *Jahrbücher für die Staatsarzneikunde*, t. VIII, p. 382.
(5) Alberti, *Systema jurisp. med. leg.*, t. III, c. 90.
(6) Dehaussy-Robécourt. Thèse citée, p. 36.
(7 Pyl's *Repertorium.* — Metzger, *Médecine légale.* Notes de la page 218.

Hutchinson (1) dit avoir vu un jeune garçon qui s'était introduit un caillou dans le canal de l'urèthre ; et enfin M. Nélaton a rapporté, dans une de ses cliniques, le fait suivant de simulation de calculs urinaires (2).

« Je donnais, dit cet éminent chirurgien, depuis quelque temps mes soins à une dame atteinte d'une affection de l'utérus, lorsqu'un jour, elle me pria de voir son fils qui souffrait, disait-elle, de rhumatismes. C'est un enfant de 11 à 12 ans, présentant toutes les apparences d'une bonne constitution et d'une bonne santé, enjoué, alerte comme on l'est ordinairement à cet âge. J'examine ce jeune homme, il n'a pas de fièvre, la peau est bonne, je l'interroge, il accuse des douleurs intrà-articulaires assez vagues. Ne voyant aucun signe bien marqué d'une affection quelconque, je dis à la mère de faire voir son enfant à son médecin ordinaire qui, connaissant mieux sa constitution, sera peut être plus apte à découvrir la nature des douleurs qu'il accuse. Ce médecin, homme très-capable et très-éclairé, voit le petit malade, accepte son dire, et, là-dessus, établit plusieurs traitements qui n'amènent aucune amélioration ; ce sont toujours les mêmes phénomènes bizarres, des douleurs vagues se montrant, tantôt dans un point, tantôt dans un autre, mais aucun de ces points n'offre ni gonflement, ni chaleur, ni rougeur.

« Le médecin soupçonna alors une diathèse arthralgique goutteuse et fit l'analyse de l'urine de l'enfant. Il dit que ce liquide avait une densité considérable, et il y trouva une quantité inusitée d'acide urique, il crut alors à une diathèse urique, et institua un traitement en conséquence. A dater de ce moment, l'enfant commença à rendre, et rendit tous les jours, dit-on, des graviers qui ont été recueillis et conservés avec soin jour par jour Enfin, la mère m'a remis tous

(1) Hutchinson, *Practical obs. on surgery*, p. 180.
(2) Nélaton, *Simulation de calculs urinaires chez un garçon de onze ans* (*Gazette des hôpitaux*, 1860, p. 306).

ces petits paquets. J'ai examiné ces prétendus graviers, il y en a de toutes les formes et de volumes variables ; il ne faut pas beaucoup d'attention pour reconnaître que ce sont des morceaux de mortier, de pierre à bâtir, ou bien du sable de rivière, en un mot, qu'il n'y a rien là qui ressemble même de loin à des calculs urinaires. De temps à autre, il s'introduisait un de ces fragments de pierre dans le méat urinaire, et il appelait sa mère pour qu'elle les vît tomber avec le jet d'urine. La bizarrerie des symptômes accusés par l'enfant, l'absence de tous signes d'une affection quelconque devaient déjà mettre sur la voie, et le simple examen des prétendus calculs dont quelques-uns étaient taillés au conteau, devait lever tous les doutes. »

Les matières le plus ordinairement employées pour imiter les calculs sont de petits cailloux, de petits morceaux de pierre à bâtir, de charbon, etc., etc. Dans un cas suspect, il faut se faire représenter immédiatement le prétendu calcul, l'examen, à la simple vue, suffira le plus souvent pour reconnaître la fraude, et l'analyse chimique, si les doutes subsistaient encore, permettrait de trancher la question. En outre, la recherche des divers symptômes qui accompagnent l'existence d'un calcul vésical, et surtout l'exploration à l'aide de la sonde mettraient à même d'apprécier ce qu'il peut y avoir de réel dans les allégations du malade.

Bien que la *simulation de l'incontinence d'urine* soit fort rarement, pour ne pas dire jamais, couronnée de succès, cette maladie est encore une de celles que les jeunes soldats continuent à alléguer, le plus souvent, pour obtenir un congé de réforme. Sous l'Empire, d'après Percy et Laurent, rien n'était plus commun, dans les régiments et dans les hôpitaux, que de voir des hommes qui se prétendaient affectés de cette maladie. L'histoire de ces simulateurs est presque toujours la même ; ils se prétendent atteints de cette infirmité depuis leur enfance, et ils l'ont tue au conseil de révision, espérant se faire guérir après leur incorporation. D'autres, mais ce sont les moins nombreux, attribuent leur maladie à un accident qu'ils ont éprouvé depuis leur arrivée au régiment, à une chute de cheval, par exemple. Ordinairement, ces individus se prétendent atteints d'incontinence d'urine nocturne, il est rare de les-voir alléguer une incontinence continue, diurne et nocturne. Du reste, dans ce dernier cas, l'incontinence ne peut être que l'un des symptômes d'une maladie dont il serait facile de constater l'existence, qu'il s'agisse d'une lésion organique de la vessie apportant un obstacle plus ou moins considérable à l'émission de l'urine, ou d'un calcul vésical, ou d'une tumeur prostatique, ou bien encore d'une paralysie plus ou moins complète de la vessie, liée à une maladie de la moelle ou du cerveau, etc. L'incontinence peut encore être survenue consécutivement à une opération de taille, à une lithotritie, pendant laquelle le col de la vessie a été fortement distendu (1).

L'urine dans ces cas s'écoule goutte à goutte, et si l'individu suspect venait à être surpris une seule fois, urinant par jet, la fraude serait dévoilée. Lorsque l'incontinence remonte à une époque éloignée, les organes génitaux présentent certains caractères spéciaux que, dans un cas suspect, il faut ne pas manquer de rechercher. Le gland et la verge sont flasques, ridés, comme macérés, le scrotum, la face interne des cuisses, en contact permanent avec l'urine, sont érythémateux, ces parties exhalent une odeur fortement ammoniacale.

L'incontinence nocturne, fréquente chez les enfants et que l'on ne peut, avec Trousseau, attribuer qu'à une irritabilité exagérée des fibres musculaires de la vessie, disparaît le plus souvent au moment de la puberté, et on peut dire que cette maladie devient fort rare chez l'adulte. Percy et Lau-

(1) Civiale, *Traité des maladies des voies urinaires.* Paris, 1842, t. III, p. 259.

rent prétendent n'avoir pas rencontré, sur un nombre considérable d'individus qui se prétendaient atteints de cette infirmité, deux malades réels ; pour ma part, je crois qu'on la rencontre cependant un peu plus souvent. J'ai connu plusieurs jeunes gens atteints d'incontinence nocturne, qui ne sauraient être soupçonnés de simulation ; et tous les auteurs signalent des faits analogues observés et chez des garçons et chez des jeunes filles, qui ne pouvaient qu'être fort affligés d'avoir une semblable infirmité. Par conséquent, il ne faudrait pas, en se basant sur la rareté de cette maladie chez l'adulte, trop se hâter de considérer comme simulateur un individu qui pourrait bien être atteint d'une maladie réelle.

La plupart des auteurs sont d'accord pour dire que l'incontinence d'urine nocturne s'observe surtout chez les individus débiles, lymphatiques. Ce fait, il faut que vous le sachiez, est loin d'être exact ; l'incontinence d'urine nocturne peut tout aussi bien se rencontrer chez des individus robustes et ne présentant aucun attribut du tempérament lymphatique.

Lorsqu'on n'a trouvé aucune cause plausible pour expliquer l'incontinence, et lorsque l'examen local des organes génitaux n'a fait que rendre l'individu plus suspect, il faut, pour dévoiler la fraude, pour convaincre le faux malade de supercherie, recourir à quelques subterfuges, à quelques moyens de surprise. Rien n'est plus simple dans un cas douteux que d'affirmer à l'individu que l'on possède un moyen infaillible pour le guérir, de le soumettre à une médication quelconque, fort inoffensive ; bien souvent, le simulateur se laisse prendre au piége, et ne tarde pas à se déclarer guéri. J'ai eu plusieurs fois recours avec succès à cette manière de faire.

En sondant, la nuit, à l'improviste, le simulateur, on pourra retirer de sa vessie une certaine quantité d'urine. Pour favoriser cette expérience, on a conseillé d'opiacer la boisson de

l'individu, à son insu, de saler fortement ses aliments pour
l'obliger à ingérer beaucoup de liquide. Quand il est bien endormi, on le réveille brusquement; on introduit alors une
sonde dans la vessie, et, si l'on a affaire à un simulateur, on
retire une quantité considérable d'urine. Hutchinson le premier a conseillé l'emploi de l'opium que Marshall et Casper (1)
accusent de déterminer alors une certaine diminution dans
l'excès de contractilité de la vessie, et par conséquent de
faire disparaître une cause réelle d'incontinence. Si l'opium
était administré à forte dose, il serait peut-être passible de
ce reproche, mais, administré à dose faible, on n'a pas, je
crois, à redouter un semblable résultat, et l'expérience me
semble conserver toute sa valeur.

Fallot (2) a conseillé un moyen auquel j'ai, pour ma
part, souvent recours et qui est ordinairement suivi d'une
rapide capitulation : il consiste à faire réveiller l'individu
suspect toutes les heures pendant la nuit pour le faire uriner,
il ne tarde pas à se fatiguer d'être ainsi troublé dans son
sommeil, et il s'engage à ne plus uriner dans son lit. Casper
trouve ce procédé cruel et inutile ; les services qu'il peut
nous rendre me paraissent incontestables, et, bien que fort
médiocre partisan des moyens violents, je crois qu'il nous est
parfaitement permis d'y recourir.

Fodéré (3), pour mettre fin à une véritable épidémie
d'incontinence d'urine simulée, eut recours au procédé suivant : il fit lier la verge à tous ceux qui se plaignaient de
cette infirmité, et fit mettre sur les nœuds un cachet que le
gendarme de garde seul devait rompre chaque fois que les
malades auraient besoin d'uriner. « La verge, qui se serait
« gonflée rapidement si l'incontinence eût été réelle, n'aug-
« menta presque pas de volume, et l'on ne fut obligé d'ôter

(1) Casper, *Médecine légale*, t. I, p. 245.
(2) Fallot, *Mémorial de l'expert*, p. 280.
(3) Fodéré, *Traité d'hygiène publique et de médecine légale*, t. II, p. 482.

« les ligatures que pour uriner au temps ordinaire ; au bout
« de 24 heures, personne ne se plaignit plus d'incontinence. »
La pince-compresseur de l'urèthre de Nück pourrait être utilisée de la même façon.

Pour dévoiler la fraude, Isfordink (1) a conseillé de faire uriner l'individu devant soi et de lui ordonner subitement de s'arrêter, parfois l'ordre est exécuté et le faux malade démontre ainsi qu'il peut, à volonté, contracter les fibres musculaires de sa vessie.

Lorsqu'on a affaire à un individu qui s'obstine, refuse de capituler, on est, ce me semble, autorisé à recourir à quelques moyens douloureux, qui, si la maladie était réelle, seraient susceptibles de déterminer de bons résultats. Bégin (2) a plusieurs fois employé avec succès les pointes de feu appliquées au périnée : je ne dois pas vous cacher que j'ai moi-même eu plusieurs fois recours à ce moyen après avoir épuisé tous les autres, et j'ai eu lieu de m'en féliciter ; dans quelques cas, une simple menace d'application du cautère actuel a suffi pour faire capituler un simulateur qui résistait depuis plusieurs mois. Si je crois qu'il est permis de recourir à ces moyens, je ne saurais trop blâmer la conduite de Percy, qui fit administrer à un simulateur une vingtaine de coups de nerf de bœuf sur les reins, « dans l'intention supposée de les fortifier et de redonner en même temps du ton à la vessie. » Les châtiments corporels sont, à juste raison, absolument interdits, et le médecin, moins que tout autre, ne saurait être autorisé à y recourir.

Faire coucher le simulateur sur la paille, sur la planche, est un moyen auquel Marshall accorde peut être trop de confiance, car il arrive souvent de voir à la caserne des jeunes soldats que l'on prive indéfiniment de leur lit, parce qu'ils le

(1) Isfordink, *Militärische Gesundheit Polizei*. Wien, 1827.
(2) Bégin, *Dict. de méd. et de chirurgie pratiques*, t. XIV, p. 189. Art. LI-
FORME.

souillent chaque nuit, continuer quand même à simuler l'incontinence. Un procédé bien plus simple, et bien plus efficace lorsque l'individu s'obstine, consiste à le munir d'un urinoir et à l'obliger à faire ainsi son service. Cette manière de procéder était autrefois en usage dans l'armée autrichienne, je ne saurais vous dire si elle est tombée en désuétude, mais elle me paraît excellente, et je ne vois vraiment pas pourquoi nous ne l'adopterions pas.

Exposé sans cesse aux moqueries de ses camarades, le simulateur ne tarderait pas à se débarrasser de cet appareil incommode et à se déclarer guéri.

Un médecin américain, Blatchford (1), raconte que la *rétention d'urine* est une maladie fréquemment *simulée* dans les pénitenciers de femmes à New-York. Des hommes ont pu chercher à simuler cette maladie, en appliquant, autour de la verge, une ligature destinée à s'opposer à l'évacuation de l'urine. Dans un cas semblable, l'absence de toute lésion susceptible d'expliquer la rétention mettrait de suite sur la voie de la fraude.

L'uréthrite peut être *simulée* par imitation ou par provocation. Certains individus, pour imiter la blennorrhagie, se bornent à introduire, à l'entrée du canal de l'urèthre, une petite quantité de cérat blanc mélangé d'huile qu'ils font sortir ensuite en présence du médecin. Les gouttelettes qu'ils expriment ainsi ne sont pas sans ressemblance avec le muco-pus blennorrhagique, mais, pourvu que les doutes soient éveillés, il est facile de dévoiler la fraude; en faisant faire une injection, on débarrasse le canal des matières qui y avaient été introduites, et alors, si on vient à presser, il ne sort plus rien. Il est bien plus fréquent de voir les simulateurs provoquer de réelles uréthrites, en s'introdui-

(1) Blatchford, *Inaugural dissertation on feigned diseases*. New-York, 1817, pages 71-74.

sant dans le canal des morceaux d'écorce de garou qu'ils y
laissent séjourner un temps variable, ou bien en faisant des
injections avec des liquides plus ou moins irritants, plus ou
moins caustiques. Ce genre de fraude s'observe surtout dans
les prisons ; j'ai eu pour ma part l'occasion de l'observer un
certain nombre de fois dans la division spéciale des condamnés militaires, à la salle dite des consignés.

L'écorce de garou est encore employée pour déterminer
des *balano-posthites;* pour cela, les simulateurs en introduisent des parcelles entre le gland et le prépuce ; il y a
ques mois, j'ai retrouvé le corps du délit *in situ* chez un
détenu qui avait fait de vains efforts pour l'extraire. Lorsque
ces individus sont séquestrés, et mis dans l'impossibilité
d'entretenir les accidents qu'ils ont volontairement provoqués, la guérison au bout de quelques jours est complètement effectuée.

Pour *imiter les chancres*, parfois les soldats enflamment,
sur la peau du prépuce ou sur le gland, quelques grains de
poudre, ou un peu d'amadou ; ils déterminent ainsi une légère brûlure, et lorsque l'escharre est tombée, il reste une
petite ulcération qui peut bien en imposer au premier abord,
mais qui, si elle n'est pas entretenue par l'individu, ne tarde
pas à se cicatriser. J'ai vu encore des hommes atteints d'*herpès præputialis* laisser tomber sur les vésicules un peu de
cendres de pipe, et déterminer ainsi la formation d'ulcérations assez nettement circonscrites, à fond un peu grisâtre, et
dont la nature à première vue pouvait bien paraître suspecte. Dans des cas semblables, la séquestration et des pansements méthodiques suffiraient toujours pour vous édifier
sur la nature de ces ulcérations, et pour en amener rapidement la guérison.

Il arrive assez souvent, lorsqu'on veut introduire une
bougie dans l'urèthre, que des contractions spasmodiques involontaires s'opposent au moins momentanément à sa péné-

tration, et il n'y a rien d'étonnant à ce que des individus mal intentionnés aient cherché à *exagérer volontairement ce resserrement spasmodique du canal de l'urèthre* de manière à *simuler un rétrécissement*. Hutchinson et Marshall ont, en particulier, observé des faits de ce genre, et, pour s'assurer que le calibre du canal n'était point rétréci, il leur a suffi de maintenir la sonde en place pendant quelques instants, en lui imprimant de légers mouvements en avant et en arrière, et de détourner l'attention du simulateur en lui adressant la parole pour voir l'instrument franchir sans difficulté le prétendu obstacle.

Il faudrait bien vous garder de prendre, pour des simulateurs, tous les hommes qui se prétendent à tort atteints de *spermatorrhée*.

Rien n'est plus fréquent que de voir considérer comme morbides les pollutions nocturnes qui surviennent chez des individus observant la continence ; souvent aussi on veut donner le nom de pertes séminales à ces écoulements blanchâtres peu abondants se produisant au moment de la défécation, et qui ne sont ordinairement que l'indice d'une prostatorrhée ; dans ce dernier cas, l'examen microscopique permettrait immédiatement de trancher la question.

En outre, lorsque la spermatorrhée est réelle, c'est-à-dire lorsqu'il y a perte involontaire et inconsciente de *sperme*, la maladie ne tarde pas à retentir sur l'état général, tandis que, dans les cas précédents, la santé peut ne pas subir la moindre atteinte. Sans être la cause à peu près exclusive de la spermatorrhée, comme le voulait Lallemand (1), les inflammations chroniques de l'urèthre et de la vessie, dans un grand nombre de cas, semblent avoir été la lésion primordiale, initiale. La constipation opiniâtre, la présence d'asca-

(1) Lallemand, *des Pertes séminales involontaires*. Paris, 1842, t. III, p. 368.

rides, d'oxyures dans le rectum, les tumeurs hémorrhoïdaires considérables peuvent aussi avoir quelque influence. Enfin, les excès vénériens, certaines maladies générales qui débilitent profondément l'économie, peuvent encore être suivies de pertes séminales.

Il est des individus qui ne craignent pas de recourir à la masturbation nocturne, pour faire croire qu'ils sont atteints de spermatorrhée. En assurant au malade suspect que vous possédez un moyen de guérison infaillible, et en le soumettant à une médication quelconque, insignifiante, vous pourrez quelquefois, dans ces cas, du même coup guérir le faux malade et découvrir la fraude. Si la maladie résiste à tous les traitements, et si vos soupçons persistent, il ne vous reste plus qu'une ressource : mettre l'individu dans l'impossibilité de provoquer les pertes séminales, en lui appliquant le soir la camisole de force.

Si l'on ne peut *provoquer* l'apparition d'un *varicocèle*, il est au moins possible d'*aggraver*, de faire augmenter de volume un varicocèle déjà existant. Dans ce but, les conscrits ont recours à des moyens analogues à ceux que je vous ai indiqués en vous parlant des varices ; ils se livrent à des marches un peu longues, conservent pendant plusieurs heures avant la visite la station verticale, plongent le scrotum dans l'eau chaude, etc. D'après l'Instruction du conseil de santé, cette tumeur « ne doit constituer un cas d'exemption qu'autant que, par son volume, elle apporte une gêne prononcée dans la marche ou dans l'exercice des autres mouvements. » Mais vous savez tout aussi bien que moi que souvent une tumeur même peu volumineuse détermine des douleurs fort vives, que la gêne n'est pas toujours en raison directe du volume du varicocèle ; l'atrophie du testicule que l'on observe souvent du côté où existe le varicocèle est généralement trop peu marquée pour pouvoir entrer en ligne de compte, et parfois la question est fort difficile à résoudre.

Le *varicocèle* est une affection si fréquente que vous ne serez nullement surpris d'apprendre que les engagés volontaires et les remplaçants cherchent souvent à *dissimuler* les tumeurs variqueuses du cordon dont ils sont porteurs; pour cela, ils conservent pendant un certain temps la position horizontale, appliquent sur le scrotum des liquides un peu astringents, de l'eau blanche en particulier, et se présentent à la visite du médecin avec un varicocèle considérablement diminué de volume. J'ai eu cette année, au conseil de révision, l'occasion d'observer un semblable fait chez un remplaçant : le scrotum était macéré, de l'extrait de Saturne s'était même déposé sur la peau ; l'individu étant resté quelque temps debout, le varicocèle ne tarda pas à reparaître. Il va sans dire que chez ces individus toute trace un peu notable de cette infirmité doit entraîner l'inaptitude au service.

Les procédés employés pour *simuler l'hydrocèle* sont assez variés, mais les lésions que les simulateurs déterminent ne sauraient le plus souvent en imposer à un observateur tant soit peu attentif. Autrefois, on pratiquait l'insufflation du scrotum à l'aide d'une piqûre faite à cette région ; la légèreté, la sonorité de la tumeur et la crépitation qu'elle donne au toucher, seraient des signes bien suffisants pour édifier immédiatement sur sa nature. Dans des temps assez rapprochés de nous, d'après Bégin (1), au lieu d'air, on a injecté une certaine quantité d'eau ou d'un liquide inerte sous la peau des bourses ; dans un cas semblable, il serait facile de constater que la tunique vaginale n'est le siége d'aucun épanchement, d'apprécier le siége du liquide, et on ne pourrait confondre la lésion ainsi déterminée qu'avec l'anasarque des bourses, affection qui n'est jamais isolée et qui s'accompagne toujours d'autres phénomènes, indices d'une lésion organique grave, soit du cœur, soit des reins, etc.

(1) Bégin, *loc. cit.*, p. 191.

Pour provoquer l'œdème des bourses, certains individus se sont fait piquer, paraît-il, cette région par des abeilles, et d'autres, d'après Rennes (1), ont obtenu le même résultat en appliquant une ou plusieurs sangsues à la partie postérieure du scrotum. Dans ces cas, il fut facile d'apercevoir la trace des piqûres et de dévoiler ainsi immédiatement la fraude. L'injection d'un liquide jusque dans la tunique vaginale a encore été pratiquée pour simuler l'hydrocèle, et, chose triste à dire, l'opérateur a été une fois un médecin : Un officier de santé, nommé Desplats, dénoncé par une de ses victimes, fut, en 1828, traduit en cour d'assises et condamné à cinq ans d'emprisonnement pour avoir, chez quatre jeunes gens, injecté ainsi, dans la tunique vaginale, un liquide qui détermina des accidents inflammatoires graves.

Quelques individus peuvent, en contractant le dartos, faire remonter leurs testicules jusqu'à l'orifice externe du canal inguinal, et dans un examen rapide on pourrait croire alors à l'absence réelle des testicules ; il suffit d'être prévenu de la possibilité d'un semblable fait pour éviter l'erreur. Lorsque les testicules, seulement engagés dans le canal inguinal, ne peuvent descendre jusque dans le scrotum, l'exemption doit être prononcée tant à cause des douleurs qu'ils provoquent, que des hernies qui, le plus souvent, se produisent lorsqu'ils viennent à franchir l'anneau inguinal externe. D'après l'Instruction du conseil de santé, on doit considérer comme aptes au service, les individus dont les testicules sont encore inclus dans l'abdomen, mais qui présentent d'ailleurs tous les autres attributs de la virilité. Plusieurs objections peuvent être faites à cette manière de voir : d'abord, l'individu dont les testicules sont encore retenus dans l'abdomen pourra, d'un moment à l'autre, sous l'influence d'un effort, d'un exercice un peu violent, les voir s'engager dans le canal inguinal ; en

____

(1) Rennes, *Observations sur quelques maladies rares ou peu connues (Archives générales de médecine*. 1831, t. XXVII, p. 34).

outre, les maladies dont ces testicules inclus dans l'abdomen
pourront être atteints, présenteront certainement beaucoup
plus de gravité que si ces organes étaient descendus dans le
scrotum ; enfin, quoique l'individu possède les autres signes
de la virilité, il ne manquerait pas, dans de semblables conditions, d'être exposé aux moqueries de ses camarades, et ce
dernier motif, qui n'a rien de médical, a cependant bien aussi
sa valeur.

En maintenant leurs testicules appliqués contre l'orifice
externe du canal inguinal, plus d'une fois les *simulateurs*
ont eu pour but d'*imiter une hernie;* Hutchinson (1), Marshall (2), Ballingall (3) en particulier, ont observé des cas
de ce genre. Des faits analogues ont encore été signalés par
Speyer (4). Le docteur Kiche (5), médecin militaire autrichien, a eu l'occasion de voir au conseil de révision, en 1863,
plusieurs individus porteurs de tumeurs situées au delà de
l'orifice inguinal externe, qu'au premier coup d'œil on aurait
pu prendre pour des hernies, mais qui, en fait, n'étaient
que les testicules très-adroitement remontés. Ces tumeurs
avaient la couleur de la peau ; elles étaient dures, douloureuses au toucher, n'étaient nullement réductibles, le scrotum
était vide. Ces individus avaient depuis longtemps fortement
lié le scrotum, soit d'un côté, soit de l'autre, et avaient petit à
petit poussé le testicule vers la région inguinale. Quelques-uns
de ces simulateurs s'étaient en outre coupé les poils qui entourent les parties génitales afin de rendre la tumeur plus apparente.

Il vous arrivera encore de rencontrer, au conseil de ré-

(1) Hutchinson, *Practical observations on surgery*, p. 186.
(2) Marshall, *On the enlisting*. 2ᵉ éd., p. 32 ; *Hints*, etc., p. 170.
(3) Ballingall, *Military surgery*, p. 576.
(4) A.-F. Speyer, *Systematische Darstellung der ärztlichen Undersuchung
des menschlichen Organismus*. Hanau, 1833, p. 215.
(5) Kiche, *Simulation von Leistenbrüchen (Schmit's Jahrbücher*, t. CXXIV,
1864, p. 255.)

vision des hommes qui se prétendront atteints de hernies et qui présenteront dans la région inguinale des traces de l'application prolongée d'un bandage herniaire. Il ne faudrait pas vous fier à ces trompeuses apparences, et un examen attentif vous permettra toujours de savoir ce qu'il y a de vrai dans les allégations de ces jeunes gens.

Autrefois, on avait recours à des moyens bien grossiers pour *simuler les hernies ;* comme pour l'hydrocèle, on pratiquait l'insufflation d'air dans la région inguinale, et on trouve, dans les *Actes des curieux de la nature,* des exemples d'individus qui avaient été assez impudents pour chercher à imiter une hernie en s'enveloppant les bourses avec une vessie de bœuf. On a vraiment peine à croire que de pareils moyens aient jamais été mis en usage.

L'exemption doit être accordée non-seulement aux sujets atteints de hernie complète (oschéocèle, bubonocèle), mais encore à ceux qui présentent seulement une dilatation notable de l'anneau interne, et un relâchement marqué du canal inguinal et de la portion correspondante de la paroi abdominale antérieure ; à ceux qui, en un mot, présentent une prédisposition évidente à la production d'une hernie.

Souvent les engagés volontaires et surtout les remplaçants cherchent à *dissimuler les hernies* dont ils sont atteints. Ils se soumettent dans ce but à un repos prolongé, établissent une compression permanente dans la région inguinale et se présentent à la visite après cette longue préparation. On ne saurait examiner ces hommes avec trop de soin ; il faut, après avoir introduit le doigt jusque dans le canal inguinal, les faire tousser, les engager à faire un effort, à soulever un fardeau, et bien constater si à ce moment rien ne s'engage dans l'orifice interne du canal inguinal ; non-seulement une pointe de hernie, mais aussi une dilatation anormale de l'anneau inguinal interne, doivent faire refuser un individu qui se présente comme remplaçant, bien plus encore qu'un jeune conscrit.

QUATORZIÈME LEÇON

MALADIES SIMULÉES DE L'APPAREIL LOCOMOTEUR.

Du rhumatisme musculaire. — Fréquence de sa simulation. — De l'exagération de douleurs réelles. — Maladies ne se traduisant que par de la douleur et méconnues au début : gravité d'une semblable méprise et moyens de l'éviter.
Des névralgies simulées. — Ténacité de certains simulateurs. — Procédés variés pour découvrir la fraude.
De l'arthrite simulée. — Des moyens employés dans ce but.
Des contractures simulées. — Simulation du torticolis. — Des déviations du rachis : cyphose, lordose, scoliose. — Simulation, exagération, dissimulation de la scoliose en particulier. — Manière de procéder pour dévoiler la fraude.
Des contractures des membres. — Leurs causes les plus fréquentes. — Moyens employés par les simulateurs. — Des signes tirés de l'examen du membre lui-même. — Procédés variés pour découvrir la simulation. — De l'emploi des anesthésiques.
De l'ankylose simulée. — Manière de procéder pour découvrir la fraude.

MESSIEURS,

Le rhumatisme musculaire est la maladie par excellence du soldat, et surtout du vieux soldat ; il en est fort peu qui ne prétendent avoir rapporté de leurs campagnes, des *rhumatismes*, des *douleurs* plus ou moins tenaces. Sans mettre en doute la fréquence de cette maladie dans l'armée, je dois cependant vous dire que souvent vous aurez l'occasion d'observer des individus qui allégueront de semblables douleurs, et qui ne seront en réalité que des simulateurs. Il est du reste facile de s'expliquer la préférence que les hommes qui cherchent à nous tromper accordent à cette maladie : elle ne se traduit

par aucun phénomène objectif, les renseignements fournis
par le malade constituent presque à eux seuls tous les éléments du diagnostic, et, en outre, il s'agit d'une affection souvent rebelle aux médications qu'on lui oppose, qui, lorsqu'elle
est réelle, peut persister pendant longtemps sans compromettre gravement la santé de ceux qui en sont atteints, mais qui
les met dans l'impossibilité de se livrer à des occupations
exigeant le concours actif du système musculaire.

Les militaires qui simulent cette maladie ont parfois pour
but d'obtenir leur réforme, voire même, dans certaines conditions spéciales, une pension de retraite; mais le plus souvent ils allèguent de pareilles douleurs, simplement pour
obtenir un congé de convalescence, ou être envoyés aux eaux
minérales. Les causes auxquelles ces individus attribuent
leur maladie sont fort peu variées; les douleurs sont survenues consécutivement à un refroidissement, ou bien elles
se sont développées à la suite de campagnes plus ou moins
prolongées pendant lesquelles ces hommes ont couché sur la
terre humide. Assez souvent encore ils font remonter l'origine
de leurs souffrances à d'anciennes luxations, d'anciennes fractures, d'anciennes blessures depuis longtemps cicatrisées.

La simulation, dans ces circonstances, n'est pas toujours
complète, absolue; souvent des individus réellement souf-
frants se bornent à exagérer leur mal, et il est loin d'être
facile d'apprécier exactement la situation. Enfin, il vous arrivera de rencontrer des malades accusant des douleurs vagues, mal caractérisées, dont la cause échappe et que parfois
on est, à tort, porté à considérer comme simulateurs; c'est
ainsi qu'on a traité comme tels des hommes atteints de
coxalgie au début, alors que la maladie ne se traduit encore
que par quelques signes objectifs fort peu accentués; j'aurai,
du reste, à revenir sur ce point d'une manière toute spéciale,
lorsque je m'occuperai avec vous de la claudication et de ses
causes. Au début du mal de Pott, semblable méprise a pu

être commise, et je dois vous avouer que j'ai aujourd'hui dans mes salles un individu atteint de cette maladie parvenue maintenant à une période avancée qui, au moment de son entrée à l'hôpital, accusait des douleurs mal localisées dans la région dorsale, présentait une légère contracture des membres inférieurs, sans qu'il fût possible de trouver une cause plausible à ces accidents, et que, bien à tort, je considérai, pendant quelque temps, comme suspect. Mon erreur momentanée n'eut, du reste, pas de conséquences sérieuses, mais dans plusieurs autres faits rapportés par divers auteurs, il en a été tout autrement. Fodéré (1), en particulier, a raconté avec sa bonne foi habituelle le fait suivant qui est bien propre à nous servir d'enseignement : « Je m'étais opiniâtré, « il y a 15 ans, dit-il, à refuser un certificat d'exemption à « un jeune soldat qui prétendait souffrir de douleurs cruelles, « tantôt à un membre, tantôt à un autre; d'autres fois à la « poitrine, d'autres fois à la calotte épicrânienne sans qu'il « en parût rien à l'extérieur. Il mourut enfin, à l'hôpital, des « suites de cette maladie qu'il prétendait n'être que rhuma- « tismale. Je m'empressai, ajoute Fodéré, de poursuivre, le « scalpel à la main, tous les anciens siéges de la douleur ; je « ne pus rien découvrir, ni dans les membranes, ni dans les « muscles, ni dans les nerfs, ni dans les viscères, et je crus « que la vie avait été simplement épuisée par la répétition et « la durée des douleurs. »

Marshall (2) a rapporté un fait analogue emprunté à la pratique du docteur Grégory, médecin de l'infirmerie royale d'Édimbourg :

« Un individu accusait des douleurs fort vives dans l'ab- « domen ; le docteur Grégory ne reconnut pas son mal et le « considéra comme simulateur ; il lui fit appliquer un vé- « sicatoire sur le ventre, et le lendemain il était mort. »

(1) Fodéré, *Traité d'hygiène publique et de médecine légale*, t. II, p. 471.
(2) Marshall, *Hints to young medical officers*, p. 95.

De pareils exemples sont bien de nature à vous faire comprendre que nous ne saurions trop nous garder de porter des jugements prématurés, et que, quand il subsiste des doutes dans notre esprit, il vaut infiniment mieux trancher la question en faveur de l'homme que de s'exposer à être injuste.

Les formes de douleurs rhumatismales adoptées par les simulateurs ne sont pas variées ; le *lumbago* d'une part et la *névralgie sciatique* d'autre part, sont celles que nous avons le plus souvent l'occasion d'observer. Il est certainement plus facile de simuler une douleur musculaire dont le siége est assez mal délimité, qu'une douleur névralgique suivant un trajet spécial et toujours le même, mais il faut bien que vous sachiez que plus d'un simulateur est capable d'indiquer avec exactitude la direction des branches nerveuses qu'il prétend douloureuses. Je vous engagerais même à vous défier des individus qui, dans des cas pareils, vous donneraient sur leur maladie des renseignements trop précis, des détails trop circonstanciés, que, du reste, les malades ne nous fournissent pas habituellement. Fallot (1) a rapporté un fait de ce genre dans lequel il ne sut pas lui-même échapper à l'erreur : « Un jeune homme, dit-il, appartenant à ce qu'on appelle une bonne famille, s'était engagé par un coup de tête. Au bout de quelques mois et après s'être fait faire l'avulsion d'une dent, il commença à se plaindre d'une prosopalgie (tic douloureux de la face) ; le chirurgien major Raynaud, à Tournay, se doutant de quelque fraude, le soumit à un long et judicieux traitement dont la cautérisation et la section du nerf firent partie. N'en obtenant aucun succès, il le proposa pour la réforme ; M. le chirurgien major et moi fûmes chargés de la contre-visite. Il nous donna sur sa maladie les renseignements les plus précis et les plus satisfaisants ; il fallait l'avoir éprouvée, semblait-il, pour si bien la décrire :

(1) Fallot, *Mémorial de l'expert*, p. 213.

il nous fit remarquér un léger empâtement des téguments
du côté affecté. Nous crûmes la maladie réelle, et cependant
elle ne l'était pas.—J'ai eu l'occasion de le revoir bien souvent
et de l'entendre se vanter de la réussite de ses stratagèmes. »

D'une manière générale, on peut dire que l'individu qui
veut nous tromper se livre à des plaintes évidemment exagérées, ses douleurs présentent, d'une manière continue, la
même intensité, jamais elles ne varient ; quelle que soit la
médication employée, elles ne s'améliorent pas. Lorsque les
douleurs rhumatismales sont réelles, et remontent à une
époque déjà éloignée, la partie du corps qui en est le siége
présente un certain degré d'amaigrissement, d'atrophie, et
la santé générale ne tarde pas à s'altérer ; il va sans dire que,
chez le simulateur, on n'observe rien de semblable.

Depuis bien longtemps, on conseille, contre ces douleurs
suspectes, l'emploi de moyens un peu violents faisant partie
de la médication révulsive, de vésicatoires, de ventouses, de
moxas, de cautères, etc. Si la maladie est réelle, ces moyens
sont susceptibles d'en amener la guérison ; si elle est fausse,
ils sont de nature à faire cesser la supercherie.

Bien que la médication révulsive soit indiquée dans des
cas semblables, et en somme inoffensive, je ne saurais trop
vous recommander d'y recourir avec prudence, avec ménagement ; il ne faut pas que vos moyens thérapeutiques ressemblent même de loin à des moyens de torture. Ce qui doit
encore vous rendre réservés dans l'emploi des révulsifs énergiques, c'est que certains individus parviennent à supporter
les plus vives douleurs pour arriver à leur but : accorder trop
de confiance à cette manière de faire serait donc, dans quelques cas, s'exposer à l'erreur.

L'exemple le plus remarquable que je connaisse en ce
genre est le suivant, rapporté par Lentin (1).

_____

(1) Metzger, _Méd. légale_, notes de la page 217, _Ger. med. Abh._, t. I, p. 66.

« Une femme de basse condition se présente à l'hôpital en
« accusant des douleurs vives dans le sein gauche ; l'examen
« ne fit rien trouver d'anormal dans la glande, cependant
« les douleurs devenaient plus vives de jour en jour ; la
« femme se disait atteinte de cancer et demandait l'amputa-
« tion à hauts cris. Le chirurgien, ébranlé dans l'opinion
« qu'il s'était formée sur la tumeur, pratiqua l'amputation ;
« l'opération avait fait grand bruit, la femme recevait d'a-
« bondantes aumônes, et la mamelle avait été trouvée par-
« faitement saine. A peine la plaie avait-elle été cicatrisée
« que cette femme se plaignit de douleurs violentes dans le
« sein droit. Elle supplia avec tant d'instances qu'on prati-
« qua aussi l'amputation du sein droit. La cicatrisation n'é-
« tait pas terminée, qu'elle accusa des douleurs très-vives
« dans l'une des mains et supplia le chirurgien de l'amputer.
« C'est alors que s'élevèrent les soupçons, et bientôt on ac-
« quit la certitude de l'imposture de cette femme qui
« cherchait, pour le reste de ses jours, un entretien assuré
« dans la charité publique. »

Les révulsifs cutanés ne sont pas les seuls moyens violents
auxquels on ait conseillé de recourir ; quelques médecins
n'ont pas craint et ne craignent pas encore de mettre les
malades suspects à un régime sévère ; je ne saurais trop
vous engager à ne jamais user d'un semblable moyen, qui est
non-seulement cruel et injuste, mais qui est en outre fort in-
certain (1). Si le malade a de l'argent, il achètera des vivres ;
s'il n'en a pas, la faim pourra l'amener à s'avouer coupable
même quand la maladie est réelle. On ne saurait donc trop
réprouver la conduite des médecins qui se servent de pareilles armes. Je ne vous citerai aussi que pour m'inscrire de
toutes mes forces contre ces épreuves barbares, le supplice

______

(1) Vaidy, *Dictionnaire des sciences médicales*, art. HYGIÈNE MILITAIRE,
t. XXIII, p. 9.

auquel Fallot (1) condamna un jeune homme qui simulait une sciatique :

« Je m'avisai, dit ce médecin, d'employer le traitement
« conseillé naguère par Cadet de Vaux contre la goutte, l'in-
« gurgitation de quantités immodérées d'eau chaude. Le
« patient subit la première épreuve avec assez de résigna-
« tion, mais son courage fléchit devant l'idée d'une seconde,
« et, sans convenir explicitement de sa fourberie, il la recon-
« nut en se déclarant guéri au bout de quelques jours. » —
Je voudrais bien savoir quel est l'individu qui, même atteint
réellement d'une sciatique, ne se déclarerait pas guéri pour
échapper à un pareil supplice, une vraie question par l'eau.

Il est une manière d'agir bien plus simple, bien plus inoffensive et tout aussi puissante : lorsque nous nous trouvons en
présence de malades atteints de douleurs qui s'éternisent,
qui résistent à toutes les médications, il faut être aussi tenace,
aussi opiniâtre qu'eux et se montrer bien décidé à les garder
à l'hôpital indéfiniment, tant que la guérison ne sera pas
complétement effectuée. Le plus souvent, lorsque le simulateur est bien convaincu que vous ne lui céderez pas, il se déclare guéri au bout d'un temps assez court et demande à
rejoindre son régiment. Vous pourrez aussi recourir à
quelques moyens de surprise. Lorsqu'un individu se prétend
atteint de lumbago, de sciatique, il lui est difficile de ne pas
oublier son rôle un seul instant, et, en l'observant à son insu,
vous pourrez souvent le surprendre, le tronc complétement
redressé et marchant sans gêne apparente.

Percy (2) a encore conseillé un moyen bien simple pour faire
redresser les individus qui se prétendent atteints de lumbago ; il consiste à piquer brusquement, avec une épingle, la

<hr>

(1) Fallot, *Mémorial de l'expert*, p. 216.
(2) Percy et Laurent, *Dict. des sciences méd.*, art. SIMULATION, t. LI,
p. 331.

région des lombes pendant qu'on distrait l'attention du simulateur en lui demandant des renseignements sur sa maladie. J'ai eu plus d'une fois recours avec succès à ce procédé.

Parfois, les simulateurs allèguent des *douleurs* non dans la continuité des muscles ou suivant le trajet d'un nerf, mais au niveau d'une *articulation*, et, pour donner à leurs plaintes plus de vraisemblance, ils appliquent sur cette articulation pendant un certain temps un sinapisme qui y détermine une rubéfaction plus ou moins intense. D'autres font encore mieux, ils introduisent, sous la peau, soit une mèche de fil, soit quelques cheveux qu'ils laissent dans les tissus, en ayant soin de couper les extrémités qui dépassent au niveau des ouvertures pratiquées à la peau par une aiguille à coudre. La présence de ces corps étrangers détermine une inflammation légère superficielle qui peut, au premier abord, faire croire à l'existence d'une *arthrite* réelle. La découverte de ces corps étrangers permettrait aussitôt de dévoiler la fraude ; au bout d'un temps très-court du reste, les accidents qu'ils sont susceptibles de provoquer auraient disparu, et la marche seule de la maladie aurait bientôt éloigné l'idée d'une inflammation intra-articulaire.

Il n'est peut-être pas de simulations soutenues avec plus de ténacité, de persévérance que celles dont je viens de vous entretenir. Percy et Laurent (1) ont relaté l'histoire d'un jeune soldat qui, voulant se faire réformer, se plaignait d'éprouver au genou une douleur fixe et profonde. On y appliqua des vésicatoires, des moxas, sans obtenir aucun résultat ; la jambe se rétracta peu à peu, et, pour lui rendre le mouvement que l'on croyait perdu, on envoya cet homme aux eaux. Enfin, après quatre ans de soins infructueux dans les hôpitaux où il séjourna constamment, il obtint la réforme qu'il désirait. Quelques-uns de ses camarades l'ayant accom-

(1) Percy et Laurent, *loc. cit.*, p. 354.

pagné hors de la garnison, il se débarrassa devant eux de la jambe de bois qu'il avait eu la constance de porter pendant trois ans.

Fodéré (1) a encore rapporté l'observation d'un homme accusant dans la jambe gauche une douleur atroce qu'il attribuait à ce qu'il avait dormi sur la terre humide. A force de cautères et de vésicatoires, sa jambe s'était notablement amaigrie ; lui-même était d'une pâleur et d'une maigreur considérables à cause du régime sévère auquel il avait été astreint. Un certificat d'invalidité absolue lui fut accordé : mais, renvoyé au fort pour y attendre l'arrivée du congé, il fut malheureusement rencontré marchant sans appui par son commandant et mis en prison où il avoua sa faute. — Ces deux faits vous prouvent non-seulement la ténacité de certains simulateurs, mais encore l'impuissance des moyens violents employés même pendant un temps fort long.

Les *contractures musculaires* entraînant des attitudes vicieuses fixes et permanentes apportent toujours des entraves considérables au fonctionnement des parties qu'elles affectent. Ces lésions peuvent être *simulées* par les seuls efforts de la volonté, c'est-à-dire *par imitation* ou à l'aide de moyens artificiels, en d'autres termes, *par provocation*. Lorsque de semblables simulations sont soutenues pendant un temps prolongé, la maladie feinte au début peut devenir réelle, les muscles maintenus longtemps dans la même position s'altèrent, se rétractent, et une infirmité parfois incurable a pu être la conséquence de ces tentatives de fraude.

Nous allons successivement étudier les *contractures des muscles du cou, du tronc et des membres.*

Les auteurs classiques, vous le savez, distinguent deux variétés de *torticolis :* le torticolis musculaire et le torticolis non musculaire lié soit à des lésions de la colonne vertébrale,

____
(1) Fodéré, *loc. cit.*, t. II, p. 473.

soit à l'existence de cicatrices vicieuses de la peau. Il ne saurait bien évidemment être ici question de cette dernière variété, dont l'étiologie bien constatée met la réalité complétement hors de doute. Le torticolis de cause musculaire peut être le résultat d'une paralysie du muscle sterno-mastoïdien, mais le plus souvent il est la conséquence d'une contracture d'un des muscles fléchisseurs de la tête sur le tronc, du peaussier, du trapèze, mais tout spécialement du sterno-mastoïdien. Le torticolis paralytique est facile à reconnaître ; dans un cas semblable, la tête est penchée du côté sain, et la face regarde le côté malade. Le muscle sain qui entraîne la tête de son côté est loin de présenter la raideur d'un muscle contracturé, et le muscle paralysé reste flasque, inerte dans tous les mouvements que l'on peut imprimer du reste facilement à la tête. Dans le torticolis par contracture, au contraire, la tête est inclinée du côté malade, et la face tournée vers le côté sain ; le muscle contracturé forme sous la peau une corde tendue ; si l'on veut imprimer à la tête quelques mouvements, ce muscle oppose une résistance considérable qu'il est impossible de faire cesser en détournant l'attention du malade.

Généralement les individus qui veulent *simuler un torticolis* cherchent à imiter un torticolis par contracture, et ils attribuent leur maladie le plus souvent à l'action du froid. Dans ces cas, non-seulement le muscle sterno-mastoïdien, qui maintient la tête déviée, se dessine fortement sous la peau, mais celui du côté opposé est aussi tendu, ce qui ne s'observe pas dans les cas réels, et Percy a encore fait cette remarque que les yeux ne peuvent que difficilement se tourner du côté opposé à la courbure, tandis que, lorsque la maladie est réelle, ceux qui en sont atteints peuvent voir les objets placés plus latéralement. — Si on cherche à replacer la tête dans sa position normale, le simulateur ne manque pas d'accuser de vives douleurs ; mais si on n'en persiste pas moins à faire quelques légers efforts, on ne tarde pas à vaincre la résistance musculaire volontairement opposée ; et enfin, pour lever tous les doutes dans un cas suspect, il suffirait d'observer l'individu pendant son sommeil : la contracture, si elle est simulée pendant la veille, ne pourrait manquer alors de faire défaut.

Les *simulations de déviation du rachis* par contractures musculaires se présentent assez souvent à notre observation et méritent de nous arrêter plus longuement.

Le rachis présente, vous le savez, à l'état normal quatre courbures, trois antéro-postérieures et une latérale à convexité tournée à droite. Ces courbures, qui ne se développent qu'après la naissance et qui se produisent même assez lentement pendant l'enfance, reconnaissent, ainsi que l'a établi Malgaigne (1), pour principales causes, l'influence et de la pesanteur et des attitudes. De même que les courbures physiologiques, les déviations peuvent avoir lieu en arrière (cyphose), en avant (lordose) et latéralement (scoliose). Il est possible d'imiter plus ou moins complétement ces trois formes.

La déviation antérieure, la *cyphose* est simulée depuis longtemps. Percy a cité en particulier le fait suivant : un jeune homme se montrait à Paris sous le nom d'*Ange vivant ;* il était parvenu à soulever et à porter en arrière ses omoplates de manière à faire ressembler leur saillie soit à un tronçon d'aile, soit à une tumeur. Pour déjouer l'imposture, il suffisait de ramener la tête ou les bras à leur position naturelle. — Nous avons encore assez souvent l'occasion d'observer des individus qui se présentent avec une voussure notable du dos, qui marchent le tronc fortement incliné en avant et qui prétendent ne pouvoir se redresser. Pour dévoiler la fraude, il suffit de faire coucher l'individu suspect horizontalement sur le plancher ; ce n'est que par des efforts muscu-

(1) Malgaigne, *Leçons d'orthopédie*, p. 318.
(2) Percy et Laurent, *loc. cit.*, p. 347.

E. BOISSEAU, Mal. sim.   26

laires constants qu'il maintient la tête et les épaules un peu
élevées au-dessus du sol, et, au bout d'un temps assez court,
la lassitude survenant, le corps porte bientôt uniformément sur le plan horizontal; il est des simulateurs qu'il suffit
d'inviter à s'allonger, à s'étendre, immédiatement ils se
laissent prendre au piége et s'étendent. On pourrait, ainsi
que j'ai eu l'occasion de le faire avec succès, suspendre l'individu par les épaules et opérer alors quelques tractions sur
les membres inférieurs : cette manœuvre continuée pendant
quelques instants suffit pour rendre au rachis sa rectitude
normale.

Pour faire cesser la voussure, on peut encore faire coucher
l'individu à plat ventre, et, après avoir eu soin de lui faire
étendre les bras le long de la tête, entourer le corps avec
une ceinture que l'on serre progressivement jusqu'à ce que
la saillie anormale du dos soit disparue, ce qui ne saurait
exiger de grands efforts.

Les anesthésiques ont été utilisés dans des cas pareils.
Dans le fait suivant rapporté par Baudens (1), leur emploi
a permis de dévoiler rapidement la fraude : « Un soldat
du 25ᵉ de ligne, incorporé depuis dix-huit mois, se présente
avec une voussure du dos des plus prononcées. Placé sur
une table et couché sur le dos, ce militaire, dont la colonne
vertébrale décrivait un demi-cercle, affectait une position
telle que la région lombaire prenait seule un point d'appui
sur la table. On fit mettre un traversin sous la tête pour la
soutenir et on commença l'éthérisation ; quatre minutes après
l'inspiration des vapeurs éthérées survint l'insensibilité avec
perte de connaissance, et bientôt après la résolution complète
des membres. On fit alors doucement retirer l'oreiller et

____

(1) Baudens, *Sur l'emploi de l'inhalation des vapeurs éthérées, comme
moyen de distinguer les affections simulées des affectios réelles* (*Comptes
rendus de l'Académie des sciences*, 1847, t. **XXIV** p. 382).

l'on vit la tête, le cou, les épaules et le dos redressés tomber
naturellement en arrière par leur propre poids et poser d'a-
plomb sur la table. »

Les services que les anesthésiques sont susceptibles de
nous rendre dans des cas pareils ne sauraient être contestés ;
cependant nous possédons assez d'autres moyens, moins brillants peut-être, mais infiniment moins dangereux, pour ne
pas nous adresser à ces agents.

Vers la fin de l'année 1867, j'ai eu dans mon service un
individu qui simulait une flexion antérieure de la colonne
vertébrale, et, sans recourir au chloroforme, il me fut très-
facile de démontrer la supercherie. Il s'agissait d'un zouave
qui prétendait avoir pendant longtemps souffert au Mexique
de douleurs rhumatismales localisées dans les lombes ; il
marchait le tronc fortement penché en avant, le dos voûté, et
prétendait ne pouvoir se redresser. Lorsque je fus appelé à
observer cet homme, il était proposé pour une pension de
retraite, tous les certificats nécessaires en pareils cas étaient
établis (incurabilité, examen, vérification) ; mais ces pièces
soumises à la sanction du conseil de santé n'avaient pas paru
assez démonstratives, et, avant de se prononcer, les membres
du conseil avaient désiré que cet homme fût soumis encore
à une nouvelle observation. Dans les certificats, il était dit
que le malade était atteint de « flexion permanente de la
colonne vertébrale tenant soit à une paralysie des muscles
sacro-lombaires, soit à une contracture des muscles psoas-
iliaques.

Une expérience d'une simplicité extrême me suffit pour
dévoiler la fraude : lorsque l'on faisait asseoir le malade, toute
flexion anormale du rachis disparaissait, la colonne vertébrale présentait la rectitude normale, les muscles sacro-lombaires n'étaient donc pas paralysés, les muscles psoas-ilia-
ques ne présentaient pas, non plus, la contracture dont on
les supposait atteints, et il devenait évident que la flexion du

tronc en avant, pendant la station verticale, provenait exclusivement d'un mouvement d'inclinaison du bassin sur la cuisse, c'est-à-dire d'un mouvement se passant dans l'articulation coxo-fémorale. Je ne m'en tins pas à cette expérience, bien qu'elle fût démonstrative au possible. En suspendant l'individu par les épaules et en opérant une légère traction sur les membres inférieurs, on le redressait sur-le-champ. Si on le faisait coucher sur un plan horizontal, solide, résistant, il ne tardait pas à s'étendre complétement. Une piqûre faite inopinément à la région lombaire me permit plusieurs fois d'opérer brusquement le redressement. Pour le maintenir dans la rectitude, même lorsqu'il était debout, je lui appliquai l'appareil suivant : au moyen de jets de bande circulaires je fixai une des extrémités d'un lacs à la partie inférieure de chaque cuisse, tandis que l'autre extrémité venait contourner le point de réunion d'un croisé postérieur des épaules solidement appliqué ; j'avais là une sorte de poulie de renvoi, et, en tirant de haut en bas sur les deux lacs, j'opérais à volonté le redressement.

La simulation était évidente, mais elle avait été soutenue avec tant de ténacité que je ne me crus pas autorisé à conclure à l'absence de toute infirmité ; il me parut au contraire probable qu'il y avait quelque chose de réellement acquis, que l'individu éprouvait quelque difficulté à se redresser et à se maintenir dans la rectitude ; j'émis en conséquence l'opinion qu'il y avait lieu de le proposer pour la réforme.

On a quelquefois cherché à *simuler une lordose* en portant fortement le tronc en arrière, et en cambrant la colonne vertébrale ; du reste, les individus qui cherchent à donner à leur abdomen un volume exagéré pour simuler la tympanite ne font pas autre chose. Un fait de ce genre, observé à l'hôpital du Dey, à Alger, dans le service de M. le médecin principal Loyer, m'a été communiqué par M. Corties, médecin aide-major. Il s'agit d'un soldat du 37ᵉ de ligne, breton, qui, en contractant fortement les muscles des gouttières vertébrales, était parvenu à exagérer notablement la courbure dorso-lombaire, il marchait par saccades, les bras et les épaules rejetés en arrière. La chloroformisation et les moyens de surprise avaient déjà permis de dévoiler la fraude à l'hôpital de Tizi-Ouzou, et, à l'hôpital du Dey, des expériences bien simples vinrent compléter la démonstration. En le faisant étendre sur deux chaises qui soutenaient seulement la tête et les pieds, on obtint rapidement la disparition de la courbure anormale, et, en secouant une chaise sur laquelle on l'avait fait monter, on l'obligea à se redresser vivement pour maintenir son équilibre.

Dans l'article Réforme du *Dictionnaire de médecine et de chirurgie pratiques*, Bégin, en 1835, avait très-nettement indiqué la possibilité d'*imiter la scoliose,* et avait en quelques mots donné des signes suffisants pour découvrir la fraude. « Certains sujets, dit-il, élèvent un des côtés du bassin et « courbent la colonne lombaire ou bien abaissent excessive- « ment une épaule ainsi que le côté correspondant du thorax. « Ces manœuvres sont reconnaissables à ce que les cour- « bures réelles de l'épine n'existent jamais isolément, et que « toujours la déviation du rachis dans un sens est accom- « pagnée d'une contre-courbure en sens opposé, placée au- « dessus ou au-dessous de celle qui fixe principalement l'at- « tention. Or, cette contre-courbure n'existe pas chez les « individus qui simulent la maladie. »

Il faut croire que ces quelques lignes étaient complétement passées inaperçues, puisque, le 22 septembre 1835, M. Bouvier (1), pour prouver qu'il était possible d'imiter la scoliose, envoya à l'Académie de médecine quatre plâtres pris sur deux sujets moulés dans deux attitudes différentes; sur deux des bustes, on constatait une déviation latérale du

_____

(1) Bouvier, *Lettre adressée à l'Académie* le 22 septembre 1835.

rachis très-prononcée, tandis que sur les deux autres la colonne vertébrale présentait sa rectitude normale : les individus sur lesquels ces plâtres avaient été pris pouvaient, par certains mouvements volontaires, acquérir une attitude spéciale simulant parfaitement la scoliose, et ils pouvaient en outre garder cette situation sans aucun moyen contentif, en même temps qu'ils se livraient à des mouvements de locomotion. L'année suivante parut un mémoire de M. J. Guérin (1), *sur les Déviations simulées de la colonne vertébrale*, dans lequel il n'est nullement fait mention de l'article de Bégin. Le travail de M. J. Guérin souleva une véritable tempête à l'Académie, non pas, il faut le dire, parce que l'auteur y établissait nettement la réalité de ces simulations et indiquait des signes pour les reconnaître, mais parce qu'il voulut encore prouver que, quelques années auparavant, l'Académie s'était laissé induire en erreur par un fabricant de corsets mécaniques, M. Howard, qui lui avait présenté comme guéris de scoliose des individus chez lesquels la déviation n'était que simulée. Ce n'était pas du reste la première fois que des industriels découvraient ainsi, dans un but de spéculation, des scolioses qui avaient échappé à tous les regards. Dans le premier rapport qu'il fit sur le mémoire de M. J. Guérin, M. J. Cruveilhier (2) dit avoir été ainsi consulté plus d'une fois dans des cas semblables : un fabricant de corsets venait de s'apercevoir d'une difformité qui avait jusqu'alors passé inaperçue, on avait montré la taille déviée, un creux considérable entre la crête iliaque et les dernières côtes, une épaule et une hanche plus saillantes que l'épaule du côté opposé ; mais il était facile de reconnaître la super-

(1) J. Guérin, *Mémoire sur les déviations simulées de la colonne vertébrale et les moyens de les distinguer des déviations pathologiques, présenté à l'Académie de médecine, le* 31 mai 1836. Paris, 1839.

(2) Cruveilhier, *Premier rapport sur le Mémoire de M. Jules Guérin,* 7 juin 1836.

cherie en faisant incliner la jeune fille alternativement à droite et à gauche, et en déterminant un creux du côté où le faiseur de corsets avait montré une saillie, et réciproquement en ramenant la colonne vertébrale à sa rectitude la plus parfaite.

Dans son mémoire, M. J. Guérin a étudié successivement les *déviations latérales simulées par imitation, par provocation et par exagération*. Quel que soit le mode de simulation employé, le résultat définitif est à peu près le même, et, malgré les signes différentiels que M. Guérin a cru pouvoir donner, il me paraît bien difficile de distinguer une scoliose simulée par imitation d'une scoliose simulée par provocation. Du reste, ce qu'il nous importe de savoir, c'est s'il y a fraude ou non, le reste n'est guère qu'affaire de curiosité.

Le moyen le plus simple mais aussi le plus grossier pour simuler une scoliose, consiste à incliner latéralement le tronc et à le maintenir dans cette position. Plusieurs autres attitudes, qu'il est facile de prendre, sont aussi susceptibles d'entraîner des déviations latérales du rachis : on peut, l'individu étant debout, lui faire contracter les muscles élévateurs de la hanche d'un côté ; celle-ci s'élève, élève avec elle tout le membre correspondant et force le sujet à se tenir sur la pointe du pied ; ou bien, le sujet se tient debout sur la pointe du pied, la jambe tendue de manière à refouler le bassin de ce côté de toute la différence de l'allongement du membre, ou bien encore le sujet tient le genou d'un côté fléchi à un certain degré pendant que la jambe de l'autre côté est dans l'extension complète. Dans ces trois cas, le tronc se redresse pour se tenir dans la verticale, et la colonne vertébrale décrit une courbe proportionnée au degré de l'inclinaison du bassin.

Les moyens artificiels employés pour provoquer la scoliose sont très-variés ; rien n'est plus facile que de maintenir la colonne courbée latéralement à l'aide d'un moyen mécanique quelconque, d'une courroie, d'un corset qui agira sur les

deux extrémités du rachis comme sur les deux extrémités
d'un arc que l'on tient rapprochées.

Les attitudes vicieuses et l'inégalité des deux membres inférieurs sont, vous le savez, des causes fréquentes de production d'une déviation latérale chez les jeunes filles ; on peut
très-facilement remplir ces deux conditions et provoquer ainsi
le développement d'une scoliose. Il suffit pour cela de porter
une chaussure plus élevée d'un centimètre ou deux d'un côté
que de l'autre et de se tenir de préférence sur la jambe rendue plus longue. On détermine alors une inclinaison permanente du bassin, d'un côté, et un report en sens inverse de
la colonne vertébrale, pour rétablir l'équilibre ; on pourrait
obtenir le même résultat en portant pendant un certain temps
un fardeau quelconque toujours du même côté.

Dans ses *Leçons sur les maladies de l'appareil locomoteur*,
M. Bouvier (1) divise les scolioses en deux grands groupes,
en scolioses par déformation et en scolioses par flexion ; les
premières dites encore scolioses osseuses et qui, à proprement parler, méritent seules le nom de scolioses, sont con-
génitales, ou résultent de l'exagération de la courbure latérale normale, ou bien encore, se développent chez des
individus atteints de rachitisme ou d'ostéomalacie. Dans tous
ces cas, le système musculaire est loin de jouer le rôle que
M. J. Guérin a voulu lui attribuer dans la production des
scolioses. Ce n'est que dans les scolioses par flexion, dont
les plus fréquentes sont certainement celles qui se produisent
pour remédier à l'inégalité des membres inférieurs (scolioses
de compensation), que l'action musculaire est incontestable.
M. Bouvier admet des scolioses de flexion 1° par paralysie et
2° par contracture. Les scolioses simulées se rapprochent de
ce dernier genre de déviations, le système musculaire seul
est mis en jeu pour les produire.

(1) Bouvier, *Leçons cliniques sur les maladies chroniques de l'appareil
locomoteur*. Paris, 1858, p. 360.

Bégin avait déjà indiqué quelques signes excellents pour distinguer les scolioses simulées, des scolioses réelles, M. J. Guérin a complété très-habilement ce diagnostic diffé-

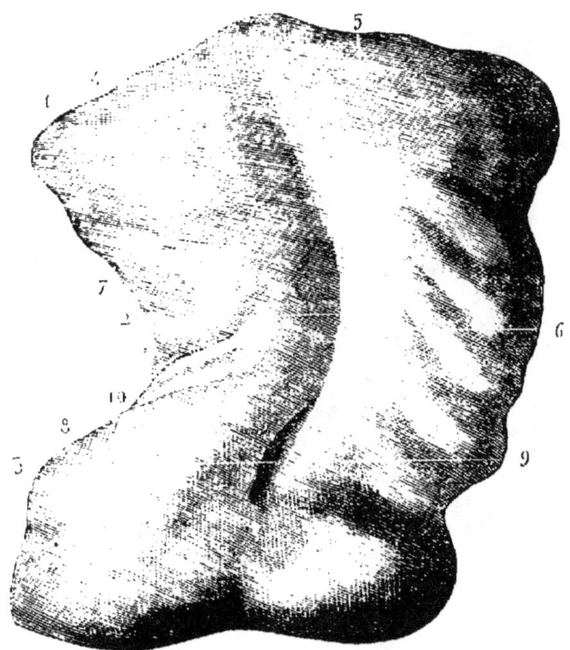

Fig. 13. — Scoliose réelle (*).

rentiel, et aujourd'hui, en face d'un cas suspect, le doute ne saurait persister après un examen attentif. J'ai fait dessiner deux torses empruntés à l'une des planches du Mémoire de

(*) 1, sommet de la courbure supérieure, convexité à gauche, au niveau de la région cervico-dorsale; 2, sommet de la courbure moyenne, convexité à droite, au niveau de la région dorso-lombaire; 3, sommet de la courbure inférieure, convexité à gauche, au niveau de la région lombo-sacrée; 4, région sus-scapulaire gauche, plus saillante que la région sus-scapulaire droite; 5. — 6, moitié droite de la région dorsale inférieure, formant une gibbosité considérable avec relief des côtes; 7, parties correspondantes à gauche fortement déprimées; 8, relief considérable formé par la masse commune gauche, soulevée en arrière par suite de la torsion des vertèbres lombaires; 9, masse commune droite, plus courte que la précédente, et plus déprimée quoique plus fortement tendue.

M. J. Guérin et représentant, l'un une déviation simulée, l'autre une déviation pathologique. Dans la première, on constate une courbure unique comprenant en entier la région dorsale et la région lombaire, il n'existe aucune courbure de compensation ; les vertèbres ne présentant pas la moindre torsion, les côtes et les muscles du côté de la convexité ne forment pas de saillie anormale, en d'autres termes il y a absence de gibbosité. Le tronc, incliné du côté de la concavité de la courbure, s'écarte à sa partie supérieure d'une façon notable de la verticale, précisément parce que les courbures de compensation font défaut ; de ce même côté, vous constatez encore plusieurs plis ou sillons cutanés épais entre la crête iliaque et les fausses côtes, et enfin la hanche du côté concave présente une certaine élévation, tandis que l'épaule présente un abaissement considérable. La déviation pathologique présente, vous

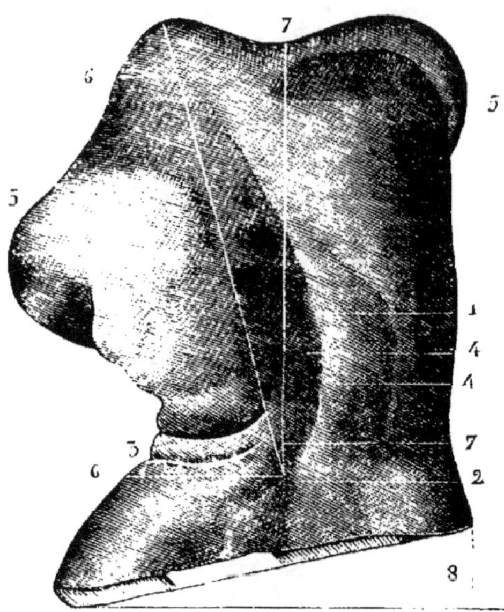

Fig. 14. — Scoliose simulée (*).

le voyez, des caractères tout opposés, courbures multiples, torsion des vertèbres, saillie anormale des côtes et des muscles : d'où gibbosité, tronc maintenu dans la verticale par suite de la production de courbures de compensation, sillons cutanés moins profonds et plus élevés, enfin, élévation de la hanche à peu près nulle.

J'emprunte au Mémoire de M. J. Guérin le tableau suivant dans lequel se trouvent résumés les caractères différentiels des déviations simulées et pathologiques.

DÉVIATIONS SIMULÉES.	DÉVIATIONS MORBIDES.
Cause toujours identique et produisant des résultats qui se ressemblent toujours.	Causes variées et produisant des résultats toujours plus ou moins différents.
Siége toujours le même, savoir : au niveau de la région dorso-lombaire, et ne variant jamais, quelque nombre de fois qu'on répète l'expérience.	Siége variant toujours et pouvant occuper alternativement toutes les régions de l'épine.
Courbure toujours unique et appartenant à un grand cercle, répartie entre les régions dorsale et lombaire, et ayant son centre de flexion ou son sommet au niveau de l'articulation de la onzième avec la douzième dorsale.	Courbures toujours multiples et en sens inverse, 2, 3 ou 4, réparties irrégulièrement entre les trois régions de l'épine, et dont la principale occupe le plus généralement la région dorsale.
Jamais de torsion des vertèbres ; par conséquent égalité de saillie des muscles, des côtes, des épaules de chaque côté, et, à quelque degré que ce soit, *jamais* de gibbosité.	Toujours torsion de l'épine proportionnée à la flèche des courbures, et changeant de direction avec chaque courbure ; par conséquent proéminence et dépression alternative des muscles, des côtes et de l'épaule des deux côtés, et au degré de courbure très-prononcé, *toujours* gibbosité dorsale ou lombaire.
Sillons de la peau toujours entre les fausses côtes et la crête du bassin du côté concave, sans gibbosité du côté convexe.	Sillons de la peau moins profonds, n'accompagnant que les déviations très-considérables, avec gibbosité du côté convexe de la courbure mère, et siégeant, dans la majorité des cas, un peu au-dessous de l'aisselle.

Inclinaison considérable du tronc, dont l'extrémité s'écarte sensiblement de la verticale, à cause de l'absence des courbures supplémentaires.

Élévation de la hanche du côté concave, qui peut être exhaussée jusqu'à deux ou trois pouces, en marchant sur la pointe du pied ; proportionnellement à l'élévation de la hanche, raccourcissement apparent du membre pelvien correspondant et claudication apparente.

Point ou très-peu d'inclinaison du tronc par le balancement des courbures supplémentaires, qui ramènent plus ou moins complétement le tronc dans la verticale.

Élévation ordinairement nulle, ou n'existant qu'avec des conditions très-exceptionnelles et toujours à un très-faible degré ; jamais de claudication.

Bien que les dessins que je viens de mettre sous vos yeux paraissent mettre hors de doute la réalité et la valeur de ces signes différentiels, tout le monde n'a pas été convaincu. Malgaigne en particulier, dans ses *Leçons sur l'orthopédie*, considère la distinction des déviations réelles et des déviations simulées comme impossible. On a voulu contester la signification des caractères différentiels principaux indiqués par M. J. Guérin. Delpech, Pravaz, M. Bouvier et Malgaigne ont signalé des faits de scoliose réelle à courbure latérale unique, sans courbures de compensation ; ce fait, a-t-on dit, ne saurait donc servir à différencier les scolioses simulées des scolioses vraies. Malgaigne a adressé le même reproche au manque de torsion signalé comme constant dans les scolioses simulées ; d'après ce chirurgien, dans l'âge adulte, la moitié des individus présentent du côté droit de la poitrine des indices de torsion, et par conséquent dans les cas de simulation, on doit trouver souvent, outre la courbure latérale, cette faible torsion qui est pour ainsi dire physiologique.

A ces objections, on peut répondre que la multiplicité des courbures, dans la scoliose réelle, est une règle qui souffre bien peu d'exceptions, et que, quand la torsion existe dans

(1) Malgaigne, *loc. cit.*, p. 373.

les cas de scoliose simulée, elle est peu prononcée et jamais
en rapport avec le degré de la courbure.

Quoi qu'il en soit, il n'en est pas moins certain que, si nous
ne possédons pas un signe ayant une valeur absolue pour
distinguer la scoliose réelle de la scoliose simulée, il nous est
possible de grouper un certain nombre de symptômes dont
l'ensemble permet de trancher la question, et il y aurait une
réelle injustice à ne pas reconnaître que nous devons cette
certitude de diagnostic aux études de M. J. Guérin.

Les *déviations latérales simulées par provocation* ne
présentent pas absolument les mêmes caractères ; d'après
M. J. Guérin, la courbure siégeant toujours à la région dorso-
lombaire ne serait pas toujours unique ; il se produirait ordinairement une inclinaison assez prononcéede la colonne
lombaire sur le sacrum, et, dans quelques cas, on observerait
une faible courbure dorsale supérieure ou plutôt une simple
flexion disparaissant facilement quand la cause qui l'a produite cesse d'agir. On constaterait en outre une torsion
très-faible des vertèbres n'existant qu'au degré le plus prononcé de la courbure principale et nullement proportionnée
à la flèche de cette courbure. Les sillons cutanés du côté concave seraient un peu moins prononcés que dans les cas de
simulation par imitation. Enfin les autres signes : inclinaison du tronc, élévation de la hanche, ne présenteraient rien
de spécial.

Il me semble difficile d'accorder à ces minimes différences
une grande valeur, et je les crois bien insuffisantes pour permettre d'établir un diagnostic différentiel dont l'utilité est
du reste contestable. Ce qu'il nous importe de savoir, c'est
qu'il y a simulation, et nous possédons heureusement des
caractères qui nous permettent d'une manière générale de
reconnaître la fraude.

Il est un mode d'observation bien simple, susceptible de
nous rendre les plus grands services et que je m'étonne de ne

voir indiqué nulle part ; il consiste tout simplement à examiner le prétendu malade pendant son sommeil, les contractions musculaires grâce auxquelles le rachis est fléchi pendant la veille ayant alors cessé, on ne pourrait manquer de constater la disparition de toute courbure anormale.

Les déviations simulées par imitation, mais surtout par provocation, lorsque la feinte se prolonge, peuvent finir par devenir réelles, le simulateur devient ainsi la propre victime de sa fraude. Les muscles du côté concave se raccourcissent, se rétractent au bout d'un certain temps et ne permettent plus au rachis de se redresser entièrement ; parfois même, non-seulement la courbure primitive se maintient, mais encore il se produit une courbure supérieure de compensation : de semblables résultats s'observent surtout lorsque l'individu a fait usage de moyens mécaniques pour déterminer la déviation. M. Mille (d'Aix) (1) a communiqué à M. J. Guérin un fait de ce genre fort intéressant et qui mérite de trouver place ici :

« En 1820, un jeune homme vint me consulter : il était
« âgé de 21 à 22 ans, et affecté d'une déviation de l'épine
« à droite, formant une seule courbure, qui partait du sa-
« crum et allait se résoudre aux premières vertèbres cervi-
« cales, avec une légère torsion au point de la plus forte con-
« vexité, et se perdait en s'éloignant ; il était d'ailleurs
« robuste, d'un tempérament sanguin ; cette déviation me
« parut très-problématique. Je pressai le jeune homme de
« questions ; enfin, il m'avoua qu'à l'âge de 18 ou 19 ans,
« voyant que sa taille n'avait qu'un pouce de trop pour
« être exempté de la conscription, il s'était raccourci en se
« tirant avec deux courroies qui passaient sous les cuisses et
« sur les épaules. Il avait compté sur la voussure des épau-
« les en se tenant ainsi courbé ; mais il n'avait pas prévu la

______

(1) J. Guérin, *loc. cit.*, p. 49.

« déviation latérale. Il fut en effet réformé pour défaut de
« taille et quitta ses courroies. Il se livra à tous les exercices
« qu'exigent les travaux de la campagne, en les dirigeant
« dans le sens qu'il croyait propre à combattre la déviation ;
« cependant elle augmentait plutôt que de diminuer. Un ap-
« pareil de nuit, que je lui fis, la corrigea entièrement dans
« l'espace de quelques mois. »

Moi-même, il y a environ 7 ans, j'ai eu l'occasion d'observer un cas à peu près semblable à Rome dans le service de
M. le médecin principal Leroy. Il s'agit d'un militaire qui,
pendant 18 mois, simula une déviation latérale du rachis ;
cet individu avait peut-être fait usage des moyens artificiels
avant son entrée à l'hôpital, mais pendant le long séjour qu'il
y fit, il se borna à conserver son attitude vicieuse avec une
persévérance inouïe. Lorsqu'il se décida à capituler, après
avoir résisté à toutes les épreuves auxquelles on l'avait soumis, il ne put se redresser, la colonne vertébrale conserva
une flexion latérale anormale malgré tous ses efforts pour la
ramener dans la rectitude ; cet homme, devenu impropre au
service, fut réformé. Je ne saurais vous dire s'il est parvenu
à se débarrasser de l'infirmité qu'il avait ainsi acquise.

Les *déviations latérales du rachis* peuvent encore être
simulées par exagération. Ainsi que le fait remarquer
M. J. Guérin, cette dénomination d'exagération n'est peut-
être pas rigoureuse, car il n'y a pas dans ces cas réellement
exagération de l'infirmité, mais bien plutôt addition des
caractères de la simulation à ceux de la vraie difformité.
D'après ce médecin, dans toute déviation ainsi exagérée on
constate : 1° les traces de deux ou trois courbures primitives
avec les caractères de la torsion qui les accompagne ; 2° la
flexion de totalité de la colonne au niveau de la région dorsale inférieure avec plis à la peau du côté de la concavité ;
3° un défaut de rapport entre la flèche de la courbure principale et le degré de la torsion ; 4° une inclinaison du sommet

du tronc qui le maintient en dehors de la verticale d'une
quantité incompatible avec le maintien de l'équilibre. La

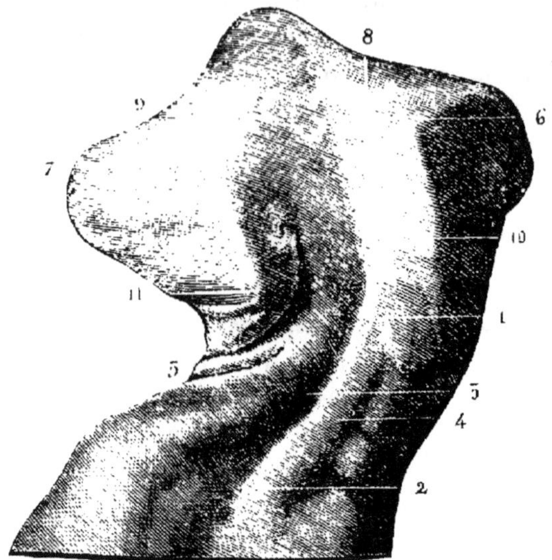

Fig. 15. — Scoliose exagérée (*).

figure 15, comparée aux deux précédentes, vous permettra
d'un coup d'œil d'apprécier les divers caractères que je viens
de vous indiquer.

(*) 1, sommet d'une courbure unique, artificielle au niveau de la région dorso-lombaire, entée sur la courbure moyenne de la déviation pathologique; 2, inclinaison prononcée de la région lombaire sur le sacrum; 3, masse commune du sacro lombaire et long dorsal du côté gauche, plus saillante que celle du côté opposé, quoique située du côté concave de la courbure apparente, à cause de la courbure pathologique masquée par la courbure simulée; 4, masse commune droite, moins saillante, quoique placée du côté de la convexité de la courbure artificielle, mais correspondante à la concavité de la courbure pathologique; 5, plis cutanés dans le flanc gauche, résultant d'une forte flexion latérale du tronc; 6, angle postero-supérieur de l'omoplate droite, plus élevé que le point correspondant à gauche, par suite de l'inclinaison du tronc, mais formant une saillie moins prononcée que 7, point correspondant du côté gauche, saillant en arrière, à cause de la torsion dépendant de la courbure supérieure; 8, région sus-scapulaire droite; 9, région sus-scapulaire gauche plus saillante, à cause de la projection en arrière des deux premières côtes; 10, angle inférieur de l'omoplate droit saillant, par suite de bombement des côtes correspondantes; 11, angle inférieur de l'omoplate gauche déprimé, à cause du refoulement des côtes correspondantes comprises dans la concavité de la courbure moyenne.

Il arrive assez souvent que l'on cherche à *dissimuler des déviations latérales du rachis* accompagnées de gibbosités plus ou moins considérables. Il est bien entendu qu'il ne saurait être question ici des artifices de toilette à l'aide desquels on cherche à masquer ces difformités ; nous n'avons à nous occuper que des tentatives de dissimulation ayant pour but de diminuer, sinon de faire disparaître la déviation. Dans certains cas, on peut dissimuler, en partie au moins, une déviation existante en produisant une déviation simulée du côté opposé ; ce résultat s'obtient en faisant élever le bassin du côté de la convexité de la courbure dorso-lombaire de manière à entraîner la colonne dans son mouvement d'inclinaison et par conséquent à lui faire décrire une nouvelle courbure dorso-lombaire directement opposée à celle qui existe. Généralement, la déviation réelle s'efface fort incomplétement, et il est facile de constater cette inclinaison en sens inverse du bassin, artificiellement produite; mais parfois la déviation s'efface entièrement et il peut devenir difficile de constater l'existence de la déviation pathologique. Alors, tout ce que l'on constate, c'est que la peau présente, par suite du redressement, quelques plis du côté où était la convexité et se montre plus tendue du côté où était la concavité. M. J. Guérin a même observé deux jeunes gens chez lesquels on pouvait non-seulement faire disparaître la difformité existante, mais encore produire une déviation en sens inverse.

Enfin, certaines contractions des muscles du dos, agissant conjointement avec l'élévation du bassin, peuvent faire diminuer sensiblement la courbure principale. M. J. Guérin a ainsi rapporté l'observation d'une jeune fille qui était parvenue à diminuer d'une façon notable, au moins temporairement, la déviation dont elle était atteinte. Tous les muscles du dos paraissaient entrer simultanément en contraction, et les actions musculaires combinées aboutissaient au redressement partiel de la colonne déviée ; pour faire cesser les contractions, une légère surprise, une simple piqûre étaient suffisantes, et la difformité revenait immédiatement à son état primitif.

Les *contractures des membres*, et en particulier celles des doigts, de l'avant-bras, de la jambe, sont encore assez souvent *simulées*. En pathologie, il importe de ne pas confondre ces deux expressions contracture et rétraction : la première, vous le savez, indique un état de convulsion tonique de la fibre musculaire sans altération de texture, et déterminant un raccourcissement qui peut n'être que temporaire, tandis que, lorsqu'il y a rétraction, la fibre musculaire est modifiée dans sa constitution même et le raccourcissement est définitif. Au point de vue spécial où nous nous plaçons ici, cette distinction perd beaucoup de son importance.

Les causes de la contracture peuvent résider dans le muscle lui-même, dans les filets nerveux qui s'y distribuent ou dans le centre cérébro-spinal. Parmi les causes inhérentes aux muscles, je vous signalerai tout d'abord la contraction permanente dans une position donnée et imposée par certaines professions : chez les cochers, par exemple, on observe souvent une véritable rétraction des doigts qui est due précisément à ce que ces individus les ont continuellement dans la flexion pour tenir les rênes et le fouet. Le rhumatisme, les inflammations musculaires consécutives aux traumatismes, sont des causes assez fréquentes de contractures ; on a aussi signalé une forme spéciale de cette affection, qui se produirait chez les malades atteints de syphilis, sans lésion musculaire appréciable. D'autres fois, enfin, les muscles se rétractent par suite de la paralysie de leurs antagonistes. Certaines névralgies rebelles, l'irritation, par un agent quelconque des filets nerveux qui se rendent aux muscles, peuvent être suivies des mêmes résultats. Les contractures consécutives aux maladies du cerveau et de la moelle (inflammations méningiennes, cérébrales ou médullaires, tumeurs, etc.), sont celles que nous avons le plus souvent l'occasion d'observer : dans ces cas, le phénomène peut aussi bien se produire sur des muscles obéissant encore à la volonté que sur des muscles frappés de paralysie complète.

Les procédés auxquels ont recours les simulateurs ne sont pas extrêmement variés : les uns se bornent à maintenir, pendant un temps plus ou moins long, un membre dans la même position, l'avant-bras, la jambe, par exemple, dans la demi-flexion; d'autres, pour assurer l'immobilité du membre, le fixent à l'aide d'un bandage plus ou moins serré qui, exerçant une compression continue, peut en outre déterminer une atrophie notable susceptible de donner encore plus à la fraude les apparences de la vérité. La simulation la plus fréquente est peut-être celle qui consiste à fixer ainsi dans la paume de la main un ou plusieurs doigts. Enfin, il est des individus qui portent un soulier garni d'un talon élevé de manière à forcer le genou à se porter un peu en avant, et à déterminer une légère flexion permanente de la jambe sur la cuisse.

Outre le rhumatisme, qui est souvent invoqué comme cause de contractures, les lésions auxquelles les simulateurs les attribuent sont d'anciennes fractures, des chutes, des coups, des blessures dont les traces sont plus ou moins apparentes : toutes causes dont nous avons à apprécier la réelle importance.

Lorsqu'un membre est depuis un temps un peu long le siége d'une contracture, il ne manque pas de présenter un certain degré d'atrophie, la nutrition se fait incomplétement dans les muscles contracturés, qu'ils soient ou non paralysés, et cette diminution du volume du membre est un des faits que l'examen le plus superficiel permet de constater dans les cas de contractures réelles. Lorsqu'il y a simulation, le membre, généralement, conserve son volume et son aspect normal. Certains organes en particulier, quand ils sont atteints de

contractures, présentent un amaigrissement et une déformation réellement caractéristiques : ainsi les doigts s'effilent,
leur extrémité, au lieu d'être arrondie, s'aplatit par suite de
la disparition de la pulpe ; la transpiration cutanée macère
l'épiderme dans la paume de la main; les callosités, les épaississements épidermiques que l'on observe souvent dans cette
région, diminuent ou disparaissent par le fait même de l'inaction prolongée à laquelle ces individus sont condamnés; les
ongles, qui continuent à pousser, s'enfoncent dans la paume
de la main et y laissent une trace facile à reconnaître. Un
homme qui se prétendrait atteint de contracture depuis plusieurs mois, et qui ne présenterait pas les quelques signes
que je viens de vous indiquer, devrait immédiatement être
tenu pour plus que suspect. Si l'on examine les muscles prétendus contracturés, non-seulement on les trouve durs, ri-
gides, mais on constate facilement qu'ils sont agités de frémissements fibrillaires qui ne s'observent jamais dans les
contractures réelles. Lorsque l'on cherche à imprimer des
mouvements au membre atteint de contracture, si la maladie
est réelle, le mouvement, arrivé aux limites que lui assigne
l'extensibilité des muscles, s'arrête brusquement sans douleur, sans effort et sans jamais aller au delà ; s'il s'agit par
exemple d'une demi-flexion de la jambe sur la cuisse, le
mouvement dans le sens de l'extension s'arrêtera toujours au
même point, tandis que le mouvement de flexion pourra
être achevé. Lorsqu'il y a simulation, au contraire, même
quand on reste dans la limite des mouvements possibles, l'individu accuse de vives douleurs, et il s'oppose, par des efforts
musculaires, à ce que l'on complète le mouvement commencé ; il se croit obligé de maintenir son membre dans la
position que la contracture doit lui avoir imposée. Ces faits
seuls, bien constatés, suffisent dans beaucoup de cas pour nous
mettre sur la voie de la fraude; mais nous possédons en
outre un certain nombre de procédés ingénieux qui per-

mettent de dévoiler sûrement et rapidement la supercherie.

Percy a imaginé, pour découvrir la simulation, plusieurs moyens auxquels on peut avoir recours avec avantage. Dans les contractures simulées, la même attitude n'étant conservée qu'à l'aide d'efforts musculaires permanents, pour fatiguer les muscles et s'opposer à leur contraction, on peut appliquer sur le membre un bandage bien serré que l'on mouille ensuite dans le but d'augmenter encore la compression qu'il exerce ; le relâchement des muscles ne saurait tarder à se produire, et des mouvements prétendus impossibles peuvent être alors imprimés au membre avec facilité.

Lorsqu'il s'agit d'une contracture de la jambe, un excellent moyen aussi conseillé par Percy consiste tout simplement à placer le simulateur debout, le corps portant sur la jambe saine seule et la jambe fléchie pendant en dehors du plan de sustentation : cette dernière ne tarde pas à trembler et à s'étendre. Lorsque la jambe est ainsi pendante, on peut, pour hâter son extension, attacher à son extrémité un poids plus ou moins considérable, la fatigue musculaire, et l'allongement du membre qui en est la conséquence, se produisent encore plus rapidement ; un moyen analogue peut aussi être employé avec succès dans les contractures suspectes des doigts ; dans un cas rapporté par Percy, un poids de six livres suffit pour amener en 6 minutes l'extension des doigts prétendus contracturés.

Il est quelques subterfuges très-simples, naïfs même, qui parfois ont rendu de réels services. On peut, en s'adressant à l'entourage, dire que rien n'est plus facile que d'étendre une jambe contracturée, mais que, si la maladie est réelle, le membre revient immédiatement à sa position primitive ; plus d'une fois, paraît-il, les simulateurs se sont laissé prendre au piége et ont cru bien faire de laisser étendre leur jambe quand on exerçait une pression un peu forte sur le genou. D'autres fois, on a pu obtenir le même résultat tout simplement en soumettant l'individu suspect à un interrogatoire animé pendant qu'on l'examinait, ou bien en détournant son attention d'une façon quelconque ; l'individu, préoccupé des réponses qu'il doit faire, n'oppose plus la résistance d'une façon aussi permanente et il devient possible d'étendre le membre prétendu contracturé.

On doit à M. H. Larrey (1) un procédé excellent pour dévoiler la fraude ; il consiste tout simplement à imprimer simultanément au membre sain et au membre prétendu contracturé les mêmes mouvements ; par le fait de la synergie musculaire, le membre contracturé suit les mouvements du membre sain, et ceci indépendamment de la volonté du sujet. Cette épreuve, dont l'exécution est excessivement facile, a toujours réussi à M. Larrey, et j'ai eu pour ma part l'occasion de l'employer avec succès.

Enfin, on a conseillé de recourir, dans les cas de contractures suspectes, à l'emploi des anesthésiques. M. le professeur Bouisson (de Montpellier) (2), qui, vous le savez, s'est beaucoup occupé de la question des anesthésiques, a un des premiers en recours à ces agents pour dévoiler de semblables fraudes. Le fait suivant, relaté par ce chirurgien, paraît bien propre à engager les médecins à recourir à ce moyen d'investigation :

« Le nommé M..., chasseur au 12ᵉ léger, entra à l'hôpital Saint-Éloi, de Montpellier, dans les premiers jours de juin 1847, pour y être traité d'une extension permanente du pouce de la main droite, consécutive à une brûlure de la région dorsale du poignet. Ce malade prétendait que le traitement de sa lésion avait été mal dirigé par le chirurgien qui lui avait donné les premiers soins. Cependant la

---

(1) Leuduger-Fortmorel, Thèses de Paris, 1855, p. 25.

(2 Bouisson, *Mémoire sur l'éthérisation considérée dans certains cas de médecine légale* (*Gazette médicale de Paris*, 1847, p. 666).

cicatrisation de cette brûlure, qui était complète, régulière et à peine adhérente aux tissus sous-jacents, ne gênait en aucune manière le jeu des tendons, ce qui fit douter de la vérité des renseignements qu'il donnait. Le pouce de ce malade était réduit de volume, et cette atrophie s'expliquait encore moins par l'existence préalable de cette rétraction, qui résistait opiniâtrément aux frictions, aux résolutifs et aux divers moyens depuis longtemps mis en usage. On ne tarda pas à reconnaître que l'atrophie était provoquée par une compression circulaire que le malade exerçait pendant la nuit avec une bande étroite ; M... l'avait tellement serrée, qu'il en était résulté des phlyctènes dont on reconnut l'existence et l'origine au moment de la visite. On fut dès lors autorisé à croire que la rétraction des extenseurs du pouce, la raideur permanente de ce doigt, l'impossibilité que le malade disait éprouver de fléchir le pouce, de l'opposer aux autres doigts, de saisir et de serrer les objets qu'on lui présentait, avaient pour cause la mauvaise volonté.

« Le 30 juin, on proposa à ce soldat l'inhalation éthérée, en le prévenant que ce moyen éclairerait sur son état ; il accepta en protestant de la réalité de son mal. Les phénomènes de l'ivresse ne tardèrent pas à se manifester. Dès les premiers moments de ce nouvel état, l'idée qu'on voulait s'assurer de la réalité de son mal le dominait encore, car il présentait automatiquement sa main à ceux qui étaient autour de lui comme pour les solliciter à constater ce qu'il avait intérêt à faire croire ; mais quand ses idées furent un peu plus troublées et que les effets de la première période de l'éthérisation atteignirent leur maximum, il entra dans une gaieté folle. On suspendit l'inhalation de l'éther, et on profita de ses dispositions expansives et joviales pour l'engager à serrer la main. On sentit alors parfaitement la pression exercée par le pouce, qu'il prétendait ne pouvoir ni fléchir ni rapprocher des autres objets, et on eut, au sujet de la simulation, des convictions qu'on formula nettement au malade quand il revint à lui. Il avoua son tort en exprimant des regrets, et fut bientôt après renvoyé à son régiment. »

Malgré le succès que les anesthésiques ont procuré à M. Bouisson, je ne saurais vous engager à les employer, non-seulement parce que ces agents sont d'un emploi toujours dangereux, mais encore et surtout parce qu'il est aujourd'hui parfaitement démontré que de réelles contractures peuvent parfaitement disparaître sous l'influence des anesthésiques. Qu'il me suffise de vous rappeler que, lors qu'avant d'immobiliser un membre atteint de coxalgie, on veut faire cesser les contractures musculaires qui maintiennent la cuisse dans une attitude vicieuse, les anesthésiques sont *employés* avec le plus grand succès. On ne saurait donc trouver un criterium dans les résultats obtenus à l'aide des inhalations chloroformiques. Enfin j'ai encore à vous signaler une cause d'erreur dans l'emploi des anesthésiques : un militaire observé en 1855, à Strasbourg, par M. Aubenas et qui se prétendait atteint d'une contracture des deux jambes, eut l'idée de simuler, après quelques inspirations, le sommeil anesthésique ; on passa outre, et lorsque l'anesthésie fut réellement obtenue, on put facilement étendre les deux membres.

Lorsqu'on peut observer le malade à loisir, dans un hôpital, rien n'est plus simple que de découvrir la fraude : pendant le sommeil, les contractures simulées disparaissent inévitablement, tandis que les contractures réelles persistent (1).

---

(1) M. V. Revillout (*Gazette des hôpitaux* du 28 août 1869) a rapporté l'histoire d'un malade observé dans le service de M. Hérard à l'Hôtel-Dieu, qui présentait divers symptômes insolites, et en particulier des contractures tétaniques, cataleptiques. Après avoir épuisé toutes les hypothèses, M. Révillout en arrive à considérer la simulation comme très-probable. Voici en quelques mots l'histoire du malade : il raconte qu'en 1864, il fut atteint subitement d'hémiplégie droite, qui dura pendant un temps assez long qu'il ne saurait préciser ; la paralysie aurait diminué progressive-

La *simulation de l'ankylose incomplète* d'une grande articulation soit du genou, du pied, du poignet, du coude, est encore un fait qui s'observe assez souvent. Que la difficulté des mouvements d'une articulation soit attribuée à une maladie intra-articulaire ou à une lésion extra-articulaire ayant eu pour conséquence immédiate d'immobiliser l'articulation pendant un temps plus ou moins considérable, nous devons tout d'abord, dans un cas suspect, rechercher si la cause alléguée est bien réelle et en outre si elle a été suffisante pour déterminer la raideur articulaire dont l'individu se prétend atteint. Lorsque l'ankylose est réelle, les mouvements en-

ment, mais jamais assez pour lui permettre de reprendre son travail habituel. Cette année sont survenus de nouveaux accidents qui ont nécessité son entrée à l'Hôtel-Dieu. Aujourd'hui, il présente l'état suivant : santé générale excellente, système musculaire bien développé, nulle part d'atrophie appréciable, pas d'altération des facultés intellectuelles, mémoire intacte ; lorsqu'il parle, les muscles de la langue, de la face, du cou même s'agitent convulsivement, et ce n'est pas sans difficulté qu'on parvient à le comprendre. Si on le découvre dans son lit, on trouve tout le côté droit du corps comme tétanisé. Le bras, l'avant-bras et la main sont étendus, comme la jambe et la cuisse ; le membre supérieur fixé le long du corps, et le membre inférieur raidi suivant une ligne parallèle, restent immobiles. Quand on veut les soulever, on soulève avec eux le corps entier. Malgré cela, cet homme peut marcher, s'habiller, manger seul. Quand on lui dit de sortir de son lit et de marcher, il se lève tout d'une pièce, et, par un mouvement saccadé, il projette en avant la jambe droite étendue, en lui faisant parfois décrire un demi-cercle. Si l'on peut s'en rapporter aux sensations accusées par le malade, la sensibilité conservée du côté gauche serait complétement abolie du côté droit. En explorant la sensibilité, M. Revillout, ayant saisi tout à coup la main, put mouvoir sans difficulté les doigts et le poignet et fléchir légèrement l'avant-bras ; le membre se raidit dans cette position et conserva l'attitude qu'on venait de lui donner. Il est impossible, ajoute M. Revillout, de reconnaître là les contractures qui surviennent à la suite des hémorrhagies cérébrales ; une méningite chronique ne saurait non plus être admise ; l'ataxie locomotrice, la sclérose en plaques disséminées doivent tout aussi bien être éliminées. La probabilité d'une simulation ne peut manquer de venir à l'esprit, car il est difficile d'admettre qu'une contracture, assez violente pour empêcher tout mouvement lorsque le malade est au lit, lui permette de s'asseoir en fléchissant également les deux genoux, de fléchir le coude pour s'y appuyer lorsqu'il se fatigue, enfin de se lever, de marcher et de manger sans aide.

core possibles peuvent être exécutés par l'individu, sans douleur, tandis que le plus souvent, dans les cas de simulation,
le moindre mouvement soit spontané, soit communiqué, est,
en apparence au moins, accompagné de vives douleurs. Si,
dans une ankylose vraie, on cherche à mouvoir le membre,
les mouvements qu'on lui imprime présentent dans le sens
de la flexion et dans le sens de l'extension une étendue invariable, et ils cessent brusquement sans que l'action musculaire intervienne ; lorsqu'il s'agit, au contraire, d'une ankylose simulée, on ne tarde pas à s'apercevoir, si l'on cherche
mouvoir l'articulation prétendue malade, que les mouvements sont loin de présenter toujours dans les deux sens la
même étendue : l'action musculaire mise en jeu par le simulateur les limite d'une façon très-variable ; si, au moment
où on imprime ces mouvements, on palpe le membre, il est
facile de constater que les muscles se durcissent et se tendent, on les sent se raidir sous les doigts. Pendant que l'on
examine le membre malade, on peut, comme dans les cas de
contracture suspecte, détourner d'une façon quelconque l'attention du sujet, et les contractions musculaires volontaires,
qui seules mettaient obstacle à la complète liberté des mouvements, ayant cessé, à un moment donné, on parvient à
l'aide d'une impulsion un peu brusque à faire exécuter au
membre les mouvements les plus étendus dans tous les sens.
Il arrive assez souvent que des individus, ayant conservé à
dessein un membre longtemps dans l'immobilité, finissent
par acquérir en réalité une certaine raideur articulaire que
des tractions exercées avec ménagement font cependant
cesser assez facilement : l'observation suivante, empruntée à la
pratique de M. H. Larrey, en est un excellent exemple (1).

« Le 30 juin 1855, on amène dans le cabinet de M. H.
Larrey un soldat qui, depuis longtemps, était atteint

(1) Lenduger-Fortmorel, Thèse citée, p. 27.

d'une extension permanente de l'avant-bras sur le bras. Ce malade était présenté pour les eaux, et on l'examinait une dernière fois. Déjà M. Cusco était parvenu à obtenir une certaine flexion, mais l'avant-bras revenait toujours dans sa position vicieuse. M. H. Larrey, se doutant de la fraude et sentant les muscles se durcir sous les efforts qu'il faisait, employa la flexion forcée, et immédiatement le bras fut complétement fléchi avec un bruit de craquement dû à la rupture d'adhérences fibreuses qui s'étaient déjà formées par la position prolongée que le malade avait donnée à son membre. »

L'année dernière, j'ai eu l'occasion d'employer avec succès ce procédé chez un jeune soldat qui se prétendait atteint d'ankylose complète du genou consécutive à une arthrite rhumatismale. De l'arthrite, il ne restait pas trace, la jambe était dans la demi-flexion sur la cuisse, et le moindre mouvement dans un sens ou dans l'autre complétement impossible, si l'on s'en rapportait aux paroles du malade. Il me suffit d'entamer avec lui une conversation un peu animée pour détourner son attention, et, pendant ce temps-là, une traction un peu forte exercée sur la jambe me permit de l'amener dans l'extension à peu près complète. — On peut encore ici chercher, comme dans les contractures suspectes, à imprimer des mouvements en même temps au membre sain et au membre prétendu ankylosé; par le fait même de la synergie musculaire, malgré la volonté de l'individu, le membre suspect suit les mouvements du membre sain.

Les anesthésiques, et le chloroforme en particulier, seraient certainement susceptibles de nous rendre dans des cas semblables des services bien plus incontestables que dans les contractures : l'ankylose réelle étant due toujours à des lésions qui résisteraient à l'influence des anesthésiques, tandis que, dans l'ankylose simulée, l'immobilité de l'articulation ou au moins la limitation des mouvements n'est que le résultat de contractions musculaires volontaires qui ne manqueraient pas de disparaître pendant l'inhalation de l'éther ou du chloroforme.

Un médecin militaire belge, M. Buys, a pu très-facilement de cette façon découvrir la fraude dans un cas de simulation d'ankylose incomplète de l'articulation tibio-tarsienne :

« Un milicien, dit M. Buys (1), à Bruges, simulait une forte gêne dans le jeu de l'articulation tibio-tarsienne ; gêne qui, suivant son dire, lui était restée des suites d'une plaie faite par un instrument tranchant dans le voisinage de la malléole externe. L'aspect des parties faisait présumer une fraude, et, pour m'en assurer, je résolus de soumettre le milicien à l'éthérisation. Il avait une vive crainte de cette opération, car il redoutait la perte de sa volonté dont il avait besoin pour jouer son rôle. L'éther inspiré, malgré lui, l'endormit au bout de 10 minutes et lui donna un rêve des plus agréables. Dans cet état, il nous fut facile de voir que le jeu de l'articulation n'était nullement entravé, et le sujet revenu de son sommeil fut forcé de convenir de sa supercherie. »

Par contre, les anesthésiques pourraient servir à établir la réalité d'une ankylose douteuse ; Baudens, en particulier, les a employés dans un cas de ce genre : il s'agissait d'une ankylose complète de l'articulation coxo-fémorale, présumée simulée. Lorsque le sujet fut anesthésié, l'ankylose persista avec tous ses caractères et au même dégré. On fut convaincu dès lors que la maladie était réelle.

L'observation du malade suspect pendant son sommeil est un moyen plus simple et tout aussi sûr : la raideur articulaire simulée pendant la veille doit évidemment faire défaut lorsque l'individu est endormi et que tous ses muscles sont en complète résolution.

(1) Buys, *Archives belges de médecine militaire*, 1848, t. I, p. 58.

QUINZIÈME LEÇON

MALADIES SIMULÉES DE L'APPAREIL LOCOMOTEUR

(SUITE).

De la claudication. Des causes principales de claudication et de ses variétés.
— De la coxalgie en particulier, comme cause de claudication. — Difficultés de diagnostic que présente cette maladie au début. — Elle a pu être
méconnue ou confondue avec d'autres maladies. — Importance des signes
objectifs. — Des contractures volontaires pouvant imiter l'attitude des individus atteints de coxalgie. — Manière de découvrir la simulation.
Des divers moyens employés pour simuler la claudication. — Procédés variés
pour découvrir la fraude.
De la dissimulation de la claudication. — De la diminution provoquée de la
taille. — Manière de procéder pour échapper à l'erreur.
De la simulation des paralysies en général. — Des traumatismes comme
causes de paralysie fréquemment alléguées. — Des moyens de découvrir
la fraude : signes tirés de l'état de la nutrition, de la sensibilité, de
la température. — Des recherches sphygmographiques et dynamoscopiques.
— *De l'hémiplégie simulée.* — Difficultés d'une semblable simulation. —
Moyens de la découvrir. — Observations. — *De la paraplégie simulée.* —
Procédés divers pour dévoiler la fraude. — Des moyens douloureux et des
moyens de surprise. — Leur valeur et limites dans lesquelles on doit y recourir.
Du tremblement musculaire simulé. — Variétés étiologiques de tremblement.
De l'œdème provoqué des membres. — Moyens employés dans ce but. — Ac-
cidents graves qu'ils peuvent entraîner.
Du pied plat, de sa dissimulation. — Du chevauchement des orteils et des
orteils en marteau, des moyens employés pour provoquer ces infirmités.

MESSIEURS,

Les lésions dont je viens de vous entretenir, les contractures, l'ankylose, lorsqu'elles siégent aux membres inférieurs,
ont pour résultat inévitable de déterminer la *claudication*,
infirmité qui peut être symptomatique d'un grand nombre

d'autres maladies, non-seulement des membres abdominaux.
mais encore du bassin et du rachis.

Les maladies qui entraînent la claudication produisent
une inégalité absolue des membres inférieurs, ou bien l'inégalité des membres qu'elles déterminent ne se produit que
pendant la marche. L'inégalité absolue peut résulter d'un
allongement, comme dans les cas de nécrose lorsque l'os
nouveau est plus long que l'ancien, dans les déviations primitives du bassin et du rachis, dans les luxations fémorales,
lorsque la tête osseuse se trouve au-dessous de la cavité coty-
loïde, enfin dans les cas de rétraction des muscles extenseurs
du pied. Le raccourcissement absolu, fut infiniment plus
fréquent, s'observe en particulier dans les fractures consolidées vicieusement, à la suite des résections, dans les ankyloses avec flexion, dans un grand nombre de luxations, et
enfin lorsqu'il y a rétraction de muscles fléchisseurs quelconques. Des cicatrices vicieuses un peu profondes, en maintenant le membre dans une position fixe, peuvent encore déterminer le même résultat.

Parmi les maladies générales qui portent leur action sur
le système osseux et qui déterminent souvent une diminution de longueur des membres inférieurs, je dois surtout
vous citer le rachitisme et l'ostéomalacie.

Pour que la marche s'exécute librement, il faut, vous le
savez, qu'alternativement chaque membre se fléchisse c'est-
à-dire se raccourcisse et s'étende c'est-à-dire s'allonge. Les
maladies qui déterminent l'inégalité des membres, seulement pendant la marche, s'opposent ou à la flexion seule ou
à l'extension seule, ou bien mettent à la fois obstacle à ces
deux mouvements ; les maladies qui entravent la flexion sont
en particulier les ankyloses dans l'extension, la contracture
des extenseurs de la jambe, les paralysies et des brides cica-
tricielles ; les lésions qui s'opposent à l'extension sont celles
dans lesquelles une partie du pied se trouve supprimée

comme dans les pieds bots, varus et talus, dans les amputations partielles du pied, etc. ; enfin les affections douloureuses siégeant sur un point quelconque du membre inférieur mettent obstacle tout autant à la flexion qu'à l'extension.

Les mouvements communiqués au tronc pendant la marche lui impriment des oscillations dans trois sens différents, verticalement, latéralement et dans le sens antéro-postérieur ; les oscillations dans ce dernier sens, peu sensibles dans la marche sur un terrain plan, s'accentuent surtout lorsque l'on gravit une pente un peu rapide. Ce sont précisément les variations, les inégalités dans ces diverses oscillations du tronc qui peuvent nous servir à caractériser les divers modes de claudication ; dans un grand nombre de cas, la manière dont marche le malade suffit lorsqu'on est un peu exercé, pour permettre de diagnostiquer la lésion qui détermine la claudication. Tout d'abord il importe de bien constater si la claudication se produit dès le commencement du pas ou si elle ne survient que pendant qu'il s'exécute ; dans le premier cas, bien entendu, la claudication est due à une inégalité absolue des membres inférieurs, dans le second, elle est le résultat d'une des maladies qui ne produisent l'inégalité que pendant la marche. Mais il est possible de pousser plus loin l'analyse et d'arriver souvent rien que par l'examen attentif de la démarche au diagnostic nominal de la lésion dont la claudication est le résultat.

Le tableau suivant, que j'emprunte à l'excellent article de M. A. Ledentu (1), résume très-nettement les diverses formes simples de la claudication :

(1) Ledentu, *Nouveau dictionnaire de médecine et de chirurgie pratiques*, t. VII, p. 758, art. CLAUDICATION. Paris, 1867.

TABLEAU.

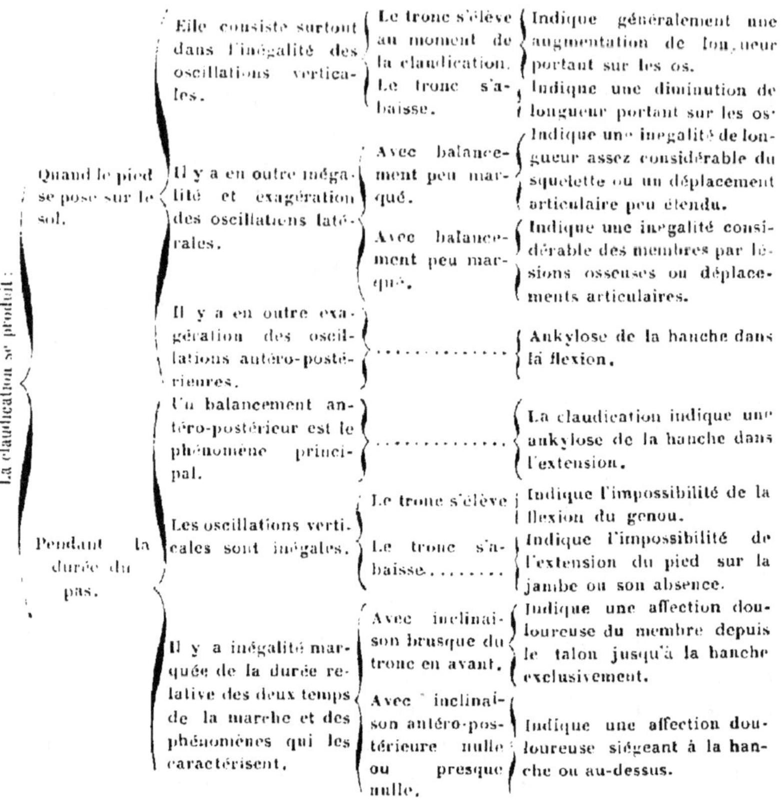

La claudication se produit :			
Quand le pied se pose sur le sol.	Elle consiste surtout dans l'inégalité des oscillations verticales.	Le tronc s'élève au moment de la claudication.	Indique généralement une augmentation de longueur portant sur les os.
		Le tronc s'abaisse.	Indique une diminution de longueur portant sur les os.
	Il y a en outre inégalité et exagération des oscillations latérales.	Avec balancement peu marqué.	Indique une inégalité de longueur assez considérable du squelette ou un déplacement articulaire peu étendu.
		Avec balancement peu marqué.	Indique une inégalité considérable des membres par lésions osseuses ou déplacements articulaires.
	Il y a en outre exagération des oscillations antéro-postérieures.	. . . .	Ankylose de la hanche dans la flexion.
	Un balancement antéro-postérieur est le phénomène principal.	. . . .	La claudication indique une ankylose de la hanche dans l'extension.
Pendant la durée du pas.	Les oscillations verticales sont inégales.	Le tronc s'élève	Indique l'impossibilité de la flexion du genou.
		Le tronc s'abaisse.	Indique l'impossibilité de l'extension du pied sur la jambe ou son absence.
	Il y a inégalité marquée de la durée relative des deux temps de la marche et des phénomènes qui les caractérisent.	Avec inclinaison brusque du tronc en avant.	Indique une affection douloureuse du membre depuis le talon jusqu'à la hanche exclusivement.
		Avec inclinaison antéro-postérieure nulle ou presque nulle.	Indique une affection douloureuse siégeant à la hanche ou au-dessus.

La claudication peut être le résultat de lésions complexes ; elle revêt alors des formes mixtes, se produit au début du pas, et se prolonge pendant sa durée ; dans des cas semblables, l'étude de la démarche, toujours fort importante, conduirait plus difficilement à la découverte des lésions productrices de la claudication.

La *simulation de la claudication* s'observe encore assez souvent pour justifier l'étendue de ces considérations préliminaires. Les individus qui simulent cette infirmité ou l'attribuent à une lésion quelconque portant sur les membres inférieurs, ou bien accusent des douleurs plus ou moins vives pendant la marche, douleurs qui apportent de la gêne à la déambulation, qui obligent ces individus à boiter. Dans le premier cas, il vous faut non-seulement constater si la lésion alléguée existe (fracture, luxation, arthrite, ankylose, contracture, etc.), mais encore si elle est susceptible de produire la claudication et en particulier le type de claudication que présente l'individu. Le second cas est certainement celui que vous aurez le plus souvent l'occasion de rencontrer, et il n'est pas sans présenter de réelles difficultés. Je ne saurais trop chercher à vous prémunir contre la possibilité d'une erreur qui a été plus d'une fois commise par des hommes même fort expérimentés, et qui peut avoir les plus fâcheuses conséquences. Vous savez combien les signes de la *coxalgie* au début sont souvent difficiles à saisir, combien à cette période le diagnostic est entouré de difficultés, et il n'est nullement rare de voir des coxalgies méconnues (1), au moins pendant un certain temps. Les douleurs d'abord assez vagues erratiques qu'accusent les malades sont attribuées soit à un rhumatisme musculaire, soit à une névralgie sciatique. Certains malades, dit M. Gosselin (2), qui ont des arthrites sèches éprouvent quelquefois des accidents qui en imposent pour une sciatique chronique, et de pareilles erreurs sont souvent commises dans la pratique. Valleix (3) en particulier a rapporté une observation dans laquelle cette méprise a été commise.

Il est une erreur encore plus regrettable, c'est, en l'absence de lésion bien appréciable pour expliquer les douleurs, de considérer ces individus comme simulateurs. Depuis quatre

<hr>

(1) Boyer, *Traité des maladies chirurgicales*, 4e édition, t. IV, p. 340, Coxarthrocace méconnue.

(2) Gosselin, *Bulletins de la Société de chirurgie*, t. X, p. 204.

(3) Valleix, *Traité des névralgies*, p. 591, OBSERVATION 52 : Coxalgie prise dans les premiers temps pour une névralgie sciatique.

ans, j'ai bien reçu dans mon service une dizaine de semblables malades qui étaient évacués d'autres hôpitaux sur
le Val-de-Grâce comme suspects de simulation.

Les douleurs spontanées et provoquées présentent dans la
coxalgie des caractères spéciaux, et, chez les malades dont
la bonne foi n'est pas mise en doute, on peut trouver, dans ces
phénomènes subjectifs, des éléments importants de diagnostic;
mais lorsque nous avons lieu de penser que l'individu soumis à notre examen cherche à nous tromper, ce mode
d'exploration perd la plus grande partie de sa valeur. La
recherche des points douloureux signalés par Valleix dans
la sciatique ne saurait non plus dans des cas semblables nous
être que d'une utilité fort contestable. Quoi qu'il en soit du
reste de la valeur de cette épreuve, je puis vous rappeler que
fort souvent, dans la coxalgie, la douleur est tellement prédominante au niveau du genou que des méprises ont pu
avoir lieu et qu'on a pu croire à une maladie de l'articulation
fémoro-tibiale, alors que la hanche seule était en cause, —
que la pression au niveau du grand trochanter détermine dans
la coxalgie une douleur extrêmement vive qui ne se produirait pas si l'on avait affaire à une simple névralgie, — et
enfin, que les mouvements de flexion et d'extension de la
cuisse, quoique douloureux, sont encore possibles dans la
sciatique, tandis que, dans la coxalgie, la douleur que provoquent ces mouvements, lorsqu'on cherche à les imprimer au
membre, est tellement vive, que les muscles se contractent
instinctivement pour les rendre impossibles.

L'attitude et la démarche des individus, suivant qu'ils sont
atteints de coxalgie ou de sciatique, présentent des caractères tout spéciaux qu'il importe de bien connaître : ceux
qui souffrent d'une névralgie marchent courbés sur eux-
mêmes, ainsi que l'a fait remarquer M. Tessier (1) (de

(1) A. Bonnes, *de la Coxalgie au point de vue du diagnostic et du traitement*, Thèses de Montpellier, 1860, p. 60.

Lyon), ils saluent en marchant, n'osant point contracter trop
vivement les muscles de la cuisse, tandis que la coxalgie les
tient dans une rectitude exagérée et les force à transporter
leur membre sans le plier et en rasant le sol de leur pied ; en
outre, dans ce dernier cas, lorsque la marche est encore possible, l'individu boite et la claudication est caractérisée surtout par l'inégalité et l'exagération très-manifestes des oscillations latérales du tronc (1). Pour rendre ce phénomène
plus apparent dans les cas douteux, il faut engager l'individu
à courir ; on s'explique facilement pourquoi les désordres
fonctionnels s'accentuent lorsque la marche devient rapide ;
pendant la marche au pas, le poids du corps ne pose sur un
seul pied que pendant l'oscillation de la jambe de l'autre
côté ; pendant la course, au contraire, chaque pied supporte
alternativement le poids du corps, et l'insuffisance de l'un des
deux membres inférieurs devient ainsi plus évidente. En
faisant marcher le malade et en écoutant le bruit de ses pas,
on peut facilement constater si leur rhythme est inégal, et
parfois découvrir ainsi plus aisément qu'avec la vue une
légère claudication. Ce signe, indiqué par Brodie, recommandé fortement par M. R. Marjolin, est connu sous le nom
de signe du maquignon.

L'attitude du coxalgique au repos dans son lit mérite
aussi d'être étudiée avec soin : ou bien la cuisse légèrement
fléchie est maintenue dans l'adduction et la rotation en dedans, et alors il y a raccourcissement du membre ; ou bien la
cuisse toujours un peu fléchie est dans l'abduction et la rotation en dehors, et alors il y a allongement apparent. Dans
ce dernier cas, de beaucoup le plus fréquent, il y a abaissement de la hanche du côté malade et inclinaison de la colonne
lombaire vers le côté sain ; dans le premier, au contraire, il

(1) Léon Labbé, *de la Coxalgie*, thèse de concours pour l'agrégation.
Paris, 1863, p. 78.

y a inclinaison de la colonne lombaire vers le côté malade.
— Les signes objectifs, je vous l'ai déjà dit, sont toujours
difficiles à saisir au début de la coxalgie, les phénomènes
que l'on peut le plus souvent constater sont certaines modifications du côté de la fesse et du pli fessier (1). D'après F. Martin et A. Collineau (2), suivant que la maladie débute par
l'appareil ligamenteux ou par le squelette de l'articulation,
suivant en d'autres termes que la coxalgie est capsulaire ou
osseuse, la fesse présente une tuméfaction vague mal limitée
ou au contraire un aplatissement plus ou moins marqué, la
fesse s'arrondit ou s'affaisse, et en outre le pli fessier s'élève
ou s'abaisse d'une façon appréciable.

Lorsque nous nous trouvons en face d'un cas suspect, nous
ne saurions rechercher avec trop de soin ces quelques signes
physiques, objectifs, que le simulateur ne saurait présenter
et qui font rarement défaut au moins complétement.

Certains individus, en contractant volontairement les
muscles de la hanche, ont pu imiter assez bien l'attitude du
coxalgique. M. H. Larrey a constaté plusieurs faits de ce
genre dans lesquels l'anesthésie lui permit de constater et
l'intégrité de l'articulation et la conservation de tous les
mouvements (3). — Mais il est une affection de la hanche,
décrite pour la première fois par Brodie (4) sous le nom de
coxalgie spasmodique, étudiée plus tard par Robert (5) qui
lui donna le nom de *coxalgie hystérique* et qui pourrait être
confondue avec ces contractures simulées. Cette affection est
en effet caractérisée par de simples contractures que les anesthésiques font cesser, et ne s'accompagne d'aucune lésion

(1) Bonnet, *Traité des maladies des articulations*, t. II, p. 288.

(2) F. Martin et A. Collineau, *de la Coxalgie, de sa nature et de son traitement*. Paris, 1865, p. 429.

(3) Philippeaux, *Traité de thérapeutique de la coxalgie*. Paris, 1867,
p. 23.

(4) Brodie, *Neuralgia of the joints*. London, 1850.

(5) Robert, *Conférences de clinique chirurgicale*. Paris, 1860, p. 450.

articulaire appréciable. Mais, outre qu'elle ne s'observe guère que chez des jeunes filles hystériques, elle est caractérisée non-seulement par des contractures, mais encore par des douleurs vives superficielles qui occupent, en même temps que la région de la hanche, une partie du tronc et tout le membre inférieur ; enfin douleurs et contractures surviennent par accès séparés par des rémissions plus ou moins longues. Sans recourir aux anesthésiques, on pourrait découvrir la fraude chez les individus qui simulent de semblables contractures, en les soumettant à une observation attentive et prolongée qui permettrait de les surprendre à un moment où ils auraient oublié leur rôle.

Il est un certain nombre d'attitudes propres à favoriser la claudication, que connaissent fort bien les simulateurs et qui pourraient aussi en imposer à un observateur peu exercé ou inattentif.

A la suite d'une chute, d'une entorse, on a vu des individus prétendre qu'ils ne pouvaient maintenir leur pied dans la rectitude et marcher en s'appuyant, soit sur son bord externe, soit sur son bord interne. Percy et Laurent ont observé une semblable fraude chez un dragon qui prétendait éprouver des douleurs intolérables toutes les fois que l'on cherchait à redresser son pied ; après deux ans de traitements infructueux, il fut réformé. Quelques jours après sa libération, il cessa de boiter et reprit même plus tard du service (1). D'autres marchent sur la pointe du pied, et, le bassin de ce côté s'élevant d'une façon notable, le membre paraît raccourci (2). Vous avez pu, il y a quelques jours, ob-

____

(1) Percy et Laurent, *loc. cit.*, p. 329.

(2) J'ai en ce moment dans mes salles un militaire qui simule la claudication de la manière la plus évidente. Voici, du reste, son observation. — Le 3 septembre entrait au Val-de-Grâce le nommé N..., chasseur à cheval, au 3ᵉ régiment ; il était évacué de l'hôpital de Clermont avec un billet portant ce diagnostic : *Claudication suspecte.* Cet homme, jeune soldat de la

server cette déformation volontaire chez un condamné militaire dont la claudication me paraît plus que suspecte ; enfin

classe 1868, raconte qu'il fit une grave maladie vers l'âge de 8 ans, et que depuis cette époque il a toujours boité d'une façon notable. Il est fortement constitué, ses membres sont très-développés, et les membres inférieurs en particulier ne présentent pas de différence de volume appréciable. Si on l'examine au lit, dans le décubitus dorsal, on constate un raccourcissement de trois centimètres environ du membre inférieur gauche, raccourcissement qui, du reste, n'est qu'apparent, car la mensuration des deux membres, de l'épine iliaque antérieure et supérieure à la malléole interne, donne absolument les mêmes résultats des deux côtés. En outre, si on fait fléchir les cuisses sur le bassin et les jambes sur les cuisses, et si les membres, étant dans cette position, on les met en contact, rotules et malléoles se trouvent exactement au même niveau, toute inégalité cesse immédiatement.

L'individu étant toujours dans le décubitus dorsal, si on réunit, au moyen d'un lacs, les deux épines iliaques antérieures et supérieures, on constate facilement que celle du côté gauche est plus élevée que l'autre d'environ trois centimètres : la différence du niveau est égale au raccourcissement du membre inférieur gauche. Si on examine N... dans la station verticale, l'élévation du bassin disparaît, les épines iliaques antérieures se trouvent à la même hauteur, les plis fessiers sont exactement sur la même ligne, et la fesse ne présente ni gonflement ni aplatissement anormaux. Pas de douleur provoquée par la pression dans l'aine ni au niveau du grand trochanter. Les mouvements imprimés dans tous les sens ne sont nullement douloureux. Pendant la marche, à chaque pas, le tronc s'incline fortement à gauche, mais il est facile de constater que les oscillations latérales du corps sont loin de présenter toujours la même étendue. Le raccourcissement apparent n'étant que le résultat de l'élévation du bassin, j'eus recours aux moyens suivants pour le faire cesser : j'exerçai à l'aide d'un lacs fixé à l'une des barres du lit une assez forte traction sur le pied, tandis que deux autres lacs, fixés d'une part à une ceinture entourant solidement le thorax, et de l'autre à la tête du lit, servaient à faire la contre-extension. En le suspendant à l'aide de lacs placés sous les aisselles, et en attachant un poids assez faible au pied, il me fut encore facile de faire cesser le raccourcissement. Enfin, une traction assez peu forte à l'aide des moufles me permit de le faire disparaître encore plus rapidement et plus complétement.

Pendant toutes ces expériences, il était facile de constater que N... faisait des efforts considérables pour résister aux tractions, des contractions fibrillaires énergiques agitaient ses muscles de la cuisse en particulier. Enfin, observé plusieurs fois à son insu, il a été surpris marchant presque sans boiter. Chez cet individu, la fraude est évidente, mais il s'obstine et persiste dans sa simulation, et je me propose de le renvoyer à son régiment avec une note détaillée, et ce diagnostic, que je considère comme parfaitement motivé : *Claudication simulée.*

il en est encore d'autres qui, pour imiter la claudication, maintiennent pendant la marche une des jambes un peu fléchie, et la portent légèrement en dedans; ils cherchent en un mot à prendre la démarche des individus qui ont les genoux cagneux. L'élongation, le relâchement anormal des ligaments latéraux internes qui favorise cette déviation en dedans du genou, le *varus* du genou s'observe encore assez souvent; j'ai eu l'année dernière l'occasion de proposer pour la réforme un homme dont la claudication ne tenait pas à une autre cause.

La claudication, quels qu'en soient le type et la cause, est accompagnée d'une déviation du bassin qui est, suivant l'ancienneté de l'infirmité, ou temporaire ou permanente. M. Voillemier(1) a établi d'une manière générale que, lorsque le membre malade est raccourci et qu'il est capable de supporter le poids du corps pendant la progression, c'est de son côté que le bassin s'abaisse; si, au contraire, il ne peut supporter le poids du corps, soit à cause de la douleur (dans la coxalgie par exemple), soit à cause d'un raccourcissement trop prononcé, le bassin s'abaisse du côté opposé.

Pour que l'équilibre du tronc soit conservé, une modification dans les courbures du rachis est forcément la conséquence de cette inclinaison du bassin, une scoliose lombaire se produit toujours pour la compenser, et la convexité de la courbure anormale regarde toujours le côté où le bassin est abaissé. Chez le condamné militaire dont je vous ai déjà parlé, on constatait ainsi une légère scoliose qui disparaissait très-facilement lorsqu'on invitait le malade à écarter les jambes et qu'on faisait ainsi cesser l'élévation volontaire d'un côté du bassin. Chez un simulateur obstiné, la déformation du rachis pourrait bien, comme dans les cas de claudication réelle, devenir persistante, être acquise définitivement.

(1) Voillemier, *Clinique chirurgicale*. Paris, 1862, chap. vii : De la Claudication, p. 167.

La mensuration pourra, dans un grand nombre de cas, vous permettre d'apprécier l'inégalité des membres et par conséquent l'existence d'une cause réelle de claudication ; mais les résultats fournis par ce mode d'exploration ne doivent pas, vous le savez, toujours être acceptés sans contrôle ; ils peuvent parfois, et tout spécialement dans la coxalgie, être entachés d'erreur, et les divers procédés de mensuration conseillés dans ce cas (Giraud-Teulon, Malgaigne, Parise, Martin et Collineau), prouvent combien il est difficile d'arriver à des résultats incontestables (1). De plus, la claudication pouvant avoir son origine, sa cause dans le tronc ou le bassin, l'égalité des deux membres ne suffirait pas pour trancher la question dans un cas douteux.

Je dois vous signaler un fait indiqué par M. Voillemier (2) d'une façon spéciale et qu'il me paraît possible d'utiliser ici : quand un individu éprouve, dit ce chirurgien, de la douleur dans la marche, il évite de porter alternativement le tronc sur l'un et l'autre membre, et, autant que possible, il l'incline du côté sain, il fait toujours partir le membre malade le premier. Pour détacher le pied du sol, il lui faut reporter tout le poids du corps sur un seul membre, et instinctivement il choisit le membre sain. Chez un individu suspect, vous ne devrez donc pas manquer d'observer si le membre prétendu malade est bien celui qui est toujours porté le premier en avant.

De plus, quand on fait marcher un malade réellement atteint de claudication sur un sol mou, les empreintes les plus profondes, cela s'explique facilement, appartiennent au membre sain ; dans un cas suspect, vous pourriez vérifier si les choses se passent de la sorte.

Enfin, si après un examen attentif vous n'aviez trouvé au-

(1) Nicaise, *Diagnostic des maladies de la hanche*, thèse d'agrégation, 1869. p. 24.

(2) Voillemier, *loc. cit.*, p. 151.

cune cause plausible de claudication, il faudrait recourir à la surprise, observer l'individu à son insu et, pour découvrir la fraude, pas n'est besoin de voir le faux malade, il suffit de l'entendre marcher : Brodie a, avec raison, conseillé cette manière de procéder pour diagnostiquer la claudication : d'après le rhythme des pas, il est facile de juger s'ils sont bien égaux, et les intervalles les plus longs, s'il y a inégalité, doivent correspondre à l'action du membre sain.

La claudication qui résulte d'une affection douloureuse telle qu'un rhumatisme musculaire, une sciatique, peut présenter des intermittences, et par conséquent il ne faudrait pas conclure de la non-continuité de l'infirmité à sa simulation.

Des corps étrangers intra-articulaires, suivant la position qu'ils occupent, déterminent des douleurs dont l'intensité est très-variable, et, dans ces cas, la claudication suit exactement les mêmes variations que la douleur.

Enfin on a signalé dans ces dernières années une forme spéciale de claudication intermittente ne se produisant que lorsque l'individu a marché pendant quelques instants, et qui, comme dans un cas observé par M. Charcot, était le résultat d'une oblitération presque complète des artères iliaques internes et externes droites, par une tumeur anévrysmale de l'iliaque primitive du même côté. Au bout d'un quart d'heure de marche, il survenait dans le membre du malade, comme chez les animaux présentant une oblitération de l'aorte, une réelle paralysie ischémique.

Il faut bien que vous sachiez que l'inégalité des membres n'entraîne pas forcément la *claudication*, qu'il est possible à l'aide de certains artifices de *dissimuler* cette infirmité.

A la suite de fractures consolidées avec chevauchement, un raccourcissement de plusieurs centimètres, ainsi que l'a démontré surtout Velpeau, peut être corrigé en relevant le bassin du côté sain ; l'individu raccourcissant ainsi le membre dont la longueur est normale, remédie à une cause de claudication incontestable. Le même résultat peut être obtenu d'une manière inverse en marchant sur la pointe du pied du membre le plus court ; mais, pour rendre la claudication apparente dans ce cas, il suffit d'engager le malade à accélérer la marche.

Certains individus, présentant une inégalité congéniale des membres inférieurs, élèvent instinctivement le bassin du côté le plus long et corrigent ainsi cette cause de claudication. Il importe d'être bien prévenu de ce fait afin de ne pas accepter, comme propres au service militaire, des hommes qui, une fois incorporés, pourraient arguer de ce vice de conformation pour réclamer leur réforme.

Il me reste encore à vous signaler, avant de passer à l'étude des paralysies simulées, un genre de fraude dans lequel le système musculaire joue aussi le rôle le plus actif. Vous savez parfaitement que des jeunes gens dont la taille dépasse seulement de quelques millimètres le minimum réglementaire ($1^m,55$), cherchent, par des marches prolongées, à obtenir une légère diminution qui leur vaudra l'exemption du service. On répète généralement que la perte en hauteur qui peut ainsi être acquise, est due à l'affaissement des disques inter-vertébraux, tandis qu'elle est due tout simplement à l'exagération des courbures physiologiques du rachis ; les expériences de l'abbé Fontenu, rappelées par Malgaigne, dans ses leçons d'orthopédie, ne laissent pas le moindre doute à cet égard.

Parfois, ainsi que je vous en ai déjà cité un exemple, des conscrits, pour *obtenir la diminution de la taille*, pour *se raccourcir*, se passent des courroies fortement serrées sous les cuisses et sur les épaules ; ils déterminent ainsi une déviation du rachis dont la diminution de la taille est la conséquence forcée. En examinant la colonne vertébrale de ces individus, on constate si elle présente sa rectitude normale, et, pour éviter qu'ils ne diminuent leur taille en fléchissant légèrement les genoux ou en inclinant le tronc, il suffit de les faire étendre horizontalement et de les toiser dans cette position.

La *simulation des paralysies* est un fait encore assez fréquent, et même aujourd'hui de semblables fraudes peuvent être pour un médecin instruit la cause de sérieuses difficultés. Le plus souvent les paralysies simulées sont des paralysies de la motilité limitées à une portion très-restreinte du corps, à un ou plusieurs doigts (1), à un membre ; il est bien rare de voir des simulateurs assez osés pour feindre des paralysies plus étendues, une hémiplégie ou une paraplégie par exemple. Ordinairement l'abolition des mouvements est attribuée à un traumatisme quelconque, à des contusions, à des chutes, à des luxations, à des blessures qui ont pu intéresser des filets nerveux. Lorsque de pareilles causes sont allégnées, il faut non-seulement en constater la réalité, mais chercher, en s'appuyant sur les données anatomiques et physiologiques, si elles sont susceptibles de rendre compte de la paralysie dont l'individu se prétend atteint.

On ne saurait, pour éviter de regrettables erreurs, examiner le malade suspect avec trop de soin, car une blessure en apparence légère peut parfois suffire pour expliquer les accidents de paralysie. Percy et Laurent (2) ont, en particulier, rapporté l'histoire d'un soldat qui était atteint de paralysie du

---

(1) J'ai en ce moment dans mon service un jeune soldat entré à l'hôpital avec ce diagnostic : *Paralysie de la main gauche,* et que je crois devoir considérer comme plus que suspect. Cet homme raconte qu'étant en congé dans sa famille, il s'était couché un soir bien portant et que le lendemain, en s'éveillant, il avait constaté à son grand étonnement que sa main était paralysée. Le jour de son entrée, un mois après, il présentait l'état suivant : le pouce est maintenu immobile dans l'abduction, les quatre autres doigts, légèrement fléchis, sont aussi immobiles, l'individu prétend ne pouvoir leur imprimer aucun mouvement, ni de flexion ni d'extension, mais les mouvements communiqués s'exécutent sans difficulté ; les mouvements du poignet sont conservés, la paralysie est limitée aux doigts ; la sensibilité cutanée est intacte. — Quelques séances d'électrisation ont suffi pour faire disparaître cette prétendue paralysie.

(2) Percy et Laurent, *loc. cit.,* p. 349.

deltoïde et chez lequel l'infirmité, pendant longtemps considérée comme suspecte, était due à la section du nerf circonflexe. Cette blessure résultait d'un coup d'épée qui n'avait laissé pour toute trace qu'une cicatrice non déprimée et à peine perceptible. Lorsque des blessures ont pu intéresser d'autres nerfs des membres, le nerf radial, le nerf cubital, le nerf médian, il faut constater si les muscles prétendus paralysés sont bien ceux auxquels le nerf lésé fournit les rameaux moteurs. Il y a dans tous ces cas à faire une analyse physiologique des phénomènes que je dois me borner ici à vous indiquer. Toutes ces paralysies partielles ne sont pas le résultat de lésions traumatiques des nerfs mixtes ou des nerfs moteurs qui se distribuent aux muscles ; dans certaines intoxications, dans l'intoxication plombique en particulier, la paralysie souvent porte son action sur des groupes spéciaux de muscles, sur les muscles extenseurs du poignet. Cet accident est rarement primitif, généralement il a été précédé par d'autres phénomènes d'intoxication, par des coliques ; et, si vous vous trouviez en face d'un individu qui alléguerait une semblable cause pour expliquer sa paralysie, vous auriez tout d'abord à rechercher s'il a été réellement exposé aux émanations plombiques. L'emploi de l'électricité pourrait être ici de quelque utilité ; lorsque la paralysie est due à la lésion récente d'un nerf, la contractilité électrique ne présente qu'une certaine diminution, tandis que dans la paralysie saturnine elle est considérablement amoindrie et même souvent totalement abolie (1). Dans les paralysies de cause cérébrale par contre, au moins tant que les fibres musculaires ne sont pas altérées, la contractilité électrique reste à peu près intacte.

Dans toute paralysie, l'atrophie musculaire, au bout d'un temps plus ou moins long est un fait constant ; il va sans dire

(1) G.-B. Duchenne (de Boulogne), *de l'Électrisation localisée*, 2ᵉ édition. Paris, 1861, p. 308.

que rien de semblable ne se produit dans les cas de simulation.

Lorsque la paralysie siége au membre supérieur, non-seulement on observe l'atrophie, la diminution des masses musculaires, mais à la main en particulier on ne rencontre plus, si la maladie remonte à une époque éloignée, les callosités, les épaississements épidermiques que la continuité des mouvements et l'exercice de la plupart des professions impriment tout spécialement à ces parties.

Lorsque la paralysie est due à la lésion d'un nerf mixte, des troubles se produisent non-seulement du côté de la motilité, mais encore du côté de la sensibilité, et, bien qu'on ne puisse attacher une importance réelle aux renseignements que le simulateur fournit sur l'état de la sensibilité, on doit cependant ne pas négliger de diriger l'examen dans ce sens ; l'hésitation qu'il met dans ses réponses, les contradictions qu'on peut lui faire commettre ont dans ces cas une valeur morale qui n'est pas à dédaigner. Enfin, dans ces paralysies périphériques, d'après Bærensprung (1), il y a une diminution très-appréciable de la température des parties innervées par les nerfs paralysés.

Dans toute paralysie de cause centrale, lorsque la sensibilité cutanée est lésée, il est aussi une autre fonction qui présente toujours des altérations faciles à constater : la température du côté malade diffère toujours de celle du côté sain. Dans une note adressée à l'Académie de médecine, en 1865, M. Péter (2) a établi que l'élévation de la température d'une région est *dans de certaines limites* inversement proportionnelle au degré de la sensibilité : quand celle-ci diminue morbidement, la température s'élève ; quand, au contraire, la sensibilité s'exalte, la température diminue. La température peut varier d'un demi-degré à un degré et demi et même deux de-

<hr>

(1) Bærensprung, *Müller's Archiv für Anatomie*. 1852, p. 217-286.

(2) M. Péter, *Bulletin de l'Académie de médecine*. Paris, 1865, t. XXX, p. 357, et 1867, t. XXXII, p. 545. — *Gazette hebdomadaire*, 1867, p. 201.

grés centigrades. Souvent, elle ne s'abaisse ou s'élève que d'un demi-degré.

Il y a là un fait intéressant que je devais vous signaler et qui pourrait dans certains cas servir jusqu'à un certain point de moyen de contrôle, lorsqu'un malade suspect présente soit de l'anesthésie, soit de l'hyperesthésie cutanée.

Un médecin autrichien, le docteur Wladimir Tomsa (1), a encore dans les cas, de paralysies périphériques suspectes recommandé l'emploi du sphygmographe. D'après ce médecin, lorsqu'on prend un tracé sur une artère d'un membre paralysé, la diminution d'élasticité des parois du vaisseau s'accuse par une ligne d'ascension fortement inclinée, la formation d'un plateau plus ou moins étendu et une ligne de descente inégale donnant au pouls un léger caractère de dicrotisme. J'ai fait quelques recherches sur les caractères du pouls dans les membres paralysés et je n'ai pas obtenu de résultats aussi nets que le docteur Tomsa, mais, du reste, en admettant comme bien établis les faits qu'il indique, nous possédons dans ces cas d'autres moyens d'investigation plus sûrs, plus démonstratifs qui font que, pour ma part, je ne crois pas devoir attacher beaucoup d'importance à l'emploi du sphygmographe. Cet instrument ne saurait jamais nous fournir qu'un complément de preuve et non la démonstration de la fraude.

Enfin on a encore conseillé (2), pour distinguer les paralysies réelles des paralysies simulées, de se livrer à quelques recherches dynamoscopiques. — Vous savez, sans doute, qu'il y a quelques années M. le docteur Collongues a étudié, sous le nom de *dynamoscopie,* un moyen d'exploration qui permet, par l'application de l'oreille sur différentes parties du corps et principalement sur les doigts, de constater à

(1) Wladim. Tomsa, *Allgemeine militärische arztliche Zeitung*, 3, 4. 1864.
(2) Michéa. *Dictionnaire de médecine et de chirurgie pratiques*. Paris, 1869, t. XI, art. DYNAMOSCOPIE, p. 713.

l'état normal deux bruits distincts, l'un continu, c'est *le bour-donnement*, l'autre intermittent, inégal, c'est le *bruit de pétillement*. Quand un membre est complétement paralysé, il y a absence totale de bourdonnement, et lorsque la paralysie est incomplète, les bruits toujours diminués présentent une intensité variable suivant son degré (1).

L'attitude particulière du membre paralysé doit être dans des cas douteux soigneusement examinée, et lorsque la paralysie alléguée siége en particulier au membre inférieur, la démarche peut fournir des signes de la plus grande valeur que j'aurai à vous rappeler dans quelques instants en vous parlant de l'hémiplégie et surtout de la paraplégie au point de de vue de la simulation.

Vous trouverez, dans les *Annales d'hygiène*, une observation de paralysie limitée à un membre inférieur, rapportée par M. Ambroise Tardieu (2), et qu'il me paraît utile de vous relater succinctement afin de bien vous montrer ce que peut une analyse physiologique minutieuse dans l'appréciation des caractères de la simulation. « Il s'agit d'un employé de chemin de fer qui, à la suite d'un grave accident ayant déterminé une fracture du bassin, se prétendait atteint de paralysie du membre inférieur droit et demandait à la Compagnie d'énormes dommages-intérêts. Cet homme jeune, dit M. Tardieu, est d'une vigueur peu commune, le développement musculaire considérable des membres inférieurs est plus développé du côté droit que du côté gauche, et c'est précisément le côté droit qui serait atteint de paralysie. Si, prenant dans les deux mains le membre inférieur droit, on maintient la jambe élevée pendant un certain temps sans la

(1) L. Collongues, *Traité de dynamoscopie*, 1 vol. in-8. Paris, 1862, p. 284.

(2) Tardieu, *Question médico-légale de la simulation* (*Annales d'hygiène et de médecine légale*, 1868, 2ᵉ série, t. XXX, p. 100).

soutenir complétement, les muscles de la jambe et de la cuisse entrent en jeu instinctivement pour l'empêcher de céder à son propre poids. Le membre inférieur gauche est parfaitement sain et vigoureux et présente cette singulière anomalie d'une paralysie que l'on a attribuée à une lésion des lombes ou de la moelle et qui ne frapperait que d'un seul côté. La jambe droite pendant la station debout, au lieu d'être pendante, est demi-fléchie et comme portée par l'individu ; lorsqu'il est courbé, tous les mouvements de flexion et d'extension sont facilement imprimés à la jambe, il n'y a donc ni ankylose ni rétraction musculaire, et c'est par un effort volontaire que la jambe est maintenue à demi fléchie pendant que l'individu se tient debout; le bout du pied et l'extrémité du gros orteil seuls portent alors sur le sol, et, loin d'être mou, pendant et inerte, le membre est alors dur, raide et contracté. Si on l'engage à poser les deux pieds à plat en se tenant immobile, il a soin de prendre la jambe droite avec sa main et de la placer dans l'attitude que nous lui demandons. Il s'y maintient bien en inclinant un peu le bassin du côté droit, et les muscles sont alors dans le relâchement, mais quand on l'invite à se remettre en marche, il commence par replier la jambe supposée paralysée par un mouvement qui atteste précisément la force et le libre jeu des muscles de ce membre. »

On trouve, relatés dans les auteurs, quelques faits de *simulation d'hémiplégie*. Les causes invoquées pour expliquer cette grave infirmité sont toujours des traumatismes, des coups, des chutes sur la tête, dont nous avons tout d'abord à constater les traces et à apprécier la gravité.

Vous savez fort bien que les paralysies, la paraplégie, et surtout l'hémiplégie gauche sont des accidents que l'on observe fréquemment chez les hystériques : il en est, parmi ces malades, qui par un caprice inexplicable ou pour exciter la pitié de ceux qui les entourent, affectent des paralysies imaginaires. Leur obstination s'accroît même, dit M. Lassalle (1), par le succès de leur ruse, et augmente en raison des soins que leur prodigue le médecin qui s'est laissé tromper.

Avant d'examiner l'individu suspect, il faut se faire renseigner avec soin sur l'époque du début de l'accident, sur la manière dont la paralysie est survenue, sur la marche de la maladie, et un interrogatoire habilement dirigé pourrait, en provoquant les hésitations, les contradictions même du prétendu malade, mettre sur la voie de la fraude.

Fallot (2) a pu ainsi, dans un cas d'hémiplégie simulée, affirmer qu'il y avait fraude, en se basant tout spécialement sur les contradictions constatées dens les renseignements fournis par le faux malade.

L'hémiplégie se produit toujours, vous le savez, du côté opposé à la lésion cérébrale, et il pourra arriver que le simulateur, ignorant ce fait, se prétende paralysé du côté où existe la lésion à laquelle il attribue son infirmité.

Les individus qui cherchent à nous tromper sont souvent moins maladroits ; Percy (3), a ainsi rapporté l'observation d'un conscrit qui parvint à se faire exempter en simulant très-habilement une hémiplégie. Cet individu se disait paralysé du côté gauche ; la bouche était tournée à droite, la salive s'échappait par la commissure droite, il tenait son bras appuyé contre la poitrine, la main fléchie et le pouce en dedans, il marchait en traçant un demi-cercle. On racontait qu'il avait fait une chute de plus de trente pieds de haut sur le côté droit de la tête et qu'on avait été sur le point de le trépaner. Il fut réformé : au moment où on lui dit de passer au bureau pour avoir une expédition de sa réforme, on s'aperçut qu'il souriait malignement à sa mère.

(1) A. Lassalle, *Recherches sur la paralysie hystérique,* Thèses de Paris, 1868, n° 96, p. 12.
(2) Fallot, *Mémorial de l'expert,* p. 251.
(3) Percy et Laurent, *loc. cit.,* p. 342.

E. BOISSEAU, Mal. sim.   29

Bucknill et Tuke (1) ont encore rapporté l'observation d'un
simulateur fort habile que je vais résumer brièvement.
En 1855, John Jackes fut accusé, aux assises du Devon, de
vol à la poche (pocket-picking). Il fut condamné aux travaux forcés pour quatre ans. En entendant la sentence, il
tomba comme frappé d'apoplexie. Transporté à la prison,
il y présenta tous les symptômes de l'hémiplégie, traînait
le gros orteil en marchant, présentait une légère déviation
des traits et avait la langue rejetée du côté paralysé. Cet
individu, au bout d'un an environ de séjour dans l'asile où
l'observait Bucknill, s'échappa de la manière suivante : avec
la poignée d'un gobelet d'étain, il se fit une fausse clef avec
laquelle il ouvrit une serrure qui fermait une fenêtre ; ce fut
par là qu'il s'échappa de nuit dans le jardin d'où il escalada
une porte haute de huit pieds et plus loin un mur de la
même hauteur.

Généralement, en même temps que la paralysie des
membres, on observe dans l'hémiplégie une paralysie faciale unilatérale, et les traits sont déviés du côté sain, l'action
des muscles de ce côté n'étant plus contre-balancée. Mais les
choses ne se passent pas toujours ainsi : vous savez tout aussi
bien que moi que, dans quelques cas, la paralysie faciale se
produit du côté opposé à la paralysie des membres, il y a,
comme on dit, paralysie alterne, et les traits sont alors déviés du côté où les membres sont paralysés ; on ne serait
donc pas aujourd'hui autorisé à conclure à la simulation
comme l'a fait, dans un cas d'hémiplégie suspecte, Moricheau-
Beaupré (1), parce que la déviation de la face existerait du
côté prétendu paralysé.

Lorsque l'hémiplégie remonte à une époque un peu éloignée, l'atrophie musculaire ne manque pas de se produire,
et souvent, surtout au membre supérieur, elle s'accompagne

(1) Bucknill et Tuke, *Manual of psychological medicine.* London, 1858.
(2) Moricheau-Beaupré, *loc. cit.*, p. 90.

de contractures plus ou moins prononcées ; le membre tout
entier, le poignet et les doigts présentent une attitude toute
spéciale, toute caractéristique, les doigts amaigris sont fortement fléchis dans la paume de la main, et les ongles s'enfoncent dans la peau, un effort brusque ne permet pas de
les ramener dans l'extension, tandis qu'une traction plus
faible, mais lente et continue, permet plutôt d'amener un
certain degré de redressement qui cesse aussitôt qu'on abandonne les doigts à eux-mêmes. Du côté du membre inférieur
on observe aussi, mais à un degré moindre, l'amaigrissement,
l'atrophie musculaire, et la démarche de l'hémiplégique présente aussi certains caractères trop connus pour que je croie
devoir insister longuement sur ce point. Suivant que la paralysie du membre inférieur est plus ou moins complète, le pied
glisse sur le sol sans être soulevé, ou bien l'individu, pour
progresser, imprime à sa jambe un mouvement en arc de
cercle, il marche en fauchant. Dans l'hémiplégie réelle, liée
toujours à des lésions cérébrales, la contractilité musculaire
électrique reste intacte, au moins tant que la fibre musculaire
n'est pas altérée ; l'épreuve au moyen de l'électricité ne saurait donc être utilisée au point de vue du diagnostic, dans
les cas douteux, mais on pourrait y recourir pour intimider,
effrayer même certains simulateurs ; il va sans dire que les
médecins qui ne craignent pas de recourir aux anesthésiques, trouveraient dans les inhalations chloroformiques
un moyen excellent de dévoiler immédiatement la fraude.

L'étude de la température pourrait aussi rendre des services dans un cas d'hémiplégie suspecte. Il résulte de recherches faites par M. H. Folet (1) que, dans l'immense majorité
des cas, la production d'une hémiplégie s'accompagne dès
le début d'une élévation de température du côté paralysé,

(1) **H. Folet,** *Essai de physiologie pathologique. Étude sur la température
des parties paralysées* (*Gazette hebdomadaire*, 1867, p. 179).

que l'équilibre calorifique persiste très-rarement, et que l'abaissement ne se rencontre presque jamais. — L'élévation varie de 0,3 à 1 degré ; les contractures n'ont pas d'influence appréciable sur cette augmentation qui ne tend à disparaître que lorsque survient l'atrophie qui s'accompagne au contraire d'un certain abaissement de température. Dunglison, Waters, et Lombroso ont observé des faits analogues (1).

Enfin, si, après un examen attentif, les doutes pouvaient subsister, ce qui me semble bien peu probable, en soumettant l'individu suspect à une observation prolongée et attentive, on ne pourrait manquer de le surprendre se servant des membres prétendus paralysés.

Lorsque le malade accuse seulement une paralysie incomplète, on peut employer avec avantage le dynamomètre pour s'assurer de l'affaiblissement du membre supérieur en particulier. En répétant plusieurs fois de suite l'expérience, il pourra parfaitement arriver que les résultats obtenus présenteront des différences très-notables qui ne se produiraient pas si l'affaiblissement musculaire n'était pas volontairement exagéré.

La *paraplégie* a peut-être été *simulée* un peu plus souvent que l'hémiplégie. Je ne saurais ici vous énumérer les causes si variées de cette forme de paralysie ; en face d'un cas suspect, vous avez à les rechercher tout d'abord avec soin et à apprécier la valeur de celles qu'allèguent les malades. L'époque et le mode d'invasion, la marche de la maladie sont les points importants à élucider, et lorsque vous posséderez bien tous ces renseignements, vous aurez réuni des éléments de diagnostic fort précieux.

Si la paralysie remonte à une époque un peu éloignée,

______

(1) Ladame, *de la Température de l'homme. Recherches physiologiques et pathologiques.* Neuchâtel, 1866, p. 78.

vous ne manquerez pas de constater dans les cas réels une certaine atrophie musculaire qui ne saurait exister dans les cas de simulation. La sensibilité dans la paraplégie présente aussi toujours des altérations plus ou moins considérables que vous pourrez chercher à apprécier ; il pourra être aussi utile de prendre la température du membre sain et du membre prétendu malade, et de comparer les résultats thermométriques aux renseignements fournis par l'individu sur l'état de la sensibilité.

Toutes les fois que la moelle épinière est lésée et que la paralysie qui en résulte est complète, il y a, ainsi que l'a fait observer le professeur Schiff, une élévation de température des parties paralysées. Levier (1) a rapporté un cas d'apoplexie spinale dans lequel la température des extrémités paralysées fut toujours plus élevée que celle de l'aisselle : la plus grande différence observée fut de 1°,9, et Ladame (2) a observé une élévation de 1°,4 des membres paralysés chez un individu atteint de paralysie complète, consécutive à une fracture dela portion lombaire de la colonne vertébrale.

La contractilité musculaire électrique est abolie ou considérablement diminuée dans les cas où les membres sont soustraits à l'influence spinale, elle est au contraire conservée si cette influence persiste au point de vue du diagnostic de la gravité de la lésion de la moelle, ce mode d'exploration est donc fort important, mais, dans un cas suspect, cette épreuve ne saurait être utilisée.

Il vous faut examiner le sujet au lit dans le décubitus horizontal, debout dans la station verticale et pendant la marche, s'il peut exécuter quelques mouvements.

Lorsque la paralysie musculaire est complète, les membres, totalement immobilisés, sont étendus avec une légère abduc-

(1) Levier, *Beitrag zur Pathologie der Rückenmarksapoplexie*, Dissertation inaugurale. Berne, 1864.
(2) Ladame, *loc. cit.*, p. 78.

tion qui tend à porter en dehors la pointe des pieds, et ils ne subissent d'autres changements de position que ceux qui résultent passivement des mouvements du tronc. Il ne faudra donc pas négliger dans un cas suspect d'observer si l'individu n'exécute pas seul des mouvements qui nécessitent l'intervention des membres inférieurs. Si l'on soulève le membre au-dessus du lit, et si on l'abandonne ensuite à lui-même, il retombe comme une masse inerte ; dans les cas de simulation, la chute du membre n'est pas si brusque, instinctivement il se produit des contractions musculaires parfois très-apparentes qui empêchent le membre de retomber aussi rapidement. Lorsque l'on cherche, chez un paraplégique, à faire cesser l'extension constante du membre et à le placer dans une position demi-fléchie en l'appuyant sur le plan du lit par sa force externe, il reste à peine quelques instants dans cette position et il revient dans l'extension : le simulateur pourra bien ignorer cette particularité et laisser au contraire le membre dans la nouvelle position qu'on lui aura donnée.

On peut encore, pendant que l'individu est couché, faire l'expérience suivante : On le place en travers sur son lit, de manière que le bassin ne soit plus soutenu, et que les membres pelviens soient dépourvus aussi d'appui. On relève simultanément chaque pied en le saisissant par l'un des orteils, et en exerçant une traction légère comme pour allonger le membre que l'on ne maintient pas aussi élevé que le bassin. S'il n'y a pas de paralysie, on doit sentir le poids du membre diminuer peu à peu ; l'effort nécessaire pour le soutenir ainsi suspendu n'a plus besoin d'être aussi considérable, et en même temps on voit le relief de chaque rotule se dessiner davantage par suite des contractions énergiques qui se manifestent dans le triceps crural ; quand la paralysie au contraire est réelle, les muscles ne se contractent pas et les membres ne cessent pas de peser de tout leur poids sur les mains qui les soutiennent ; dans un cas de paraplégie simulée rapporté par Ollivier (d'Angers) (1), non-seulement il fut facile de constater les énergiques contractions des muscles extenseurs de la cuisse ; mais l'individu, préoccupé des observations que l'on faisait sur sa maladie, ne s'aperçut pas, à un moment donné, que l'on avait insensiblement abandonné ses deux pieds, et il continua de rester ainsi les membres inférieurs dans une extension complète, sans soutien et en les maintenant toujours raides et inflexibles. Chez ce simulateur, les preuves de la fourberie ne manquaient du reste pas ; la paralysie, d'après lui, remontait à trois années, et les membres inférieurs ne présentaient pas le moindre amaigrissement, la peau était fraîche, rosée, l'épiderme souple, non sec et écailleux. Enfin il avait été surpris sur la voie publique, complétement ivre et marchant vite, *quoiqu'en trébuchant.*

Dans un grand nombre de paraplégies, les mouvements réflexes provoqués par exemple par le chatouillement de la plante des pieds sont très-facilement produits, plus énergiques que chez les individus sains, et on peut alors affirmer qu'il y a paraplégie de cause organique, que la moelle est lésée matériellement (2). Ce fait malheureusement n'a pas toujours été interprété de la sorte, et il a pu servir à faire considérer comme simulateurs des malades atteints des formes les plus graves de la paraplégie.

La démarche spéciale du paraplégique vous est bien connue : lorsque l'individu peut progresser, ou il marche sans soulever la plante du pied, ou il fait glisser alternativement toute la plante sur le sol, ou bien encore si la paraplégie est plus incomplète, il marche en fauchant, le pied, au lieu de se porter directement d'arrière en avant, décrit un arc de cercle et retombe en masse sur le sol après avoir décrit ce trajet curviligne. Imiter convenablement cette démarche

<hr>

(1) Ollivier d'Angers (*Annales d'hygiène et de médecine légale*, 1843, 1re série, t. XXX, p. 371).

(2) Jaccoud, *les Paraplégies et l'ataxie du mouvement.* **Paris, 1864, p. 484.**

n'est pas chose facile ; nous-mêmes, qui avons si souvent
l'occasion de l'observer, nous réussirions probablement assez
mal si nous voulions la simuler. En outre, chez le paraplégique, quand le pied se détache du sol, dans l'effort que le
malade fait pour le soulever entièrement et le porter en avant,
le tronc se redresse et se renverse en arrière comme pour
contre-balancer le poids du membre inférieur, qu'un tremblement involontaire agite avant qu'il soit de nouveau appuyé sur le sol ; il est plus rare de voir le tronc courbé en
avant (1). Chez les simulateurs, au contraire, le corps s'incline en avant et les membres inférieurs sont maintenus dans
une extension forcée ; dans l'observation rapportée par Ollivier d'Angers, l'individu portait successivement les pieds
l'un devant l'autre, en les glissant sur le sol et en faisant de
petits pas sans le moindre écartement des cuisses et des
jambes.

Dans les paraplégies symptomatiques de lésions de la
moelle, on observe enfin certains phénomènes du côté de la
vessie et du rectum, dus à la parésie de ces organes, et que le
simulateur, le plus souvent, ne cherchera même pas à imiter.

Autrefois, on n'hésitait pas, dans tous les cas de paralysie
suspecte, à recourir, même avant d'avoir examiné et observé
le prétendu malade, à l'emploi des moyens douloureux
puisés surtout dans la médication révulsive : Helbig (2) a
rapporté deux observations d'hémiplégie simulée dans lesquelles l'emploi de semblables moyens détermina un rapide
aveu de la fraude; Fielitz (3) raconte avoir guéri *subitement*
une paralysie d'un membre inférieur à l'aide d'un moxa ;
une autre fois, il eut recours avec succès à la flagellation.

____

(1) Ollivier (d'Angers), *Traité des maladies de la moelle épinière*, 3e édition, t. II, p. 427.

(2) Helbig, *Bemerkungen über vorgeschützte Krankheiten (Rust's Magazin
der gesammten Heilkunde*, Bd. II, Hft. 2)

(3) Fielitz, *Annal. der Staatzarz.*, I, p. 153.

Mais les moyens douloureux n'ont pas toujours procuré à ceux qui y ont eu recours, des succès aussi brillants ; Fielitz lui-même avoue qu'il fut trompé par un hussard prussien, « qui simula, avec tant de science, une paralysie du pied droit qu'il le renvoya chez lui où il fut aussitôt guéri, qu'arrivé et libre. » Dans un autre cas rapporté par Fodéré (1), les révulsifs les plus énergiques vinrent aussi échouer contre la ténacité du simulateur : Un déserteur condamné aux travaux publics simulait une paraplégie incomplète ; il supporta plusieurs fois l'application des vésicatoires, des moxas, des ventouses scarifiées, demandant lui-même avec instance de nouveaux remèdes et ayant été gràcié et réformé au bout de 13 mois, il continua d'abord à marcher sur ses deux béquilles, mais bientôt il ne s'appuya plus dessus que lorsqu'il se savait observé.

Je puis encore vous rapporter, comme exemple de la persévérance et de l'obstination de certains individus, les deux faits suivants.

Dans le premier, observé par M. Marshall (2), il s'agit d'un individu qui prétendait avoir perdu l'usage de ses extrémités inférieures, et supporta pendant deux ans, sans se déconcerter, toutes les épreuves auxquelles on jugea à propos de le soumettre. Dans le nombre, se trouvait la suivante, dont, le cas échéant, on pourrait faire l'application : On l'enferma dans une petite chambre, et on plaça au-dessus de sa tête une planche chargée de provisions de bouche, disposée de manière à ce qu'il ne pût y atteindre qu'en se redressant sur ses pieds. Au bout de 48 heures, les provisions étant encore intactes, on crut l'expérience suffisante, on le proposa pour la réforme et on l'embarqua pour l'Angleterre. Avant que le bàtiment mît à la voile, le feu s'y déclara ; les passagers se précipitèrent dans les chaloupes ; à leur débarque-

(1) Fodéré, *Traité de médecine légale et d'hygiène publique*, t. II, p. 474.
(2) Marshall, *Hints to young medical officers*, p. 124.

ment sur le quai, on les passa en revue, et on ne fut pas médiocrement surpris de voir que le prétendu paralytique, non-seulement avait sauvé sa personne, mais encore ses habits et son coffre. Il fut renvoyé à son corps avec une recommandation en bonne et due forme.

Dans le second fait, rapporté par Fallot (1), il s'agit d'un soldat qui disait avoir perdu l'usage de son bras droit. « Le chirurgien, suspectant de la fraude et ayant essayé vainement d'autres moyens pour en obtenir l'aveu, déclara qu'il fallait faire l'amputation du membre paralysé. A cet effet, on transporta l'intéressé à l'amphithéâtre, où tout l'appareil pour faire l'opération était placé en évidence. Le tourniquet fut appliqué, le couteau mis en contact avec les chairs ; aucun signe d'émotion ne se montra sur sa figure. Le chirurgien, embarrassé, inventa quelque prétexte pour ne pas passer outre.

« Cependant, il n'en resta pas moins convaincu que l'infirmité était simulée, et proposa bientôt une évacuation de malades, dont le simulateur fit partie. Elle devait traverser une rivière. Le chirurgien convint avec le conducteur de l'embarcation qu'à un signal donné on y précipiterait l'homme en question, qu'il connaissait pour un bon nageur. La chose fut faite : mais quelle ne fut pas la perplexité du chirurgien, en le voyant prêt à s'enfoncer, épuisé par les efforts qu'il avait faits pour se tenir à flot avec le bras gauche ! Il allait crier qu'on se hâtât de lui donner du secours, quand il l'entendit proférer un gros juron et le vit s'aider incontinent de ses deux bras. » Inutile de vous dire que je ne vous engage nullement à user de semblables procédés.

Enfin, comme exemple réellement inouï de simulation, je vous engage à lire une observation fort intéressante rapportée par le docteur Merland (2) avec beaucoup de détails :

(1) Fallot, *Mémorial de l'expert*, p. 268.

(2) Merland, *Singulière affaire de simulation (Annales d'hygiène et de médecine légale*, 1864, 2e série, t. XXII, p. 141).

La femme qui fait l'objet de cette observation simulait à la fois la paralysie des quatre membres, la cécité, des vomissements de matières fécales, et enfin s'était introduit, dans le rectum et les parties génitales, un nombre considérable de corps étrangers dans le but d'accuser de ces violences, des individus qu'elle désirait faire punir. Elle fut observée avec soin à l'hôpital de Napoléon-Vendée, et on ne tarda pas à s'apercevoir que, pendant la nuit, elle exécutait certains mouvements ou qu'elle accomplissait des actes qui devaient les nécessiter ; en outre, l'emploi du chloroforme permit de constater que les muscles des membres supérieurs en particulier n'étaient nullement atteints de paralysie.

Parfois, des faits en apparence insignifiants, sans rapport avec l'infirmité alléguée, ont pu mettre sur la voie de la vérité. C'est ainsi que Ollivier (1) (d'Angers), dans un cas qui fut l'objet d'une controverse animée (2), dévoila la supercherie en visitant inopinément une femme suspecte de simulation d'une paralysie des membres inférieurs et du membre supérieur droit. Il constata dans le vase de nuit de cette femme, qui était placé sous son lit, la présence de matières fécales alors que personne depuis un certain temps n'avait pénétré dans sa chambre. Il était évident qu'elle avait pu elle-même prendre son vase de nuit, se placer dessus et le mettre ensuite sous son lit.

Pour découvrir la fraude, vous venez de le voir par les quelques faits que je vous ai cités, les moyens douloureux, violents, outre qu'en toute justice nous ne devons y recourir qu'avec ménagement, peuvent parfaitement ne pas déterminer un simulateur à capituler. On a encore eu recours à certains moyens de surprise plus ou moins ingénieux dont

----

(1) Ollivier (d'Angers), *Annales d'hygiène et de médecine légale*, 1re série, t. XXX, p 369.

(2) D. Macloughlin (d'Édimbourg), *Consultation médico-légale sur quelques signes de paralysies vraies et sur leur valeur relative*. Paris, 1841.

je ne saurais vous conseiller l'emploi : on a proposé, pour déjouer la fraude dans des cas de paraplégie suspecte, par exemple, d'allumer une botte de paille autour du lit du simulateur et de crier au feu : l'individu épouvanté s'enfuit à toutes jambes. Je trouve pour ma part tous ces subterfuges indignes d'un médecin qui se respecte, et je crois qu'il est permis d'affirmer que, sans recourir à l'emploi de moyens violents, un médecin instruit, en analysant avec soin les phénomènes que présente l'individu soumis à son observation, pourra toujours, avec les seules armes que la science met à sa disposition, distinguer la fraude de la réalité, ne pas confondre une paralysie réelle avec une paralysie simulée.

Le *tremblement*, limité à un membre ou même s'étendant à plusieurs, a été assez souvent *simulé*. Percy rapporte que, sous l'Empire, il n'était pas rare de voir des jeunes gens se présenter devant le conseil de révision avec une semblable infirmité, qu'ils attribuaient à des convulsions éprouvées dans leur enfance. Lorsque nous avons à examiner un malade atteint de tremblement, nous recherchons tout d'abord à quelle cause, à quelle lésion ce phénomène peut être rattaché, et, en face d'un cas suspect, nous ne devons pas procéder autrement. Je ne saurais ici développer longuement cette étude séméiologique et je me bornerai à vous mettre sous les yeux le tableau suivant des causes du tremblement que j'emprunte à la thèse de M. Paul Latteux (1).

(1) Paul Latteux, *Étude clinique et physiologique séméiologique, sur le tremblement*, Thèses de Paris, 1868, p. 26.

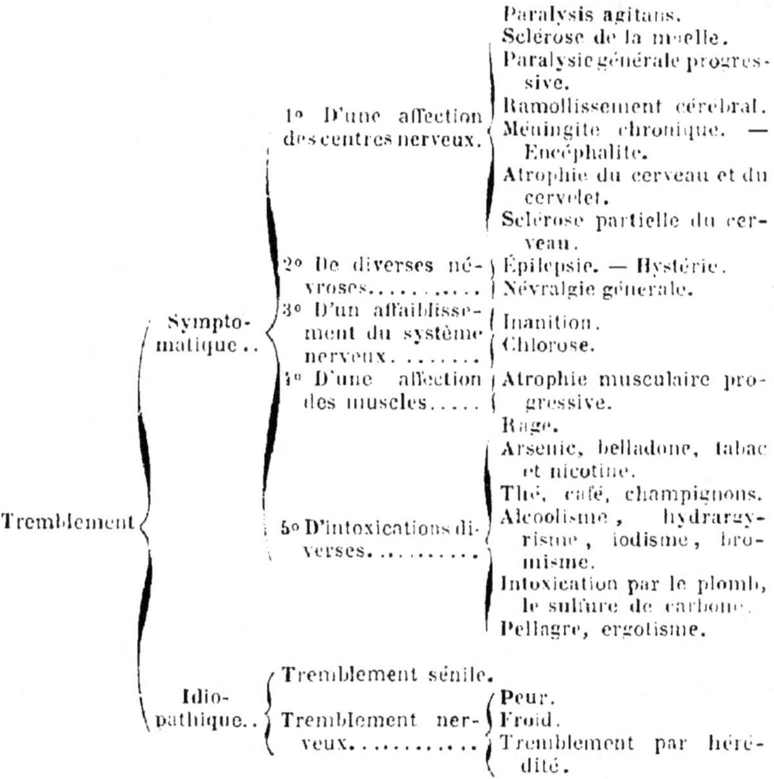

Tremblement

— Symptomatique :

1° D'une affection des centres nerveux.
- Paralysis agitans.
- Sclérose de la moelle.
- Paralysie générale progressive.
- Ramollissement cérébral.
- Méningite chronique. — Encéphalite.
- Atrophie du cerveau et du cervelet.
- Sclérose partielle du cerveau.

2° De diverses névroses.
- Épilepsie. — Hystérie.
- Névralgie générale.

3° D'un affaiblissement du système nerveux.
- Inanition.
- Chlorose.

4° D'une affection des muscles.
- Atrophie musculaire progressive.

5° D'intoxications diverses.
- Rage.
- Arsenic, belladone, tabac et nicotine.
- Thé, café, champignons.
- Alcoolisme, hydrargyrisme, iodisme, bromisme.
- Intoxication par le plomb, le sulfure de carbone.
- Pellagre, ergotisme.

— Idiopathique :
- Tremblement sénile.
- Tremblement nerveux.
  - Peur.
  - Froid.
  - Tremblement par hérédité.

Dans un certain nombre de maladies, le tremblement présente des caractères spéciaux bien tranchés qui permettent d'en indiquer presque sûrement l'origine ; une des formes que nous avons le plus souvent occasion d'observer, le tremblement alcoolique, est ainsi facile à distinguer de tous les autres. Dans deux maladies rares, étudiées avec soin seulement depuis quelques années, et qui autrefois ont été non-seulement méconnues, mais probablement aussi considérées quelquefois comme des maladies simulées, dans la paralysie agitante et la sclérose en plaques disséminées, le tremblement présente des caractères tout particuliers qu'il est important de connaître.

Dans la paralysie agitante, le tremblement commence le plus souvent par un des membres supérieurs, puis envahit le membre inférieur du même côté, et successivement les deux autres membres ; continu pendant la veille, il diminue, mais ordinairement ne cesse pas complétement pendant le sommeil (1) ; dans la sclérose en plaques disséminées, le tremblement débute au contraire par les membres inférieurs, et, au lieu d'être continu, il ne se manifeste que lorsque le malade fait intervenir sa volonté pour l'accomplissement d'un acte quelconque (2).

Si, dans un cas de tremblement suspect, après un examen attentif, on conservait des doutes, il faudrait soumettre le malade à une observation un peu prolongée, et on ne saurait tarder à le surprendre à un moment où il aurait oublié son rôle, où tout tremblement aurait cessé.

En vous parlant des varices, je vous ai dit que, soit pour provoquer la dilatation des veines, soit pour aggraver des varices réelles, certains simulateurs plaçaient à la racine des membres des liens fortement serrés ; le même moyen est encore parfois employé pour *déterminer un œdème* plus ou moins considérable des membres supérieurs ou inférieurs. Marshall (3), Fallot (4), ont en particulier rapporté des faits semblables. Pour produire le gonflement des membres, on a encore eu recours à l'insufflation d'une certaine quantité d'air sous la peau, à la production d'un emphysème artificiel ; enfin d'autres simulateurs, pour déter-

(1) L. Ordenstein, *Sur la paralysie agitante et la sclérose en plaques gé-néralisées*, Thèses de Paris, 1868, n° 254.

(2) Charcot, *la Paralysie agitante et la Sclérose en plaques disséminées* (*Gazette des hôpitaux*, 29 avril, 22 mai et septembre 1869).

(3) Marshall, *Hints to young medical officers*, p. 75.

(4) Fallot, *Mémorial de l'expert*, p. 245. — Lombard, *Mémoire sur la compression*.

miner un œdème plus ou moins étendu, s'exposent encore
volontairement à la piqûre de quelques abeilles. Pour un
observateur attentif, de pareilles tentatives de fraude ne sauraient jamais présenter de difficultés. — Des accidents plus
ou moins graves peuvent être la conséquence de toutes ces
manœuvres frauduleuses. Le docteur Merchy, cité par Fallot,
a ainsi observé à Liége un individu qui provoquait un gonflement considérable de la main et de l'avant-bras gauche, par
l'application d'un lien à la partie supérieure du bras, et chez
lequel « on découvrit à ce niveau une rainure circulaire profonde de plusieurs lignes, et au fond une ficelle qui venait
aboutir en dedans à un petit morceau de bois servant de ca-
bestan, et au moyen duquel l'individu pouvait à volonté
serrer et relâcher le lien. Celui-ci fut incontinent coupé et
laissa voir la peau rouge et corrodée dans toute la circonférence du bras et dans l'étendue de deux lignes environ de
haut en bas. »

Enfin, les simulateurs, dans des cas semblables, sont parfois victimes de leurs tentatives de fraude ; tout récemment,
j'ai eu dans mon service un homme chez lequel, à la suite
d'une pareille simulation, sont survenus des accidents qui
ont entraîné la mort. Voici du reste l'observation de ce
malheureux : Le 1er septembre entrait, à la salle des détenus,
le nommé S..., qui y avait déjà fait plusieurs séjours pour
des maladies insignifiantes. Le médecin de la prison avait
porté le diagnostic : *œdème du membre inférieur;* et au
billet d'hôpital était annexée une note du gardien principal
qui déclarait avoir surpris cet homme se heurtant violemment
le genou et la cuisse contre la muraille. Au moment de son
entrée au Val-de-Grâce, S... se trouvait dans l'état suivant :
le membre inférieur tout entier présentait un dévoloppement
anormal considérable, la jambe et le pied étaient fortement
œdématiés, et à la cuisse, outre l'œdème, on constatait, vers
sa partie inférieure et interne, une fluctuation profonde,

mais évidente, révélant l'existence d'une collection considérable de liquide. Un peu au-dessus de la rotule, on trouvait les traces d'une petite plaie récente dont le malade prétendait ignorer non-seulement le mode de production, mais encore l'existence. Pendant quelques jours, on eut recours à la compression, puis on appliqua un vésicatoire au niveau de la collection de liquide. L'œdème du pied et de la jambe diminua d'une façon notable, mais, à la cuisse, les choses restèrent stationnaires. Je me décidai alors à donner issue au liquide, je fis une ponction à la partie antérieure au point le plus saillant, et il ne s'écoula pas moins d'un demi-litre de pus extrèmement fétide. Une contre-ouverture fut faite à la partie postérieure de la cuisse, et un tube en caoutchouc passé à travers tout le trajet. Tout d'abord l'écoulement du pus s'effectua assez facilement, des injections à l'acide phénique, fréquemment répétées, étaient faites chaque jour, et j'eus un moment l'espoir d'obtenir une heureuse issue. Mais bientôt le pus fusa vers le jarret et vers la partie supérieure de la cuisse, la peau se sphacéla en plusieurs points ; des frissons, de la diarrhée survinrent, le malade s'affaissa rapidement, et le 3 octobre il succombait épuisé par la suppuration et avec des accidents de résorption putride. A l'autopsie, nous trouvâmes les muscles de la cuisse et du jarret complétement dissociés, la cuisse n'était plus, pour ainsi dire, qu'un vaste foyer purulent, le fémur était dénudé dans une grande étendue. L'articulation fémoro-tibiale était saine.

S..., tout en ayant reconnu qu'il était l'auteur volontaire de sa maladie, ne voulut jamais donner le moindre détail sur les moyens de provocation auxquels il avait eu recours. Il me paraît très-probable que non-seulement il avait heurté violemment sa cuisse, ainsi que l'avait constaté un des gardiens, mais qu'il avait en outre introduit profondément sous la peau, un corps étranger quelconque que les recherches les plus attentives ne nous ont pas permis de retrouver : la petite plaie signalée au-dessus de la rotule est bien de nature à justifier cette supposition. Quels que soient, du reste, les moyens employés par ce détenu, il est certain que chez un autre individu, non affaibli par un séjour déjà long dans une prison, ils n'auraient pas occasionné une suppuration aussi abondante et des accidents aussi graves.

Pendant longtemps, le vice de conformation connu sous le nom de *pieds-plats* fut considéré comme un motif d'exemption du service militaire ; sous l'Empire, un grand nombre de jeunes gens durent leur exonération à cette prétendue infirmité. Aujourd'hui, on est revenu de cette erreur que Gama le premier a bien signalée, et lorsque le pied présente seulement un effacement plus ou moins complet de la concavité plantaire normale, sans déviation appréciable, lorsque l'axe de la jambe passe bien par le centre de l'articulation tibio-tarsienne' l'homme est déclaré, à juste titre, apte au service. Dans le pied-plat simple, congénital, le squelette présente, il est vrai, souvent une particularité décrite par Rognetta (1) et qui consiste dans l'atrophie de la tubérosité postérieure de cet os ; mais cela ne paraît apporter aucune entrave à la marche, car les montagnards présentent fort souvent des pieds ainsi conformés, et vous savez qu'ils sont excellents marcheurs. On ne doit considérer le pied-plat comme un motif d'exemption que lorsqu'il s'accompagne d'une déviation appréciable en dehors, lorsqu'il se complique d'un certain degré de valgus : pendant la marche le bord interne du pied appuie alors sur le sol, et les malléoles internes, abaissées, frottent l'une contre l'autre. Parfois, des remplaçants cherchent à *dissimuler* une pareille déviation, et pour cela ils renversent légèrement le pied en dedans en appuyant son bord externe sur le sol ; mais,

(1) Rognetta, *Recherches expérimentales sur quelques maladies des os du pied peu connues jusqu'à ce jour (Archives générales de médecine*, 1831, 11e série, t. IV, p. 53).

E. BOISSEAU, Mal. sim.　　　　　　　　　30

au lieu de faire disparaître la mauvaise conformation du pied, ils ne font ainsi que la rendre plus apparente.

Le *chevauchement des orteils*, lorsqu'il est très-prononcé, entraîne l'exemption du service militaire. Quand le changement de direction remonte à une époque éloignée, des deux orteils superposés, l'inférieur présente une petite cavité persistante dans laquelle se loge l'orteil placé au-dessus.

On a cherché assez souvent à *provoquer* cette infirmité, soit simplement en portant des chaussures trop étroites, soit en fixant ensemble deux orteils, soit encore en attachant le gros orteil avec le troisième, de manière que le second se trouve au-dessous. Si la manœuvre n'a pas été continuée pendant longtemps, on remet facilement les orteils en place, et on ne trouve pas sur l'orteil inférieur la cavité que je viens de vous signaler comme constante dans les cas de réel chevauchement.

Lorsqu'un orteil présente une flexion permanente de la dernière phalange et qu'il appuie alors sur le sol non par la face plantaire, par sa pulpe, mais bien par son extrémité terminale, on dit que l'*orteil est en marteau* et que l'individu *marche sur l'ongle*. Cette lésion, lorsqu'elle existe à un degré très-prononcé, à cause de la gêne et des douleurs qu'elle détermine pendant la marche, est aussi un motif d'exemption. Plus d'une fois on a cherché à la *provoquer* artificiellement en maintenant un orteil dans cette vicieuse position. D'après l'aspect que présente l'extrémité de la phalange, il est facile de voir si l'individu marche réellement sur l'ongle ; lorsqu'il y a simulation, on peut sans grands efforts redresser l'orteil que l'individu prétend fléchi d'une façon permanente, et enfin on ne constate pas, au niveau de la face dorsale de l'articulation, l'épaississement épidermique qui ne manque pas de se produire quand la flexion de l'orteil est réelle.

SEIZIÈME LEÇON

DES BLESSURES SIMULÉES ET DES MUTILATIONS VOLONTAIRES.

De la simulation des blessures en général : par imitation et par provocation. — Des ecchymoses imitées et provoquées. — Des blessures volontaires. — Divers motifs qui peuvent porter les hommes à se blesser eux-mêmes. — Indices de fraude tirés des circonstances du fait, de l'examen des vêtements, des blessures, des armes employées.
Des mutilations volontaires. — Des mutilations rendant impropre au service militaire. — Importance des antécédents, de la position sociale de l'individu mutilé, des circonstances du fait, pour apprécier si la mutilation a été accidentelle ou volontaire. — *De la perte et de la destruction volontaire des dents.* — Peines encourues par les jeunes soldats qui se mutilent.
Blessures réelles considérées à tort comme des mutilations volontaires. — Rapport du baron J.-D. Larrey.
Des blessures aggravées, entretenues. — De l'exagération des accidents consécutifs à un traumatisme quelconque.
Des cicatrices. — Exagération des troubles fonctionnels qu'elles peuvent entraîner.
Dissimulation d'une lésion traumatique, d'une mutilation.
Simulation d'homicide. — Simulation de suicide par submersion, par empoisonnement. — Simulation de la mort.

MESSIEURS,

Je dois aujourd'hui vous entretenir des *lésions traumatiques*, des *blessures simulées*. D'une manière générale, on peut dire, avec M. Tourdes (1), que la simulation porte sur l'existence même des blessures, sur leurs causes ou sur leurs conséquences. Dans le' premier cas, les blessures sont

(1) Tourdes, *Dictionnaire encyclopédique des sciences médicales*, t. IX, p. 800, art. BLESSURES SIMULÉES.

alléguées sans qu'il existe la moindre lésion, ou bien elles sont imitées. Dans le second, elles sont réelles, mais, au lieu d'être accidentelles, elles ont été volontairement pratiquées, elles rentrent dans la classe des maladies provoquées ; assez souvent, encore, les lésions réelles sont bien attribuées à la cause qui les a produites, mais dans un but coupable on les aggrave volontairement ou on en retarde la guérison. Dans le troisième cas, enfin, on exagère ou on simule même complétement les divers troubles fonctionnels qui peuvent être la conséquence d'un traumatisme quelconque.

Lorsque les blessures sont simplement alléguées, lorsque les plaintes seules de l'individu pourraient faire croire à leur existence, rien n'est plus simple que de lever les doutes, l'examen direct des parties prétendues lésées doit suffire pour trancher immédiatement la question.

On ne cherche plus, aujourd'hui au moins, à imiter une solution de continuité des téguments, une plaie, mais il est d'autres lésions traumatiques, d'autres blessures dont l'imitation est encore assez souvent tentée. Dans les régiments de cavalerie en particulier, il n'est pas rare de voir des hommes *simuler des ecchymoses*. Généralement, ces lésions sont attri- buées à un coup de pied de cheval, parfois aussi à un coup de crosse de fusil. Les procédés mis en usage par les simula- teurs sont fort simples : celui auquel ils ont le plus souvent recours consiste à colorer la peau dans une certaine étendue, à la partie antérieure et moyenne de la jambe tout spéciale- ment, en la frottant avec une cuiller d'étain, une balle de plomb, ou bien encore de la mine de crayon. Pour complé- ter la simulation, ou au moins pour lui donner un peu plus les apparences de la réalité, il en est qui vont jusqu'à figurer sur la peau le fer du cheval et l'empreinte des clous.

Enfin, on a encore employé, pour *imiter les ecchymoses*, des liquides noirâtres, de l'encre par exemple, qui donne à la peau une coloration qu'à distance au moins, on peut confondre avec celle qui résulte d'une ecchymose récente. D'après J.-J.-G. Rieux (1), on s'est encore servi, dans le même but, de sulfure d'antimoine, de carbure de fer. La découverte de pareilles fraudes, vous le comprenez, ne saurait jamais présenter la moindre difficulté. L'infiltration sanguine, lorsqu'elle est réelle, ne présente jamais les limites nettes, bien tranchées, que l'on observe dans les cas de coloration artificielle de la peau ; en outre, si l'accident auquel l'ecchymose est attribuée remonte seulement à vingt-quatre ou quarante-huit heures, elle devra présenter des nuances variées, tandis qu'au contraire, lorsqu'il y a fraude, la coloration est toujours uniforme. Mais il est bien inutile d'insister sur ces caractères différentiels, car l'examen direct, dans des cas semblables, devra toujours suffire pour dévoiler la supercherie, et un simple lavage viendrait réduire à néant tous les récits du simulateur en faisant disparaître complètement la prétendue ecchymose.

Certains individus, pour faire croire qu'ils ont reçu des coups au visage, au cou, appliquent sur ces régions deux ou trois sangsues, qui déterminent toujours une suffusion sanguine assez étendue dans le tissu cellulaire sous-cutané ; la fraude est alors facile à reconnaître, car on trouve, au centre des ecchymoses ainsi produites, les morsures, les petites plaies triangulaires faites par les sangsues. Enfin, « on a vu des gens, dit Rieux, qui, pour assouvir leurs intérêts, leurs passions, se sont fait de véritables ecchymoses en frappant, serrant, tiraillant ou tordant la peau avec quelque instrument. Il est alors difficile de déterminer si l'ecchymose que l'on trouve doit être attribuée à la rixe, aux violences dont on se plaint. Cependant, si la visite de l'expert

____

(1) Lecieux, Renard, Laisné et Rieux, *Médecine légale*, 1819.—Rieux, *Considérations médico-légales sur l'ecchymose, la sugillation, la contusion, la meurtrissure*, **p.** 256.

n'avait eu lieu que plusieurs jours après la rixe alléguée et si l'ecchymose conservait, dans toute son étendue, une teinte rouge brunâtre, sans dégradation de couleur à sa circonférence, on pourrait assurer ou au moins présumer qu'elle est postérieure à l'époque indiquée et connue de la rixe. La forme de l'ecchymose peut aussi, dans quelques cas, servir à en indiquer la cause. »

On a pu encore provoquer des ecchymoses par une forte succion de la peau ; Rieux a en particulier rapporté avec détails une observation de ce genre qu'il est bon de connaître : « Une jeune femme saine, d'une bonne constitution, se plaignit, en justice, d'avoir, huit jours auparavant, reçu un coup à la mamelle gauche, et demanda à être visitée pour faire constater son état et la vérité de sa plainte. Un médecin et un chirurgien nommés d'office pour visiter la plaignante trouvèrent, à la mamelle gauche, deux ecchymoses superficielles sans gonflement, sans douleur, distinctes et séparées par l'intervalle d'un pouce ; l'une était située un peu au-dessus du mamelon, et l'autre à la partie supérieure et interne de la mamelle, chacune avait une forme elliptique bien circonscrite de la longueur de dix lignes sur huit de largeur, leur contour était d'un rouge brunâtre dans toute leur étendue, sans diffusion ou teinte jaunâtre à leur circonférence. D'après l'état de santé de la personne, et cet ensemble de circonstances recueillies avec soin, les experts déclarèrent, dans leur rapport, que les deux ecchymoses qu'ils avaient trouvées à la mamelle gauche n'étaient point l'effet d'un coup reçu à cette partie huit jours avant leur visite ; que, d'après leur couleur uniforme dans toute leur étendue, ces ecchymoses ne pouvaient exister depuis huit jours, comme le disait la plaignante, mais seulement depuis vingt-quatre à quarante-huit heures au plus ; que leur forme régulière circonscrite, en tout semblable, paraissait indiquer qu'elles avaient été produites, non par un coup, mais par une succion faite avec la bouche ; enfin ils appuyaient leur opinion sur ce que, dans la visite, ils avaient trouvé à la mamelle droite deux taches superficielles, jaunâtres, diffuses, qui étaient évidemment la suite d'ecchymoses qui avaient été faites à cette partie sept à huit jours auparavant ; et les éclaircissements fournis par la suite de l'instruction de l'affaire confirmèrent entièrement la justesse de l'opinion des experts. »

Les *blessures volontaires* pratiquées par le blessé sur lui-même ou par une autre personne avec son consentement, sont celles que le médecin légiste a le plus souvent l'occasion d'observer. Les mutilations volontaires, qui nous intéressent d'une manière toute spéciale, rentrent dans ce genre de simulations.

Les motifs qui peuvent porter les hommes à se faire à eux-mêmes des blessures sont excessivement variés. Dans la vie civile, on a pour but soit de se soustraire à un service public, à une obligation quelconque, soit de paraître s'être dévoué pour un parent, un ami, en s'exposant à un réel danger pour protéger ses jours. D'autres fois, c'est un individu qui cherche ainsi à nuire à quelqu'un en lui imputant les violences dont il prétend avoir été victime, ou bien un voleur qui, pour expliquer la disparition d'argent à lui confié, raconte qu'il a été attaqué et dévalisé, ou bien encore un meurtrier qui, en se faisant à lui-même quelques légères blessures, cherche à faire croire qu'il n'a frappé qu'étant en cas de légitime défense. Enfin, plus d'une fois on a volontairement provoqué des lésions diverses chez des enfants pour venir à l'appui d'une prétendue tentative de viol.

Chez les militaires, les motifs de semblables simulations ne manquent pas. Chercher à se soustraire au service militaire au prix même d'une mutilation, était autrefois un fait fréquent qui tend heureusement à devenir de plus en plus rare. Pour obtenir un congé de réforme et voire même une pension de retraite, le même genre de fraude a été assez souvent employé et, il faut bien le dire, employé parfois avec succès. D'après ce que rapporte Marshall (1), il y a une quarantaine d'années, se mutiler était devenu dans l'armée anglaise une industrie à laquelle un certain nombre de soldats ne craignaient pas de recourir pour se faire retraiter.

En temps de guerre, surgissent de nouveaux motifs de simulation ; il est des hommes, en fort petit nombre il est vrai, qui ont le courage de se faire à eux-mêmes une blessure, et qui n'osent pas affronter le feu de l'ennemi. Mais, en campagne, ce n'est pas seulement pour fuir le champ de bataille que des soldats ont recours à la fraude ; ils ont parfois pour but de faire croire qu'ils ont été blessés à l'ennemi et d'obtenir ainsi la mention d'une blessure sur leurs états de service. Je dois vous signaler encore ici un fait qui se présente fréquemment et dans lequel l'erreur peut être difficile à éviter : l'individu présente une blessure réelle, mais, au lieu d'avoir été reçue à l'ennemi comme il le prétend, elle est le résultat soit d'une maladresse, soit d'un accident quelconque : on ne cherche pas alors à tromper sur la réalité de la blessure, mais bien sur son origine.

Lorsqu'il existe des soupçons de fraude, il importe, tout d'abord de se faire renseigner sur la manière dont la lésion a été produite, sur les circonstances particulières du fait (2), et souvent dans la narration de l'individu on constatera des hésitations, des contradictions même qui pourront déjà fournir de graves présomptions en faveur de la simulation.

Toutes les fois que la chose est possible, il est bon d'engager le blessé à se placer dans la position où il se trouvait au moment où il prétend avoir été frappé ; on peut

____

(1) Marshall, *Hints to young military medical Officers*, p. 177. — *On the lenisting, discharging and pensioning of Soldiers*. p. 254.
(2) M. F. Chaussier, *Médecine légale*. Paris, 1838, p. 473.

ainsi apprécier jusqu'à un certain point la vraisemblance de ses assertions.

Les armes employées par les simulateurs sont le plus souvent des instruments tranchants; cette préférence s'explique du reste facilement : avec un instrument tranchant, on est bien plus certain de limiter les désordres qu'en se servant d'une arme à feu, et, en, outre, il est bien plus facile de se procurer soit un couteau ou un rasoir qu'un fusil ou un pistolet. Les armes à feu, quand elles sont mises en usage, sont, du reste, ordinairement chargées seulement à poudre, rarement avec un projectile.

Il ne faut pas négliger de se faire représenter l'instrument qui a dû servir à faire les blessures, afin de s'assurer s'il a bien pu produire des lésions ayant la forme et les dimensions de celles qu'on observe.

L'examen de l'arme est encore nécessaire à d'autres points de vue. S'il s'agit d'un instrument tranchant, on peut trouver dans la manière dont la lame est recouverte de sang des indices sérieux contre la bonne foi du blessé. Lorsqu'un instrument tranchant pénètre à travers les vêtements dans le corps d'un individu, la lame, au moment où elle est retirée, s'essuie en partie au moins dans la plaie même, surtout lorsque cette lame est plate et large comme celle d'un couteau, et le peu de sang qui reste sur la lame n'y forme plus que des stries longitudinales ; en outre elle est ensanglantée plutôt vers la pointe que vers le manche, attendu que le sang est nécessairement ramené vers la première à mesure qu'on retire la lame de la plaie. Dans une observation de blessures simulées, rapportée par Marc (1), le couteau était au contraire barbouillé également de sang sur les deux surfaces, et les couches de sang étaient plus épaisses vers le manche que vers la pointe de l'instrument. Le sang qui recouvre la lame doit aussi être examiné

(1) Marc, *Rapport sur une blessure simulée* (*Annales d'hygiène et de medecine légale*. 1829, 1re série, t. I, p, 257).

avec soin, car, au lieu d'être du sang humain, il pourrait n'être que du sang d'un animal quelconque dont le simulateur se serait servi pour barbouiller la lame ; dans une observation rapportée par Boys de Loury (1), les taches qui existaient sur la lame de l'instrument n'étaient pas du sang desséché, comme on le prétendait, mais simplement de la rouille. On ne saurait trop être prévenu de la possibilité de semblables faits, pour éviter de grossières erreurs. Après avoir examiné l'instrument, comparé sa forme à celle des blessures, il nous faut résoudre cette question dont l'importance est extrême : l'individu a-t-il pu se faire à lui-même les blessures qu'il présente ? C'est à la fois dans le siége, la direction, l'étendue, le nombre des blessures que nous devons chercher les éléments de la solution de ce problème. Généralement, les blessures volontaires occupent la partie antérieure du corps, le plus souvent à gauche, mais aussi parfois à droite quand l'individu est gaucher ; elles se trouvent dans une région accessible à la vue, et, comme le dit M. Tourdes, toujours à la main de la personne blessée. Ces blessures ordinairement multiples, ont toutes la même direction et la même profondeur ; il est rare qu'elles dépassent les téguments. Il est facile, vous le savez, de distinguer l'extrémité initiale de l'extrémité terminale d'une blessure ; la première est généralement plus nette, plus profonde que la seconde qui, comme on dit, finit en queue ; en outre, les bords de la plaie présentant des hachures, celles-ci ont leur sinus ouvert du côté de l'extrémité initiale. A l'aide de ces remarques, il est, dans la plupart des cas, facile d'apprécier la direction d'une blessure ; ce fait bien constaté permet à l'expert non-seulement de dire si l'individu a pu ou non se blesser lui-même, mais encore d'établir parfois de la manière la plus évidente que les choses n'ont

(1) Boys de Loury, *Blessures simulées* (*Annales d'hygiène et de médecine légale*. 1834, 1re série, t. XI, p. 179).

pas pu se passer comme le prétend le blessé. Dans l'observation rapportée par Boys de Loury, un individu présentait au tiers supérieur et antérieur de la poitrine une blessure qui paraissait avoir été faite avec un instrument triangulaire et piquant dirigé de haut en bas : c'était là au moins la version fournie par l'intéressé. Mais les experts remarquèrent que l'ouverture supérieure n'avait qu'une ligne et demie de diamètre, tandis que l'inférieure en avait trois ; une arme qui aurait pénétré de haut en bas, comme le déclarait le blessé, aurait fait au contraire la première ouverture plus grande que la seconde.

Lorsqu'un individu est victime d'une agression, pendant la lutte le plus souvent, les mains sont atteintes, tandis que ce fait s'observe rarement lorsqu'il s'agit de blessures simulées, volontairement provoquées. Enfin, dans les cas de plaie par arme à feu, vous aurez à apprécier, d'après les caractères mêmes de la blessure, la distance à laquelle le coup a dû être tiré, et souvent la version fournie par le blessé se trouvera en complet désaccord avec les résultats de votre observation.

L'examen des vêtements présente ici une importance considérable. Quelquefois, les téguments sont intacts, et l'individu, pour faire croire à l'existence d'une blessure, s'est borné à déchirer ses vêtements dans une certaine étendue ; d'autres fois, au contraire, les vêtements sont intacts, la plaie a été faite à nu pour plus de sûreté. Ce sont là certainement les cas les plus rares ; le plus souvent les vêtements sont coupés en même temps que les téguments sont divisés, mais comme ordinairement les vêtements ne sont déchirés que lorsque la blessure est effectuée, il arrive parfois que les coupures des vêtements ne répondent pas exactement à la plaie.

Dans un cas rapporté par H. Bayard (1), une observation de ce genre suffit pour dévoiler la fraude. Un nommé

---

(1) H. Bayard, *Mémoire sur les maladies simulées* (*Annales d'hygiène et de médecine légale*. 1847, t. XXXVIII, p. 221).

C.... prétendait avoir été frappé à la partie inférieure de la poitrine d'un coup de poignard ; lorsqu'on eut fait revêtir à cet individu les vêtements qu'il portait le jour du prétendu crime, et qu'on l'eût fait placer dans l'attitude que, d'après son récit, il devait avoir au moment où il aurait été blessé, les coupures ne répondirent pas à la blessure : celle-ci était située plus bas et plus en dehors. En outre, le gilet et la chemise présentaient, au lieu d'un trou, une incision ou coupure qui paraissait faite en plusieurs fois, et les rebords de cette coupure n'avaient pas ces traces de sang que laisse l'instrument que l'on retire d'une plaie et qui s'essuie en sortant. De plus, la blessure n'avait que 12 millimètres, et les coupures des vêtements avaient 7 centimètres. Or, l'épaisseur des vêtements et la résistance de leurs tissus étaient telles, qu'il eût fallu, pour les percer, que le coup eût été porté avec force, et dès lors la plaie, qui était toute superficielle, eût été profondément pénétrante et sa longueur eût été égale à celle des incisions des vêtements. Dans d'autres cas, la blessure se dirige dans un sens, et la coupure des vêtements dans un autre ; et enfin, on peut bien encore soupçonner la fraude quand l'instrument a divisé une couche épaisse de vêtements et n'a produit qu'une blessure toute superficielle de la peau. On conçoit difficilement, ainsi que le fait remarquer Marc avec raison, qu'un coup donné avec une force suffisante pour traverser d'épais vêtements, s'arrête précisément à la peau et ne produise pas de lésions plus profondes.

En résumé, défaut de concordance entre les blessures et les déchirures des vêtements, différence choquante entre la direction, l'étendue, la forme de ces déchirures d'une part, et la direction, les dimensions des plaies d'autre part : tels sont les faits les plus importants que l'examen des vêtements peut nous révéler, et qui souvent viennent compléter la démonstration de la fraude.

Les *mutilations volontaires* que nous avons encore l'occasion d'observer, portent tout spécialement sur les extrémités du corps, sur les pieds, mais surtout sur les doigts et les mains. D'après l'instruction du 2 avril 1862, les mutilations des doigts et des orteils rendent impropre au service militaire, quand elles consistent en l'une des lésions suivantes : *Main*. 1° perte du pouce en totalité ou perte d'une phalange de ce pouce ; 2° perte du doigt indicateur en totalité ou perte d'une phalange de ce doigt, pour la main droite, de deux phalanges pour la main gauche ; 3° perte de deux doigts ; 4° perte simultanée d'une phalange des trois derniers doigts. *Pied*. 1° perte du gros orteil en totalité ou d'une phalange de cet orteil ; 2° perte de deux orteils en totalité ; 3° perte simultanée d'une phalange des quatre derniers orteils.

Les mutilations volontaires des doigts sont encore les plus fréquentes, et l'index droit est celui que les conscrits sacrifient le plus souvent pour se soustraire au service militaire ; lorsque la mutilation porte sur le pied, ce qui est assez rare, la lésion s'observe ordinairement sur celui du côté gauche. Dans l'immense majorité des cas, la perte du doigt est attribuée à un accident, à une maladresse ; l'individu, en se servant d'un instrument tranchant, s'est coupé le doigt : c'est là certainement la version de beaucoup la plus fréquente ; dans des cas plus rares, la lésion est attribuée à un coup de feu, ou bien encore à une morsure d'animal, de cheval en particulier, à un accident quelconque ayant déterminé l'écrasement du doigt.

Il n'est pas toujours facile de démontrer que la mutilation n'est pas le résultat d'un accident, mais qu'elle a été, au contraire, accomplie volontairement ; aussi, pour résoudre la question, ne doit-on négliger aucun fait, aucune circonstance ; les renseignements les plus insignifiants en apparence pouvant, dans un cas donné, servir à démontrer la fausseté des allégations de l'individu soumis à notre examen.

S'il s'agit d'un conscrit devant le conseil de révision, il

sera bon de s'informer de sa situation sociale, de celle de sa famille ; il est bien évident qu'on sera plus autorisé à soupçonner la bonne foi d'un paysan qui a vu arriver avec anxiété le moment de la conscription, que celle d'un jeune homme que la fortune a favorisé et qui pourrait facilement fournir un remplaçant. La profession qu'exerce l'individu devra aussi entrer en ligne de compte, une mutilation quelconque pouvant s'expliquer facilement chez les individus qui manient habituellement des instruments tranchants : les bûcherons, les charpentiers, les menuisiers, par exemple. La fréquence des mutilations est encore un fait susceptible de mettre sur la voie de la fraude : lorsqu'à un même conseil de révision, un certain nombre de jeunes gens se présentent avec des lésions analogues, les soupçons ne peuvent manquer d'être éveillés. L'époque à laquelle l'accident s'est produit peut avoir aussi sa signification ; lorsque la blessure est antérieure seulement de quelques jours au conseil de révision, on est bien autorisé à penser à la possibilité d'une mutilation volontaire, et lorsque l'accident est survenu après le conseil de révision, seulement avant la revue du départ, l'idée de la simulation se présente presque naturellement à l'esprit. Le récit de l'intéressé étant donné, il nous faut, par l'examen de l'instrument et de la blessure, chercher à vérifier l'exactitude de ses allégations. Il faut, toutes les fois que cela est possible, se faire représenter l'instrument avec lequel la mutilation a été produite, afin de constater s'il a réellement pu produire les lésions que présente l'individu. Il peut arriver que la section d'un doigt, par exemple, au lieu d'être nette, soit inégale, dentelée, effectuée évidemment à plusieurs reprises avec un instrument peu tranchant, tandis que le blessé prétend que la mutilation a été opérée d'un seul coup.

Dans une observation due à Fallot (1), un soldat qui s'était

____

(1) Fallot, *Mémorial de l'expert*, p. 291.

tranché l'index droit sur un billot avec un couperet, attribuait la mutilation à un coup de sabre reçu dans un guet-apens ; mais on remarqua, avec raison, qu'aucune égratignure n'existait sur le médius, et, pour dévoiler le mensonge, on s'appuya sur ce fait que, un coup de sabre porté avec assez de force pour abattre complétement l'index, ne se serait pas arrêté justement après la section opérée, mais aurait fait au doigt voisin au moins une estafilade.

Lorsque la mutilation, ce qui est le cas le plus fréquent, existe du côté droit, les intéressés ont dû se servir de la main gauche pour se blesser. En semblable occurrence, il faut bien se garder de leur demander s'ils sont gauchers ; il est bien plus sûr de les soumettre, lorsque la chose est possible, à une surveillance un peu longue et attentive. Il est pour ainsi dire inévitable qu'ils ne s'abandonnent pas à un moment donné à leurs habitudes, et il devient facile de constater s'ils se servent avec plus d'adresse de leur main gauche que de leur main droite. Mais il faut bien le savoir, les mutilations ne sont pas toujours le fait de l'individu lui-même, plus d'une fois des conscrits ont trouvé des mains aussi criminelles que complaisantes pour les rendre impropres au service, et dans ce cas le siége de la blessure, de la mutilation, n'a plus du tout la même importance au point de vue de la découverte de la fraude.

Parfois le simulateur attribue la mutilation à une cause dont la fausseté est évidente : ainsi on a rapporté le fait d'un dragon qui s'était amputé l'index avec son sabre et qui prétendait avoir été mordu par son cheval ; le malheureux, dans son trouble, avait oublié dans l'écurie son arme encore tout ensanglantée. Dans une autre circonstance, l'individu racontait qu'il s'était coupé le pouce en tombant sur une lame très-tranchante ; le doigt était en effet presque séparé, mais la peau de la face palmaire seule était intacte.

Il est encore très-important, pour contrôler les assertions

du plaignant, de l'inviter à se placer dans la position où l'accident, selon lui, a eu lieu ; ordinairement le simulateur saisit assez maladroitement l'instrument, prend une attitude qui ne permet pas de se rendre compte de la possibilité de la mutilation et donne au moins ainsi la preuve morale de la fraude.

D'après l'aspect de la plaie, l'aspect de la cicatrice quand la guérison est opérée, il faut chercher à apprécier s'il est possible de faire remonter l'accident à l'époque indiquée par l'individu. Parfois, des simulateurs cherchent à aggraver des lésions remontant à une époque plus ou moins éloignée, il leur est facile alors de faire établir la réalité de l'accident, mais, en observant avec un peu d'attention, on peut constater que la cicatrice n'est pas de la même date dans toute son étendue, et ce fait seul suffit pour mettre sur la voie de la fraude.

Le plus souvent, les mutilations sont limitées, restreintes à un doigt, à une phalange même; mais il ne faudrait pas croire qu'il en est toujours ainsi, certains individus ont une telle répulsion pour le service militaire que, pour s'y soustraire, ils ne reculent pas devant des lésions plus graves et plus étendues.

Ollivier d'Angers (1), dans un cas de mutilation supposée volontaire, prétend que l'examen seul de la main blessée lui suffit pour établir que l'inculpation n'était pas fondée, car les doigts, dont l'extrémité avait été coupée, étaient le petit doigt et l'annulaire. D'autres renseignements recueillis en même temps lui permirent, il est vrai, d'achever de prouver que l'explication donnée par le blessé était fondée ; mais je ne saurais, pour ma part, attacher autant d'importance que cet habile médecin à la lésion de deux doigts. Il est bon de tenir

(1) Ollivier d'Angers. *Mémoire sur les maladies simulées* (*Annales d'hygiène et de médecine légale.* 1841, 1ʳᵉ série, t. XXV, p. 105).

compte de l'étendue de la lésion, de la gravité de la mutilation, mais il ne faudrait pas se baser sur ce fait pour établir qu'il n'y a pas eu mutilation volontaire.

Ainsi Hutchinson (1) a rapporté l'observation d'un soldat qui s'était coupé les quatre derniers doigts, Ballingall (2) a cité le fait d'un autre qui s'était tiré un coup de feu à travers le poignet et qui dut subir consécutivement l'amputation, enfin H. Gavin (3) parle d'un individu qui, pour se faire réformer, s'était fait la section du tendon d'Achile.

D'autres fois, les lésions ainsi produites ont été tellement graves qu'elles ont pu entraîner la mort ; Fallot (4), en particulier, raconte avoir donné ses soins à un jeune soldat qui avait plongé ses deux jambes dans une chaudière d'eau bouillante et qui mourut au milieu des plus affreuses douleurs ; un autre s'était fait aux bras et aux cuisses de profondes brûlures avec de la cire à cacheter en fusion, et enfin un troisième, observé aussi par Fallot, avait tenté de s'éborgner en se projetant dans l'œil de l'acide sulfurique.

Les mutilations ne portent pas seulement sur les membres, elles peuvent encore consister dans la *perte volontaire* d'un nombre plus ou moins considérable de *dents*.

Pour que l'exemption soit prononcée, il faut qu'il y ait perte ou carie des deux canines de chaque mâchoire, ou bien perte ou carie des quatre incisives de la même mâchoire, ou bien enfin perte ou carie de plusieurs dents canines ou incisives à l'une ou l'autre mâchoire (cinq au moins). Quant aux dents molaires, il faut qu'elles soient perdues ou altérées en assez grand nombre pour que la mastication soit pénible, difficile, et du reste les individus qui présentent une aussi mauvaise dentition sont généralement doués d'une con-

(1) Hutchinson, *Practical observations on Surgery*, p. 198.
(2) Ballingall, *Lectures on military surgery*, p. 586.
(3) H. Gavin, *On feigned and factitious diseases*, p. 314.
(4) Fallot, *Mémorial de l'expert*, p. 293.

E. Boisseau, Mal. sim. 31

stitution chétive, débile, d'un tempérament fortement lymphatique, et c'est pour ces deux motifs réunis que le plus souvent l'exemption est prononcée.

On voit parfois des jeunes gens se faire arracher ou limer au niveau de la couronne (1) un certain nombre de dents et tout spécialement les incisives. Si, chez un individu robuste, doué d'une bonne constitution, on trouvait toutes les autres dents saines et les incisives d'une mâchoire seule absentes, on serait, il me semble, plus qu'autorisé à penser à une mutilation.

Pour *imiter la carie*, certains individus ont eu recours, paraît-il, au procédé suivant : après avoir limé une petite portion de chacune des dents incisives, ils touchaient de temps à autre l'extremité limée avec un pinceau imbibé d'une dissolution peu concentrée d'acétate de plomb. Ce sel se transformait peu à peu en sulfure de plomb qui adhérait assez solidement aux dents et leur donnait assez bien l'aspect de la carie. Pour découvrir la fraude, il suffit de gratter la surface noircie, on en détache ainsi la matière colorante dont l'analyse chimique indique la nature ; en outre, un œil exercé saura toujours distinguer la section plus ou moins nette de la dent produite par la lime, de l'usure inégale et comme frangée qui appartient à la carie (2). Il ne faudrait pas non plus confondre la carie avec la coloration noire que présentent les dents chez les individus qui fument beaucoup, surtout dans des pipes à tuyau un peu court.

Le nombre de jeunes soldats qui se mutilent pour se rendre impropres au service est maintenant fort restreint : en 1833, il était encore de 166 ; en 1850, 49 jeunes gens furent déférés aux tribunaux comme prévenus de s'être mutilés volontairement, 23 furent condamnés ; en 1851, sur

(1) Coche, *Guide médical du recrutement*, p. 148.
(2) Tauffleb, *Examen médico-légal des maladies simulées, dissimulées et imputées*, p. 55.

31 prévenus, 13 furent condamnés ; en 1859, sur 52 prévenus, 32 furent condamnés ; en 1860, 60 prévenus, 30 condamnés ; en 1861, 56 prévenus, 25 condamnés ; en 1863, 33 prévenus, 18 condamnés ; en 1864, 17 condamnés ; en 1865, 15 condamnés ; en 1866, 15 prévenus, 6 condamnés ; enfin en 1867, 28 prévenus, 17 condamnés.

Il est donc évident que le nombre de ces mutilations va en diminuant, mais il est aussi certain que quelques-uns des coupables échappent à la justice. Il arrive plus d'une fois au médecin légiste, à l'expert, de ne pouvoir établir nettement qu'il y a eu mutilation volontaire, mais seulement de pouvoir affirmer que l'inculpé a pu se faire à lui-même les blessures dont il est atteint, et, lorsque la fraude n'est pas mieux établie, une condamnation ne saurait être prononcée.

Les individus qui se mutilent sont, vous le savez, passibles des peines édictées par les articles 41 et 42 de la loi du 1er février 1868, d'après lesquels les jeunes gens prévenus de s'être rendus impropres au service militaire, soit temporairement, soit d'une manière permanente, doivent être déférés aux tribunaux par les conseils de révision, et, s'ils sont reconnus coupables, punis d'un emprisonnement d'un mois à un an. En outre, cette peine est prononcée contre les complices, et si les complices sont des médecins, chirurgiens, officiers de santé ou pharmaciens, la durée de l'emprisonnement est de deux mois à deux ans, indépendamment d'une amende de 200 à 1,000 francs, qui peut être prononcée sans préjudice de peines plus graves dans les cas prévus par le Code pénal. D'après les articles 309 et 311 de ce Code : Tout individu qui, volontairement, a fait des blessures ou porté des coups, doit être puni de la réclusion, s'il est résulté de ces sortes de violences une maladie ou incapacité de travail personnel pendant plus de vingt jours (Article 309) ; et, lorsque les blessures ou les coups n'auront occasionné aucune maladie ou incapacité de travail personnel de l'espèce mentionnée en l'article 309, le coupable sera puni d'un emprisonnement de six jours à deux ans et d'une amende de 16 francs à 200 francs, ou de l'une de ces deux peines seulement.

La Cour de cassation, par un arrêt en date du 13 août 1813, a décidé que celui qui mutile volontairement un conscrit pour le rendre impropre au service militaire, commet précisément le délit de blessures, prévu par les articles 309 et 311, bien qu'il ait agi avec le consentement de l'appelé.

En novembre 1847, un autre arrêt de la Cour de cassation établissait que le conscrit mutilé volontaire pouvait être poursuivi par le ministère public, bien qu'il n'y ait pas eu de plainte portée contre lui par le conseil de révision ou l'autorité administrative. La Cour de cassation reconnaissait cependant que le conseil de révision ne pouvait pas se déjuger, et que, si l'individu avait été exempté, il ne pouvait être placé dans l'armée à l'expiration de sa peine. Le tribunal correctionnel de Montauban, par un jugement en date du 28 décembre 1860, en a décidé autrement, se basant avec raison sur ce fait que, d'après le texte même de l'article 41 de la loi sur le recrutement, les jeunes gens prévenus de s'être mutilés *doivent être déférés aux tribunaux* par les conseils de révision.

Des soldats atteints de blessures réelles reçues à l'ennemi ont pu être accusés de mutilations volontaires ; sous l'Empire, ce fait s'est plus d'une fois présenté, et, dans une circonstance mémorable, le baron J.-D. Larrey (1), chargé d'examiner un grand nombre d'hommes que l'on soupçonnait de

(1) Chaussier, *Médecine légale ou recueil de mémoires, consultations et rapports*, 1838. — *Précis des circonstances qui ont déterminé la visite d'un grand nombre de militaires blessés après les batailles de Bautzen et de Wurtchen* (article communiqué par M. le baron Larrey, chirurgien en chef de l'armée), p. 487.

s'être blessés eux-mêmes, parvint à démontrer la fausseté, le peu de fondement des accusations.

Après les batailles de Lutzen et de Bautzen, on avait été frappé dans l'état-major de Napoléon, du grand nombre des blessures aux mains et aux doigts, 2,359 soldats présentaient de semblables lésions ; une enquête fut ordonnée et le chirurgien en chef assisté de quatre médecins principaux dut visiter tous les blessés suspects. Avant de procéder à cet examen, Larrey crut devoir présenter à l'Empereur quelques considérations propres à lui faire connaître d'une manière précise les causes particulières qui, dans le cas actuel, avaient pu déterminer ces sortes de blessures : 1° il est à peu près impossible que dans le combat un soldat puisse, avec une arme à feu, se mutiler les doigts sans être aperçu par ses camarades et par conséquent sans que le fait soit bientôt divulgué ; 2° la plupart des combattants étaient de jeunes conscrits peu exercés dans les feux de file sur trois rangs ; plus d'une fois ceux du premier rang ont eu les doigts mutilés ou la paume de la main déchirée par le feu de ceux qui formaient le second ou le troisième rang ; 3° ces jeunes gens ont encore pu se blesser en chargeant maladroitement leur arme ; 4° souvent dans une mêlée un soldat peut avoir la main blessée en saisissant le canon du fusil de son adversaire, soit pour le lui arracher, soit pour détourner le coup ; 5° dans une charge en ligne oblique, la plus grande partie des balles ennemies porte sur les mains et les doigts ; 6° lorsque les soldats gravissent une pente un peu forte, ils sont obligés, pour tirer sur l'ennemi qui occupe les hauteurs, de lever plus ou moins leurs fusils, et dans cette position les mains, surtout la gauche, sont nécessairement les points les plus exposés.

De l'examen auquel la commission, le jury chirurgical se livra, il résulta : 1° que presque toutes les blessures avaient été faites par des projectiles, un très-petit nombre par armes blanches dirigées contre ceux qui en étaient atteints ; 2° que la majeure partie des blessés présentait en même temps d'autres blessures en diverses parties du corps, ou des déchirures plus ou moins multipliées des vêtements faites par le passage de projectiles ; 3" que le petit nombre de blessés dont les mains seules étaient lésées, se composaient précisément d'anciens soldats du dévouement desquels il n'était guère permis de douter. Enfin le jury déclara qu'il n'y avait point de signes certains permettant de distinguer une plaie résultant d'un coup de feu reçu à brûle-pourpoint d'une autre plaie par arme à feu tirée dans les mêmes conditions par l'individu lui-même.

En résumé, la commission déclara qu'il était physiquement impossible d'établir le moindre soupçon et qu'aucun des militaires visités se fût mutilé volontairement. Cette opinion finit par prévaloir, l'Empereur donna son approbation au travail du jury, et, grâce à l'intervention heureuse et habile de Larrey, l'ordre qui avait été donné d'exécuter dans chaque corps d'armée quatre des plus coupables fut annulé.

Ce ne sont pas seulement des plaies, des blessures plus ou moins récentes sur lesquelles peut porter la simulation ; mais des individus porteurs de *cicatrices* peuvent encore dans un but coupable attribuer ces cicatrices à une cause fausse, et les déclarer plus ou moins anciennes qu'elles ne le sont en réalité. Je ne saurais ici vous indiquer les caractères si divers que présentent les cicatrices suivant leurs causes, suivant leur âge ; je dois supposer ces faits bien connus de vous, vous pourrez du reste trouver de longs et intéressants détails sur ce sujet dans un mémoire de Malle (1), portant pour titre : *Essai médico-légal sur les cicatrices.*

Il n'est pas rare de voir des individus, pour se soustraire à une obligation quelconque, alléguer l'ouverture de la cica-

---

(1) Malle, *Essai médico-légal sur les cicatrices* (*Annales d'hygiène et de médecine légale.* 1840, 1ʳᵉ série, t. XXIII, p. 409).

trice d'une blessure. Dans un cas rapporté par Ollivier d'Angers, le simulateur ne portait même pas la moindre trace de cicatrice, on put seulement constater une suppuration superficielle déterminée et entretenue par l'application de pommade épispastique.

Les blessures peuvent être non-seulement provoquées volontairement, attribuées à une cause fausse, mais on peut aussi chercher à *aggraver* ou seulement à *entretenir* des *blessures réelles* (1). Le plus souvent, dans des cas pareils, les simulateurs ont pour but, lorsque les blessures sont le fait d'un accident, d'obtenir des dommages-intérêts plus considérables ; pour aggraver leurs plaies, ils emploient ordinairement des pommades irritantes, épispastiques. Pour découvrir la fraude et guérir de semblables malades, il faut procéder de la manière que je vous ai indiquée lorsque j'ai parlé des ulcères aggravés ou entretenus volontairement.

La provocation, la simulation complète de blessures, est en somme un fait assez rare, et il est plus fréquent de voir des individus qui, à la suite d'accidents, ont présenté des traumatismes plus ou moins graves, des contusions, des plaies, des luxations, des fractures, *exagérer* les conséquences de ces lésions. Bien souvent les plaintes de ces malades sont évidemment exagérées, et ce fait seul permet de soupçonner la fraude. Les uns accusent de vives douleurs, d'autres, des paralysies, des contractures ; il faut, dans des cas semblables, commencer par s'assurer que la blessure à laquelle ces divers troubles fonctionnels sont attribués, a bien existé, et, pour constater la réalité soit de la paralysie, soit de la contracture, procéder comme je vous l'ai indiqué lorsque je vous ai parlé en particulier de ces maladies au point de vue de la simulation.

Lorsqu'une cicatrice, siégeant sur le trajet d'un tendon, est invoquée comme cause de paralysie, il faut tout d'abord

(1) Raige-Delorme, art. BLESSURES. *Dict.* en 21 vol., t. III, p. 444. — *Dict.* en 30 vol., t. V, p. 411.

s'assurer si la peau n'a pas contracté d'adhérences solides avec les parties profondes ; et, pour constater que le tendon n'a pas été sectionné, il suffît de placer à son extrémité et sur le corps du muscle dont il dépend, les deux pôles d'une pile : si la contraction musculaire se produit, on peut affirmer que le tendon est intact et que l'individu doit pouvoir exécuter le mouvement qu'il prétend aboli.

Pour des motifs divers, pour ne pas laisser paraître les traces d'une rixe par exemple, on peut chercher à *dissimuler* des *plaies*, des *contusions* ; dans des cas semblables, il faut toujours demander à voir, et les moyens artificiels employés pour dissimuler les blessures ne sauraient jamais tromper un observateur un peu attentif.

Il est assez fréquent de voir des remplaçants chercher à *dissimuler* des *cicatrices* consécutives à des panaris, et qui ont entraîné des rétractions plus ou moins considérables des doigts ; il importe d'être prévenu de ce fait. Je puis vous rappeler ici en passant que les cicatrices siégeant au membre inférieur, pourvu qu'elles soient étendues, assez peu résistantes, et que l'on puisse en craindre la déchirure pendant des marches un peu longues, doivent aussi faire rejeter ceux qui en sont atteints.

Enfin, il est presque inutile de vous dire qu'on a cherché à *dissimuler la perte de dents* au moyen de pièces artificielles, et l'art de la prothèse dentaire s'est aujourd'hui tellement perfectionné que la fraude, si on se livrait à un examen superficiel, pourrait bien ne pas être découverte.

En terminant, je vous indiquerai encore un genre de dissimulation qui, tout impossible qu'il puisse paraître, a pu cependant être tenté, et, je regrette d'avoir à le dire, tenté avec succès : il y a quelques années seulement, à un conseil de révision, un jeune homme portant un œil artificiel du côté droit fut déclaré propre au service. Je n'hésite pas à croire que, lorsque vous serez appelés à assister les conseils de révision, vous saurez vous mettre à l'abri de pareilles erreurs.

On a parfois cherché à *simuler une tentative d'homicide*. Les individus qui se livrent à de pareilles simulations ont généralement pour mobile la vengeance , leur but est de faire peser une grave accusation sur une personne à laquelle ils ont l'intention de nuire ; mais cependant le motif qui les fait agir n'est pas toujours aussi sérieux , plus d'une fois, des femmes hystériques,-capricieuses, ont eu recours à de semblables fraudes uniquement pour se rendre intéressantes, et, dans quelques circonstances même, on n'a pu retrouver, comme causes de ces simulations, que les motifs les plus futiles : témoin le fait rapporté par Bergeret (d'Arbois) (1) d'une jeune fille de onze ans qui, pendant l'absence de sa mère, s'était fortement contusionnée en voulant ouvrir un tiroir, et qui, pour éluder une réprimande, ne trouva rien de mieux que de simuler une tentative homicide.

Le plus souvent, le simulateur prétend avoir été attaqué violemment et présente à l'appui de ses allégations des blessures plus ou moins nombreuses, plus ou moins étendues ; dans quelques cas, des meurtriers imaginaires sont accusés d'avoir tenté la strangulation et enfin, d'autres fois encore, la prétendue victime présente et des blessures et des traces de constriction autour du cou pouvant faire croire à une tentative de strangulation.

M. Tardieu (2) a rapporté un fait probablement unique de *simulation d'asphyxie*. L'auteur de cette fraude était un employé de l'octroi qui avait pour but d'accuser sa femme

(1) Bergeret (d'Arbois), *Quelques causes d'erreur dans les recherches médico-légales* (Annales d'hygiène et de médecine légale. 1863, 2ᵉ série, t. XIX, p. 396).

(2) A. Tardieu, *Relation médico-légale de l'affaire Armand* (Annales d'hygiène et de médecine légale. 1864, 2ᵉ série, t. XXI, p. 441).

d'une tentative criminelle, et d'arriver ainsi à obtenir une séparation. « En 1854, au mois de mai, dit le savant professeur de médecine légale de la Faculté, un employé de l'octroi de Paris fut trouvé dans sa chambre à demi asphyxié. Rappelé à la vie, il accusa sa femme d'avoir allumé le fourneau qui avait failli lui donner la mort. Celle-ci, protestant hautement de son innocence, soutenait qu'elle avait quitté son domicile peu de temps après le retour de son mari et qu'elle n'avait pas allumé de fourneau. Les témoignages les plus certains et les expériences auxquelles nous procédâmes de concert avec Lassaigne sur les conditions physiques dans lesquelles s'était accomplie l'asphyxie, ne laissèrent pas de doute sur la véracité de cette femme que son mari renonça lui-même à contredire. »

Les *tentatives de strangulation* ont été *feintes* un peu plus souvent, et il est heureusement plus facile de dévoiler la fraude. Dans ces cas, on n'observe comme lésions locales que quelques écorchures superficielles faites au devant du cou, et on ne constate circulairement qu'une empreinte légère produite par une constriction peu profonde et de peu de durée. Lorsqu'il y a eu au contraire une réelle tentative homicide, les ecchymoses qui se produisent au cou deviennent de plus en plus visibles en prenant des couleurs variées ; la pression qui a été énergique détermine un gonflement notable du cou qui va en augmentant pendant quelques jours ; parfois, ce gonflement s'accompagne d'une gêne considérable de la déglutition et d'une altération notable de la voix qui devient plus ou moins rauque.

Enfin, on observe en même temps à la suite de ces tentatives de strangulation sur la face, sur le cou et même sur la poitrine, des points ecchymotiques et même des extravasations sanguines plus étendues. Lorsqu'il y a simulation, rien de semblable ne se produit, il n'y a ni ecchymoses au cou, ni gonflement consécutif, ni pointillé ecchymotique, tandis que certains accidents sont évidemment exagérés : au lieu de l'altération, de la rancité de la voix, les simulateurs, parfois, se prétendent non-seulement aphones, mais encore absolument muets.

J'emprunterai encore à M. Amb. Tardieu (1) un exemple fort curieux d'une semblable fraude :

« Une jeune fille intelligente et distinguée voulut se rendre intéressante en se faisant passer pour la victime d'une conjuration politique dont elle prétendait avoir surpris le secret. Un soir, elle fut trouvée dans le plus grand trouble et dans l'état en apparence le plus alarmant à la porte de son appartement. Elle ne parlait pas, mais indiquait par ses gestes et déclarait ensuite par écrit qu'elle avait été attaquée au moment où elle rentrait chez elle par un homme qui avait cherché à l'étrangler en lui serrant le cou avec la main, en même temps qu'il lui portait en pleine poitrine deux coups de poignard. Ceux-ci n'avaient entamé, il est vrai, que les vêtements, et encore le corset n'était pas percé au même niveau que la robe. Mais, en ce qui touche la prétendue strangulation, elle avait eu cet effet bizarre et tout à fait nouveau de produire instantanément, non pas une gêne de la parole ou une altération de la voix, mais un mutisme complet. Chargé d'aller constater la réalité de ces faits, qui avaient déjà paru, à bon droit, suspects à un magistrat difficile à tromper, M. le conseiller C. Busserolles, je ne trouvai aucune trace apparente de la tentative de strangulation, et, comme je déclarai à la jeune fille que cette perte de la parole ne pouvait se prolonger au delà du premier moment, elle se décida tout de suite et avec une grande docilité à renoncer à son rôle de muette ; bientôt après elle avouait sa supercherie. »

(1) A. Tardieu, *Étude médico-légale sur la strangulation (Annales d'hygiène et de médecine légale.* 1859, 2ᵉ série, t. XI, p. 161). — *Étude médico-légale sur la pendaison, la strangulation et la suffocation.* Paris, 1870.

Les *simulations de tentative homicide* les plus fréquentes sont celles, vous ai-je dit, dans lesquelles l'individu prétend avoir été frappé, blessé ; il peut se faire, dans ces cas, que les blessures n'existent nullement, qu'elles soient simplement alléguées. Dans d'autres circonstances, des blessures accidentelles sont indiquées par le simulateur comme les preuves d'une tentative de meurtre commise sur sa personne. Le plus souvent les lésions que le médecin légiste est appelé à constater, sont des blessures légères, superficielles, et, en étudiant leur siége, leur direction, il est facile de reconnaître que l'individu a pu se les faire lui-même. Dans le mémoire de M. Bergeret que je vous ai déjà cité (1), vous trouverez ainsi l'observation d'une fille abandonnée par son amant, qui simula deux fois une tentative homicide en se faisant avec un rasoir des blessures insignifiantes dont elle voulait rendre responsables les parents de l'amant qui l'avait délaissée. — Il y a quelques années à pêine, se déroula, devant la cour d'assises des Bouches-du-Rhône, une affaire de simulation de tentative homicide qui a eu trop de retentissement pour qu'elle ne soit encore présente à vos souvenirs ; je veux parler de l'affaire Roux-Armand. La médecine légale joua un rôle considérable dans ce procès, et après un remarquable rapport de M. Tardieu (2), auquel M. Tourdes (de Strasbourg), MM. Rouget et Jacquemet (de Montpellier), Sirus-Pirondi (de Marseille), Gromier (de Lyon), donnèrent leur adhésion, la simulation fut assez nettement établie pour convaincre le jury et faire prononcer l'acquittement de l'accusé.

Voici aussi brièvement que possible les détails de cette affaire : Le 7 juillet dernier (1863), vers huit heures du soir,

(1) Bergeret (d'Arbois), *Quelques causes d'erreur dans les recherches médico-légales (Annales d'hygiène et de médecine légale.* 1863, 2ᵉ série, t. XIX, p. 407.)

(2) A. Tardieu, *Relation médico-légale de l'affaire Armand (de Montpellier). Simulation de tentative homicide (Annales d'hygiène et de médecine légale.* 2ᵉ série, 1864, t. XXI, p. 415).

un homme au service de M. Armand, le sieur Maurice Roux,
est trouvé dans une cave de la maison, étendu sur le sol, les
pieds et les mains liés, étranglé, presque sans vie. Des soins
et un traitement énergiques ne tardent pas à le ranimer. Il
ne lui reste qu'un brisement général et un mutisme absolu.
Dès le lendemain matin, il fait comprendre par signes qu'il
avait été surpris par son maître dans la cave où il chargeait
du bois, que M. Armand, en l'apostrophant lui avait asséné un
coup derrière la tête, et l'avait ensuite étranglé et chargé de
liens. Cette scène de violences se serait passée à huit heures
et demie du matin environ, ce qui porte à plus de onze heures
l'espace de temps durant lequel il serait resté gisant sur le
sol de la cave. Dès la matinée du second jour, le sieur Maurice Roux avait recouvré l'usage de la parole et confirmait
dans un long interrogatoire le récit qu'il avait fait d'abord
par gestes. Sur cette accusation, M. Armand, prisonnier
pendant neuf mois, n'a vu son innocence proclamée qu'après
un renvoi pour cause de suspicion légitime, devant la Cour
d'assises des Bouches-du-Rhône, le 24 mars 1864. Dans son
rapport, M. Tardieu établit d'une façon évidente que Maurice Roux était l'unique auteur de la prétendue scène de
violences dont il s'était dit victime, qu'il avait tout imaginé,
tout combiné, tout accompli de sa propre main. D'abord,
il était impossible d'admettre la réalité d'un coup porté par
derrière la tête du sieur Roux, car ce coup, donné avec assez
de violence pour amener des accidents de commotion cérébrale, au lieu de laisser pour trace une simple excoriation,
aurait dû entraîner une bosse sanguine, une ecchymose
étendue ou une plaie contuse. La commotion cérébrale ne
saurait être non plus acceptée, car si Roux avait été plongé
dans l'évanouissement de la commotion, il n'aurait pas vu,
comme il le prétendait, son agresseur se jeter sur lui, et le
garrotter. Lorsque Roux fut trouvé dans la cave, il présentait
bien quelques signes d'asphyxie commençante, mais il est

bien certain que, si les liens que l'on trouva autour du cou y avaient été appliqués depuis le matin, l'asphyxie aurait marché plus rapidement et l'individu aurait succombé avant d'être secouru. Le cou ne présentait que des sugillations peu profondes et sans ecchymoses ; la corde faisant plusieurs tours autour du cou, et non nouée, s'était resserrée par suite du gonflement survenu dans ces parties sous l'influence d'une constriction d'abord modérée, et avait ainsi déterminé un commencement d'asphyxie. Les mains étaient liées derrière le dos, mais il fut facile à M. Gromier de démontrer qu'il était parfaitement possible de se lier ainsi les mains soi-même ; les jambes étaient attachées fortement à la hauteur des malléoles, mais les pieds ne présentaient pas trace d'œdème, ce qui tendrait même à prouver qu'elles étaient liées ensemble depuis un temps assez court. Le mutisme, qu'il ne simula que pendant vingt-quatre heures, ne fut aussi qu'un jeu. Ce que nous avons vu, ce que nous avons décrit, dit M. Tardieu, chez les individus qui ont été victimes d'une tentative de strangulation, c'est une gêne douloureuse dans l'action de parler, en rapport avec les désordres qui peuvent exister au cou, et une altération plus ou moins marquée de la voix, mais jamais la perte de la parole. Coup à la nuque, commotion cérébrale, mutisme, tentative de strangulation, tout dans cette accusation n'était donc que le fait de la fraude et du mensonge.

Il est encore une forme de simulation de tentative homicide que je dois signaler. Rien n'est plus commun, vous le savez, que de voir des soupçons d'empoisonnement marquer le début de certaines maladies mentales, et en particulier de la lypémanie. Parfois, ces individus portent leurs plaintes jusqu'aux magistrats, et ces accusations sans fondement pourraient avoir les plus graves conséquences, si la justice ne procédait avec la plus sage réserve.

Dans son *Étude médico-légale sur l'empoisonnement,*

M. Tardieu (1) a cité le fait du mari d'une folle qui, sur la dénonciation d'un faux empoisonnement dont elle se disait victime, et qu'elle appuyait en produisant de prétendus breuvages empoisonnés, resta en prison jusqu'à ce que MM. Tardieu et Roussin eussent démontré, par l'analyse de ces substances et par l'examen attentif de la femme, que l'empoisonnement n'avait jamais existé que dans son imagination malade.

Les motifs qui ont pu porter un certain nombre d'individus à *simuler une tentative de suicide* sont très-variés. Les uns ont pour but de faire croire à un vif remords d'une faute, d'un crime, qu'ils ont commis, ou bien d'obliger les personnes, avec lesquelles ils vivent, à satisfaire leurs désirs, leurs caprices. Des femmes, des enfants même, ont ainsi simulé une tentative de suicide ; d'autres pensent regagner l'affection d'une personne qui les a délaissés. Enfin, on a cité quelques cas de suicides doubles dans lesquels des amants résolus, en apparence au moins, à en finir avec la vie, ne périssaient pas tous les deux, et le survivant a pu plus d'une fois être soupçonné de n'avoir pas eu réellement l'intention de se donner la mort.

Outre la *simulation du suicide par empoisonnement*, qui est bien certainement celle qu'on a le plus souvent occasion d'observer, on cite encore quelques individus qui ont tenté de *simuler le suicide par pendaison* et mieux encore *par submersion;* H. Gavin (2) rapporte dans son livre le fait d'un mendiant, excellent nageur qui, s'étant jeté dans la Tamise, paraissait sur le point de se noyer, lorsqu'un compère lui porta secours et le ramena sain et sauf sur la rive. La foule s'était attroupée et le compère raconta alors qu'une misère affreuse avait poussé ce malheureux à cet acte de désespoir.

(1) A. Tardieu et Z. Roussin, *Étude médico-légale et clinique sur l'empoisonnement.* Paris, 1867, p. 144.

(2) H. Gavin, *loc. cit.*, p. 415.

Une collecte fut organisée en sa faveur, et la farce était jouée.

A Paris, ces sauvetages de noyés volontaires ont été, à une certaine époque, l'objet d'une réelle industrie. Un individu se jetait à l'eau, poussait des cris de détresse, un compère allait à son secours et ne manquait pas surtout d'aller ensuite toucher la prime de 25 francs qui est, vous le savez, accordée pour un sauvetage. Cette scandaleuse spéculation n'a peut-être pas encore disparu à tout jamais. Pour découvrir la vérité dans un cas suspect, les circonstances du fait pourraient suffire, mais il serait aussi fort important de constater si l'individu présentait réellement quelques signes d'asphyxie au moment où il a été retiré de l'eau.

La *simulation du suicide par empoisonnement* peut se présenter sous différents aspects. Parfois, l'individu se borne à prétendre qu'il a ingéré une substance toxique sans que l'on constate le moindre phénomène d'intoxication ; dans d'autres circonstances, pour venir à l'appui de ses allégations, le simulateur présente des substances alimentaires vomies et mélangées à une quantité plus ou moins considérable de substance toxique. Il en est encore qui ingèrent en réalité un poison quelconque, mais en quantité insuffisante pour déterminer la mort ; c'est ainsi que, pour faire croire à une réelle tentative d'empoisonnement, certains individus prennent une petite quantité de laudanum fortement étendu d'eau. Dans quelques cas cependant, des simulateurs ont ingéré des quantités de poison suffisantes pour entraîner la mort, mais alors ils savaient qu'ils pourraient être facilement secourus et qu'ils n'avaient pas de réel danger à courir. Enfin, on connaît encore quelques cas de simulation dans lesquels on s'est borné à prendre successivement plusieurs vomitifs pour imiter un des phénomènes les plus fréquents dans la plupart des empoisonnements.

Lorsque les individus prétendent seulement avoir ingéré

une substance toxique, il faut tout d'abord examiner avec soin les mains, la bouche, car un certain nombre des substances employées pour se suicider colorent fortement la peau et les muqueuses, et laissent ainsi des traces visibles de leur passage : le laudanum, l'acide azotique en particulier, sont dans ce cas. Tout dernièrement, dans la salle des consignés, un malade dont j'avais signé la veille le billet de sortie, au moment de son départ accuse de vives coliques : interrogé sur la cause de ces douleurs, il montre ses draps et sa chemise couverts de larges taches jaunâtres, et dit avoir avalé une partie du contenu d'une fiole qu'il a trouvée dans l'appareil à pansements. La fiole indiquée contenait encore quelques gouttes de teinture d'iode. Les plaintes de cet homme étaient évidemment au moins fort exagérées, les vives douleurs qu'il accusait n'étaient nullement en concordance avec l'expression de sa physionomie, et l'examen de la bouche et des lèvres, qui ne présentaient pas la moindre coloration anormale, acheva de démontrer la supercherie.

Si l'individu a réellement avalé une certaine quantité de substance toxique, les accidents, les phénomènes de l'empoisonnement ne doivent pas tarder à se montrer, et chez le simulateur on ne constatera rien qui soit susceptible de faire croire à la réalité de ses allégations. C'est cette absence d'accidents consécutifs, qui permit en particulier de reconnaître la fraude dans un fait rapporté par Tartra (1). Il s'agissait d'une jeune fille qui, pour obliger ses parents à satisfaire ses caprices, ne trouva rien de mieux que de simuler un empoisonnement. Elle prétendit avoir avalé de l'eau forte (acide azotique étendu). On la transporta à l'hôpital où elle ne présenta aucun accident digne d'être signalé ; on la maintint à un régime sévère, mais bientôt elle réclama de la nourriture et avoua sa supercherie.

____

(1) Tartra, *Essai sur l'empoisonnement par l'acide nitrique*, p. 134.

Lorsqu'un individu suspect présente des matières de vomissement mélangées à une substance qu'il prétend douée de propriétés toxiques, il faut non-seulement constater si les matières présentées ont bien été vomies par l'individu, mais, en outre, si elles contiennent la substance qu'il indique ; plus d'une fois on a ainsi constaté que du verre pilé avait été mélangé à des matières alimentaires pour faire croire à un empoisonnement par l'arsenic. Dans un cas rapporté par Christison (1), une femme qui simulait un empoisonnement par l'acide arsénieux s'était servi, pour imiter cette substance, tout simplement de sulfate de zinc. Il peut encore arriver que l'on trouve dans les matières vomies la substance toxique indiquée, mais en plus grande quantité que l'individu ne prétend l'avoir ingérée : dans ce fait seul, il y a un indice grave contre la réalité de la tentative d'empoisonnement. Enfin, en faisant raconter à l'individu qui se prétend empoisonné, les phénomènes qu'il éprouve, on pourra provoquer des contradictions, lui faire indiquer des symptômes que ne peut déterminer la substance qu'il dit avoir ingérée, et acquérir ainsi une nouvelle preuve de la fraude.

Il ne me reste plus, Messieurs, qu'à vous parler d'une dernière simulation, la plus invraisemblable et bien évidemment aussi la plus impossible de toutes : la *simulation de la mort*. On trouve relaté, dans plusieurs auteurs dignes de foi, qu'une semblable fraude a pu être tentée non sans succès. Des misérables, dit Lancisi (2), pour se soustraire à un supplice mérité, feignent la mort subite en se donnant une teinte cadavérique au moyen de l'inspiration de vapeurs de soufre, en entourant leurs bras de liens fortement serrés, en prenant des potions narcotiques et en suspendant momentanément leur respiration. Cardan a rapporté l'histoire d'un

(1) Christison, *On poisons.* London, 1838, p. 93-94.
(2) Lancisii *Opera.* Genève, 1718, t. I, l. I, c. xiv : De signis improvisæ mortis, et primò de simulatis, ac suppositis seu supplantatis mortibus, p. 45 :

prêtre qui, à volonté, suspendait et sa circulation et sa respiration, restait insensible à l'épreuve du feu et présentait en un mot toutes les apparences de la mort : « Narratur « de quodam presbytero, qui, quoties volebat, jacebat ut « mortuus absque anhelitu, nec solùm velicantes, sed et « prurigentes non sentiebat, et admoto igne comburebatur « absque dolore (1). »

En vous parlant de la simulation de la syncope, je vous ai déjà dit quelques mots de ce colonel anglais Thownsend dont Cheyne a rapporté l'histoire, et qui pouvait à volonté suspendre sa circulation ; il est bon d'ajouter qu'un jour, il prolongea trop l'expérience et fut victime de son imprudence.

Il n'est pas très-rare de voir des filles hystériques présenter, pendant leurs attaques, des phénomènes graves en apparence, et qui, mal interprétés par des personnes étrangères à la médecine, ont pu faire penser à un danger de mort imminent. Bergeret (d'Arbois) (2), en particulier, a cité des faits de ce genre. Dans ses *Mémoires*, un coquin célèbre, devenu plus tard un policier émérite, Vidocq raconte avoir vu un prisonnier qui simulait à merveille les apparences de la mort pour obtenir quelque relàchement aux rigueurs de sa captivité, et qui simulait si bien que, *lorsqu'il mourut réellement*, on crut encore à une nouvelle tentative

« *Fictorum mortuorum calliditas detegitur :* Principiò itàque non sum ignarus, vaferrimos inveniri homines, qui, ut faciliùs ex commeritis evadant suppliciis, macerato priùs per inediam corpore, eique inducto per sulphuris halitum squallore, injectis itidem validis ad brachia vinculis, tandemque blando epoto narcotico, aut sponte parumper coactà respiratione, subitò mortuos se fingunt. Sed istos, planè irridendos, ac pejori deinceps pœnà mulctandos, promptum est deprehendere, si eorumdem denudata, atque excussa corpora, flagris, ferro, igneque, si opus est, tractentur. Arterias enim, solutis vinculis, rursùs in carpis micare ; et respirationem, violenter coactam, in libertatem redire sentiemus. Quod judicum causà monendum duximus, ut sint posthàc, adversùs hujusmodi fallacias, cautiores. »

(1) Cardan, *De variet.*, lib. VIII, c. xLIII.

(2) Bergeret d'Arbois, *Quelques causes d'erreur dans les recherches médico-légales*; *Annales d'hygiène et de médecine légale.* 2ᵉ série, t. XIX, p. 406. 1863).

de fraude, et on le laissa deux jours enchaîné après sa mort. Dans un autre cas rapporté par Smith Gordon (1), il s'agit d'un soldat qui simulait aussi la mort avec une certaine habileté, mais lorsqu'on voulut lui écarter les mâchoires, on constata des contractions énergiques de ses muscles temporaux, et lorsqu'on parla d'appliquer le fer rouge, son pouls qui était imperceptible devint subitement fort et fréquent. Je ne voudrais pas insister ici sur les signes que nous avons à rechercher pour établir la réalité de la mort ; tout ce que je puis vous dire, c'est que, si nous ne connaissons pas de signe *immédiat*, *certain*, de la mort, il est toujours possible de grouper un certain nombre de phénomènes qui permettent de trancher la question (2).

Ici, Messieurs, se termine la série de leçons que je devais vous faire sur les maladies simulées. Pendant le cours des études médicales, on ne songe guère à envisager de cette façon la pathologie ; mis en face d'un homme qui se prétend

(1) Gordon Smith, *The principles of forensic medicine.* 2ᵉ édit., 1824. Section III : *Pretended disqualifications*, p. 473.

(2) En 1868, M. Legrand du Saulle a observé, à l'hospice de Bicêtre, un aliéné atteint de stupeur mélancolique qui présenta pendant 7 mois, sans interruption, un sommeil léthargique apparent. La volonté ne semble pas avoir été abolie complétement chez ce malade pendant cette longue période. « On a remarqué, dit M. Legrand de Saulle, qu'il tirait de sa main gauche le drap de son lit par-dessus sa tête dès qu'il n'y avait personne auprès de lui. On rabattait le drap, on s'éloignait et le malade rejetait encore le drap, comme on le fait d'ordinaire, par-dessus la tête d'un mort. Donc, mouvements volontaires ; donc, actes intelligents ; donc, demi-conscience ; donc, absence de catalepsie ; donc, sommeil apparent seulement et force de volonté extraordinaire. Vaincu par la souffrance, cet homme a paru vers la fin de sa vie avoir renoncé au rôle qu'il avait joué avec une si persistante opiniâtreté ; il a rouvert les yeux pendant les deux derniers jours. »

A côté de troubles physiologiques très-réels, à côté de désordres somatiques des plus sérieux et des moins discutables, à côté de phénomènes intellectuels délirants très-accusés, il importe, dit M. Legrand du Saulle, de réserver une certaine part à la volonté et à la simulation. (*Gazette des hôpitaux*, 9 novembre 1869, p. 513.)

malade, on ne pense avec raison qu'à réunir les éléments
nécessaires pour poser un diagnostic, et il faut vraiment être
placé dans les conditions spéciales où nous nous trouvons
pour étudier les maladies **au point de vue de la simulation.**

Ce sujet, du reste, a été jusqu'à présent assez peu exploré,
les observations disséminées dans les publications périodiques, les faits particuliers sont nombreux, mais, dans les
traités de médecine légale, le chapitre consacré aux maladies
simulées est toujours fort écourté. Quant aux travaux d'ensemble **sur la matière,** ils sont assez rares ; presque tous se
composent d'une série d'anecdotes qu'aucune idée générale
ne relie entre elles et qui sont souvent plus propres à amu-
ser qu'à instruire.

J'ai eu l'intention de faire plus, de traiter ce sujet en médecin, de faire jouer, dans cette étude, aux connaissances
scientifiques, à la séméiologie en particulier, un rôle plus
considérable.

Après vous avoir indiqué les divers procédés employés
pour simuler chaque maladie, je vous ai fait le tableau
comparatif des phénomènes qui caractérisent la maladie
lorsqu'elle est réelle, et de ceux que l'on observe lorsqu'il y a
simulation. Toutes les fois que l'occasion s'en est présentée,
j'ai insisté sur quelques grands principes qui me paraissent
dominer la question et qu'il est possible de résumer en
quelques mots : en présence d'un malade, ne pas penser
trop rapidement, trop facilement à la simulation, — lorsqu'on constate quelque symptôme bizarre, insolite, ne pas se
laisser entraîner trop vite à des soupçons de simulation ; —
en cas de doute, se prononcer en faveur du malade suspect,
— d'une manière générale, n'avoir recours qu'aux modes
d'investigation que la science met à notre disposition, —
n'employer les moyens de surprise que s'ils sont inoffensifs et seulement comme complément de démonstra-

tion de la fraude, — n'user qu'avec réserve et uniquement lorsqu'ils constituent un mode de traitement rationnel, des moyens un peu violents, un peu douloureux, mais exempts de tout danger, — enfin, éliminer complétement tous ceux qui pourraient même de loin ressembler à une torture quelconque.

FIN.

TABLE DES MATIÈRES

INTRODUCTION.

PREMIÈRE LEÇON.

DES MALADIES SIMULÉES EN GÉNÉRAL.

DEUXIÈME LEÇON.

DES NÉVROSES SIMULÉES.

De la simulation de l'épilepsie. — Causes de la fréquence de cette simulation. — Indication des travaux les plus importants sur ce sujet. — Conditions dans lesquelles on observe l'épilepsie simulée chez les militaires. Fréquence des convulsions épileptiformes liées à l'alcoolisme. — Manière de procéder pour découvrir la fraude suivant que l'épilepsie est alléguée ou imitée. — Importance de l'étiologie. — Diagnostic de l'épilepsie réelle et de l'épilepsie simulée. — Tableau des signes différentiels. — De l'état

TROISIÈME LEÇON.

DES NÉVROSES SIMULÉES (suite).

QUATRIÈME LEÇON.

DES NÉVROSES SIMULÉES (suite).

CINQUIÈME LEÇON.

DES NÉVROSES SIMULÉES (suite et fin).

SIXIÈME LEÇON.

DES MALADIES GÉNÉRALES SIMULÉES.

SEPTIÈME LEÇON.

DES MALADIES DE LA PEAU SIMULÉES.

HUITIÈME LEÇON.

DES MALADIES SIMULÉES DE L'APPAREIL DE L'OUIE.

NEUVIÈME LEÇON.

DES MALADIES SIMULÉES DE L'APPAREIL DE LA VISION.

QUINZIÈME LEÇON.

DES MALADIES SIMULÉES DE L'APPAREIL LOCOMOTEUR (suite).

SEIZIÈME LEÇON.

DES BLESSURES SIMULÉES ET DES MUTILATIONS VOLONTAIRES.

ERRATA

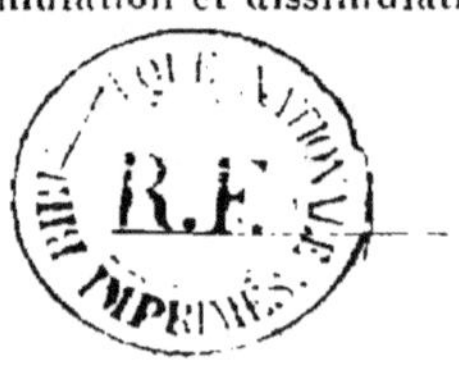

J. B. BAILLIÈRE et FILS

LIBRAIRES DE L'ACADÉMIE IMPÉRIALE DE MÉDECINE

Paris, rue Hautefeuille, 19.

LONDRES	NEW-YORK
Hip. Baillière, 219, Regent street.	Baillière brothers, 440, Broadway.

MADRID, C. BAILLY-BAILLIÈRE, PLAZA DE TOPETE, 8.

= Mai 1869. =

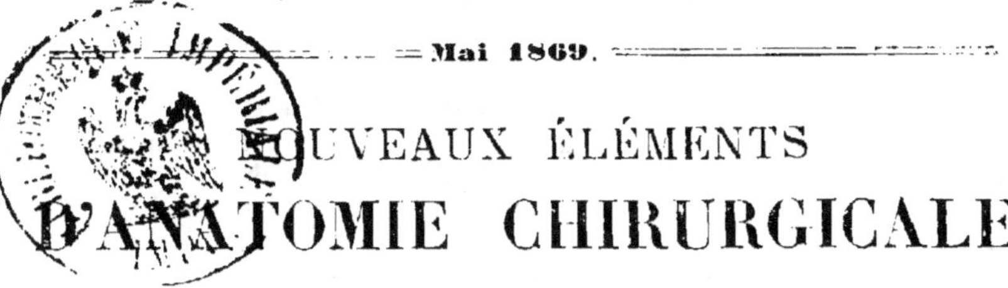

NOUVEAUX ÉLÉMENTS
D'ANATOMIE CHIRURGICALE

Par BENJAMIN ANGER

Chirurgien des hôpitaux,
Ex-professeur de l'amphithéâtre des hôpitaux de Paris, lauréat de l'Institut (Académie
des sciences).

Ouvrage illustré de 1079 figures intercalées dans le texte et accompagné d'un atlas
de 12 planches dessinées d'après nature, gravures sur acier et imprimées en
couleur, et représentant les régions de la tête, du cou, de la poitrine, de l'abdomen, de la fosse iliaque interne, du périnée et du bassin.

1869, ouvrage complet, 1 vol. in-8 de 1055 pages, avec 1079 figures et
atlas in-4 de 12 pl. coloriées avec texte explicatif, cartonné : 40 fr.
Séparément, le texte, 1 vol. in-8. — 20 fr.
Séparément, l'atlas, 1 vol. in-4. — 25 fr.

Les *Éléments d'anatomie chirurgicale* offrent à nos yeux le mérite d'une grande
clarté : c'est un livre complet, très au courant de la science, qui devra certes contribuer beaucoup à propager l'étude si nécessaire de cette branche de nos connaissances.

La première partie, la plus courte, comprend : l'Embryogénie et l'Anatomie
générale, l'Histologie et quelques points de Pathologie chirurgicale générale.

Dans la seconde partie, qui constitue, à vraiment parler, le corps de l'ouvrage,
se trouve l'Anatomie chirurgicale proprement dite, ou l'étude des régions. L'auteur a eu soin de ne faire d'anatomie descriptive que ce qui était absolument indispensable à étudier au point de vue de la pathologie et de la médecine opératoire. Toutes les questions importantes sont étudiées. On trouve peu de discussion
et beaucoup de faits.

Les descriptions anatomiques ou pathologiques sont accompagnées d'un nombre
considérable de figures qui contribueront certainement au succès de l'ouvrage.
Pour certaines régions, des coupes bien rendues seront d'un grand secours. Parmi
les meilleurs chapitres, citons ceux qui se rapportent aux articulations et aux luxations. On y trouvera nombre d'idées originales, des figures intéressantes et des
descriptions courtes et claires pour bien des points habituellement fort obscurs.

(J. L. C., *Journal de médecine et de chirurgie pratiques*, 40e année, t. XI,
p. 135.)

Dans l'étude de chaque région, l'auteur présente d'abord l'anatomie des formes extérieures
et des parties accessibles à la palpation; puis pénétrant plus avant, il fixe son attention sur la
superposition des plans de la région sur les vaisseaux et les nerfs, sur les rapports de la région
avec les autres régions, sur le développement; enfin il étudie les maladies chirurgicales, surtout
au point de vue de l'anatomie et de la physiologie pathologiques et de la médecine opératoire, de
sorte que l'élève, loin d'être rebuté par l'étude de l'anatomie stérile au premier abord, a une
notion des maladies qui pourront affecter les organes qu'il vient d'étudier et voir le but de son
travail. Autant que cela a été possible aux descriptions est jointe la reproduction iconographique
des tissus, des régions et de plus des exemples variés des maladies chirurgicales. Le plus grand
nombre des dessins ont été exécutés d'après nature à l'amphithéâtre des hôpitaux.

CLINIQUE OPHTHALMOLOGIQUE

Par A. de GRAEFE,

Professeur à la Faculté de médecine de l'Université de Berlin.

Édition française, publiée avec le concours de l'auteur,

Par le docteur E. MEYER.

Paris, 1867, 1 vol. in-8 avec figures. — 8 fr.

Table des matières. — Du traitement de la cataracte par l'extraction
linéaire modifiée, leçons sur l'amblyopie et l'amaurose ; de l'inflammation
du nerf optique ; de la névro-rétinite ; de l'ophthalmie sympathique ;
observations ophthalmologiques chez les cholériques ; notice sur les
cysticerques.

DU DIAGNOSTIC

DES MALADIES DES YEUX

PAR LA CHROMATOSCOPIE RÉTINIENNE

PRÉCÉDÉ D'UNE ÉTUDE SUR LES LOIS PHYSIQUES ET PHYSIOLOGIQUES
DES COULEURS

Par le docteur X. GALEZOWSKI,

Lauréat de la Faculté de Paris.

1 vol. in-8, avec 31 figures, une échelle chromatique comprenant 44 teintes,
et 5 échelles typographiques tirées en noir et en couleurs. — 7 fr.

TRAITÉ MÉDICAL PRATIQUE

DES MALADIES DES YEUX

CONTENANT

L'EXPOSITION DES AFFECTIONS DES ORGANES DE LA VUE

ET LES

FORMULES MÉDICALES APPLICABLES A LEUR TRAITEMENT

PAR LE DOCTEUR ÉMILE MARTIN,

Médecin-oculiste des bureaux de bienfaisance de Marseille.

1 vol. in-18 jésus de 312 pages avec 17 figures et 2 planches coloriées
Comprenant en 10 dessins les principales altérations appréciables à l'ophthalmoscope. — 5 fr.

ATLAS D'OPHTHALMOSCOPIE

ACCOMPAGNÉ DE CONSIDÉRATIONS GÉNÉRALES
SUR LES ALTÉRATIONS PROFONDES DE L'ŒIL VISIBLES A L'OPHTHALMOSCOPE
DE TABLEAUX SYMPTOMATOLOGIQUES RÉSUMÉS
D'UNE ÉCHELLE TYPOGRAPHIQUE ET D'UNE TABLE LOGARITHMIQUE
POUR LA MESURE DES ANGLES VISUELS

Par le docteur E. MARTIN.

1 vol. in-4°, avec 40 figures dessinées et coloriées d'après nature. — 12 fr.

PHYSIOLOGIE ET PATHOLOGIE FONCTIONNELLE

DE LA

VISION BINOCULAIRE

SUIVIES D'UN APERÇU SUR L'APPROPRIATION
DE TOUS LES INSTRUMENTS D'OPTIQUE A LA VISION AVEC LES DEUX YEUX
L'OPHTHALMOSCOPIE ET LA STÉRÉOSCOPIE

Par F. GIRAUD-TEULON

Docteur en médecine de la Faculté de Paris, lauréat de l'Institut.

Paris, 1861, 1 vol. in-8 de 714 pages avec 114 figures. — 9 fr.

GIRAUD-TEULON. **Leçons sur le strabisme et la diplopie**, pathogénie et thérapeutique, par le docteur FÉLIX GIRAUD-TEULON. Paris, 1863, in-8, x, 200 pages, avec 5 figures. 9 fr.

ICONOGRAPHIE

OPHTHALMOLOGIQUE

OU DESCRIPTION, AVEC FIGURES COLORIÉES,

DES MALADIES DE L'ORGANE DE LA VUE

COMPRENANT L'ANATOMIE PATHOLOGIQUE,

LA PATHOLOGIE ET LA THÉRAPEUTIQUE MÉDICO-CHIRURGICALES

Par J. SICHEL

PROFESSEUR DE CLINIQUE OPHTHALMOLOGIQUE,
Docteur en médecine et en chirurgie des Facultés de Berlin et de Paris,
Officier de la Légion d'honneur, commandeur et chevalier de plusieurs ordres,
Médecin-oculiste des Maisons impériales d'éducation de la Légion d'honneur, etc.

Ouvrage complet, publié en 23 livraisons, dont 20 composées chacune de 28 pages de texte et de 4 planches dessinées d'après nature, gravées, imprimées en couleur et retouchées au pinceau avec le plus grand soin (quelques planches représentant les instruments sont en noir), et 3 livraisons (17 *bis*, 18 *bis* et 20 *bis*) de texte complémentaires et formant 2 vol. grand in-4° dont 1 vol. de 840 pages de texte et 1 vol. de 80 planches dessinées d'après nature, gravées et coloriées avec le plus grand soin, et un texte explicatif.................. 172 fr. 50

Demi-reliure, dos de maroquin, non rogné, tranche supérieure dorée.. 14 fr.

On peut encore souscrire en retirant une livraison par mois. — Prix de la livraison, 7 fr. 50 c.

Cet ouvrage est le résultat de près de trente années de pratique. L'auteur n'a voulu commencer cette publication qu'après avoir rassemblé un assez grand nombre d'observations et de dessins originaux pour pouvoir choisir les faits et les figures caractéristiques servant de types, et en même temps s'être assuré les moyens d'arriver, sous le rapport de la bonne exécution des planches, à un degré de perfection qui n'a pas été encore atteint.

Le texte, à part une explication sommaire des figures, se compose de deux parties, l'une pratique, l'autre théorique.

La *première partie* est formée par les observations qui servent de description aux dessins. C'est là qu'il faudra chercher tous les exemples, tous les préceptes de la thérapeutique; l'auteur a cru devoir toujours rattacher ces préceptes aux observations particulières dont ils découlent, afin de les présenter comme des conséquences logiques de faits bien avérés, et non comme des théories préconçues.

La *seconde partie* a pour but de relier les observations par une exposition méthodique et concise, destinée à unir les planches et leurs descriptions en un tout plus homogène, à les présenter dans un ordre logique, à les coordonner en une série systématique, enfin, à en faire en quelque sorte un *Traité clinique des maladies des yeux*, commenté et rendu pratique par une série de figures.

Sous le rapport des dessins originaux, nous pouvons dire qu'il sera difficile, pour ne pas dire impossible, d'atteindre à un plus haut degré de perfection.

L'auteur et les éditeurs ont pensé que par la gravure au burin, qui permet d'exprimer avec précision une infinité de détails importants, ils parviendraient à présenter un ouvrage sans analogue dans la science. Les planches, imprimées en couleur, sont retouchées au pinceau. C'est, aidé par d'habiles graveurs, fidèles interprètes des dessins de M. Émile Beau et de M. Lackerbauer, que nous présentons ce livre comme la plus haute expression de l'état actuel de la science et de l'art.

Si l'expression n'était pas trop ambitieuse, nous dirions qu'on peut regarder les figures qui composent cet ouvrage, non-seulement comme la fidèle représentation, mais presque comme l'équivalent de la nature. Partout le modèle a été consciencieusement, servilement copié dans ses formes, ses dimensions, ses teintes. Rien n'est inventé, rien n'est embelli, exagéré, ni fait à peu près. Les points, les moindres stries ont été comptés. De cette manière, rien d'imaginaire n'a pu se glisser dans ces reproductions, qui, par conséquent, peuvent avoir la prétention d'expliquer, d'éclairer et de contrôler non-seulement les descriptions de l'auteur, mais encore celles de tous ceux qui ont traité la même matière.

Comme on le voit, le but de l'auteur est en même temps pratique et scientifique : enseigner la partie de l'ophthalmologie qu'on n'apprend pas dans les livres, le diagnostic, base de tout traitement rationnel, auquel on n'arrive qu'en se familiarisant avec les formes et l'aspect des maladies par un examen répété. M. Sichel a voulu qu'un médecin, en comparant les figures et la description, pût reconnaître et guérir la maladie représentée, quand il la rencontrerait dans sa pratique.

DE LA

RÉUNION EN CHIRURGIE

Par le docteur A. J. JOBERT (de Lamballe),

Professeur à la Faculté de médecine de Paris, chirurgien de l'Hôtel-Dieu, membre de l'Institut (Académie des Sciences) et de l'Académie impériale de médecine.

1 vol. in-8, avec 7 planches dessinées d'après nature, gravées et coloriées. — 12 francs.

Table des matières. — Préliminaires. — Prolégomènes. — Chap. I. De la réunion médiate. — II. De la réunion immédiate. — III. Des réunions immédiates des parties dissimilaires. — IV. Des complications qui contrarient la réunion immédiate et troublent l'organisme; complications fébriles. — V. Méthode de réunion secondaire sans suppuration. — VI. Réunion par bourgeons. — VII. Méthode de réunion adhésive de plaies non récentes et des parois des foyers purulents. — VIII. De la réunion immédiate en particulier. — IX. De la réunion immédiate des tendons. — X. De la régénération des tendons et de leur cicatrisation. — XI. Des théories relatives à la régénération et à la cicatrisation des tendons. — XII. De la régénération des tendons. — XIII. Mécanisme et évolution de la régénération des tendons. — XIV. De la réunion des tendons par un travail adhésif et par bourgeonnement. — XV. Considérations générales sur les sections tendineuses. — XVI. Des recherches expérimentales sur le cal relatives à la réunion immédiate. — XVII. De la réunion considérée dans les organes d'une structure complexe. —

XVIII. De la réunion immédiate dans les lésions de la vessie chez la femme. — XIX. De la réunion immédiate du périnée chez la femme. — XX. De la réunion immédiate dans les lésions des organes génitaux chez l'homme. — XXI. De la réunion dans les hernies. — XXII. De la réunion dans les extirpations et ablations des tumeurs. — XXIII. De la réunion des bourses muqueuses anté-rotuliennes, post-olécrâniennes. — XXIV. Loupes du cuir chevelu ; réunion immédiate après l'extirpation ; cautérisation avec le caustique de Vienne sans suppuration. — XXV. De la réunion immédiate des lésions du voile du palais et du palais. — XXVI. Nécrose ; de la réunion dans les opérations sous-osseuses. — XXVII. Rhinoplastie périostique et osseuse ; ostéoplastie périostique et osseuse (Ollier). — XXVIII. De la réunion immédiate dans la trépanation. — XXIX. Opérations sous-périostiques proprement dites. — XXX. De la réunion immédiate dans les lésions des artères. — XXX. De la réunion immédiate des plaies articulaires et de l'extraction des corps étrangers. — XXXII. Extraction des corps étrangers osseux et osséo-cartilagineux. — XXXIII. De la réunion dans les amputations des membres.

Les planches, qui ont été dessinées d'après nature, représentent l'autoplastie du cou et de la face, les résultats obtenus par la section du tendon d'Achille chez l'homme, les chevaux et les chiens. La castration et la périnéoplastie y figurent, et, enfin, les corps étrangers articulaires se trouvent représentés dans les dernières planches, ainsi que le mode opératoire destiné à déloger le corps étranger et à le placer dans un nouveau domicile jusqu'à l'époque de son extraction définitive.

TRAITÉ DES FISTULES

VÉSICO-UTÉRINES, VÉSICO-UTÉRO-VAGINALES, ENTÉRO-VAGINALES ET RECTO-VAGINALES,

PAR LE DOCTEUR **JOBERT** (de Lamballe).

In-8 de 420 pages, avec figures intercalées dans le texte. — 7 fr. 50 c.
Ouvrage servant de complément au *Traité de chirurgie plastique.*

TRAITÉ DE CHIRURGIE PLASTIQUE

Par le docteur **JOBERT** (de Lamballe).

2 beaux volumes in-8, avec atlas in-folio de 18 planches dessinées d'après nature, gravées et coloriées avec soin. — 50 fr.

LEÇONS CLINIQUES
SUR LES MALADIES CHRONIQUES
DE L'APPAREIL LOCOMOTEUR
PROFESSÉES A L'HOPITAL DES ENFANTS MALADES
Par le docteur **H. BOUVIER**,
Médecin de l'hôpital des Enfants, membre de l'Académie impériale de médecine.

1 vol. in-8 de 530 pages. — Prix : 7 fr.

Cet ouvrage présente le résultat de trente années d'observations et de recherches spéciales. Les principaux sujets traités sont : Du mal vertébral de Pott. — Du mal vertébral supérieur ou occipital. — Pseudarthroses coxo-fémorales. — Du strabisme. — Du pied bot. — Du rachitisme. — Des courbures antéro-postérieures du rachis. — Courbures latérales du rachis, etc.

ATLAS DES LEÇONS CLINIQUES
SUR LES MALADIES DE L'APPAREIL LOCOMOTEUR
COMPRENANT LES DÉVIATIONS DE LA COLONNE VERTÉBRALE.
In-folio de XX planches, dessinées d'après nature, avec un texte descriptif. — Prix : 18 fr.

TRAITÉ DE THÉRAPEUTIQUE DES MALADIES ARTICULAIRES
Par le docteur A. BONNET.
Paris, 1853, in-8 de 700 pages, avec 97 figures. — 9 fr.

NOUVELLES MÉTHODES
DE
TRAITEMENT DES MALADIES ARTICULAIRES
Par le docteur A. BONNET.
Seconde édition, revue et augmentée d'une *Notice historique* par le docteur J. GARIN,
Médecin de l'Hôtel-Dieu de Lyon,
Et d'un RECUEIL D'OBSERVATIONS SUR LA RUPTURE DE L'ANKYLOSE,
Par MM. Barrier, Berne, Philipeaux et Bonnes.
1 vol. in-8 de XLIV-312 pages, avec 17 figures. — 4 fr. 50.

LA SYPHILIS
SES FORMES, SON UNITÉ
Par le Dr Jules DAVASSE
Ancien interne des hôpitaux et hospices civils de Paris.
In-8 de XII-568 pages. — 8 fr.

TRAITÉ PRATIQUE SUR LES MALADIES
DES ORGANES GÉNITO-URINAIRES,
Par le Dr CIVIALE,
Membre de l'Institut et de l'Académie impériale de médecine.
TROISIÈME ÉDITION, CORRIGÉE ET AUGMENTÉE.
Paris, 1858-1860, 3 vol. in-8 avec figures. — 24 fr.
Cet ouvrage, le plus pratique et le plus complet sur la matière, est ainsi divisé :
Tome I, *Maladies de l'urèthre;* tome II, *Maladies du col de la vessie et de la prostate;*
tome III, *Maladies du corps de la vessie.*

TRAITÉ PRATIQUE ET HISTORIQUE
DE LA LITHOTRITIE,
PAR LE DR CIVIALE.
In-8 de 620 pages, avec 7 planches. — 8 francs.

DE L'URINE
DES DÉPOTS URINAIRES ET DES CALCULS
DE LEUR COMPOSITION CHIMIQUE, DE LEURS CARACTÈRES PHYSIOLOGIQUES ET PATHOLOGIQUES
ET DES INDICATIONS THÉRAPEUTIQUES QU'ILS FOURNISSENT DANS LE TRAITEMENT
DES MALADIES
Par Lionel S. BEALE
Médecin du King's College Hospital, à Londres; Professeur de Physiologie et d'Anatomie générale
et pathologique au King's College, etc.
Traduit de l'anglais sur la seconde édition, et annoté par
Auguste OLLIVIER | **Georges BERGERON**
Sous-bibliothécaire à la Faculté de Paris, | Licencié ès sciences naturelles,
Ancien interne des Hôpitaux. | Interne lauréat des Hôpitaux.
Un volume in-18 jésus avec 130 figures. — 7 fr.

DE L'OVARIOTOMIE
Par E. KŒBERLÉ
Professeur agrégé à la Faculté de médecine de Strasbourg.

Un volume in-8 avec six planches lithographiées. — 7 fr. 50 c.

DE L'ENDOSCOPE
ET DE SES APPLICATIONS AU DIAGNOSTIC ET AU TRAITEMENT
DES AFFECTIONS DE L'URÈTHRE ET DE LA VESSIE
LEÇONS FAITES A L'HOPITAL NECKER
Par A. J. DESORMEAUX
Chirurgien de l'hôpital Necker.

Un vol. in-8 avec 3 planches chromolithographiées et 10 figures intercalées dans le texte. — Prix : 4 fr. 50 c.

ÉLOGES LUS DANS LES SÉANCES PUBLIQUES
(1750-1792)
DE L'ACADÉMIE ROYALE DE CHIRURGIE
Par A. LOUIS,
Secrétaire perpétuel de l'Académie.

Recueillis et publiés pour la première fois, au nom de l'Académie impériale de médecine, et d'après les manuscrits originaux, avec une introduction, des notes et des éclaircissements,

PAR FRÉD. DUBOIS (d'Amiens),
Secrétaire perpétuel de l'Académie impériale de médecine.

1859, 1 volume in-8 de 548 pages. — 7 fr. 50 c.

Cet ouvrage contient : Introduction historique par M. Dubois, 76 pages; Éloges de J. L. Petit, Malaval, Verdier, Rœderer, Molinelli, Bertrandi, Foubert, Lecat, Ledran, Pibrac, Benomont, Morand, Van Swieten, Quesnay, Haller, Florent, Willius, Lamartinière, Houstet, de la Faye, Bordenave, David, Faure, Caqué, Fagner, Camper, Hevin, Pipelet, et l'éloge de Louis par Sue. Embrassant tout un demi-siècle et renfermant, outre les détails historiques et biographiques, des appréciations et des jugements sur les faits, cette collection forme une véritable histoire de la chirurgie française au XVIIIe siècle.

TRAITÉ D'ANATOMIE CHIRURGICALE
ET DE CHIRURGIE EXPÉRIMENTALE
PAR J.-F. MALGAIGNE,
Professeur à la Faculté médecine de Paris, membre de l'Académie impériale de médecine.

2e édition, considérablement augmentée. 1859, 2 forts vol. in-8. 18 fr.

DIDAY. Exposition critique et pratique des nouvelles doctrines sur la syphilis, suivie d'un Essai sur de nouveaux moyens préservatifs des maladies vénériennes, par le docteur P. Diday, ex-chirurgien en chef de l'Antiquaille, secrétaire général de la Société de médecine de Lyon. Paris, 1858, 1 vol. in-18 jésus de 560 p. 4 fr.

DUCHAUSSOY. Anatomie pathologique des étranglements internes et conséquences pratiques qui en découlent, par A. P. Duchaussoy, professeur agrégé à la Faculté de médecine de Paris, etc. Paris, 1860, 1 vol. in-4 de 294 pages, avec une planche lithographiée. **5 fr.**

GERDY. Traité des bandages, des pansements et de leurs appareils, par le docteur P. N. GERDY, professeur de chirurgie à la Faculté de médecine de Paris, etc. Paris, 1837-1839. 2 vol. in-8 et atlas de 20 planches in-4. 6 fr.

HUNTER. Traité de la maladie vénérienne, par J. HUNTER, traduit de l'anglais par G. RICHELOT, avec des notes et des additions par le docteur Ph. RICORD, chirurgien de l'hospice des Vénériens. *Troisième édition,* corrigée et augmentée. Paris, 1859, in-8 de 800 pages, avec 9 planches. 9 fr.

Parmi les nombreuses additions de M. Ricord, nous citerons seulement les suivantes :
L'inoculation de la syphilis. — Différence d'identité entre la blennorrhagie et le chancre. — Des affections des testicules à la suite de la blennorrhagie. — De la blennorrhagie chez la femme, — Du traitement de la gonorrhée et de l'épididymite. — Des écoulements à l'état chronique. — Des rétrécissements de l'urèthre comme effet de la gonorrhée. — De la cautérisation. — Des bougies. — Des fausses routes de l'urethre. — Des fistules urinaires. — De l'ulcère syphilitique primitif et du chancre. — Traitement du chancre, de son mode de pansement. — Du phimosis. — Des ulcères phagédéniques. — Des végétations syphilitiques. — Du bubon et de son traitement. — Sur les affections vénériennes de la gorge. — De la syphilis constitutionnelle. — Sur les accidents tertiaires et secondaires de la syphilis. — Des éruptions syphilitiques, de leurs formes, de leurs variétés et de leur traitement. — De la prophylaxie de la syphilis.

MALLE. Clinique chirurgicale de l'hôpital militaire de Strasbourg, par le docteur P. MALLE, professeur de l'hôpital militaire de Strasbourg. 1 vol. in-8 de 756 pages. 6 fr.

Collection importante d'observations sur les plaies en général, l'érysipèle, les abcès, les brûlures, les maladies des appareils nerveux, de la circulation lymphatique, respiratoire, digestif, des organes génito-urinaires, des articulations, etc.

PERRÈVE. Traité des rétrécissements organiques de l'urèthre. Emploi méthodique des dilatateurs mécaniques dans le traitement de ces maladies, par le docteur V. PERRÈVE. Ouvrage placé au premier rang pour le prix d'Argentéuil, sur le rapport d'une commission de l'Académie impériale de médecine. In-8 de 340 pages, avec 3 planches et 32 figures dans le texte. 5 fr.

Résultat de nombreuses années de recherches et d'expériences, déjà jugée et appréciée par la commission de l'Académie impériale de médecine, cette méthode a été appliquée avec succès par plusieurs chirurgiens des hôpitaux de Paris: elle a donc reçu la sanction de l'expérience.

RICORD. Lettres sur la syphilis adressées à M. le rédacteur en chef de l'*Union médicale,* suivies des discours à l'Académie impériale de médecine sur la syphilisation et la transmission des accidents secondaires, par Ph. RICORD, chirurgien consultant du Dispensaire de salubrité publique, ex-chirurgien de l'hôpital du Midi, avec une Introduction par Amédée Latour. *Troisième édition, revue et corrigée.* Paris, 1863, 1 joli vol. in-18 jésus de VI-558 pages. 4 fr.

Ces *Lettres,* par le retentissement qu'elles ont obtenu, par les discussions qu'elles ont soulevées, marquent une époque dans l'histoire des doctrines syphilographiques.

ROUX. De l'ostéomyélite et des amputations secondaires, d'après des observations recueillies à l'hôpital de la marine de Saint-Mandrier (Toulon, 1859) sur les blessés de l'armée d'Italie, par M. le docteur Jules ROUX, premier chirurgien en chef de la marine à Toulon. Paris, 1860, 1 vol. in-4, avec 6 planches lithographiées. 5 fr.

SÉDILLOT. De l'infection purulente ou pyohémie, par le docteur Ch. SÉDILLOT, chirurgien en chef de l'hôpital militaire de Strasbourg, professeur de clinique chirurgicale à la Faculté de médecine, etc. 1849, 1 vol. in-8 de 520 pages, avec 3 planches coloriées. 7 fr. 50

VIDAL. Traité de pathologie externe et de médecine opératoire, avec des résumés d'anatomie des tissus et des régions, par A. VIDAL (de Cassis), chirurgien de l'hôpital du Midi, professeur agrégé de la Faculté de médecine de Paris, etc. *Cinquième édition,* revue, corrigée, avec des additions et des notes, par le docteur FANO, professeur agrégé de la Faculté de médecine de Paris, ex-prosecteur de la même Faculté. Paris, 1861. 5 vol. in-8 de chacun 850 pages, avec 761 figures intercalées dans le texte. 40 fr.

CORBEIL, TYP. ET STER. DE CRÉTÉ FILS.

www.ingramcontent.com/pod-product-compliance
Lightning Source LLC
LaVergne TN
LVHW010606180726
843502LV00001B/162